LA MORT
CONDITION DE LA VIE

PRESSES DE L'UNIVERSITÉ DU QUÉBEC
2875, boul. Laurier, Sainte-Foy (Québec) G1V 2M3
Téléphone : (418) 657-4399
Télécopieur : (418) 657-2096
Catalogue sur Internet : http://www.uquebec.ca/puq

Distribution :

DISTRIBUTION DE LIVRES UNIVERS S.E.N.C.
845, rue Marie-Victorin, Saint-Nicolas (Québec) G7A 3S8
Téléphone : (418) 831-7474 / 1-800-859-7474
Télécopieur : (418) 831-4021

LA MORT
CONDITION DE LA VIE

Colette Gendron
Micheline Carrier

1997

Presses de l'Université du Québec
2875, boul. Laurier, Sainte-Foy (Québec) G1V 2M3

Données de catalogage avant publication (Canada)

Gendron, Collette, 1938 -

La Mort, condition de la vie

Conprend des réf. bibliogr. et un index.

ISBN 2-7605-0868-4

1. Mort. 2. Deuil. 3.Mort – Histoire. 4. Soins en phase terminale. 5. Soins palliatifs.
6. Malades en phase terminale – Psychologie. 7. Euthanasie. I. Carrier, Micheline.
II. Titre.

HQ1073.G46 1997   306.9   C97-940601-3

Les Presses de l'Université du Québec remercient le Conseil des arts du Canada
et le Programme d'aide au développement de l'industrie de l'édition du Patrimoine canadien
pour l'aide accordée à leur programme de publication.

Révision linguistique : LE GRAPHE

Mise en pages : PRESSES DE L'UNIVERSITÉ DU QUÉBEC

Conception de la couverture : PRESSES DE L'UNIVERSITÉ DU QUÉBEC

Illustration de la couverture : Œuvre de SUZAN VACHON, artiste interdisciplinaire,
intitulée *Le délire d'un mourant ; monument pour un empereur* (détail),
techniques mixtes, 1987-1989.

Le détail de l'œuvre enchasse sur un support qui rappelle l'étendard et la faux, le pouvoir et la
mort, un fragment de la crucifixion de saint Pierre, de Michel-Ange, notamment un soldat qui
élève la croix. L'œuvre est un *memento mori* à l'empereur Marc-Aurèle qui, à l'ultime moment
de sa vie, disait à ses proches : « Pourquoi pleurez-vous ? Je vais devant vous, là où vous me
retrouverez tous. »

TABLE DES MATIÈRES

INTRODUCTION

« **Il** a refusé de vivre, celui qui ne veut pas mourir ! La vie en effet nous a été donnée avec la mort pour condition : c'est vers elle qu'on marche », affirmait Sénèque, philosophe et homme politique romain, il y a près de vingt siècles. Cette vision de la mort, les auteures la partagent, et c'est elle qui leur a inspiré le titre de cet ouvrage, *La mort, condition de la vie*. Il ne faut donc pas chercher dans ce livre une dénonciation de la mort comme un drame inhumain, une trahison de la vie ou le mal absolu. La mort n'y figure pas davantage comme une aventure exaltante ou une renaissance extatique, mais plutôt comme un événement de la vie, un fait universel et inéluctable, qui donne un sens à la destinée humaine. La mort est certes une réalité qui attriste, bouleverse, déstabilise, blesse, interrompt un projet, brise des liens, défie la liberté, précipite dans l'inconnu. C'est aussi la condition humaine, source de désespoir ou source de croissance.

La mort, condition de la vie ne présente pas une thèse particulière, mais une synthèse qui s'appuie sur des recherches et des analyses publiées tant chez nous qu'à l'étranger. Cette synthèse repose sur un choix minutieux parmi des milliers d'ouvrages, d'articles de revues scientifiques et de documents audiovisuels et reflète une variété de points de vue. L'intérêt pour la mort ne se limite pas à la thanatologie et aux sciences de la santé. On ne s'étonnera donc pas que se côtoient dans ces pages des réflexions philosophiques et des points de vue historiques, biomédicaux, sociologiques et psychologiques.

La mort, condition de la vie comporte douze chapitres regroupés en deux sections : « Mourir… en temps et lieux » et « Redécouvrir la mort ». On peut aborder les chapitres dans n'importe quel ordre sans s'y perdre. La première section traite de la mort en tant que *sujet* d'histoire. Ses deux chapitres retracent en effet les principales étapes, de la Grèce ancienne à l'Occident moderne, dans l'évolution des attitudes et des comportements devant la mort et le deuil. Les dix chapitres que compte la seconde section décrivent quelques-uns des visages que la mort emprunte aujourd'hui et les nouveaux besoins des personnes qui meurent.

Les deux premiers chapitres du présent ouvrage, intitulés « De la fatalité de la mort païenne au tragique de la mort chrétienne » et « Du triomphe de la vie à la négation de la mort », exposent comment l'être humain a apprivoisé peu à peu sa mort et lui a donné un sens, après avoir longtemps accepté la mortalité comme une fatalité, puis comme une tragédie. La pédagogie terroriste de la mort chrétienne, qui prévaut pendant plusieurs siècles, entraîne au XVIIIe siècle une réaction de révolte contre la dramatisation à outrance de la mort. Le siècle des Lumières marque le triomphe de la vie et la survie dans la mémoire. Quant au XIXe siècle romantique, on y élabore une vision complaisante de la mort à laquelle on prête une forme d'esthétisme. C'est au cours du XXe siècle que s'installe pour de bon le déni de la mort dont les époques précédentes ont semé les germes. Les sociétés occidentales modernes, qui cherchent à exorciser la peur que leur inspire la mort, n'en parlent que pour la mettre en scène ou la caricaturer.

En même temps que s'étend le tabou de la mortalité humaine et que s'élabore l'idéologie de la vie, l'institution médicale dépouille la personne de sa propre mort désormais réduite à un phénomène biologique, presque à une maladie qu'il faut vaincre à tout prix. La seconde moitié du XXe siècle est témoin d'une forte expansion de la médicalisation de la mort axée sur la technologie et du système de la mort marchande. C'est à ce double phénomène que réagira, au milieu des années 1960, le mouvement en faveur de la redécouverte de la mort, qui s'amorce d'abord dans le monde anglo-saxon, puis gagne tous les continents. Ce mouvement entend replacer la mort au cœur de la vie, rendre la parole aux personnes mourantes et leur permettre de vivre leurs derniers instants dans le confort et dans la sérénité.

Le chapitre « Bien se connaître pour bien intervenir » décrit les besoins des personnes mourantes et définit les valeurs fondamentales ainsi que l'éthique dont s'inspire l'intervention en ce domaine. Postulant que les croyances et les valeurs personnelles influencent les attitudes et les comportements devant la mort et, partant, la qualité des soins prodigués, il suggère que les personnes travaillant dans le domaine de la santé identifient et clarifient leurs propres valeurs afin de mieux comprendre celles des personnes mourantes et de répondre de façon adéquate à leurs besoins. Lorsque la mort est imminente, que signifient la dignité, le respect, la liberté, l'intégrité et la responsabilité de la personne ? Comment ces principes se vivent-ils dans les soins aux personnes en perte d'autonomie ? Quelles dispositions et quelles habiletés l'intervention auprès des personnes en fin de vie requiert-elle ? Le chapitre « Aider la vie jusqu'à la mort » propose quelques éléments de réponse.

Depuis sa toute première expérience de la séparation, c'est-à-dire la rupture du lien symbiotique avec le corps maternel, l'être humain n'a cessé de faire l'expérience de la perte. Le chapitre intitulé « Dans le creuset de la souffrance » traite de l'expérience du deuil sous ses multiples facettes, de ses étapes, ses écueils, ainsi que de la croissance dont le deuil peut être l'occasion. Le chapitre « Quand la mort n'attend pas le nombre des années » aborde l'expérience de la mort chez l'enfant, que ce soit la mort d'une personne chère ou sa propre mort. Il analyse les concepts de mort et les manifestations du deuil à différentes étapes de l'enfance, ainsi que le rôle des adultes dans l'intégration de la perte. On y apprend, entre autres, que la plupart des enfants ne craignent pas la mort s'ils n'ont pas intégré les peurs et les tabous que les adultes leur transmettent.

On quitte l'enfance pour l'autre extrémité de la vie. Dans le chapitre « Mourir au bout de son âge », on examine certaines théories sur le vieillissement et les problèmes que rencontrent les personnes âgées, en détruisant quelques mythes au passage. On se penche sur les attitudes des gens âgés devant la mort et les multiples pertes de la vieillesse : perte des habiletés, de la santé, d'intérêts, d'identité, de rôles, d'amies, d'amis, de parents, parfois de biens, dans les sociétés où l'on exclut les gens qui ne peuvent répondre à l'exigence de productivité. Ce chapitre aborde, enfin, certaines attitudes qui favorisent une vieillesse relativement sereine et la préparation à la mort. Plusieurs personnes âgées font la preuve que la vigueur intellectuelle, la créativité et l'esprit d'entreprise ne suivent pas nécessairement la pente déclinante du corps.

De nos jours, la mort hospitalière, mort solitaire, a remplacé la mort à domicile et privé les malades en phase terminale des recours traditionnels de la famille. Les sociétés occidentales du dernier quart de siècle ont pris conscience que l'acharnement thérapeutique sert les ambitions de la technologie et de la profession médicale plus que les intérêts des personnes malades. La culture technologique participe en effet au déni de la mort ; elle incite la société et, par ricochet, les sciences de la santé à se désintéresser peu à peu des personnes mourantes. C'est dans ce contexte que les soins palliatifs se sont développés, qui proposent un milieu chaleureux et paisible où mourir entouré de ses proches, lorsque les traitements curatifs ne peuvent plus guérir. Le chapitre « Un chemin d'humanité pour la vie qui s'achève » se penche sur l'histoire, la philosophie, les objectifs et la pratique des soins palliatifs, sans omettre les critiques qui leur sont adressées.

En dépit des efforts déployés pour rendre les circonstances de la mort plus humaines, de nombreuses personnes atteintes d'une maladie incurable demandent à la médecine de les aider à abréger leurs jours. « La mort demandée » traite de l'euthanasie, sujet parmi les plus controversés de notre époque. Il ne s'agit pas d'un phénomène nouveau, mais notre siècle a poussé le débat à son paroxysme et a vu les positions sur l'euthanasie se polariser et se radicaliser. Ce chapitre définit l'euthanasie, analyse les motivations des personnes qui la réclament ainsi que les principes en jeu, interroge les attitudes et les objectifs des milieux de la santé et de l'ensemble de la société à l'égard des personnes qui veulent mourir.

Également sujet à controverse, le suicide constitue par surcroît un tabou aussi tenace que le tabou sur la sexualité dans le passé. La société occidentale ne reconnaît pas le suicide comme un acte humain, elle le juge et le déguise sous des formes de mort présumément plus « respectables ». Comme l'euthanasie, le suicide a existé à toutes les époques. Cependant, l'augmentation croissante du suicide chez les jeunes est un trait des sociétés occidentales modernes qui se montrent désemparées devant ce phénomène. Après une revue des différentes sortes de suicide et des théories qui essaient de les expliquer, « Mourir du mal de vivre » analyse le processus suicidaire et les différents facteurs conjugués qui poussent les jeunes à se donner la mort. La prévention à moyen terme demeure le seul moyen d'éviter que ce phénomène ne s'amplifie.

La mort s'immisce dans les lieux les plus intimes. Depuis plus d'une quinzaine d'années, elle fait de nombreuses victimes en s'attaquant aux sources mêmes de la vie, le sang et la sexualité. L'épidémie du VIH, objet du chapitre « Une mort stigmatisée », dément le mythe de l'égalité face à la mort en mettant en relief la discrimination systémique pratiquée à l'endroit de certains groupes, notamment les pauvres, les homosexuels et les femmes. La majorité des publications scientifiques se concentrent presque exclusivement sur les conséquences de l'épidémie chez les hommes homosexuels, à telle enseigne que plusieurs s'imaginent encore que le sida est la « maladie des gays », groupe auquel on fait subir une stigmatisation cruelle.

En s'appuyant sur les données scientifiques et statistiques les plus récentes, les auteures décrivent d'abord dans « Une mort stigmatisée » l'histoire naturelle du VIH, les modes de transmission et l'envergure de l'épidémie au Canada, au Québec et dans le monde. Dans la seconde partie du chapitre, elles analysent les divers facteurs qui incitent les milieux scientifiques et médiatiques à minimiser l'importance du VIH et du sida chez les femmes et exposent les conséquences tragiques d'une telle attitude sur la vie des femmes séropositives et sur l'ensemble de la société. Elles font le point sur les problèmes et les besoins spécifiques des femmes atteintes du VIH et du sida, ainsi que sur les obstacles à la prévention. De l'avis de plusieurs spécialistes, la dépendance des femmes ou, si l'on préfère, la domination masculine sur les plans sexuel, affectif et économique représente l'un des principaux obstacles à la prévention du VIH aussi bien dans les pays industrialisés, qui ont pourtant connu une « révolution sexuelle », que dans les pays en développement, dont la pauvreté aggrave la position précaire des femmes.

Enfin, « De l'autre côté de la vie » entrouve la porte à tous les possibles en posant la question qui hante l'humanité depuis toujours : Qu'y a-t-il après la mort ? La mort nous jette-t-elle dans une infinie solitude ou annonce-t-elle des retrouvailles et une nouvelle vie pour la conscience ? La première partie du chapitre résume les réponses que les grandes religions ont données aux êtres humains angoissés par leur finitude, tandis que la seconde traite des expériences de mort imminente (EMI) ou *near-death experiences (NDE)*, un phénomène que plusieurs relient à une forme de vie future. La nature et les répercussions de ces expériences, ainsi que les interprétations médicale, psychologique, spiritualiste et évolutionniste que la littérature scientifique en donne depuis quinze ans, sont ici objets d'analyse.

Pour les étudiantes et étudiants des niveaux collégial et universitaire, *La mort, condition de la vie* représente un ouvrage de base. Tous les chapitres comportent un cheminement et certains suggèrent des exercices pratiques. Une abondante bibliographie peut guider les recherches et les travaux. Aux intervenantes et intervenants de divers milieux, en particulier dans le domaine de la santé et des services sociaux, *La mort, condition de la vie* offre l'occasion de faire le point, à partir des données les plus récentes, sur des situations qu'ils rencontrent quotidiennement. Mais cet ouvrage ne s'adresse pas qu'aux milieux universitaires et professionnels. Dans une langue claire, précise et sensible, il rend accessibles une recherche rigoureuse et une réflexion approfondie à toutes les personnes qui s'interrogent sur le sens de la vie et de la mort. Plusieurs y trouveront une source d'inspiration et de réconfort.

PREMIÈRE PARTIE

MOURIR...
EN TEMPS ET LIEUX

Tout change avec le temps,
mais bien plus en apparence qu'en réalité,
par les formes plus que par le fond.
Les choses partant d'un principe sont les mêmes,
dans tous les siècles et en tous lieux :
il n'y a que des différences de surface.

(Baronne Staffe, Paris, 1899)

Dans le but d'aider le moine[1] à acquérir une conscience plus aiguë de la brièveté et de l'impermanence de la vie, la tradition bouddhiste lui recommande une méditation appelée « récollection de la mort », qui consiste à contempler les cendres des défunts ou les cadavres en état de décomposition. Le méditant s'habitue également à considérer son corps, même jeune et vigoureux, comme un cadavre, afin de toujours se rappeler que la mort – la sienne, celle de ses proches, celle de l'univers – est une réalité incontournable. Ainsi parvient-on à abandonner peu à peu l'habitude de vivre selon ses désirs, source d'angoisse et de souffrance, et à atteindre la tranquillité d'esprit et la paix intérieure que toute adversité éventuelle laissera intactes (Long, 1975, p. 102).

La simple suggestion de s'imaginer en cadavre paraîtra horrifiante, voire sacrilège, à plusieurs d'entre nous. En effet, femmes et hommes de culture occidentale moderne, ne vouons-nous pas au corps (vivant) un culte qu'entretiennent des théories sophistiquées sur le rôle, dans la conquête du bonheur, de la satisfaction immédiate de ses désirs et de l'expression obligée de toutes ses émotions ? Sur notre refus de

---

1. La langue traduit les perceptions, les attitudes, les comportements et les valeurs d'une société et d'une époque. En règle générale, le présent ouvrage emploie les deux genres quand il se réfère au contexte actuel, traduisant ainsi la « sensibilité collective » de l'époque et du pays d'origine de ses auteures. Pour respecter le contexte historique, cette règle ne s'applique toutefois pas rigoureusement aux deux premiers chapitres qui retracent l'évolution des attitudes et des pratiques entourant la mort en des lieux et des siècles qui pratiquaient l'exclusion des femmes. Par exemple, il est ici question de moine, plutôt que de moine et de moniale, parce que la tradition bouddhiste était exclusivement masculine.

vieillir, des industries érigent des fortunes en vendant des produits qui masquent le passage du temps et laissent vaguement espérer l'immortalité matérielle. Ce n'est pas que les hommes et les femmes de l'Occident moderne ignorent qu'ils sont mortels, mais ils se comportent souvent comme s'ils n'y croyaient pas... Dans un tel contexte, l'idée de préparer sa mort paraît incongrue. La mort ? Quelle mort ? N'est-il pas malsain, voire obscène, d'entretenir la pensée de la mort lorsqu'on aime la vie ? L'immortalité du corps a-t-elle aujourd'hui remplacé celle de l'âme comme enjeu d'une quête existentielle ?

Les représentations de la vie et de la mort sont ainsi fonction des époques, des cultures, des pays, des groupes sociaux. Au fil de l'histoire, qui fait coexister plusieurs modèles de comportements, parfois à une même époque et en un même lieu, les conceptions de la mort évoluent lentement, comme les sociétés dont elles sont le reflet. Cette évolution comporte des ruptures radicales, mais aussi des avancées et des retours sur le passé afin de puiser dans l'héritage commun de l'histoire humaine. Y a-t-il transformation profonde ou tout ne change-t-il qu'en surface, comme l'exprimait la baronne Staffe en 1899 (Picard, 1993) ?

La description de notre temps comme une époque qui nie la mort est l'un des leitmotivs de la littérature thanatologique en Occident. Il fut un temps, affirme-t-on, parfois avec une certaine admiration, où l'on accueillait la mort sans sourciller, comme un événement banal, sans caractère tragique ni mise en scène. Peu s'en faut qu'on ne suggère que les femmes et les hommes du « temps jadis » passassent de vie à trépas dans l'allégresse... Les hommes et les femmes d'aujourd'hui seraient-ils d'une facture si différente de celle de leurs ancêtres ? La négation ou le déni qualifient-ils de façon juste les attitudes contemporaines devant la mort ? Si tel est le cas, ces attitudes sont-elles propres à notre époque ? Constituent-elles la seule dominante dans les façons actuelles d'appréhender la mort ? Quand et comment se sont élaborés les attitudes et les comportements devant la mort que l'on rassemble sous l'étiquette de *déni* ? En somme, si notre époque s'illustre par la négation de la mort, pourquoi et comment en est-elle arrivée là ?

Dis-moi d'où tu viens, je te dirai où tu vas, pourrait-on dire des époques comme des générations qui se succèdent. L'histoire de l'humanité ne se présente pas comme un perpétuel recommencement.

Toutes les civilisations ont cherché l'origine et la finalité de l'univers en s'inspirant de celles qui les avaient précédées, tantôt en remettant en question, tantôt en faisant leurs les méthodes et les résultats de leurs recherches. Toutes ont cherché à percer les secrets de la naissance et de la mort, les unes par la lunette de l'esprit, les autres par l'observation de la nature ou encore au moyen de la science et de la technologie. Toutes ont élaboré un système de la mort, avec ses croyances, ses mythes et ses rites, qui traduit une vision autant de la vie terrestre que de la vie après la mort. Elles ne sont pas toutes parvenues aux mêmes conclusions, mais toutes témoignent de cette incessante quête humaine du sens de la vie et du désir d'immortalité.

D'où l'intérêt d'interroger l'histoire et de mettre en perspective, à la place qui lui revient, l'idée que notre époque se fait de la mort et de tout ce qui l'entoure. Que la mort paraisse ou ait été effectivement plus familière autrefois ne constitue pas *a priori* une attitude meilleure ou pire que l'attitude actuelle devant la mort. Les contextes socio-économiques diffèrent, les degrés d'évolution de la pensée humaine et l'état de la connaissance scientifique également. Le but de notre démarche est de comprendre, et la compréhension exclut le dénigrement du présent et l'idéalisation du passé.

Notre voyage dans le temps et dans l'espace ne prétend pas tout dire sur l'histoire de la mort, mais il souhaite éveiller le désir de mieux la connaître. Il comportera plusieurs étapes qui suivront un itinéraire chronologique. Nous amorcerons ce parcours par une brève escale en Grèce antique, berceau de la civilisation occidentale, qui a légué un héritage considérable à l'humanité dans les domaines artistique, philosophique et politique. D'un lieu et d'une époque dominés par la fatalité de la mort, la seconde étape de notre voyage nous conduira à l'Occident médiéval que nous aborderons depuis le continent européen. Nous verrons comment le système chrétien de la mort, reconduit jusqu'au XXᵉ siècle, s'est mis en place au cours du Moyen Âge, de la Renaissance et de l'ère classique, éliminant peu à peu le système païen.

Nous découvrirons ensuite comment le siècle des Lumières (XVIIIᵉ siècle) et le XIXᵉ siècle romantique ont défini et se sont représenté la mort, avant de suivre l'évolution de la mort marchande et médicalisée au XXᵉ siècle marqué profondément par deux guerres mondiales. Nous intégrerons au passage certaines particularités des croyances et des rites nord-américains. De la Grèce antique à l'Europe et à l'Amérique modernes, d'un destin ordonné par une multitude de dieux à une existence dominée par un Dieu unique, d'un univers théocentriste à un monde anthropocentriste, de civilisations théocratiques à des civilisations technocratiques, nous partons en quête de filiations qui puissent nous aider à comprendre les attitudes, les comportements et les rites entourant la mort dans les sociétés occidentales modernes.

CHAPITRE 1

DE LA FATALITÉ DE LA MORT PAÏENNE AU TRAGIQUE DE LA MORT CHRÉTIENNE

Que philosopher, c'est apprendre à mourir.

(Platon et Montaigne)

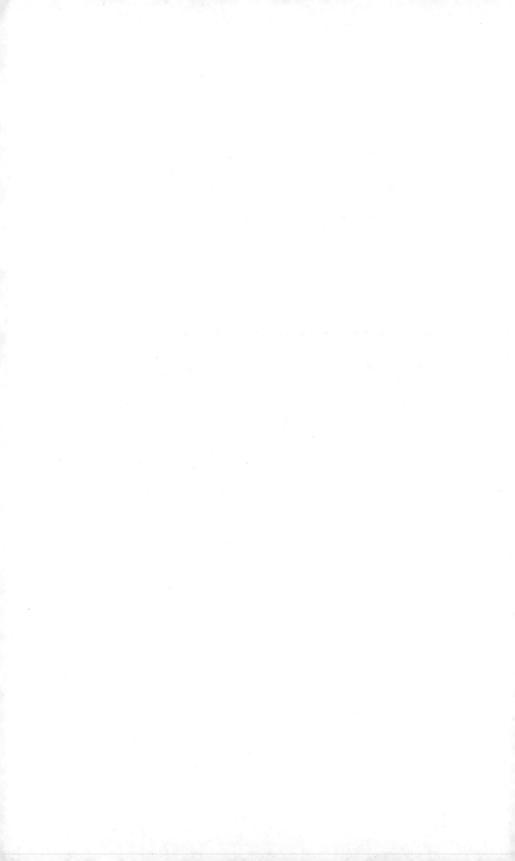

La civilisation grecque ancienne a élaboré une réflexion métaphysique et morale qui a inspiré plusieurs cultures et laissé une forte empreinte dans la pensée occidentale. Encore aujourd'hui, on lit ses penseurs et on joue ses dramaturges des VIe et Ve siècles avant notre ère. La Grèce ancienne se représente un univers entièrement dominé par des dieux qui sont responsables des phénomènes naturels et à l'influence desquels l'être humain ne saurait se soustraire. Elle consulte les oracles afin de connaître les causes des événements et les intentions des divinités, et elle donne à la mort le nom de dieux et de déesses.

En traduisant les courants de pensée et les interrogations d'une société en mouvement, la poésie d'Homère (vers 900 av. J.-C.), le théâtre d'Eschyle (525-455 av. J.-C.), d'Euripide (475-406 av. J.-C.) et de Sophocle (495-405 av. J.-C.) ainsi que la prose d'Hérodote (vers 485-406 av. J.-C.) présentent une vision pessimiste de la vie et tragique de la mort. Selon Homère, l'existence humaine est éphémère, tissée de problèmes, et les dieux accablent l'humanité de tous les maux. Aux yeux du dramaturge Sophocle, « le meilleur sort pour les humains serait de ne pas naître ou, une fois nés, de mourir aussi vite que possible » (Crépon, 1989, p. 122). Les drames de la famille des Atrides, qui mettent en scène des dieux réclamant la mort comme vengeance ou offrande pour services rendus, illustrent de belle manière l'association des mythes, des rites et des spectacles de la mort dans la sensibilité grecque antique. Hérodote, pour sa part, raconte une légende dans laquelle une mère obtient d'Apollon, en récompense de sa piété, le plus grand cadeau qui puisse exister à ses yeux, soit la mort sans souffrance de ses enfants.

Euripide ose s'opposer aux légendes où dominent les dieux tout-puissants sur des êtres humains sans défense. « Ce pays d'assassins a donné à ses dieux son propre vice », écrira-t-il, rendant aux êtres humains la responsabilité de leur existence en leur enlevant leurs alibis divins.

Si cette vie n'est que malheur dont la durée a été fixée par le Destin avant la naissance, aux yeux des Grecs anciens la mort devrait apparaître comme une consolation et une libération. Pourtant, il n'en est rien car, séparées du corps, « les âmes continuent de mener une existence misérable dans les ténèbres des enfers » (Crépon, 1989, p. 122). Cette notion de « psyché », qu'Homère est le premier à exprimer, est plus proche du « double » égyptien que de « l'âme » judéo-chrétienne. Le royaume d'Hadès, du nom du roi qui y règne, est situé au centre de la terre et gardé par un chien aux multiples têtes (Cerbère). Des fleuves souterrains y coulent, dont le célèbre Styx qui entoure les enfers. La région du Tartare – infernale – et la région de l'Élysée – paradisiaque – composent ce royaume. Puisque nous ne pouvons espérer grand-chose de la mort, selon Homère, profitons de la vie, vivons au maximum le présent et vivons bien (Crépon, 1989).

Cette conception sans espoir de la mort évoluera en faveur d'un séjour meilleur dans l'au-delà dont témoignent les mystères d'Éleusis au centre desquels se trouve le culte de Déméter, déesse de la Fertilité. Les personnes initiées aux mystères d'Éleusis peuvent connaître la béatitude au royaume des morts, première voie de salut pour les Grecs anciens qui ont la possibilité d'échapper au royaume d'Hadès. Toute la Grèce antique croit à l'intervention des esprits dans la vie humaine, mais le retour d'une divinité dans l'au-delà est un trait commun des civilisations agricoles et symbolise souvent la fertilité ou la renaissance, symboles dans lesquels certains décèlent l'expression des cycles annuels de la nature (Crépon, 1989).

Les premiers philosophes, dits présocratiques, vers le VIe siècle avant notre ère, expriment des visions différentes de la vie et de la mort en essayant surtout de découvrir l'origine de l'univers. Pour Anaximandre, l'eau est l'élément primordial du monde, pour Anaximène, c'est l'air ; pour Héraclite, c'est le feu, tandis que pour Pythagore, l'origine du monde s'explique par le nombre. Quant à Démocrite, dont les épicuriens s'inspireront quelques siècles plus tard, il invente un système atomistique qui fait naître l'univers de la rencontre accidentelle de corpuscules dans le vide infini, tandis qu'Anaxagore croit que les atomes sont organisés par l'Intelligence. Le Sicilien Empédocle (début du Ve siècle avant notre ère) sera le premier à établir la distinction des quatre éléments : l'eau, le feu, l'air et la terre.

La mort selon Socrate, Platon et Aristote

Pour l'élaboration d'une réflexion rationnelle sur la mort, il faut se tourner du côté de Socrate (469-399 av. J.-C.), dont la fin elle-même illustre une conception nouvelle et articulée de la vie et de la mort. Socrate, comme Confucius en Chine à la même époque, soumet la question de la mort à l'examen de la raison (Morin, 1976). Il exprime le doute ou l'incertitude devant des idées que personne ne peut prouver parce qu'on ignore tout de ce qui se passe après la mort. Pourquoi spéculer sur ce qu'on ignore et craindre la mort ? demande Socrate qui croit qu'une conduite rationnelle permet de surmonter l'angoisse et la crainte devant la mort (Platon, 1965).

Socrate exprime donc une sorte d'indifférence devant la mort difficile à comprendre de nos jours. Mourir, dit-il, c'est ou bien le néant, et alors il faut se réjouir d'un sommeil sans rêve, ou bien un passage vers un autre lieu ou un changement d'existence, et alors quelle joie de discuter avec des gens célèbres du passé ! (Platon, 1965). Socrate donne l'exemple d'une mort sereine dans le détachement en rejetant les arguments de son entourage qui l'exhorte à se défendre contre ses juges et même à s'échapper de prison. Il ne craint pas la mort car sa vie a été exemplaire, toute dirigée par la raison, et sa mort devient le dernier acte de la vie d'un sage. Il ne blâme même pas ses juges : pour lui, il n'existe pas d'êtres méchants, mais des êtres ignorants, qui pourront surmonter leur ignorance par la pratique de la sagesse rationnelle (Morin, 1976 ; Crépon, 1989). Selon Edgar Morin, la réflexion socratique sur la mort aboutit à la découverte que l'esprit humain ne mesure que l'ignorance devant la mort, non pas la mort elle-même. « Pour la première fois, *le moi conscient* regarde la mort et s'auto-détermine devant elle » (Morin, 1976, p. 268). Un siècle avant Socrate, Bouddha (560-483 av. J.-C.), en Inde, relie également le mal et la mort à l'ignorance dont on peut se libérer par la connaissance et par l'amour (Denis, 1977).

En dépit de l'influence que Socrate a pu exercer sur la société de son époque, la Grèce antique est loin d'adopter un détachement « socratique » face à la mort et de renoncer aux spéculations sur le sort réservé à l'être humain au terme de sa vie terrestre. Ami et disciple de Socrate, le philosophe Platon (428-348 av. J.-C.), dont les écrits influenceront la pensée occidentale pendant des siècles, élabore un système de l'après-vie au centre duquel se situe la transmigration des âmes. L'être humain se compose d'un corps mortel et d'une âme immortelle préexistante à la naissance. Il existe, selon Platon, un monde immuable des *Idées* hiérarchisées, l'Idée du bien étant l'Idée suprême, et l'âme immortelle qui donne la vie à de nouveaux corps (métempsycose) appartient à ce monde. Platon croit trouver la preuve de la préexistence de l'âme dans la théorie de la réminiscence : le fait qu'on découvre des vérités comme si on en avait déjà une connaissance antérieure, dit-il, démontre bien que l'âme survit (ce qui n'est pas sans rappeler les croyances et les mythes occidentaux contemporains sur les vies anté-rieures). L'âme est prisonnière du corps et la mort la libère. La philo-sophie joue un grand rôle, car elle prépare à la mort. Elle est même une sorte de victoire symbolique sur la mort parce que philosopher, c'est transcender sa condition de personne mortelle pour transformer l'être (Landsberg, 1993).

Les idées de Platon se rapprochent de certaines croyances hindouistes et bouddhistes. Platon perçoit un lien de cause à effet entre la vie passée et la destinée après la mort, lien que la théorie du karma dans les traditions bouddhiste et hindouiste établit également (Sogyal Rinpoché, 1993). Les lieux de résidence des âmes après la mort dépen-dront de leurs actes dans la vie terrestre. Des actes bons conduiront les âmes vers les astres et les montagnes, des actes mauvais les mèneront au Tartare où coulent les fleuves du feu. Les êtres qui ont commis des crimes peuvent tout de même se racheter dans un lieu intermédiaire (que la tradition judéo-chrétienne appellera purgatoire). Platon arrive à la conclusion que les âmes des personnes qui auront vaincu leurs passions physiques et cultivé la partie rationnelle de leur être atteindront les astres et n'auront plus besoin de se réincarner (Crépon, 1989). Pour le bouddhisme, le fait d'atteindre le nirvana met fin aux renaissances, donc à la mort (Denis, 1977). Enfin, Platon affirme l'existence d'un dieu unique suprême, ou Démiurge (Créateur), que l'hindouisme appelle le Brahmane suprême, croyance à laquelle le bouddhisme n'adhère pas. Quant à la peur de mourir, Platon croit qu'on peut s'en libérer en philosophant, c'est-à-dire en se préparant à la mort par la séparation du corps et de l'esprit, qui est déjà une sorte de mort en soi (Dastur, 1994). S'inspirant de Platon, Michel de Montaigne écrira plusieurs siècles plus tard (en 1580) « que philosopher, c'est apprendre à mourir » (Montaigne, 1965, p. 113). Le bouddhisme zen prête les mêmes pouvoirs à la méditation.

Aristote (384-322 av. J.-C.), élève de Platon, oppose à l'intuition et à la pensée pure de son maître l'observation et la description des faits. Il est pour ainsi dire un précurseur de la méthode scientifique. Pour lui, ce n'est que par l'observation de la réalité que l'esprit peut prétendre s'élever jusqu'à l'Intelligence divine. Aristote s'intéresse à toutes les branches du savoir et s'interroge plus particulièrement sur la nature et le devenir de la femme et de l'homme. « Comment se fait-il, demande-t-il, – puisqu'il y a des phénomènes circulaires comme le nuage, qui entraîne la pluie qui s'évapore et redevient nuage – que nous ne puissions, animaux, hommes, revenir, redevenir les mêmes ? » (*De la génération et de la corruption*, II, 11, cité dans Cauquelin, 1994, p. 35). Aristote trouve une réponse dans la génération : ce qui survit, c'est l'espèce, non le principe individuel (Dastur, 1994). Il s'agit donc d'une immortalité « naturelle ».

Aristote propose une vision globale de l'univers au centre duquel il place l'être humain. À ses yeux, le bonheur réside dans la vertu, considérée comme une habitude que l'âme acquiert par la volonté. Le philosophe croit que seule la mort donne un sens à la vie humaine, parce qu'elle en est la finalité. Comme Platon, Aristote croit que la pensée philosophique et la fusion avec Dieu permettent d'une certaine façon de transcender la mort. Depuis Aristote jusqu'à l'avènement du christianisme, « la méditation sur la mort […] constitue le centre vital des préoccupations » (Landsberg, 1993, p. 68).

En résumé, l'immortalité de l'âme s'affirme comme une idée dominante à partir de Socrate, et surtout de Platon. Les croyances anciennes comportent également des lieux de séjour après la mort, plus ou moins proches du monde des vivants, sur lesquels règnent un ou plusieurs dieux. Pour accomplir le voyage périlleux qui conduit à ces lieux tangibles, les vivants procurent aux morts des vivres et des vêtements, une pratique quasi universelle.

La mort néant du stoïcisme et de l'épicurisme

De la période alexandrine (323-30)[1] émergent deux courants principaux, le stoïcisme[2] et l'épicurisme[3], qui nient, chacun à sa façon, l'angoisse de la mort et, jusqu'à un certain point, la mort elle-même, en affirmant la souveraineté de l'individu sur elle par la méditation perpétuelle (Landsberg, 1993). Le stoïcisme s'affirme surtout dans la Rome impériale comme une « propédeutique de la mort » (Morin, 1976). Épictète (50-125), Sénèque (4 av. J.-C.– 65 ap. J.-C., précepteur du jeune Néron) et Marc-Aurèle (empereur romain de 161 à 180) sont d'illustres représentants de cette tendance philosophique ancienne.

Le stoïcisme enseigne que la vertu est le souverain bien et que la sagesse consiste à se soumettre avec empressement aux lois du monde, même à la mort. « Puisque la vie nous a été donnée avec la mort pour condition » (Sénèque, 1990, p. 87), acceptons-la et préparons-la avec soin. « On a bien tort de craindre la mort : grâce à elle, on n'a plus rien à craindre » (Sénèque, 1990, p. 80) et si nous voulons bien examiner les causes de nos frayeurs, nous découvrirons que c'est moins la mort elle-même que l'idée de la mort qui nous effraie. Pour le stoïcien, la mort, comme la naissance, appartient au « cosmos » et elle nous ramène simplement à nos origines. Elle n'est pas une fin absolue, car rien ne

---

1. Période durant laquelle la ville d'Alexandrie, en Égypte, fut le foyer le plus important de l'hellénisme ou épanouissement de la culture grecque. Alexandrie reste la capitale d'un royaume indépendant jusque sous Auguste, malgré la conquête définitive de la Grèce continentale par Rome vers 146. Cette période commence à la mort d'Alexandre.

2. Le stoïcisme doit son nom au portique (*stoa*) d'Athènes où Zéon, le fondateur du mouvement, enseignait vers 300 avant J.-C.

3. Tient son nom d'Épicure (341-270) qui enseignait à Athènes, dans ses jardins, vers 300.

périt dans l'univers dont la plénitude n'est réalisée que par la mort des individus (Sénèque, 1990).

Impassibilité et invulnérabilité face à tout événement, nécessité de se délivrer de ses passions, culte de la Raison qui rapproche les êtres humains du Divin sont des attributs de ce courant philosophique. Le stoïcisme méprise la vie comme la mort, et « vise à séparer systématiquement, totalement, l'esprit du corps » (Morin, 1976, p. 269), afin que le corps ne corrompe pas l'esprit. Il est, par essence, une doctrine de liberté et cette liberté repose sur la possibilité d'une mort libre. Il s'agit de la mort acceptée par le détachement des passions et de la vie, comme celle de Socrate (Landsberg, 1993). Plus encore, la mort n'est rien en soi et elle vaut surtout par ce qu'elle nous apprend de la vie et de nous-mêmes : « La mort va se prononcer sur toi [...] ; il faut partir avec sérénité car on doit revenir » (Sénèque, 1990, p. 92).

Le sociologue Edgar Morin établit un parallèle entre le stoïcisme et l'ascétisme yogique des traditions orientales. Les deux s'entraînent, en effet, à l'indifférence devant la vie et la mort, une indifférence étendue au corps qu'il faut dépouiller de ses désirs. Si Morin voit dans le stoïcisme « une sorte de yogisme occidental, mais laïque, cérébral, raide », la mort n'y est pas ce vide qui conduit au plein comme dans la tradition bouddhiste, mais « un petit rien mesquin, accessoire [...]. Au lieu de « remplir » la mort, le stoïcisme la vide » (Morin, 1976, p. 270).

Pour les épicuriens, qui s'inspirent du matérialisme de Démocrite, le plaisir est le bien souverain et la mort-survie ou la mort-renaissance n'existe pas. L'énergie vitale, qu'Épicure reconnaît en l'être humain, n'est qu'atomes se dispersant à la fin de la vie pour se fondre dans la masse de l'univers (Morin, 1976). La mort n'est rien par rapport à l'individu : « Si nous existons, elle n'existe pas encore ; si elle existe, nous n'existons plus » est un sophisme épicurien que Cicéron[4] et Lucrèce[5] ont popularisé (Landsberg, 1993, p. 69). La mort

---

4. Homme politique et orateur latin (106-43 av. J.-C.). Écrivain de premier ordre et orateur de marque, il a cherché à concilier tous les courants philosophiques de l'époque pour en dégager une morale pratique.

5. Poète latin (98-55 av. J.-C.), auteur du *De natura rerum* (*De la nature*), épopée en six livres qui expose avec une intention morale la philosophie épicurienne.

physique ne laisse rien, aucune sensation, donc aucune douleur, et puisque la vérité réside dans les sensations, la mort n'intéresse pas vraiment l'épicurien. Le problème est de savoir mourir de la façon la plus agréable, « ce que, selon la tradition, Épicure a réalisé lui-même en buvant du vin, dans un bain chaud » (Landsberg, 1993, p. 69). Finalement, l'épicurisme tente de nier par le discours une réalité dont personne ne peut se défaire, l'angoisse de la mort et l'emprise qu'elle exerce sur l'existence humaine, une angoisse que croyaient transcender Platon, par la philosophie, et les adeptes de l'hindouisme et du bouddhisme, par la contemplation et la méditation.

Trois conceptions de la mort se dégagent donc de cette tradition antique : la mort-maternelle (terre-mère comme lieu de séjour des morts), la mort-renaissance et la mort-survie (Morin, 1976). Nous verrons qu'elles survivront sous des formes multiples jusqu'à nos jours, y compris dans la civilisation chrétienne occidentale. Le Moyen Âge en Occident sera imprégné de la pensée aristotélicienne sur l'univers et son devenir ainsi que des mythes païens sur la survie et le retour des âmes. La philosophie et la théologie chrétiennes elles-mêmes s'en inspireront jusqu'au XXe siècle avancé.

La mort païenne et familière du Moyen Âge

Il y a près de dix siècles, en Europe, on mourait dans son lit, entouré de sa famille et de gens de sa communauté, après avoir assuré par testament l'avenir de son âme et celui de ses descendants, fait des adieux individuels à ses proches, présidé aux préparatifs de ses funérailles et reçu les derniers sacrements. On a peine à imaginer une telle mort aujourd'hui, d'autant plus que les personnes qui meurent ne sont plus guère les actrices de leur propre mort. De fait incontournable, annoncé, attendu, préparé et public, la mort a pris figure d'un *droit* menacé ou nié. En Occident, le droit de mourir, et de mourir dignement, fait désormais partie des revendications populaires.

Deux raisons justifient l'importance accordée dans ce chapitre au modèle ancien de la mort. La première raison tient au fait que ce modèle païen a survécu jusqu'au XIXe siècle en dépit des efforts du christianisme pour l'anéantir complètement. La seconde raison découle de ce que plusieurs chefs de file du mouvement actuel pour la « reconnaissance » de la mort font souvent référence au modèle ancien, sans toutefois en décrire les caractéristiques, comme si les grandes étapes de l'histoire de la mort étaient nécessairement familières à leur public. Il apparaît essentiel de connaître le portrait global de ce système pour le comparer à un autre modèle et comprendre comment s'est effectué le passage de l'un à l'autre.

Les systèmes païen et chrétien de la mort vont tous les deux prévaloir au cours du Moyen Âge. Avant que ne frappe la peste noire (1315-1450), qui modifiera profondément les attitudes, et que le système chrétien ne prenne le contrôle de la mort et des rituels qui l'entourent, l'ancien système païen, avec ses mythes et sa magie, prévaut dans l'Europe populaire. Dans ce système, des signes naturels ou une conviction intime avertissent la personne de sa mort prochaine. Au sein de cet univers théocentrique et ordonné, un Dieu d'amour crée ses créatures et les reprend, et la succession des cycles de vie et des générations est perçue comme un phénomène naturel, donc acceptable. La mort est la loi de l'espèce, la femme et l'homme anciens ne s'y dérobent pas et n'en font pas non plus un drame (Ariès, 1975 ; Druet, 1987). La mort, en ce temps-là, est moins dissimulée, « ce qui ne veut pas dire qu'elle [est] plus paisible » (Élias, 1987, p. 26).

L'ensemble de la communauté humaine se trouve concernée par la mort de l'un de ses membres. On annonce la mort dans le voisinage et la coutume populaire veut qu'on prévienne également les animaux et les biens du défunt ou de la défunte. Selon la croyance populaire, le moment qui suit la mort, surtout celui entre la mort et la sépulture, constitue un passage crucial semé d'embûches. Un ensemble de rites et de services pour le corps et l'âme a pour but de faciliter ce passage. L'âme étant censée demeurer au moins trois jours auprès du corps, on l'aide à quitter ce monde par des moyens divers. En Bretagne, comme dans plusieurs régions de l'Allemagne, par exemple, on enlève une tuile du toit au-dessus de la chambre de la personne agonisante, afin que l'âme puisse s'échapper. Ailleurs en France et en Écosse, on ouvre la porte aussitôt après la mort d'une personne, tandis qu'en Sicile on appelle l'âme depuis la route (Vovelle, 1983).

Dans cette conception non chrétienne de la mort, le corps et l'âme se séparent, mais le « double » du mort demeure présent. L'âme ne quitte le corps que lorsque ce dernier est devenu squelette, sans toutefois quitter définitivement le monde des vivants. On lui donne même une forme, tels un papillon, un insecte, un oiseau ou d'autres formes animales, plus fréquemment la forme humaine, fantôme ou revenant. Les âmes demeurent invisibles à la plupart des personnes qu'elles entourent, mais elles gardent leurs caractéristiques et communiquent entre elles. Le cimetière est le lieu de résidence habituel de ces âmes, gardé par l'âme du dernier mort, parfois par deux, homme et femme. Ces âmes sont en transit, elles attendent de trouver le lieu du repos. Elles peuvent même habiter les maisons et s'installer au coin du foyer.

Les morts et les vivants entretiennent des rapports étroits, s'aidant mutuellement sur leur chemin respectif. Les armeriers ou armiers servent parfois d'intermédiaires, transmettant les demandes et les reproches des morts aux vivants (précurseurs des médiums d'aujourd'hui ?). La séparation chrétienne des bons et des méchants n'entre pas encore dans cette représentation de la mort, et le ciel et l'enfer y tiennent une place secondaire. Le paradis, lieu de repos et de sommeil de l'âme, a peu à voir avec le paradis chrétien des élus, et la notion de purgatoire qui offrira un lieu de séjour temporaire aux âmes errantes avant leur salut n'est pas très répandue. La mort familière n'exclut pas la peur des morts, que l'on tient à distance. Pendant long-temps, les vivants seront hantés par le possible retour des morts, une croyance que traduisent certains de leurs rites, par exemple la coutume de coudre le linceul.

La veillée funèbre, très populaire au Xe siècle, constitue un élément essentiel du rituel collectif de la mort dont on retrouve encore des traces jusque dans le folklore du XIXe siècle. La famille, les voisins et tout le village s'assemblent, dansent, sautent, chantent, mangent et boivent autour du cadavre étendu sur de la paille ou de la terre au milieu de la pièce, bras étendus horizontalement (Xe siècle) ou croisés (XVe siècle). Jeux, chants, plaisanteries voisinent les lamentations et les éloges de la famille en l'honneur de la personne défunte, que l'entourage veut préserver des agressions tout en se protégeant d'elle. L'ensevelissement au cimetière, dans des tombeaux d'abord réservés aux clercs, aux chevaliers, aux nobles, puis accessibles à la majorité des défunts, suit la veillée funèbre. Mais on enterre aussi sur les terres familiales. Le cimetière profane, propriété collective des vivants et des morts, sert à plus d'un usage : danses, fêtes, divertissements y ont leur place, et des animaux y pacagent, déterrant parfois les cadavres.

Cette cérémonie d'accompagnement du défunt ou de la défunte à sa dernière demeure a pour but d'éloigner la personne morte afin qu'elle ne revienne pas déranger les vivants (Vovelle, 1983). On la porte dans les bras, ou on l'étend dans une charrette sur un brancard, visage découvert. À partir du XIIIe siècle, son visage sera caché soit par le linceul, soit par le cercueil (Ariès, 1975). Toute la communauté fait cortège et la présence du prêtre n'est pas obligatoire. En chemin, on traverse de l'eau, on asperge ou encore on fait passer la charrette sur de la paille enflammée par souci de purification. Ces rites témoignent du « désir mêlé de peur [...] de se débarrasser définitivement du mort » (Vovelle, 1983, p. 46), un désir / peur qui s'exprime symboliquement lorsqu'on brûle ou enterre la paillasse et la literie de la personne décédée (France, Sicile) ou qu'on les donne aux pauvres (Portugal). Un désir également empreint de culpabilité qu'on espère atténuer par des offrandes posthumes à la porte de la chambre du disparu, comme de l'eau (Sicile), parfois une chaise avec un chandelier ou du gâteau et des pommes de terre (Irlande).

Au cimetière, ce sont les parents ou les voisins qui creusent la fosse. On y fait quelques offrandes, parfois des pièces de monnaie, parfois du vin et des aliments, des chaussures destinées à faciliter l'entrée dans un autre monde. Vestiges de la tradition égyptienne et de l'héritage gréco-romain, qui expriment la croyance en une forme de survie intégrale, corps et âme. En guise de rituel d'adieu, on jette un peu de terre dans la fosse et on fait le tour de la tombe pour refermer le cercle magique sur la personne décédée. Suit une complainte mortuaire, appelée aussi « déploration funèbre ».

Le banquet funèbre, dont on retrouve la trace en Europe jusqu'au XVIe siècle, prend un caractère de rituel sacré. C'est le rite majeur des obsèques traditionnelles, qui a parfois lieu en présence du cadavre. La communauté se réunit également au premier anniversaire de la mort, qui marque habituellement la fin du deuil. Il arrive que l'on prépare un repas funéraire sur les tombes en même temps que des offrandes rituelles pour la personne défunte. Ce rassemblement communautaire symbolise aussi la solidarité du monde des vivants face au monde des morts que l'on craint (Vovelle, 1983). Telles sont, à la fin du XIIIe siècle, les représentations et les pratiques païennes ou préchrétiennes de la mort, et elles coexisteront longtemps après que le modèle chrétien se sera imposé.

La mise en place du système chrétien de la mort

À la fin du XIIIe siècle, les lectures de la mort et de l'au-delà que fait l'Église s'organisent autour du jugement dernier. Le modèle chrétien propose encore une mort accueillie paisiblement, entourée, publique. La « bonne mort », pour les femmes et les hommes laïques comme pour les clercs, est une mort connue et assumée, illustrée par la position du gisant dans son lit, prêt à rendre l'âme (Ariès, 1975 ; Vovelle, 1983). L'iconographie présente les métaphores du sommeil, du dernier souffle, de la délivrance, et les saints ou les saintes, de même que les apparitions, y remplacent les morts. L'essentiel d'un rituel chrétien complexe, dans lequel le prêtre joue un rôle de plus en plus élaboré, consistera à faire la paix avec les hommes et avec Dieu, et à se confier à la Bonté divine (Vovelle, 1983).

L'Église donne aux âmes errantes ou aux « doubles » le visage de démons. Les premiers siècles du christianisme montraient les femmes et les hommes élus acclamant le Christ ressuscité à la fin des temps. Il n'était alors question ni de jugement, ni de condamnation, ni de responsabilité individuelle, ni du calcul de bonnes et de mauvaises actions. À présent, le discours sur le jugement dernier met l'accent sur le paradis et l'enfer. Le jugement, fixé d'abord au dernier jour du monde, veut exprimer la continuité après la mort physique. La scène, dramatisée, du jugement individuel qui attend chaque personne à sa mort remplacera peu à peu celle du jugement collectif, une mutation majeure dans l'attitude face à l'au-delà, qui traduit une conscience plus aiguë de la mort comme expérience individuelle (Vovelle, 1983). L'ancienne iconographie s'enrichit alors d'images reliées à ce jugement dernier et qui représentent la résurrection des corps, le partage des justes et des damnés, la pesée des âmes et l'intercession des saints et des saintes, à genoux, mains jointes. Les actes, bons et mauvais, sont inscrits dans le *Livre de la vie*, sorte de recensement cosmique (donc collectif), qui deviendra livre de compte individuel à la fin du Moyen Âge (Ariès, 1975).

Dans les traités sur l'art de mourir (*Ars moriendi*) des XVe et XVIe siècles, le jugement se situera dans la chambre de la personne mourante. Il s'agit moins d'un jugement final que d'une dernière épreuve, et le sort du mourant ou de la mourante tient à sa façon de la traverser. On croit que son attitude devant le déroulement du film de sa vie effacera tous ses péchés ou, au contraire, annulera toutes ses bonnes actions (Ariès, 1975). L'iconographie des *artes moriendi* réunit le rite ancien, apaisant, de la mort au lit, et le jugement dernier indivi- duel, « la sécurité du rite collectif et l'inquiétude d'une interrogation personnelle » (Ariès, 1975, p. 37). Ainsi s'impose donc graduellement, et définitivement aux XIVe et XVe siècles, une relation de plus en plus étroite entre la mort et la vie. La personne mourante, gisante, est tou- jours au centre des gestes et des rituels mais, dès la fin du Moyen Âge, chez l'élite, la mort au lit prend un caractère solennel, voire dramatique, entourée d'une émotion auparavant inconnue (Ariès, 1975).

Si le sort de l'être humain est scellé à sa mort, qu'advient-il du jugement dernier ? Quel statut les âmes ont-elles après la mort ? Le Moyen Âge propose à cet égard deux modèles successifs. D'abord, l'ancien modèle, christianisé, d'un lieu de sommeil ou de repos où les âmes des justes attendent paisiblement la résurrection. Puis, vers la fin du XIIIe siècle, l'Église codifie les interventions des vivants en faveur des morts – prières, aumônes, jeûnes et messes – et enrichit la cartogra- phie de l'au-delà d'un troisième lieu, le purgatoire, dont l'élaboration connaîtra son apogée au XVIIIe siècle. Au XVe siècle, le purgatoire est vu surtout comme un lieu hiérarchisé, étape intermédiaire des êtres qui n'ont pu se séparer tout à fait du monde corporel (Vovelle, 1983).

Après avoir inventé le purgatoire, il a fallu le peupler. Seules les personnes saintes ou martyres vont directement au ciel et la majo- rité espèrent au moins atteindre le purgatoire, et, finalement, le paradis, grâce à l'intercession des vivants en leur faveur. S'élabore un ingénieux système qui se raffinera au fil du temps, favorisant le contrôle de l'Église sur les individus et lui fournissant une importante source de revenus. Les indulgences répondent davantage au besoin de rachat individuel, étape dans l'individualisation des attitudes. Outre les messes, les indulgences, les pèlerinages pour les âmes du purgatoire, les testaments deviennent un moyen privilégié de s'occuper du salut de son âme. Actes religieux d'abord, ils comportent des legs pies : dons pour la paroisse, part du curé, dons aux couvents, aux hôpitaux, aux pauvres, et même dons pour ériger des ponts, en retour d'indulgences (Vovelle, 1983). Des dispositions profanes sont introduites graduellement dans les testaments qui, tout en conservant des aspects religieux, deviendront des actes civils à la fin du XIVe siècle lorsque le notaire remplacera le prêtre comme administrateur de ces actes. « Assurances sur l'au-delà » ou « investissement sur le Ciel », ce système va connaître des temps forts au XIVe siècle, pour diminuer sensiblement au XVe. Peut-être a-t-on raison de se demander « jusqu'à quel point l'ampleur de l'investissement sur le ciel n'[a] pas été une des composantes de la crise de la fortune nobiliaire à la fin du Moyen Âge » (Vovelle, 1983, p. 173).

À la fin du Moyen Âge, il y aura changement profond dans la façon de « négocier son au-delà ». On demandera plus de messes et léguera moins d'aumônes pour le salut de son âme. Au milieu du XVIIIe siècle, les testaments seront de simples actes légaux de distribution de fortunes ou de biens à sa famille. Vovelle y voit une conséquence de la déchristianisation de la société, mais Ariès attribue plutôt ce changement à la transformation de la famille et à l'émergence de nouveaux rapports affectifs : le mourant ou la mourante fait désormais confiance à ses proches au point de leur léguer « une partie des pouvoirs qu'il avait jalousement exercés jusqu'alors » (Ariès, 1975, p. 52).

Émergence du tragique et du macabre

Ce que vivent les êtres humains influence considérablement la façon dont ils se représentent la mort et l'au-delà. La propagation de la peste (1315-1450 environ) fait percevoir la vie comme une aventure fragile, brève, menacée, et la mort, autrefois passage relativement paisible d'un monde à un autre, ressemble de plus en plus à une tragédie. Désormais, « les nouvelles lectures de la mort s'inscrivent à travers le langage de la peur » (Vovelle, 1983, p. 100).

La sensibilité collective s'adapte de deux façons aux traumatismes qui frappent l'époque. Sur le plan des attitudes, ponctuelles, immédiates, la peur se traduit par toutes sortes de discours apocalyptiques, des réactions de panique, des comportements abusifs, telle la persécution des Juifs que certains tiennent pour responsables du fléau. On danse sans arrêt pendant des jours dans l'espoir d'éloigner la maladie. Sur le plan des réactions moins spontanées, on tente de transiger avec l'omniprésence de la mort, imprimant ainsi un tournant durable dans la sensibilité collective (Vovelle, 1983). La conscience de la brièveté de la vie et de l'incertitude de la mort s'aiguise et s'exprime librement, assortie d'une complaisance nostalgique, qu'illustrent entre autres les ballades de François Villon. Parallèlement, on semble se durcir devant la mort et lui opposer un fort appétit de vivre. C'est qu'il y a prise de conscience croissante de la fin comme une aventure tragique et individuelle, la « mort de soi » (Ariès, 1975) et, sans doute, de l'urgence de vivre.

Une étape est franchie dans le rapport des hommes et des femmes à leur mort : la mort commence à s'imposer comme *personnage*. Peu à peu, *la mort* remplace *les morts*. On se complaît de façon quasi maladive dans des descriptions précises du cadavre et des différentes phases de sa décomposition. Les transis apparaissent sur les monuments funéraires, momies décharnées, nues ou à demi vêtues. Des pratiques naissent, tels la manipulation des cadavres avec ostentation, le masque funèbre, le fait de faire bouillir des cadavres pour en transporter les os avant de les enterrer. L'effigie, substitut du cadavre, représente la personne défunte aux obsèques. Ces nouveaux comportements traduisent les nouveaux rapports que les individus entretiennent avec leur corps.

Le macabre envahit la littérature et l'art, la mort meurtrière occupant une place prépondérante dans les représentations. L'histoire donne des significations variées de l'expression du macabre au Moyen Âge. Si l'on a pu utiliser les thèmes macabres pour susciter la peur de la mort et de la damnation, le macabre n'exprimait pas pour autant cette peur, mais plutôt « le signe d'un amour passionné de la vie et de la conscience douloureuse de sa fragilité, [...] le sentiment aigu de l'échec individuel » (Ariès, 1975, p. 109), un « profond découragement causé par l'humaine misère » (Huizinga, cité dans Ariès, 1975, p. 102).

Du triomphe de la vie au terrorisme chrétien

En guise de réaction au tragique que les malheurs du temps impriment dans la conscience collective, deux changements majeurs surviennent au cours du XVe siècle : l'un concerne la perception profane de la mort, l'autre la perception religieuse. Le discours profane passe d'une représentation de la mort concrète à une mort conceptualisée, donc moins dangereuse (Vovelle, 1983). Il s'agit d'une étape notable dans la prise de conscience collective : la mort devient un personnage symbolique par rapport auquel les êtres humains peuvent se définir, ce qu'illustre le thème du triomphe de la mort dans l'iconographie. Mort « humanisée », donc, qui s'est départie de la magie du siècle précédent, mort maîtrisée. Au XVe siècle, la nouvelle conception profane de la vie et de la mort « exalte la beauté de la vie et la force divine de l'homme » (Vovelle, 1983, p. 124) …du moins chez les élites, car ce sont elles qui conceptualisent la mort et proclament son triomphe. À la fin de ce même siècle, le thème mortuaire terrifiant éclipse le triomphe de la mort, et le discours chrétien reprend le contrôle de la mort en exploitant la peur.

Si la nouvelle pédagogie chrétienne de la mort ramène des images renforcées d'Apocalypse et de jugement dernier, de nouveaux thèmes y apparaissent toutefois qui relient l'image de la mort à celle de la Passion du Christ, symbole de la mort vaincue. Il y a prolifération des formes de dévotion aux saints et aux saintes, la Vierge est promue au titre d'intermédiaire et de protectrice contre la mort, forme de consolation maternelle en ces périodes difficiles. C'est l'époque de l'iconographie infernale : on décrit l'enfer en détail, mais on reste vague sur le paradis. On quantifie les gestes : décompte des mérites, des peines de l'enfer. Désormais, l'iconographie représente moins la mort des saints et des saintes que la mort anonyme, la mort bourgeoise, ce qui fait dire à l'historien Michel Vovelle qu'« en feuilletant son livre d'heures, le noble ou le notable du XVe siècle assiste à son enterrement » (Vovelle, 1983, p. 140).

Le système chrétien resserre son contrôle et la préparation de la mort se complique et se dramatise. La prédication incite les fidèles à penser sans cesse à la mort, nouvelle pédagogie destinée à l'élite, car le discours qui s'adresse au peuple demeure plus « terroriste », le jugement dernier et les peines de l'enfer y tenant une place prédominante. Les traités sur l'art de mourir (*Ars moriendi*), entre 1450 et 1530, traduisent un « investissement » sans précédent sur la mort, sorte de « crispation » qui met l'accent non plus sur la préparation sereine de la mort, mais sur le dernier instant « où tout se joue, se gagne ou se perd » (Vovelle, 1983, p. 142). L'*ars moriendi* ne représente plus la mort physique ni les danses macabres, mais la mort « christianisée », c'est-à-dire une vision d'une personne mourante quasi passive et réduite à son âme.

C'est encore l'Église qui organise un cérémonial hiérarchisé et spectaculaire de la mort et de l'après-mort. La personne décédée est exposée à domicile plus ou moins longtemps, selon son rang, de longs délais nécessitant l'éviscération et l'embaumement. Le convoi funèbre prolonge l'exposition, représentant « la dernière exhibition d'honneur du défunt » (Vovelle, 1983, p. 153). Les personnes décédées occupent une plus grande place dans les églises et l'office qui leur est destiné se développe tant comme un rituel religieux que comme un rite social collectif. La messe des morts revêt un faste sans précédent et le catafalque, substitut des statues ou mannequins à visage de cire des grands du monde (Ariès, 1975), devient un élément essentiel de la scène. Les enterrements se font selon le statut social : l'enterrement à l'église pour une petite élite, ainsi que le clergé, et le cimetière pour la majorité. Le cimetière s'est urbanisé et on n'éloigne plus systématiquement les morts des villes.

Jusqu'au milieu du XIIIe siècle, la représentation du mort sur les tombeaux avait montré un gisant ou un transi seul[6]. Puis les effigies ont représenté une personne agenouillée en prière, et la personne morte elle-même, symbole de « l'émergence de l'individu, avec ses traits réalistement figurés, sa personnalité affirmée, et surtout son statut social, sa gloire terrestre » (Vovelle, 1983, p. 107). À la fin du XVe siècle, des

---

6. Gisant : sculpture sur une tombe représentant une personne étendue. Transi : figure sculptée du Moyen Âge et de la Renaissance, représentant un cadavre en décomposition. Les femmes et les enfants étaient très peu représentés dans ces sculptures.

figures du couple apparaissent sur les tombeaux, symbole de la survie de l'union au-delà de la mort et de « l'émergence de la famille, des insertions et des attachements terrestres à différents niveaux : la famille étroite du couple, perceptible discrètement, le réseau plus large et envahissant des hiérarchies, liens et attachements de ce monde » (Vovelle, 1983, p. 167).

Ainsi, au déclin du Moyen Âge, le système mis en place autour des gestes de la mort s'est humanisé, proposant des moyens de rachat individuel et un lieu de transit pour les âmes, le purgatoire. De la mort familière, destin collectif de l'espèce, assumée avec résignation, on est passé à la conscience aiguë de la mort, expérience individuelle, « mort de soi » (Ariès, 1975), à une « crispation sur la mort » (Vovelle, 1983). « Du XIIᵉ au XVᵉ siècle, il s'est fait un rapprochement entre trois catégories de représentations mentales : celles de la mort, de la connaissance pour chacun de sa propre biographie, de l'attachement passionné aux choses et aux êtres possédés dans la vie. La mort est devenue le lieu où l'homme a pris le mieux conscience de lui-même » (Ariès, 1975, p. 41). Or, des contestations à visages multiples vont bientôt apporter d'importants changements dans les attitudes et les comportements devant la mort.

Le triomphe de la vie sur la mort

Tout pouvoir qui opprime engendre la contestation, et celui des religions ne fait pas exception. Le XVIᵉ siècle, que l'on a appelé siècle de la Renaissance ou d'un nouvel humanisme, est le témoin de ruptures profondes entre les lectures chrétienne et profane de la vie et de la mort ainsi qu'au sein de l'Église elle-même. Le XVIᵉ siècle connaît encore des guerres, des disettes, la peste, la tuberculose et d'autres maladies infectieuses, et la mort y demeure omniprésente. Si l'on ne maîtrise pas mieux la mort sur le plan matériel, ne comprenant ni la nature ni l'origine des maux, on essaie tout de même de prendre la situation en main et de mettre en place des mesures sanitaires. Dans ce contexte, une conception différente du monde se dessine que traduisent trois formes de contestation du système ancien de la mort : contestation populaire, contestation humaniste des élites et contestation de la Réforme[7].

La sensibilité populaire montre des signes d'impatience devant un système de l'au-delà terrifiant qui met l'accent sur le châtiment et perpétue les privilèges des gens riches et puissants. Commencent alors à circuler des croyances en un monde généré par la matière où les éléments sont remplis de divinité (réminiscence de la Grèce antique), des images d'au-delà sans punition éternelle, mais avec résurrection. La dimension carnavalesque, dont l'œuvre de Rabelais est une illustration, exprime par la dérision cette contestation de l'ancien système. L'au-delà de Rabelais est « celui d'une immortalité terrestre dont la continuité des générations est la matérialisation » (Vovelle, 1983, p. 195). On rejoint ici Aristote. C'est le triomphe de la vie sur la mort, la démystification des peurs.

Rabelais nous introduit à la seconde contestation, la révision humaniste du système de la mort par les élites, qui s'inspire des idées développées par Pétrarque au XIVe siècle. Selon Pétrarque (1304-1374), si la mort vainc l'amour, la renommée survit à la mort. Renommée et gloire deviennent alors une forme de survie dans la conscience collective, idée qu'on retrouvera sous-jacente dans l'idéologie de la survie dont les monuments aux morts seront l'un des symboles au tournant des XIXe et XXe siècles. Au XVIe siècle, le nouvel humanisme « propose une lecture de la mort et de l'au-delà, revalorisant la valeur de la vie, dont la brièveté même fait le prix » (Vovelle, 1983, p. 201). Il importe de s'occuper de l'être vivant dans cette vie même. Les uns contestent l'idée de vie éternelle ou d'une forme de récompense après la mort, certains rejettent la notion d'immortalité personnelle, arguant l'impossibilité de la démontrer – ce qui rappelle le doute de Socrate –, tandis que d'autres estiment que la mort n'est qu'un autre mode d'être. C'est Montaigne qui exprime le mieux l'essence de cette contestation humaniste radicale de la mort. « La découverte de

---

7. Terme qui désigne l'effort de renouveau de la foi et des pratiques chrétiennes qui donna naissance, au XVIe siècle, au protestantisme. La Contre-Réforme, qui suivit le Concile de Trente, est la réaction catholique à la Réforme protestante. Jean Calvin (1509-1564), en France, et Martin Luther (1483-1546), en Allemagne, furent des chefs de file de la Réforme et des écrivains éminents.

l'existence individuelle à travers l'expérience de la mort avait été l'un des grands changements de la fin du Moyen Âge : avec Montaigne une autre étape est franchie, c'est à travers la conscience de notre vie et de l'usage que nous en faisons que l'expérience doit être menée [...]. Avec Montaigne, la laïcisation de l'expérience de la mort est poussée jusqu'au bout » (Vovelle, 1983, p. 204).

La Réforme (représentée surtout par Calvin, en France, et Luther, en Allemagne), née d'une scission au sein de l'Église catholique romaine, se présente comme une victoire sur la mort. Sous la Réforme, l'Église catholique institutionnelle donne à l'angoisse de la mort des réponses non appropriées (indulgences, commerces pieux). C'est la foi qui procurera le salut, non les œuvres et, dans le discours réformé, la crainte de Dieu remplace la crainte de la mort. La Réforme nie l'existence du purgatoire, mais admet l'enfer, le diable résidant en ce monde. Elle reconnaît un seul jugement dernier, le jugement collectif, et croit que les âmes sommeillent en attendant ce jour. La mort est une délivrance et ouvre la voie à une éternité bienheureuse pour les personnes qui échappent à l'enfer par la foi. La préparation à la mort perd de l'importance, aux yeux des réformés, qui dédramatisent la mort elle-même, rejetant rituels et sacrements. Dans cet univers, il n'y a pas place non plus pour les prières en faveur des personnes décédées, puisque, selon la théorie de la prédestination élaborée par le calvinisme, elles sont sauvées ou perdues (Vovelle, 1983). Il s'agit donc d'une révolution qui ébranle les structures ecclésiales et modifie « le rapport des hommes à leur mort, mais aussi à leurs morts » (Vovelle, 1983, p. 209). On aura désormais deux modèles d'Églises institutionnelles : l'Église catholique romaine et l'Église protestante, qui marqueront à leur manière respective la culture nord-américaine.

L'Église romaine réplique aux réformés en durcissant ses positions (Contre-Réforme) : pour les catholiques, la croyance au purgatoire, qui deviendra un aspect essentiel du nouveau discours chrétien sur la mort, est désormais un dogme de foi. En outre, l'Église catholique réaffirme la légitimité et l'utilité des prières et des offrandes. Les traités sur l'art de mourir dédramatisent le moment de la mort et se dépouillent graduellement du macabre, tandis qu'une nouvelle pédagogie incite à la méditation sur la mort d'autrui et sur le crâne, tout en encourageant la rédaction du testament. On reprend la notion dualiste platonicienne : la misère ou le mal vient du corps, la joie ou le bien vient de l'âme.

Le XVIᵉ siècle propose donc plusieurs modèles de la mort et de l'au-delà. Mais comment les attitudes et les comportements collectifs intègrent-ils et traduisent-ils ces modèles ? L'Église, qui renforce sans cesse son contrôle sur les gestes de la mort, met en place la « domestication » ou la répression du deuil. Elle veut endiguer les débordements de douleur et les rites qui conduisent, selon elles, à des « indécences » (Vovelle, 1983). Elle interdit l'expression de la douleur et du chagrin sous prétexte qu'elle dérange les offices. En 1569, l'évêque de Cordoue va jusqu'à empêcher les femmes d'assister aux obsèques de leur mari. Réformés et catholiques partagent la même hostilité envers les manifestations des émotions et livrent le même combat contre les habitudes « païennes » et « folkloriques » du peuple, tout en fermant les yeux sur les pratiques des gens puissants.

Le deuil devient un rituel social hiérarchisé, avec insistance sur les obsèques chez les grands du monde et des classes d'enterrement. Les cimetières sont mal vus des autorités religieuses et on enterre davantage dans les églises. C'est au XVIᵉ siècle que s'étendent la coutume de l'épitaphe et l'usage du cercueil. Les réformés proscrivent les messes, les vigiles et la célébration du Jour des morts, tandis que les catholiques combattent les dévotions traditionnelles autour de la mort et leur substituent le purgatoire où ils ont « enfermé et civilisé les doubles des conceptions préchrétiennes » (Vovelle, 1983, p. 235).

Au XVIᵉ siècle, la mort oppressive a perdu du terrain. On se représente l'immortalité par la gloire et par les œuvres, et l'espoir que l'on met dans la vie éternelle et la résurrection traduit le goût de la vie terrestre, en dépit de la domination des Églises et de leur pastorale centrée sur la vie après la mort.

Le retour du tragique

Si le XVIᵉ siècle est le siècle du triomphe de la vie, le XVIIᵉ siècle installe pour longtemps le triomphe du tragique et de la mort, d'une mort dépouillée toutefois du macabre qui s'était profilé dans la

sensibilité collective au milieu du XVe siècle. L'art funéraire dédramatise la mort et la peinture religieuse exploite avec complaisance l'image
du martyre rendant l'âme. Plus que jamais, on valorise à l'excès l'instant
de la mort, objet d'angoisse. Par ailleurs, on cherche la mort en action
ou en mouvement, une mort spectacle mise en scène dans la dramaturgie où l'idée du suicide comme moyen de contrôler sa mort fait son
chemin. L'angoisse devant la mort reflète un goût de la vie hérité de
la Renaissance, mais teinté de désespoir. La notion de vanité, qui résume
cette attitude devant la mort, devient un leitmotiv de la littérature et
de l'art, et la représentation du symbole du crâne se multiplie.

Cette nouvelle attitude collective se traduit dans les gestes
qui entourent la mort. On accorde plus d'importance à l'enfant, et le
tombeau commence à refléter la famille plutôt que le seul individu. Le
désir de pérennité apparaît sur les tombeaux démesurés où les personnes décédées sont représentées agenouillées, dans l'attitude de la
prière et de la vie, de moins en moins dans la position du gisant traditionnel. Ces représentations traduisent un sentiment nouveau de la
continuité et une solidarité familiale renforcée devant la mort (Ariès,
1975). Les armoiries et l'épitaphe, expression des solidarités sociales,
prennent une importance sans précédent, tandis que l'oraison funèbre,
populaire à l'époque, « répond à un des besoins des élites de ce temps,
entendre parler de la mort et des morts » (Vovelle, 1983, p. 356). Songeons,
par exemple, aux célèbres oraisons de l'écrivain et évêque français
Bossuet (1627-1704). La mode est également aux lettres de consolation.

Deux attitudes contradictoires coexistent à l'égard de la
vieillesse : d'une part, on valorise avec excès l'image embellie du
vieillard, d'autre part, la dramaturgie tient un discours dur envers les
hommes vieux, et plus encore envers les femmes (Shakespeare, *Le Roi
Lear* ; Corneille, *Le Cid* ; Molière, *L'Avare, L'école des femmes*)[8]. En
apparence, la société baroque semble s'être accoutumée à la mort et
endurcie contre les angoisses, et la littérature reflète le ton de l'époque.
Le rire et la dérision de Rabelais face à la mort au XVIe siècle font place

---

8. Dramaturges du XVIIe siècle. L'Anglais William Shakespeare (1564-1616) et les
    Français Pierre Corneille (1606-1684) et Jean-Baptiste Poquelin dit Molière
    (1622-1673).

à des représentations d'une mort réaliste, sans complaisance et horrifiante qu'illustrent, entre autres, les contes de Perrault[9].

Le testament se répand dans plusieurs couches de la société, même chez les femmes qui ne s'illustraient guère auparavant à ce chapitre. On partage l'héritage, mais on prépare aussi l'au-delà. On constate l'augmentation des legs pies (messes, indulgences, etc.) et charitables (aux pauvres, aux communautés, à l'Église) pour assurer le salut de son âme. Le « Livre de raison », qui relate la préparation à la mort et exprime une continuité familiale, « témoigne à sa manière de cette prise nouvelle que les hommes entendent conquérir sur leur propre mortalité » (Vovelle, 1983, p. 279).

Les Églises imposent un discours plus intransigeant à la nouvelle sensibilité collective. Loin d'être taboue, la mort est placée au centre de la pastorale et l'angoisse du salut se situe au cœur des préoccupations de l'époque. La préparation à la mort redevient la pratique de toute une vie et « le dolorisme des puritains ne le cédera en rien aux terreurs de l'au-delà du catholicisme post-tridentin[10] » (Vovelle, 1983, p. 277). Les ouvrages religieux sur la préparation à la mort foisonnent et cette emprise des Églises se reflète aussi dans les sermons funèbres, les autels, les tombeaux, les cimetières, les testaments. On parle « d'invasion mystique » entre 1620-1640 et « d'invasion dévote » qui culmine entre 1680 et 1700 (Vovelle, 1983).

Les Églises vont combattre la religion populaire dans laquelle elles ne voient que superstition. Les procédures d'Inquisition[11] des dernières décennies du XVIe siècle mèneront à la chasse aux sorcières que l'histoire a rapportée. En fait, on cesse de brûler celles qu'on appelle « les sorcières » vers 1640, tout en continuant de combattre la

---

9. Charles Perrault (1623-1703), écrivain français.

10. Le Concile de Trente, 19e concile œcuménique convoqué par le pape Paul III, à la demande de Charles Quint, pour faire face à la Réforme protestante. L'assemblée se réunit en trois temps : 1545-1549, 1551-1552 et 1562-1563. On y examina tous les points fondamentaux de la doctrine catholique et on révisa les institutions ecclésiales.

11. L'Inquisition était un organisme judiciaire ecclésiastique créé par la papauté afin de lutter contre l'hérésie. Elle fut active surtout du XIIe au XVIe siècle dans l'Europe chrétienne (sauf en Angleterre) et dans les colonies espagnoles.

sorcellerie (Vovelle, 1983). Un processus de masculinisation des obsèques s'installe et le contrôle des femmes dans les cortèges se resserre. On interdit formellement les traditions « où les femmes se couchaient en pleurant sur la tombe » (Vovelle, 1983, p. 282). On dénonce comme coutume païenne le repas ou banquet funèbre et on discrédite le cimetière où, selon les Églises, « se passe tout le mal ». Mais les Églises rencontrent de grandes difficultés dans leur entreprise de déracinement des croyances et rites traditionnels, ce qui les oblige à recourir à une pédagogie de la mort de plus en plus terroriste.

Pédagogie terroriste et cérémonial de la mort

Pour comprendre la réaction radicale du siècle suivant, il convient de s'attarder à la pédagogie des Églises. L'idée maîtresse de cette pédagogie est de construire toute la vie dans la pensée de la mort. On rappelle constamment au peuple et à l'élite que la mort existe, vient sans prévenir, et qu'elle emplit la vie (Vovelle, 1983). Une mort avec laquelle on se familiarise quotidiennement devient une mort acceptée, voire désirée. La vie, selon les livres spirituels, n'est qu'un long apprentissage de la mort ; la méditation sur la Passion du Christ et sur le Calvaire fait partie des exercices spirituels. Le christocentrisme, c'est-à-dire l'idée que le Christ a sauvé l'humanité par sa souffrance, et la mariologie, culte à la Vierge, s'imposent dès le milieu du XVIIe siècle. Le puritanisme de la Nouvelle-Angleterre poussera à ses limites cette vision pessimiste où domine une peur extrême de la mort. La vie est pour les adeptes du puritanisme l'antichambre de la mort, et cette dernière est une délivrance, un moyen d'échapper à la misère et au péché, en même temps qu'une calamité et une punition pour ses fautes. La vie ne vaut pas la peine qu'on la défende et le combat perpétuel contre la mort est perdu d'avance (Vovelle, 1983).

Dans cette pédagogie, l'agonie publique, surtout celle des grands de ce monde, a valeur d'exemple : elle démontre qu'une personne résignée, qui accepte les prières et l'assistance religieuse, connaît une bonne mort. On lui annonce que sa mort approche, on la tient au courant de l'évolution de son état, on l'encourage à la résignation. Famille, amis et amies, porte-parole de la communauté immédiate l'entourent pour recueillir ses adieux et ses conseils (Vovelle, 1983), subsistance de traits médiévaux. Mais, en réalité, le rôle de la famille est limité et étroitement subordonné au cérémonial orchestré par les autorités religieuses. Au nom de la « sérénité chrétienne », en effet, on repousse les parents ou les proches qui expriment de la peine auprès de la personne agonisante. Les manuels valorisant le rôle du confesseur proposent une pédagogie du mourir dans laquelle les tortures précèdent la mort et qui ressemble à de « l'acharnement pastoral ». Le passage de vie à trépas devient un rite social dont l'assistance veut connaître les étapes en interrogeant la personne mourante, mobilisée au lit, qui mène la dernière bataille pour son salut (Vovelle, 1983).

Tant les réformés que les catholiques entretiennent la peur de l'enfer. Mais du côté catholique le purgatoire domine toute la pédagogie et l'imagerie du siècle. Ce modèle d'au-delà, avec promotion du purgatoire, mis en place entre 1580 et 1650 va se perpétuer presque inchangé jusqu'aux années 1950 (Vovelle, 1983). Les âmes du purgatoire ne peuvent rien pour elles-mêmes, c'est aux vivants de les aider à raccourcir leur séjour en ce lieu par des prières, des messes, etc. La dévotion *aux* âmes plutôt que *pour* les âmes du purgatoire ne se développera qu'au XIXe siècle.

Les Églises contrôlent étroitement les pompes funèbres qui deviennent de plus en plus éclatantes. L'évolution s'est faite du suaire au costume funèbre, de la caisse ouverte au cercueil clos, mais elle traduit moins un souci de pudeur que le désir d'ensevelir le cadavre au plus tôt de peur que resurgissent les croyances et les rites païens (Vovelle, 1983). Non obligatoire dans le passé, la présence du corps à la messe devient la coutume. La messe suivie de l'absoute constitue l'élément central du déroulement des funérailles chez les catholiques, tandis que les réformés, sans messe ni vigile, tentent de dédramatiser la cérémonie funéraire, qui doit être publique, sobre, une marque d'amitié pour la personne défunte, mais plus encore de réconfort pour la famille. Les cortèges et cérémonies des grands atteignent la démesure, modèle de comportement social que d'autres groupes adopteront plus tard, l'une des nouveautés de l'âge baroque (Vovelle, 1983).

Les Églises codifient également le deuil, qui sera uniformisé dans les milieux modestes, du XVIIe au XVIIIe siècle. Alors que le blanc concurrençait le noir dans l'habillement au XVIe siècle, le noir s'impose désormais. Le rôle, les attitudes, la tenue vestimentaire de la veuve sont déterminés avec précision (mais pas ceux des veufs). L'âge baroque préside également à une recrudescence de l'investissement sur son salut qui se traduit, en milieux réformés, dans les testaments où l'on distribue dons et biens à ceux qui restent. Dans le monde catholique, les attitudes des siècles précédents à cet égard sont renforcées. On investit également sur sa survie dans la mémoire : tombeau, épitaphe, oraison funèbre, monument. Cette idée, combattue par les Églises, d'une survie dans le monde par les traces qu'on y laisse commence à s'affirmer.

Les Églises ont réussi à détourner du cimetière l'essentiel des cérémonies et du spectacle entourant la mort. De plus en plus, les personnes décédées passent par l'église et y sont enterrées à proximité, les cimetières devenant le lieu de sépulture de la paysannerie (à la campagne) et des pauvres (à la ville). Le mouvement de rapatriement des morts vers l'église atteint son point culminant à la fin du XVIIe siècle, jusqu'au XVIIIe, du côté catholique (Vovelle, 1983, p. 352). Les catholiques christianisent les cimetières par les croix, parfois les calvaires, et les dépouillent des lanternes, des niches, des charniers, mais les grands charniers urbains continueront d'être nécessaires jusqu'au milieu du XVIIIe siècle.

Comment expliquer la détermination des Églises à « se crisper » sur la mort et le salut, « dans une perspective le plus souvent pessimiste, voire tragique » ? Le terrorisme religieux de l'époque constitue « une pièce essentielle d'un système d'aliénation et d'oppression idéologique ». Il prolonge et cautionne un système social répressif, dont il « forme […] la clé de voûte ». Mais ce discours s'adresse autant aux notables qu'au peuple. Peut-être l'élite a-t-elle « sécrété, à son propre usage, cette vision tragique du salut, reflet de ses angoisses et de sa difficulté à vivre dans le monde » (Vovelle, 1983, p. 314). Deux lectures qui ne se contredisent pas.

Si la pédagogie chrétienne de la mort a réussi à s'imposer en recourant à la peur – la mort envahissant la vie s'imposera comme le trait majeur de la sensibilité collective jusqu'au milieu du XVIIIe siècle –, elle n'empêche pas que se développe chez les groupes dominants « l'aspiration renforcée à un au-delà terrestre, qui s'exprime en termes d'affirmation personnelle, de pouvoir et de continuité familiale» (Vovelle, 1983, p. 357). En outre, l'intransigeance de l'Église catholique provoquera les réactions des libertins français qui rejettent l'organisation répressive de la mort basée sur la religion, le péché et l'au-delà terrifiant. Bien que minoritaires, ces libertins traduisent une lecture rationaliste de la mort et de l'au-delà annonciatrice du siècle des Lumières.

La Renaissance avait réagi à une conception christianisée et dramatisée de la mort en valorisant la vie et en y plaçant l'être humain au centre, avant que le tragique ne s'impose à nouveau au siècle classique. Le XVIIIᵉ siècle, celui des Lumières mais aussi de la Révolution française, reprendra le flambeau de la contestation, infligeant un coup fatal à l'hégémonie de l'Église qui s'accrochera à une vision rigide et monolithique de la mort et de l'au-delà, mais n'en verra pas moins son autorité contestée pour des siècles à venir.

Lectures suggérées

1. Philippe Ariès, *Essais sur l'histoire de la mort en Occident du Moyen Âge à nos jours*, Paris, Éditions du Seuil, 1975.

2. Michel de Montaigne, *Les Essais*, tome I, Paris, Éditions Gallimard, Livre de poche, 1966. Livre premier, chapitres 19 et 20 ; Livre second, chapitres 3 et 6.

3. Sénèque, *Lettres à Lucilius*, Paris, Presses Pocket, Agora Les classiques, 1990. Chapitre III, « Le sage et l'attitude face à la mort », p. 71-121.

4. Platon, *Apologie de Socrate, Criton, Phédon*, Paris, GF-Flammarion, 1965, p. 27-55.

5. Louis-Vincent Thomas, *La mort*, Paris, PUF, Que sais-je ? 1988. Chapitre I, « Les rites et le vécu des vivants », p. 87-106.

CHEMINEMENT

I. Après lecture de ce chapitre, a) décrivez la conception générale de la mort dans la Grèce ancienne ; b) discutez la conception de la mort chez Socrate et chez Platon ; c) comparez les représentations de la mort du stoïcisme et de l'épicurisme.

II. Indiquez deux changements majeurs qui sont survenus dans les représentations et les pratiques autour de la mort : a) du Moyen Âge à la Renaissance ; b) de l'époque classique ou baroque au XVIIIe siècle.

III. Vous êtes une femme ou un homme du Moyen Âge, de la Renaissance ou du XVIIe siècle (à votre choix) et, dans une lettre à une amie ou à un ami, vous commentez le cérémonial qui a entouré la mort de votre conjointe ou conjoint (fille ou fils, père ou mère) en adoptant l'un des points de vue qui ont cours à l'époque choisie (maximum 3 pages). Vous exprimerez également les sentiments que vous éprouvez en tant que personne de cette époque.

IV. Quelles différences voyez-vous dans les perceptions et les représentations de la mort de l'Église catholique et de l'Église réformée ?

V. Décrivez le rôle des religions dans le rituel de la mort au XVIIe siècle.

CHAPITRE 2

DU TRIOMPHE DE LA VIE
À LA NÉGATION DE LA MORT

Les existences les plus heureuses ne sont-elles pas
celles qui se terminent en regardant paisiblement devant soi ?

(Jacques Bréhant, *Thanatos, le malade et le médecin devant la mort*, 1976)

L a Grèce antique considérait la vie comme une fatalité et la mort comme le destin collectif de l'espèce et de l'univers, dont ses penseurs cherchaient à percer les secrets. Le Moyen Âge occidental a *apprivoisé* la mort qui lui est devenue familière. Depuis le XIIᵉ siècle, l'individu prend de plus en plus conscience de l'importance de son existence et de sa propre mort – « *mort de soi* » –, et cette évolution « existentielle » se poursuit au cours du XVIIIᵉ siècle et surtout du XIXᵉ siècle romantique, époque où la mort de l'autre – « *mort de toi* » – préoccupe l'individu plus que la sienne. Puis entre les deux guerres mondiales qui marqueront profondément le XXᵉ siècle, la mort commence à devenir un tabou. En réaction à la mort interdite, les années 1960 voient se dessiner un important mouvement pour la redécouverte de la mort qui coexiste, depuis, avec un déni tenace et multiforme, des modèles de mort qui évoluent chronologiquement sans s'exclure. C'est ainsi que se poursuit notre parcours à l'intérieur de ce schéma général.

La révolte des Lumières et le nouveau triomphe de la vie (XVIIIᵉ siècle)

Feue l'unanimité, pourrait-on dire à l'aube du XVIIIᵉ siècle. La pédagogie terroriste du système chrétien qui a engendré une véritable obsession de la mort est sur le point de subir un assaut décisif. La philosophie des Lumières oppose au discours monolithique et autoritaire des Églises plusieurs lectures de la mort, dont elle essaie d'extirper définitivement le macabre et le terrifiant, et ces lectures trouvent une ouverture chez l'élite. Les nouveaux penseurs dénoncent à la fois les mythologies populaires et la superstition institutionnalisée par les religions. Pour la première fois, le fait de mourir est perçu « comme le scandale majeur de toute aventure humaine » (Vovelle, 1983, p. 382), qu'on veut toutefois démystifier et dédramatiser puisque mourir est une loi naturelle, et non un châtiment de Dieu. Au siècle des Lumières, on s'applique également à représenter la mort comme un sommeil ou encore un « remède aux malheurs de la vie, moyen d'échapper aux inconvénients de la vieillesse » (Vovelle, 1983, p. 397). La mort est aussi familiale, c'est celle de l'être aimé, qui redonne au deuil une place que les religions lui ont niée. C'est aussi la mort héroïque ou civique, qui « réintroduit la survie, voire l'immortalité, dans la mémoire collective de la cité » (Vovelle, 1983, p. 503).

On refuse désormais de faire de toute la vie une méditation sur la mort. À l'encontre de la pédagogie chrétienne qui ranime sans cesse la pensée de la mort, on suggère de ne pas y penser, ni en parler. Cette attitude traduit plus une réaction à l'obsession de la mort du siècle précédent qu'un tabou semblable à celui qui s'installera au XXe siècle. Dans la même veine, on revendique le droit à l'émotion et aux larmes que le système de mort des Églises avait proscrit. Une tendance se dessine, celle de la contestation de la « doctrine du tourment éternel ». Le jugement dernier et les interrogations sur les trois lieux (ciel, enfer, purgatoire) s'estompent des préoccupations collectives. Par contre, d'autres thèmes s'imposent : la résurrection, les retrouvailles des parents dans l'au-delà (fin du XVIIIe siècle) (Vovelle, 1983).

Des systèmes autonomes s'élaborent, qui intègrent la mort dans la nouvelle lecture du sens de la vie. La société préindustrielle du XVIIIe siècle, d'où la peste est disparue mais non les épidémies, estime raisonnables les tentatives pour prolonger la vie. La connaissance scientifique suscite le respect et le médecin voit son statut valorisé. En dépit de la lenteur des progrès médicaux, on organise la lutte contre les maladies, on se mobilise pour limiter la mort de la mère et de l'enfant à la naissance et une nouvelle médecine « forge dans la pratique même les préceptes du respect et de la défense de la vie » (Vovelle, 1983, p. 402). La notion d'espérance de vie apparaît et se raffine, révélant un écart dans l'espérance de vie des hommes et des femmes en faveur de ces dernières. La réflexion nouvelle associe la vieillesse et la mort. Recettes et élixirs de jeunesse, et même de vie, connaissent du succès. Dans cette perspective « vitaliste », la mort volontaire ou le crime suscite l'indignation. La littérature dénonce la guerre (Voltaire[1], par exemple, dans *Candide*), le duel, les bûchers de l'Inquisition d'hier et, ce qui n'est pas sans intérêt pour notre époque, la peine de mort du droit commun. On réclame une justice plus humaine.

Pour le XVIIIe siècle avide de la vie et de la liberté, la mort est donc une ennemie à vaincre par tous les moyens. Un autre discours s'articule autour des idées de Malthus[2] qui réintroduit la perception de la mort « comme principe de régulation nécessaire pour la survie de l'humanité » (Vovelle, 1983, p. 404). Le nouveau discours sur la mort exalte les forces de la vie et la confiance en un équilibre naturel. Mais il montre également la vulnérabilité de la personne devant la mort qu'on essaie de regarder en face et de contenir. Il s'agit bien d'une nouvelle attitude devant la vie, la maladie et la mort. L'historien Michel Vovelle voit la peur de la mort de l'espèce sous cette « croisade » contre la mort et pour la vie, l'une parmi les nombreuses tendances qui coexistent dans le siècle (Vovelle, 1983).

Au-delà du discours, qu'y a-t-il de changé dans la façon de vivre la mort au XVIIIe siècle ? On ne craint peut-être plus autant la mort, mais de nouvelles peurs sont apparues, dont la peur d'être enterré vivant qui constitue l'un des grands thèmes populaires de la littérature de l'époque. Le cérémonial du dernier instant, quoique modifié, reste un élément central du rituel de la mort. « Semi-laïcisée », cette mort demeure chrétienne, la forme et la qualité des rapports avec l'assistance comportant des changements notables : on appelle le médecin avant le prêtre. La mort devient plus intime, repliée sur le cercle familial, au sein duquel les émotions peuvent à nouveau s'exprimer (Vovelle, 1983).

---

1. François-Marie Arouet dit Voltaire (1694-1778), écrivain français, grand polémiste et moraliste altruiste.

2. Thomas Robert Malthus (1766-1834), économiste britannique et pasteur anglican. Les idées de Malthus ont influencé le concept élaboré par le naturaliste britannique Charles Darwin (1809-1882) selon lequel la sélection naturelle, par la mort, maintient l'équilibre entre l'espèce et le milieu.

Si l'on peut conclure à un tournant majeur dans les idéologies et la façon de mourir, comment se présentent les rapports de ces dernières avec les pratiques collectives et la pastorale chrétienne ? Les Églises, attaquées sur plusieurs fronts, commencent par résister. La pastorale catholique maintiendra son discours monolithique et intransigeant jusque vers 1770, alors que la pastorale réformée, forte d'une longue tradition de libre examen, tolère davantage les remises en question. C'est dans les pratiques ou les rites que le recul des Églises se traduit de façon plus nette. Les anciens rites, tels veillées et repas collectifs après la mort, que le siècle réprime, ont la vie dure chez le peuple. On ne brûle plus les sorcières, mais la mort panique existe encore dans le monde rural. Le paradis du XVIIIᵉ siècle n'est plus rempli d'esprits et le diable doit se passer de plus en plus de ses intermédiaires officiels. L'importance de l'enfer décline « [...] La mort d'antan est devenue sinon clandestine, du moins démembrée, souterraine, et pour une bonne part domestiquée dans les systèmes installés » (Vovelle, 1983, p. 413).

Il faut toutefois mentionner quelques particularités. Le thème macabre ancien, en déclin constant en France, résiste en Allemagne et en Espagne. Au Québec, le discours chrétien prévaudra encore dans la pastorale catholique du XIXᵉ siècle, les contestations qui secouent l'Europe ayant laissé intacte l'autorité de l'Église locale. De nombreux exemples de prédicateurs révèlent que l'Église au Canada français n'a pas renoncé à sa pédagogie terroriste. Par exemple, « Au début du XIXᵉ siècle, le curé de la paroisse de Montréal annonce à ses fidèles [que] [...] le plus grand nombre de ceux qui composent la paroisse de Montréal sera condammé à la mort éternelle » (Gagnon, 1987, p. 25).

L'ensemble du système des funérailles et des sépultures se transforme. La peur d'être enterré vif amène la prolongation du délai entre la mort et l'inhumation. Les pompes funèbres, fastueuses au XVIIᵉ siècle, se simplifient et la commercialisation des funérailles, qui deviendra un trait dominant des siècles suivants, multiplie les classes d'enterrement (Vovelle, 1983). Le cimetière devient, au cours du siècle, l'unique lieu d'inhumation ainsi qu'« exil des morts » hors de la vue des vivants (Ariès, 1975). En rompant avec les sépultures dans un lieu saint, on désacralise la mort. Sous prétexte d'hygiène publique, on enterre les dépouilles en dehors des villes, pratique qui traduit également une peur de la mort en tant que symbole pénétrant la vie. Il s'agit d'un nouveau rapport à la présence physique de la mort. On fuit la proximité physique des morts, en même temps qu'en Amérique et en Europe on commence à faire vivre le mort dans des monuments, des statues, des noms de rues ou de places, « apparent paradoxe des morts absents-présents » (Vovelle, 1983, p. 467).

La survie dans la mémoire

Les épitaphes parlent à leur façon des femmes et des hommes d'une époque. En Amérique du Nord, à cette époque, les épitaphes des notables tiennent un discours sur la vie passée et sont des témoignages individuels qui s'adressent à l'ensemble de la communauté. Elles valorisent la vie, expriment la précocité de la mort et une certaine conception de l'au-delà, et font place au groupe familial. Jusqu'à 1770-1780, les épitaphes des réformés nord-américains font peu de cas du péché, de la souffrance, de la nécessité de se préparer, et proposent plutôt une mort dédramatisée. Le corps devient poussière ou cendres, en sommeil, attendant la résurrection du jugement dernier au son de la trompette. Le discours des épitaphes valorise aussi la mémoire comme forme de survie. On parle de l'âme en termes de voyage, d'appel, de retour ou d'ascension, sans mentionner le jugement individuel, et on rêve de retrouvailles au paradis avec les personnes qu'on aime (Vovelle, 1983).

Le XVIIIᵉ siècle se plaît, en effet, à voir les personnes décédées dans un lieu où l'on pourra les rejoindre un jour. « Nous nous retrouverons » est la formule prédominante non seulement des épitaphes de la Nouvelle-Angleterre, mais également des confidences ou des mémoires des élites et des gens célèbres de l'Europe (Vovelle, 1983). L'époque a horreur du néant et raffine l'image du purgatoire imposé comme dogme à l'âge baroque. Si l'on exile les morts, on n'exorcise pas la mort pour autant. Ce qu'on recherche ardemment, c'est un nouveau rapport avec la mort et les morts, adapté aux nouvelles croyances sur la survie et l'au-delà.

Selon l'historien Michel Vovelle, rarement a-t-on réfléchi autant à l'âme et à son immortalité qu'au XVIIIe siècle. On croit que l'âme accède à l'au-delà lorsqu'elle quitte le corps, mais pas pour y purger des peines éternelles. Pour plusieurs penseurs, l'au-delà se trouve sur terre, dans le cœur des hommes, où survit le souvenir des êtres aimés. On s'en préoccupe moins, de même que des fins dernières, sans toutefois s'affranchir totalement des systèmes reçus. Au tournant des années 1750, le matérialisme français s'affirme, qui met en question l'âme, le problème du mal et de la punition, le passage du Dieu-juge au Dieu-providence. On ose avancer la possibilité qu'il n'y ait rien après la mort. Quel serait alors le sort de l'âme ? Un fort courant favorable à l'immortalité de l'âme, « comme un besoin du cœur autant que de la raison », ne rallie pas tout le monde. Cette interrogation rencontrera le courant scientifique du début du siècle et le matérialisme de la seconde moitié du même siècle qui voit un principe d'organisation dans la matière animée. Les matérialistes exceptés, la majorité des élites de ce siècle ne croient pas, cependant, que Dieu est mort. On lui prête les noms d'Être Suprême, de Grand Architecte, de Suprême Recours. Ce siècle de penseurs, philosophes comme scientifiques, « affectant d'ignorer la mort et livrant en même temps une brassée profuse d'interrogations, représente bien, dans l'histoire de la mort, un tournant essentiel qui a posé au fond toute une partie des questions qui sont encore les nôtres » (Vovelle, 1983, p. 410).

En somme, qu'est-ce qui a changé dans la vie et la mort des gens du XVIIIe siècle ? D'abord les rapports familiaux, selon l'historien Philippe Ariès. Les liens affectifs se sont resserrés, on fait davantage confiance à son entourage pour cultiver sa mémoire. À preuve le nouveau langage profane du testament, réduit à la disposition des biens terrestres. On assiste à « un glissement de la " mort de moi ", phase égoïste, si l'on peut dire, de l'individualisation croissante de l'aventure humaine, à la " mort de toi ", qui reporte le scandale sur l'être aimé, dans le cadre de la famille plus enveloppante où les rapports d'affectivité priment » (Ariès, 1975, p. 46-60 ; Vovelle, 1983, p. 421). Que l'on s'en remette à la famille pour organiser ses funérailles, sa sépulture, célébrer des messes ou faire la charité, soit. Mais cela n'explique pas « pourquoi les couvents périclitent faute de messes, les confréries se dépeuplent, la crise des charités est universellement dénoncée »

(Vovelle, 1983, p. 421). Pour sa part, Vovelle estime que le système chrétien des gestes entourant la mort n'a plus de sens pour une partie du peuple et que les testaments traduisent cette désaffection. On assiste donc à une « certaine déconstruction » du système des pratiques de l'âge baroque, bien que les campagnes demeurent plus longtemps que les milieux urbains fidèles au déploiement du cérémonial de la mort fortement christianisé du XVIIe siècle.

La Révolution française (1789) achève la rupture avec le système chrétien de la mort et ramène un vent de pessimisme et de défiance. Le peuple français se retrouve devant un vide laissé par l'élimination du culte et par l'anéantissement du cérémonial de la mort, et la législation successorale élimine le testament. Le mal de vivre caractérise la fin du siècle et s'exprime par la complaisance et la rêverie face à la mort, une attitude que le XIXe siècle romantique amplifiera. « Pulsions » de mort et de vie se rencontrent, on associe les thèmes du plaisir et de la mort, et un nouveau discours mystique naît en marge des religions, qui emprunte en France le visage de la franc-maçonnerie et en Allemagne celui de la Rose-Croix (Vovelle, 1983).

Au déclin du siècle des Lumières, toutes les classes sociales sont touchées par une sorte de « psychologie du miracle », associée à la « pulsion de mort collective » (dirait Freud) que le vent révolution-naire a réveillée. On assiste à la prolifération des prophètes, nouveaux messies, magiciens, magnétiseurs, voire médiums, « qui évoquent les esprits ou attendent la fin des temps » (Vovelle, 1983, p. 488). L'irra-tionnel se réveille et avec lui la crainte de la mort et de l'au-delà qu'on croyait pourtant avoir conjurée. La mort violente est l'un des nouveaux visages de ce siècle déclinant, pendant ou revers de la mort héroïque pour la patrie. Que deviennent l'héroïsation, le culte civique des morts, l'exaltation de l'immortalité de l'âme, la survie dans la mémoire d'autrui, traits de ce siècle ? « Peu d'époques ont laissé plus d'utopies sur la mort », affirme Vovelle (1983, p. 500). À l'aube d'un autre siècle, certains luttent contre le courant qui les entraîne vers la morbidité dévastatrice. Les uns préconisent le retour aux valeurs et aux pratiques religieuses traditionnelles, les autres continuent l'exploration de la mort dans une « fuite en avant romantique » qui constituera un aspect majeur du XIXe siècle.

Le mal de vivre et la fascination de la mort (XIXe siècle)

En Europe, le XIXe siècle confirme la fin de l'hégémonie de la religion sur la mort. Le discours chrétien deviendra désormais une option parmi d'autres. Ce ne sera pas le cas au Québec, où l'Église conservera la mainmise sur la mort jusqu'au milieu du siècle suivant (Gagnon, 1987). Partout en Europe, des mesures de laïcisation de la société civile sont mises en place dans la seconde moitié du siècle et, en France, la séparation de l'Église et de l'État aura un effet lent mais durable. Les progrès de la médecine et des conditions d'existence changent le visage physique de la mort. La médecine, plus rationnelle, lutte plus efficacement contre la maladie, bien que le siècle ne connaisse une véritable révolution scientifique qu'à partir de 1870-1880. Les attitudes devant la mort oscillent de la complaisance et de la fascination, dans la première moitié du siècle, à l'angoisse et à l'expression d'un nouveau tragique, dans la seconde moitié. Les nouveaux discours sur la mort sont multiples, du discours des Églises catholique et protestante à ceux des penseurs romantiques, des positivistes et des scientistes, du discours des littéraires à ceux des sectes.

Les compromis du discours chrétien

Dans la première moitié du siècle, les Églises font face à un dilemme : ou bien maintenir leur message monolithique, dogmatique et autoritaire, ou bien s'adapter pour refléter la nouvelle sensibilité d'un monde changeant. L'Église catholique conserve sa pastorale de la mort et de la crainte, sa prédication sur les fins dernières, avec le jugement, l'enfer et le paradis, mais cette pastorale s'inscrit peu à peu dans une idéologie où la notion du « rachat à temps » de son âme tient un rôle central. Cette idéologie présente un purgatoire embelli qui occupe une place essentielle dans la spiritualité du XIXe siècle. À présent, les anges y rendent visite aux âmes des défunts pour les consoler, et morts et vivants prient les uns pour les autres. Non sans ironie, le Grand Larousse universel du XIXe siècle évalue à trente-deux millions de francs les sommes que les messes et les dons pour les âmes du purgatoire rapportent au clergé français à la fin du siècle (Vovelle, 1983).

De leur côté, les protestants tiennent des discours multiples dans lesquels l'image d'un paradis familial remplace peu à peu le jugement dernier. La pastorale protestante met l'accent sur le lit de mort, autour duquel se rassemblent les parents et les proches, pour rendre témoignage d'une mort sainte, de la mort chrétienne triomphante (Vovelle, 1983). Aux États-Unis et au Canada anglais, surtout, sous l'influence du libéralisme ambiant, la littérature de consolation remplace la littérature terroriste d'hier. Le nouveau discours protestant s'adresse davantage aux personnes en deuil qu'aux angoisses de celles qui meurent, un modèle dominant qui n'exclut pas, cependant, la tendance très minoritaire de groupes qui perpétuent une vision apocalyptique de l'au-delà en s'attachant au sens littéral des termes bibliques. C'est au cours de cette première moitié du siècle que des sectes émergent en Amérique du Nord (Témoins de Jéhovah, Église adventiste, Mormons), dont le succès s'explique par la réponse qu'elles proposent à l'aspiration nouvelle d'un paradis sur terre (Vovelle, 1983).

Dans les pratiques autour de la mort, des compromis entre l'Église catholique et le peuple se font jour. Le curé se révèle un médiateur plus conciliant, plus proche du peuple. La veillée funèbre se christianise et devient plus intime : on exclut l'alcool, les prières et les psaumes remplacent les conversations auprès de la personne défunte et le nombre des participants et participantes est restreint. Les Églises combattent toujours le rituel du banquet funèbre qui ne disparaîtra complètement qu'avec l'extinction des sociétés traditionnelles et l'exode rural (Vovelle, 1983).

L'usage du cercueil, œuvre du menuisier dans les campagnes, se généralise et les délais de la mort à l'ensevelissement s'allongent. Le corps mort, qui a connu le suaire, la chemise funèbre et la tenue de cérémonie, revêt maintenant une tenue d'apparat, ce qui manifeste un sentiment familial plus développé et le désir de laisser au mort une apparence de vie. Les funérailles deviennent un jeu social complexe, rituel que l'Église contrôle encore étroitement au milieu du siècle, car la famille est mise à l'écart. Cette dernière retrouvera une importance prépondérante dans la seconde moitié du XIXe siècle. Le glas est désormais la façon habituelle d'annoncer un décès à la communauté paroissiale. Les faire-part et les annonces dans les médias ne sont encore que le fait des élites. Dans le cortège funèbre, jusqu'à la seconde moitié du siècle, chacun a son rôle, les hommes en tête, les femmes à la queue, une ségrégation qui déborde sur la cérémonie religieuse.

Le schéma général qui se dessine dans les pratiques funéraires de la première moitié du XIXe siècle se présente comme suit : prise en charge, quoique limitée, par la communauté, hiérarchie des classes d'enterrement, influence des Églises encore importante, mais plus souple. Les obsèques et les sépultures religieuses demeurent la règle, mais la demande pour des obsèques civiles est de moins en moins rare. L'Église catholique refuse le rituel chrétien à ceux et celles qui sont morts sans elle, par exemple aux libre-penseurs, reconduisant ainsi le « hors de l'Église, point de salut » qui l'a guidée depuis le XVIIe siècle. Sous l'emprise d'une pastorale de la crainte qui a gardé ici toute sa puissance de persuasion, le Québec du XIXe siècle fournit de nombreux exemples de cette rigidité, notamment dans le cas d'inhumation d'individus d'autres confessions religieuses, tel le protestantisme (Gagnon, 1987). Des réglementations nationales placent les cimetières sous la régie des municipalités et un contrôle s'exerce au nom de raisons sanitaires. « L'exil des morts » des églises et des villes, amorcé au siècle précédent, devient un trait de l'époque. Les vivants prennent de plus en plus leurs distances d'avec les morts.

Les pratiques pour assurer l'au-delà – grands-messes, messes basses, messes d'anniversaire – ont perdu leur caractère spectaculaire. L'ancien et le nouveau cohabitent dans le culte des morts. Par exemple, des gens qui ont quitté l'Église retournent massivement à la messe de la Toussaint, devenue officiellement Fête des morts. Les testaments à caractère religieux et les charités posthumes se font plus rares. Tous ces compromis illustrent une déchristianisation progressive déjà amorcée au XVIIIe siècle (Vovelle, 1983).

Le discours romantique

Au cours de cette première moitié du XIXe siècle, la pression de la mort connaît pour la première fois un recul constant. Pourtant, cet âge romantique aura devant la mort une complaisance et une fascination troubles. Vers la fin du XIXᵉ siècle (1870), la société européenne éprouvera un malaise collectif ou un mal de vivre, « investissant à nouveau sur la mort une partie des fantasmes de destruction qui l'habitent » (Vovelle, 1983, p. 576). Le discours romantique exprime l'inquiétude, sinon l'angoisse, tandis que d'autres discours sur la mort se relaient, tel le discours philosophique, puis celui de la science qui sera diffusé largement.

Le romantisme est né en Allemagne où il s'exprime sous plusieurs formes dans la littérature et la philosophie. Le désespoir habite la quête romantique allemande tout au long du siècle. La mort devient objet de philosophie libre, avec Kant[3], qui a fait de l'immortalité de l'âme un postulat de son œuvre, au siècle précédent ; Schelling[4], chez qui le problème de la mort et l'immortalité individuelle (corps et âme) occupe une place centrale ; Schopenhauer[5], pour qui la mort est le « pire des maux » et la « plus grande terreur » que l'être humain puisse rencontrer ; Nietzsche[6] et le nihilisme et, finalement, Feuerbach[7] et le néant comme voie unique (Vovelle, 1983).

La France et l'Angleterre proposent aussi leur modèle de romantisme marqué par l'attrait vertigineux de la mort qui le place en conflit direct avec l'idée de la mort chrétienne. En quête d'émotions fortes, on se complaît dans la mort. Les thèmes à la mode sont le suicide, la mort par tuberculose, le mal du siècle (Sontag, 1993). La mort est revêtue d'esthétisme : on parle de la beauté et de la volupté de la mort. L'embellissement de la mort ne porte-t-il pas le germe de la négation ou du refus de la mort réelle ? On associe sexualité et mort (*Eros* et *Thanatos*), femme et mort. « Le danger mortel se cache sous les traits de la femme » (Vovelle, 1983, p. 665), en art comme en

---

3. Emmanuel Kant (1724-1804), philosophe d'importance majeure dont l'influence se fait sentir jusqu'à notre époque.

4. Friedrich Wilhem Joseph von Schelling (1775-1854), philosophe, professeur et écrivain.

5. Arthur Schopenhauer (1788-1860). Sa philosophie profondément pessimiste a influencé Nietzsche.

6. Friedrich Nietzsche (1844-1900). Son ouvrage *Ainsi parlait Zarathoustra* annonce la mort de Dieu et de l'homme, et la venue d'un surhomme qui créera des valeurs nouvelles.

7. Ludwig Feuerbach (1804-1872), philosophe humaniste athée.

littérature. La mort obsède, envahit et fascine l'univers romantique, et cette fascination débouche sur le fantasme du massacre que les peintures de Delacroix[8] illustrent abondamment. « Incontestablement, le goût du sang et de la mort habite la sensibilité romantique » (Vovelle, 1983, p. 585).

Au cours de ce siècle on développe de nouvelles mythologies de la mort et de l'au-delà : envol de l'âme, au-delà des retrouvailles, retour des morts, « doubles », fantômes, vampires. Satan ou l'ange déchu, le diable ou Lucifer est réhabilité, mais comme sujet de dérision, ou il emprunte la beauté des créatures célestes. La littérature fantastique ou d'horreur des États-Unis du XIXe siècle finissant illustre de façon explicite ce genre de complaisance morbide qui laisse transpirer l'inquiétude et l'angoisse qu'on cherche à exorciser. En Angleterre, également, le roman fantastique (exemple : l'invention du comte Dracula par Bram Stoker, dans les années 1880) « assume le rôle de catharcisme des angoisses collectives » (Vovelle, 1983, p. 669). Par ailleurs, le romantisme français, de De Vigny à Lamartine ou à Hugo[9], prend dans la littérature une forme messianique, rêvant de l'élimination du mal et de régénération à la fin des temps. Le socialisme chrétien ou nouveau christianisme, représenté entre autres par Lamennais et Pierre Leroux[10], pense également la mort. Pour Leroux, les êtres humains doivent revenir sans cesse sur terre pour jouir des aspects de la vie « qu'ils ont contribué à améliorer dans leurs vies antérieures » (Vovelle, 1983, p. 598).

Enfin, un troisième discours domine l'époque, c'est le discours du positivisme inspiré par Auguste Comte[11] qui élabore une théorie de la survivance réelle par le souvenir des personnes disparues dans l'esprit des vivants, discours qui laisse présager l'envahissement

---

8   Eugène Delacroix (1798-1863), peintre, aquarelliste, dessinateur et lithographe français.

9. Alfred de Vigny (1797-1863), Alphonse de Lamartine (1790-1869) et Victor Hugo (1802-1885), grands écrivains français.

10. Robert de Lamennais (1782-1854), religieux, dissident de l'idéologie chrétienne officielle. Cofondateur du journal *L'Avenir*, il prône la subordination du pouvoir temporel au pouvoir spirituel.
    Pierre Leroux (1797-1871), philosophe, publiciste et homme politique français. Il a tenté de concilier dans sa pensée socialisme et christianisme.

11. Auguste Comte (1798-1857), philosophe français.

prochain des cimetières et des places publiques par les statues et les monuments. Chez Comte, Dieu devient le Grand Être, l'Univers, l'Humanité qui est la somme de toutes les existences individuelles (Vovelle, 1983). Le discours scientiste, représenté par Renan et surtout Haeckel[12], apparaît très critique à l'égard des dogmes chrétiens. L'immortalité de l'âme est pour Haeckel une invention propagée par le christianisme, elle n'est pas universelle puisque le bouddhisme n'y adhère pas. D'ailleurs, selon Haeckel, l'âme elle-même n'existe pas.

Les attitudes et les rites funéraires au XIXᵉ siècle

L'optimisme de la philosophie des Lumières à l'égard de la vie a donc cédé devant une nouvelle vision tragique de la mort qui s'exprime de façon fort différente de celle de l'époque baroque. La sensibilité de l'époque romantique et post-romantique met l'accent, surtout dans la seconde moitié du siècle, sur la rupture d'un lien affectif unique (« mort de toi »), l'intimité du rapport humain à la mort et l'importance de la famille. C'est vers 1850 que commence l'habitude des chapelles funéraires, « abri par excellence du culte familial » (Vovelle, 1983), dont la diffusion atteindra des sommets entre 1880 et 1890. La chapelle funéraire représente un modèle réduit de la maison familiale. Les coutumes entourant la mort manifestent un investissement collectif des valeurs familiales, dont les tombeaux, les faire-part et les épitaphes ne sont que quelques exemples.

Dans ce nouvel esprit familial, la seconde moitié du XIXᵉ siècle redécouvre le deuil. L'expression des émotions, du chagrin et de la douleur a maintenant droit de cité, mais dans un contexte étroitement contrôlé (Montandon et Montandon-Binet, 1993). C'est l'époque des « deuils hystériques », et l'exagération des signes extérieurs du deuil signifie qu'on accepte plus difficilement la mort de l'autre (Ariès, 1975). L'étiquette du deuil devient de plus en plus contraignante, avec sa durée selon le type de personne disparue, ses

---

12. Ernest Renan (1823-1892), écrivain français.
    Ernst Haeckel (1834-1919), naturaliste allemand.

règles vestimentaires (le noir est de rigueur et le crêpe est de mise), ses restrictions et ses réclusions. Les contraintes touchent plus lourdement les femmes, tant par l'habillement que par le temps de réclusion à la maison (Montandon et Montandon-Binet, 1993). La mort et le deuil sont désormais codifiés et font partie du monde de la consommation, avec les faire-part, les cartes de remerciement, les commémorations et, surtout, la privatisation des entreprises de pompes funèbres qui vont alourdir les pratiques du deuil. L'entrée de la mort dans le système de consommation se fera plus rapidement en Amérique, le Québec compris (Gagnon, 1987), qu'en Europe.

Le siècle investit aussi sur les cimetières, « lieu par excellence d'un nouveau rapport à la mort » (Vovelle, 1983, p. 630). Les cimetières du Père-Lachaise, de Montmartre et du Montparnasse « s'imposent comme le cadre, encore insolite au début, du rassemblement des vanités posthumes de tout ce qui compte à Paris » (Vovelle, 1983, p. 632). Le cimetière devient une ville des morts qui reflète la hiérarchie des vivants, avec ses critères d'admission et ses exclusions (Gagnon, 1987). Le rapport aux morts se fait plus direct, un nouveau dialogue s'est établi, et le cimetière exprime désormais « le lieu du travail du deuil » (Vovelle, 1983, p. 640). Le culte du souvenir des morts garantit une forme de survie et il assumera une fonction importante lors des conflits armés, donnant naissance aux cimetières militaires destinés à offrir aux futures générations un exemple de la mort-sacrifice à imiter.

Des réponses de fin de siècle à l'angoisse de la mort

À partir des années 1870-1880, l'angoisse de la mort prend à nouveau d'assaut la conscience collective. Même si elles déclinent, la tuberculose et la syphilis conservent leur caractère romantique dans la littérature et dans l'art, servant de symboles au mal de vivre de cette époque ainsi qu'à des sociétés dont les classes sociales deviennent de plus en plus nettes (Sontag, 1993). Le goût de la mort se répand et cette dernière devient omniprésente dans la peinture et la littérature populaire (feuilletons, romans policiers connaissent une grande vogue).

Quelles réponses le siècle finissant donne-t-il à cette nouvelle « agression renforcée » ? Plusieurs, dont la première est le refus ou le silence. La bourgeoisie combat le penchant de l'époque pour la mort et les artistes commencent à se taire sur le sujet. À partir de Monet[13], le thème de la mort disparaît des œuvres des peintres impressionnistes. Présage du tabou durable qui s'installera vers les années 1920, cette volonté de mettre fin à la vision de la mort physique s'exprime également dans la mode naissante de la crémation, un « moyen radical d'éliminer les morts, sinon la mort » (Vovelle, 1983, p. 657).

Certains offrent des types différents de réponses au retour de la mort et de l'angoisse. Un Victor Hugo âgé propose Dieu comme rempart à l'angoisse de la mort. Edgar Allan Poe[14] suggère une idée d'immortalité qui, sous certains aspects, s'apparente à des conceptions de la Grèce ancienne et de la tradition bouddhiste. Selon Poe, « la survie découle de ce que tout mouvement se prolonge à l'infini, et qu'aussi, au plus profond du lointain et dans les siècles et les siècles, nos gestes, nos paroles et nos rêves laissent une trace indélébile » (Vovelle, 1983, p. 659). Pour Munch[15], dont « *Le cri* présente l'angoisse à l'état pur » (Vovelle, 1983, p. 665), rien ne meurt, en réalité, « les substances (du corps) se séparent, se transforment. Mais l'esprit de la vie, que devient-il ? Où il va, personne ne peut le dire » (Vovelle, 1983, p. 660).

À cette angoisse retrouvée devant la mort on donne aussi des réponses de nature « spiritualiste » et parapsychologique, dont le spiritisme est l'une des plus percutantes. Né au milieu du siècle aux États-Unis, le mouvement spirite, dont Allan Kardec[16] est le grand maître en Europe, ramène les morts « doubles » et la communication avec les personnes décédées, et fonde son discours sur la réincarnation. Pour Kardec et toute une lignée de spirites, le progrès de l'âme est le but de la vie (Kardec, *Le livre des Esprits*, 1857 ; 1983). Le spiritisme ouvre

---

13. Claude Monet (1840-1926), l'un des plus grands peintres impressionnistes français.
14. Edgar Allan Poe (1809-1849), écrivain américain. Maître du conte d'horreur, il a exercé une grande influence sur la littérature française.
15. Edvard Munch (1863-1944), peintre et graveur norvégien.
16. Allan Kardec (Léon Hippolyte Rivail) (1804-1869).

la voie à l'occultisme, aux sectes et aux cénacles de toutes sortes qui n'ont cessé de proliférer depuis.

La sensibilité nouvelle devant l'appréhension d'une mort collective pointe donc vers un « réveil mystique » (Vovelle, 1983), que nous retrouverons sous diverses formes au siècle suivant. « À l'horizon 1900, les bourgeoisies occidentales ont senti le souffle de la mort ; et on associe le mal de vivre des individus à l'image de la décadence, ou de la mort collective, rêvée en termes d'Apocalypse » (Vovelle, 1983). Étonnant présage, puisque bientôt deux guerres mondiales et l'holocauste des Juifs marqueront à jamais l'humanité.

La négation de la mort (XXᵉ siècle)

Depuis plusieurs siècles, le monde occidental rêvait de vaincre la mort, et son rêve se prolonge dans le XXᵉ siècle naissant. L'Occident a déjà remporté quelques victoires sur la mort, grâce aux progrès de la science et de la médecine, et d'autres jalonneront le siècle. Mais la mort va s'imposer sous des visages tout à fait inédits : les maladies de civilisation, comme le cancer, les maladies cardio-vasculaires et les maladies dégénératives, dont est responsable le vieillissement qui hante tant le monde contemporain, puis la violence meurtrière. Deux guerres mondiales et un terrible holocauste ancreront profondément le tragique de la mort dans la conscience collective au cours de ce siècle qui n'a cessé de jongler avec la destruction et l'horreur.

Paradoxalement, le XXᵉ siècle fait de la mort un tabou, d'abord par l'exclusion des morts et de la mort sur le plan des gestes, des attitudes et des pratiques, puis sur le plan de l'imaginaire collectif par la consigne du silence (plus ou moins respectée) (Vovelle, 1983). Vivre dans la pensée de la mort pour préparer le dernier repos est depuis longtemps passé de mode. Le silence qui s'ensuit traduit le recul du modèle ancien d'accoutumance à la mort : non seulement on ne s'attend pas à la mort, de soi ou d'autrui, mais on adopte des comportements de dénégation ou de révolte à son égard. Pour notre siècle, « l'idée de mort est inacceptable en tant que telle » (Bréhant, 1976, p. 21). Ce silence reflète également l'allongement de la vie moyenne, le repli de la religion et de son modèle de la mort, ainsi que le changement dans les conventions sociales. On ne meurt plus dans son lit, à la maison, entouré de sa famille, mais à l'hôpital entouré du personnel médical et d'une batterie d'appareils à technologie avancée.

Les nouveaux modèles de la mort taboue ou niée se développent dans un contexte à prédominance urbaine. L'exclusion de la mort et des morts découle d'éléments propres à des cultures différentes, s'inscrivant néanmoins dans un *ensemble commun* qui présente les traits suivants : la commercialisation de la mort dans le système de consommation, la médicalisation de la mort par le système hospitalier, l'affaiblissement des structures familiales et collectives et, enfin, le recul du sacré et du religieux dans la civilisation occidentale.

La mort marchande

C'est d'abord aux États-Unis de l'entre-deux-guerres que ce système de la mort marchande amorcé à la fin du XIXe siècle connaît une expansion notable. Il s'étend à l'Angleterre dans la première partie du siècle, puis à la France et au reste de l'Europe entre 1960 et 1970. Il connaît son apogée dans les années 1960 alors que l'élite intellectuelle met en évidence l'investissement financier excessif sur la mort. « Exprimé en indices, le coût de la mort était passé de 59 en 1939 à près de 150 en 1960, alors même que le coût de la vie n'était monté que de 60 à 123 » (Vovelle, 1983, p. 695).

Le premier élément de cet investissement sur la mort marchande à l'américaine se situe sur le plan de l'« entrepreneuriat » funéraire. Promu directeur funéraire à la fin du siècle dernier et occupant la place laissée par l'effacement relatif des Églises, l'entrepreneur s'impose comme le « gestionnaire » exclusif de la mort et un intermédiaire social dont le rôle ne cesse de croître. Il prend en charge toutes les formalités administratives, de l'enlèvement du corps au domicile ou à l'hôpital jusqu'à l'inhumation. La préparation et l'embaumement des cadavres sont devenus des spécialités de la maison funéraire. « En se déchargeant sur une entreprise, ce n'est plus seulement le mort qui est dépossédé, mais toute personne endeuillée » (Montandon et Montandon-Binet, 1993, p. 138).

La direction funéraire préside à un nouveau rituel social de la mort qui doit se dérouler de la façon la moins traumatisante possible pour la famille et les proches. Presque plus personne n'est gardé pour exposition à domicile. Tout se déroule dans les maisons funéraires : exposition du corps, visites, expression du sentiment religieux, et il y est de mise de contenir ses émotions et sa douleur. Le modèle nord-américain tend, par des techniques de maquillage de plus en plus perfectionnées, à représenter la morte ou le mort comme une personne vivante, « fuite éperdue devant la réalité physique de la mort » (Vovelle, 1983, p. 697), dans une « mise en scène faussement apaisante […] qui procède (du) refus d'accepter la dépouille comme corps mort, le refus du cadavre comme signe tangible de l'irréversible » (Druet, 1987, p. 49). Le marketing funéraire propose une gamme de services et d'accessoires autour de la mort, exploite les sentiments des personnes en deuil et joue la carte de l'ouverture aux rites de diverses origines. Le vocabulaire lui-même tend à gommer la mort : on ne parle plus de pompes funèbres, mais de direction funéraire, de corbillard, mais de voiture ou de convoi, de mort, mais de défunt ou de personne décédée, de la mort, mais de la disparition ou du départ (Druet, 1987, p. 30).

Les cimetières privés prennent le relais de cette commercialisation de la mort, vendant ou louant des concessions, et ils dirigent le marché lucratif des monuments et des cryptes. Les cimetières ressemblent parfois à des musées où s'étale l'écart entre les groupes sociaux. Peu à peu le silence se fera autour des tombes qui seront entretenues non plus par la famille, mais par des jardiniers employés des cimetières (Élias, 1987). Le retard nord-américain à admettre l'incinération, par rapport à l'Europe, s'expliquerait par la pression conjuguée des entrepreneurs et des propriétaires de cimetières qui y voyaient une perte de rentabilité (Vovelle, 1983).

Rubriques nécrologiques, publicité des maisons funéraires et réclame des cimetières privés, achat de caveaux et de concessions, assurance sur la vie et maintenant préarrangements, on ne dirait pas que la mort est taboue. « La mort marchande à l'américaine, c'est aussi un des visages de la mort » (Vovelle, 1983, p. 699) au XXᵉ siècle. Car le tabou de la mort ne signifie pas silence total et absence de représentation. L'importance qu'on accorde à un sujet peut également exprimer la peur ou le refus, comme le discours sur la sexualité nous le démontre depuis un quart de siècle. Aussi les États-Unis et l'Europe, par des moyens opposés, sont-ils parvenus à endiguer la mort, l'Europe en refoulant ses représentations dans la vie quotidienne, les États-Unis au moyen d'un rituel profane et commercial très élaboré (Vovelle, 1983).

La médicalisation de la mort

La médicalisation de la mort à l'hôpital constitue le second aspect de ces nouveaux rituels de la mort au XXe siècle. La majorité des femmes et des hommes d'Amérique meurent à l'hôpital. Le taux d'urbanisation, beaucoup plus élevé aux États-Unis, explique l'avance américaine sur l'Europe à ce chapitre. L'urbanisation provoque des changements fondamentaux dans les attitudes collectives à l'égard de la vieillesse et de la mort, et l'un de ses traits majeurs est l'exclusion des personnes âgées ou retraitées du cadre familial et leur solitude croissante. Des institutions, que l'on appelle hospices, foyers de vieillards ou asiles et, dans la décennie 1990 au Québec, résidences ou centres d'hébergement et de soins pour personnes âgées, se développent en nombre impressionnant. Car la vieillesse, elle aussi, est devenue taboue, réflexe peut-être d'une société qui se sent coupable de dépersonnaliser et d'infantiliser ses vieux et ses vieilles en leur retirant leur statut d'interlocuteur et leur autonomie au moyen d'une prise en charge qui ressemble à une mise en tutelle. Des attitudes qui s'amplifient à l'approche de la mort, la plupart du temps sous médication (Vovelle, 1983). La mise à l'écart des personnes vieillissantes rend l'idée de la mort moins présente : « Les familles élargies d'autrefois, qui comprenaient souvent trois générations, offraient à leurs membres d'âge moyen de même qu'aux enfants le spectacle de la vieillesse et de la mort » (Gagnon, 1987, p. 27).

Plus la médecine progresse, plus la médicalisation de la mort est poussée. La médecine devient moins un art ou une science au service de la personne intégrale qu'un ensemble de techniques qui cherchent à éloigner la mort, sinon « à guérir de la mort » (Druet, 1987, p. 35). La relation entre la personne malade ou mourante et la ou le médecin devient alors un rapport technique. Les médecins se voient

investis d'un pouvoir considérable sur la vie et la mort, alors que
l'hôpital, avec sa panoplie de spécialistes et d'auxiliaires, assume des
responsabilités accrues dans l'organisation de la mort. La famille
s'efface devant l'institution qui « s'empare » d'une personne mourante,
devenue un « cas » et un objet d'étude. Plus encore, les progrès médicaux ont modifié la définition même de la mort qui ne relève plus de
l'ordre naturel des choses, mais d'accidents de la vie ou d'échecs de
la médecine (Druet, 1987).

L'hôpital a pour mission de guérir les maladies et n'est
nullement préparé à aider des personnes mourantes qui deviennent
embarrassantes pour une institution hiérarchisée, spécialisée et unifor-
misée. Il faut en outre y mourir « dans les règles, c'est-à-dire d'une
manière non " traumatisante " pour les soignants » (Druet, 1987). « L'univers hospitalier est gouverné par les thanatocrates. Non seulement ils
privent l'agonisant de tout statut propre, mais ils occultent, masquent
et évacuent presque totalement l'événement même de l'agonie » (Ziegler,
1975, p. 239-240). Les médecins ont désormais la responsabilité de
décider de la mort et on dénonce plus que jamais l'acharnement thérapeutique (Druet, 1987). Il n'y a guère de place pour la mort vécue comme
expérience psychique dans cette organisation médico-hospitalière. Le
débat actuel sur le droit à la dignité et sur l'euthanasie passive ou active
(dont nous traiterons dans un chapitre subséquent) apparaît une réaction
à cette mort médicalisée et hospitalière perçue de plus en plus comme
refus de mourir (Vovelle, 1983).

Recul de la famille et de la religion

Dans ce nouveau contexte, plus encore que la religion c'est la famille
qui est en question, à cause d'une double rupture dans la cohabitation
des générations et dans les modes de vie urbains (Vovelle, 1983).
Dépossédée tant par les entreprises funéraires que par l'institution
hospitalière, la famille sort perdante de la mise en place de ce modèle.
Même dans la mort à domicile, qui constitue encore la moitié des cas
en France au début des années 1980, le silence s'est installé progressivement. On ment à la personne mourante, un mensonge qui constitue
en soi « la première mort du malade » (Schwartzenberg, 1995). On

accentue la solitude des personnes mourantes en écartant d'elles les enfants et en entourant la mort d'une demi-clandestinité. On recherche une mort discrète, banalisée, qui ne dérange pas, ce qui correspond à la sensibilité de l'époque où, selon les sondages, on souhaite une mort imprévue et rapide.

Bref, on recherche une mort qui n'en est pas une. La consigne du silence se prolonge après la mort : on ne porte plus le deuil, les épitaphes sont rares et on visite moins les cimetières. Par ailleurs, alors que le rituel social refoule le travail du deuil (Druet, 1987), on porte une attention accrue aux personnes qui restent. Aujourd'hui, les maisons funéraires prévoient même dans leurs services une aide psychologique pour les personnes en deuil. « C'est du mort lui-même, importun et encombrant, qu'il s'agit de se débarrasser » (Vovelle, 1983, p. 709), tandis que sa famille et ses proches constituent une clientèle rentable.

Qu'en est-il du lien traditionnel entre la religion et la mort ? Aux États-Unis, il y a plus de sépultures civiles que chrétiennes, ce qui n'étonne pas dans cette société pluraliste d'héritage protestant. L'écart s'élargit entre la croyance en Dieu et la croyance en un au-delà, qui a décliné partout, ce qui traduirait une « fêlure essentielle dans l'héritage collectif » (Vovelle, 1983, p. 715). Dans les années 1970, la croyance en un au-delà devient plus floue. On rejette l'enfer, mais on garde une espèce d'attachement pour un paradis teinté d'imaginaire. Dans la seconde moitié du siècle, la mort est déchristianisée, mais on conserve l'inquiétude de la mort chrétienne. La dévotion populaire se fait plus discrète, voire secrète.

Du côté des discours religieux, les traités des années 1950 et 1960 restent encore enfermés dans un dualisme néoplatonicien corps-âme et présentent un ensemble de vérités absolues et un système contraignant. Toutefois, la publication par Rome d'un nouveau rituel de la mort en 1972 marque un tournant, et un esprit nouveau inspiré de Vatican II se dégage des écrits théologiques et philosophiques chrétiens dans lesquels se fait sentir l'influence de l'existentialisme. Les changements sont importants : rejet de l'héritage dualiste néo-platonicien lié au discours religieux depuis le XVIe siècle ; retour à la Bible et aux sources judéo-chrétiennes ; rejet de l'image de l'âme qui quitte le corps pour survivre seule, en attendant la résurrection. Paradis, enfer, purgatoire subsistent, sans lieux ni temps.

La nouvelle pédagogie chrétienne de la mort intègre alors une approche anthropologique et scientifique. La mort chrétienne, dépouillée complètement de son discours terroriste ancien, s'inscrit désormais dans la foi en l'amour et en la résurrection du Christ. Les Églises réformées suivent la même tendance. La pastorale catholique dédramatise l'extrême-onction, qui cesse d'être vue comme rite de passage et devient sacrement des malades plutôt que des morts. Le catholicisme s'adapte à la vie contemporaine : « Le tabou sur la mort aurait-il contaminé même la pratique sacramentelle ? » se demande l'historien Vovelle (Vovelle, 1983, p. 724).

On aurait tort de croire à une évolution significative dans le discours chrétien sur la mort. La Sacrée Congrégation romaine, sous l'autorité de Jean-Paul II, réagit à ce qui est alors considéré comme du laxisme dans la doctrine à la fin des années 1970. L'Église catholique réitère sa position traditionnelle sur la doctrine du salut et la résurrection des morts, « résurrection de l'homme tout entier », comme le Christ est ressuscité : un élément spirituel, doué de conscience et de volonté, bref, le moi humain, survit après la mort (Vovelle, 1983). Elle revient aussi à la lecture dualiste néoplatonicienne et aux définitions traditionnelles des trois lieux, le paradis, l'enfer et le purgatoire. Les réformés suivent un parcours analogue. Les manuels de pastorale populaire américains affirment la diversité des lieux après la mort. Les prédicateurs ou *preachers,* comme Billy Graham, ont une audience considérable aux États-Unis. Au cours du siècle, les rapports des religions et de la mort sont donc ambigus, tiraillés entre la nécessité de prendre en considération la sensibilité contemporaine et la tentation de se replier sur les croyances traditionnelles et la foi aveugle. Mais le discours religieux n'occupe plus une place hégémonique et ne façonne plus les représentations collectives de la mort. Certains milieux profanes pensent également la mort et proposent à leurs contemporains des représentations du dernier passage qui rallient les uns et laissent les autres sceptiques.

La mort scandale et la mort néant

Le tabou de la mort se traduit de maintes façons, mais il ne constitue qu'un aspect parmi plusieurs qui s'enchevêtrent dans les sensibilités collectives contemporaines. D'ailleurs, l'un des traits majeurs du XXᵉ siècle est « la discordance de plus en plus sensible entre le pseudo-consensus social du tabou sur la mort, imposant sa convention d'autant plus rigide qu'elle est informulée, et le foisonnement des expressions du fantastique et du rêve » (Vovelle, 1983, p. 727).

Encore imprégnée de christianisme au début du siècle, la sensibilité collective se tourne, dans la seconde moitié, vers « les idéologies de remplacement » comme elle l'avait fait au XIXᵉ siècle, et elle formule de nouvelles interrogations. Anxiété, instabilité, images terrifiantes de la mort traduisent le sentiment collectif. La mort devient scandale et horreur, et la guerre en fournit une nouvelle iconographie : cadavres, boue des tranchées, gaz asphyxiants, jeunes hommes morts pour la patrie, etc. Après la Première Guerre mondiale, surtout de 1921 à 1923, en Amérique comme en Europe, on a édifié des monuments aux morts, célébration de la mort collective et expression d'un deuil collectif. On poursuit quelque temps cette héroïsation héritée du XIXᵉ siècle, qui apparaît bientôt une bien piètre consolation. Au tournant des années 1950-1960, on assiste à une déconstruction des rituels ou des célébrations publics, autre manifestation du tabou sur la mort (Vovelle, 1983).

L'art du début des années 1920 exprime, quant à lui, deux attitudes dominantes devant la mort : l'expressionnisme[17] présente une violence acceptée, tandis que le surréalisme[18] témoigne d'une certaine complaisance et d'une ambiguïté devant la mort, dont il se méfie. Le lien entre plaisir et mort se trouve renforcé en même temps que s'exprime la volonté d'exorciser la mort. En refusant une représentation directe de la mort, l'art abstrait témoigne des peurs et des exclusions

---

17. Mouvement artistique qui se développe en Allemagne à partir de 1905, en même temps que le fauvisme en France, exaltant les sentiments de l'artiste et sa réflexion tragique sur l'univers.

18. Mouvement littéraire et artistique du XXᵉ siècle dont le discours théorique intègre l'apport de la psychanalyse freudienne en même tems qu'il appelle à la révolution.

de notre époque : la mort y est cachée (Vovelle, 1983). Par ailleurs, l'angoisse de la mort et les moyens de la résoudre se trouvent au centre des préoccupations de plusieurs écrivains, écrivaines et philosophes du XXe siècle, une « crispation » qui traduirait la crise de l'individualisme intellectuel de ce siècle (Morin, 1976). « Les portes de la littérature et de la philosophie vont être forcées par l'angoisse de la mort » (Morin, 1976, p. 304). Devant l'horreur de la mort militarisée et le peu d'espoir qu'elle laisse à l'individu, ces intellectuels expriment d'abord le refus de participer à la société (Kafka, Camus)[19], à la guerre (Vian)[20], à la lutte des classes.

L'existentialisme, héritage de Kierkegaard[21] au XIXe siècle, donnera le ton d'un discours désespéré sur la mort de l'individu. Kierkegaard avait mis l'accent sur l'existence, comme expérience subjective de l'individu qui conduit à l'angoisse, et un moyen de salut associé à la foi. Si des auteurs comme Gabriel Marcel, Karl Jaspers, et Paul-Louis Landsberg[22] s'inspirent de cet existentialisme « chrétien », d'autres le rejettent, comme Heidegger et Sartre[23], déplorant le fait que l'être humain soit « jeté dans la mort ». Selon Heidegger, « l'être-pour-la-mort » est l'élément central de toute existence, et la mort est un anéantissement qui ne débouche pas sur une mystique quelconque (Dastur, 1994). L'angoisse de la mort est l'expérience du néant, et l'assumer, c'est assumer sa mort. L'angoisse de la mort et la mort elle-même sont le plus sûr fondement de l'individualité (Morin, 1976).

---

19. Franz Kafka (1883-1924), écrivain tchèque d'expression allemande, auteur entre autres de *La métamorphose* et du *Journal*.
    Albert Camus (1913-1960), écrivain et philosophe français d'origine algérienne, auteur entre autres de *La peste*, *L'étranger*, *Le mythe de Sisyphe*, *L'homme révolté*.
20. Boris Vian (1920-1959), écrivain français, auteur entre autres de *J'irai cracher sur vos tombes*, *L'Arrache-coeur*, *L'Écume des jours*.
21. Søren Kierkegaard (1813-1855), théologien et philosophe danois.
22. Gabriel Marcel (1889-1973), philosophe et auteur dramatique français.
    Karl Jaspers (1883-1969), psychologue et philosophe allemand.
    Paul-Louis Landsberg (1901-1944), philosophe allemand.
23. Martin Heidegger (1889-1976), philosophe allemand.
    Jean-Paul Sartre (1905-1980), philosophe, écrivain et critique français. Son ouvrage *L'existentialisme est un humanisme* (1946) expose les grandes thèses de l'existentialisme athée. Sartre fut le compagnon de vie de l'écrivaine féministe Simone de Beauvoir.

Si l'existentialisme, en France, émerge à la fin des années 1930 avec l'œuvre littéraire de Jean-Paul Sartre, il connaîtra son point culminant dans les années 1950. Pour l'existentialiste athée qu'est Sartre, la mort n'est pas l'élément central de la vie, elle ne peut lui donner un sens parce qu'elle est absurde. La mort est un « pur fait, comme la naissance, [...] la négation de mes possibilités » (Sartre, *L'être et le néant*, 1963, p. 621). De la mort, Sartre renvoie l'être à sa liberté, à laquelle il est comdamné, ce qui ne résout ni l'angoisse ni l'absurdité de la mort. Albert Camus (*Le Mythe de Sisyphe*) et Boris Vian (*L'Écume des jours, L'Arrache-coeur*) représentent d'autres voix de l'existentialisme, un mouvement qui reflète l'inquiétude collective et représente un support idéologique comme l'expressionnisme et le surréalisme dans les années 1920 (Vovelle, 1983). La littérature et le cinéma des années 1950 seront imprégnés de la méditation sur mort : les ouvrages de Bernanos, Camus, De Beauvoir, de même que le cinéma des Bergman, Fellini, Antonioni, Visconti[24], en sont des exemples. Les attitudes devant la mort, au tournant des années 1950-1960, se partagent donc « entre le silence, la confidence murmurée ou au contraire l'interrogation brutale sur la mort » (Vovelle, 1983, p. 738).

La littérature fantastique des États-Unis, dans la première moitié du siècle comme aujourd'hui, joue avec les images de l'horreur et de la peur. L'horreur fascine, avec ses thèmes empruntés au XIXe siècle : monstres, sorcières, envoûtements, squelettes, transis, revenants, fantômes. C'est à la même époque que Hitchcock[25] produit des films terrifiants dans lesquels la mort tragique et meurtrière tient le rôle principal. On sait à quel point ces films, devenus des classiques (par exemple *La mort aux trousses, Psychose, Sueurs froides, Les oiseaux*), ont marqué l'histoire du cinéma international et l'imaginaire

---

24. Georges Bernanos (1888-1948), journaliste et écrivain français.

   Simone de Beauvoir (1908-1986), écrivaine et essayiste française. Féministe, elle influença plusieurs générations de femmes et d'hommes dans le monde, entre autres avec son ouvrage « *Le deuxième sexe* » (1949).

   Ingmar Bergman (1918), cinéaste et homme de théâtre suédois.

   Federico Fellini (1920-1993), Michelangelo Antonioni (1812) et Luchino Visconti (1906-1976), cinéastes italiens.

25. Alfred Hitchcock (1899-1980), cinéaste américain d'origine britannique.

collectif. Aujourd'hui, l'horreur jouit du support de technologies visuelles très poussées, ce qui ajoute à son attrait. Comme le roman policier, la littérature ou le film d'horreur associe le sexe, la cruauté et la mort, des ingrédients qui se trouvent aussi réunis dans les vidéoclips, les jeux informatisés ainsi que la pornographie qui s'est imposée, à compter des années 1950, comme une forme de défoulement collectif. Si l'on estime que le tabou de la mort a remplacé au tournant des années 1950-1960 le tabou du sexe (Élias, 1987), on doit reconnaître que les deux tabous « font bon ménage, dans cette littérature de défoulement à l'usage des masses » (Vovelle, 1983, p. 739). Ces tabous, qui coexistent encore, sont toutefois de nature différente : « Le tabou d'ordre sexuel est de nature répressive, le vaincre est une délivrance. Celui de la mort est de nature défensive, le cultiver est une protection » (Bréhant, 1976, p. 26).

En résumé, la première moitié du siècle a imprimé dans la sensibilité collective plusieurs images superposées de la mort. D'abord, celle de la survie collective par la mémoire dont les monuments aux morts célèbres et les cimetières sont des témoins. Derrière cette image se profile l'angoisse de la mort qui traduit la perte des illusions face aux certitudes et aux élites. C'est le retour du tragique. Puis vient la « compensation » de cette occultation par l'imaginaire, le rêve, le fantastique qui manipule la mort pour susciter plaisir et sensations fortes. Ce sont là des formes de censure de la mort individuelle, en tant qu'expérience centrale de la vie, que les années 1960-1970 remettront à l'ordre du jour.

Le déni de la mort à notre époque

La quête de l'immortalité, présente dans toutes les civilisations et à toutes les époques, exprime d'une certaine manière que « la mort ne devrait pas faire partie de l'ordre naturel des choses » (Bréhant, 1976, p. 21). Comme nous l'avons vu dans ce parcours historique, toutes les cultures ont inventé des mécanismes de défense contre la mort et l'angoisse de la mort, et elles ont plus ou moins cherché à les vaincre. Mais aucune n'est allée aussi loin que l'Occident moderne. Au déclin du XXe siècle, le déni de la mort a pris une ampleur sans précédent et s'impose comme un trait dominant d'une civilisation qui voue un culte à la vie biologique. Il s'avère utile de s'y arrêter un moment afin de mieux en cerner la nature et les origines.

Le déni de la mort est universel, c'est-à-dire qu'il touche l'ensemble d'une société ou d'une culture. Il est radical et « il porte sur l'acte de mourir comme tel : il est refus angoissé et terrorisé de la mort même » (Druet, 1987, p. 51), d'une mort perçue comme absurde et injuste. Le déni se transmet par l'éducation et la socialisation d'où est exclue aujourd'hui la perspective de la mort. Il est « pathogène », en ce sens qu'« il engendre des difficultés dans le travail de deuil, des comportements névrotiques chez certains membres du personnel soignant et des difficultés relationnelles extrêmes pour les mourants » (Druet, 1987, p. 52). Le déni détourne de la réalité de la mort, car ce que nous nions, ce n'est pas la mort *telle qu'elle est*, mais la mort telle que nous l'avons fabriquée et telle qu'elle règne sur l'imaginaire, c'est-à-dire une mort effrayante à vivre. Nous « inversons » la mort, nous la caricaturons, et c'est cette caricature que nous nions (Ariès, 1975).

Le déni emprunte trois voies principales. D'abord, le tabou, par le silence ou par la mise en scène excessive, envahit le discours et les pratiques. Nous en avons donné précédemment de nombreux exemples. Simultanément, la mort est réduite à un phénomène biologique, presque une maladie que la science et la technologie n'ont pas encore réussi à vaincre. Elles entretiennent toutefois l'espoir d'y parvenir, comme l'attestent le maintien en vie au moyen d'appareils et d'organes artificiels, ainsi que la cryogénie (procédé d'abaissement de la température utilisé dans la congélation des corps). Enfin, bien que confrontés à satiété « au spectacle de la mort des autres », nous nous croyons immortels (Druet, 1987, p. 233). Certes, toute culture aspire à l'immortalité, mais il y a lieu de s'interroger sur une culture « qui nie l'indéniable, qui refuse la limitation la plus nette de la condition humaine » (Druet, 1987, p. 142), qui fait de la mort un phénomène contre nature. Vie et mort étant inextricablement liées, nier la mort ne revient-il pas à nier la vie ? « Si la mort n'a pas de sens, la vie non plus ne peut en avoir » (Druet, 1987, p. 148).

Pourquoi préférons-nous faire semblant au lieu d'affronter franchement la mort et de l'apprivoiser ? Quelles sont les origines de ce déni ? Les réponses sont fonction des types de discours. La psychologie a tendance à réduire le déni à un phénomène individuel, dont les causes sont également individuelles. La psychanalyse parle de

« l'instinct de mort » présumément découvert par Freud[26] : « le déni constituerait donc une défense contre l'angoisse que suscite en chacun la pulsion de retour vers l'inorganique. En d'autres mots, tout homme désirerait inconsciemment la mort, mais aussi en serait détourné par sa pulsion de vie, et le déni servirait à masquer et le conflit et le désir de mort » (Druet, 1987, p. 161).

Bruno Bettelheim[27], psychanalyste lui-même, estime que « ce n'est pas une lutte entre les pulsions de vie et de mort qui gouverne la vie de l'homme, mais une lutte des pulsions de vie contre le danger d'être écrasé par l'angoisse de la mort » (Druet, 1987, p. 161). L'angoisse de l'anéantissement requiert la mise en place de puissants mécanismes de défense qui ont pris trois formes différentes au cours de l'histoire : l'acceptation ou la résignation, l'ensemble de la vie n'étant qu'une préparation à la mort ; la simple négation ; et, enfin, les efforts pour la maîtriser momentanément. « Concernant le dernier point, la foi aveugle dans le progrès scientifique constitue une forme presque parfaite de déni » (Druet, 1987, p. 161). De tout temps, les êtres humains ont lutté contre l'angoisse de la mort, mais notre époque de destruction se place en danger de mort perpétuel. L'angoisse la submerge donc et les mécanismes de défense n'opèrent plus.

L'explication psychanalytique, y compris chez Bettelheim, ignore la dimension sociale et collective du déni. C'est aussi le cas de l'explication avancée par la psychiatre Elisabeth Kübler-Ross, selon qui « la terreur individuelle devant les armes de destruction massive » serait à l'origine du déni (Kübler-Ross, 1975). Lorsque le déni (individuel) n'est plus possible, estime Kübler-Ross, nous défions la mort et essayons de la vaincre. À preuve, nos comportements dangereux sur les routes ou ailleurs, et même la guerre : « La guerre serait-elle tout simplement un besoin d'affronter la mort, de la conquérir et de la dominer, d'en sortir vivant – une forme spécieuse du refus de notre propre mortalité ? » (Kübler-Ross, 1975, p. 21).

---

26. Sigmund Freud (1856-1939), neurologue et psychiatre autrichien fondateur de la psychanalyse. Il a écrit de nombreux ouvrages.
27. Bruno Bettelheim (1903-1990), psychiatre et psychanalyste américain.

Le sociologue suisse Jean Ziegler (1975) propose, de son côté, une analyse marxiste de la mort et du déni, c'est-à-dire en termes d'aliénation et de lutte de classes. Ziegler relie la mort aux phénomènes de pouvoir, la classe capitaliste dominante imposant ses propres images aux autres classes. Mais Ziegler pratique lui-même une forme de déni en laissant croire que la mort peut être vaincue. Entre le psychologisme et le marxisme, les analyses socio-historiques de Philippe Ariès, Edgar Morin et Louis-Vincent Thomas proposent d'autres explications aux origines du déni de la mort en Occident. Ces trois auteurs attribuent le déni de la mort à l'individualisme, une opinion que partage Norbert Élias sans toutefois s'inscrire dans le même schéma de pensée (Élias, 1987).

Philippe Ariès dénonce le « recul » de l'individualisme et condamne « l'excès » de socialisation. Selon lui, bien ancré au XVIIIᵉ siècle, l'individualisme s'affirme déjà sous toutes ses formes dans la seconde partie du Moyen Âge. L'historien se demande s'il n'existe pas aujourd'hui une correspondance entre la « crise de la mort » et celle de l'individualité comme il en existait une, au second Moyen Âge, entre le triomphe de la mort et le triomphe de l'individu (Ariès, 1975). À l'instar de Ziegler, Ariès retient l'époque de la Renaissance et la naissance du capitalisme comme éléments décisifs dans le changement des attitudes devant la mort.

Le sociologue Edgar Morin estime, pour sa part, que la conscience de la mort et la conscience de l'individualité ont progressé simultanément (Morin, 1976). L'espèce est adaptée à la mort, mais l'individu ne l'est pas. En s'arrachant à la loi de l'espèce, l'être humain devient un individu, donc un être qui se retrouve sans protection devant la réalité de la mort. La société remplace l'espèce dans le processus d'adaptation, et une attitude saine devant la mort nécessite une individuation forte ainsi qu'une socialisation réussie. Morin de conclure que la « crise de la mort » des temps modernes, « dans un climat d'angoisse, de névrose, de nihilisme », procède d'une « véritable crise de l'individualité », « symptôme de la décadence de la civilisation bourgeoise » (Morin, 1976, p. 299-300). Selon lui, le progrès scientifique « permet d'espérer une amortalité relative » (Morin, 1976, p. 359), ce qui nous ramène à une autre forme de négation de la mort.

Quant à l'anthropologue Louis-Vincent Thomas, il voit les causes structurelles du déni dans « l'individuation exacerbée, la civilisation aliénante et le progrès effréné de la technique » (Thomas, 1980, p. 73), ainsi que dans la peur de la souffrance et le matérialisme. Selon Thomas, la société produit l'aliénation au moyen de « l'uniformité et de l'anonymat » (Thomas, 1980, p. 75) et « en rendant l'homme incapable d'intégrer sa mort autrement que par rapport à la fonctionnalité mercantile, [elle] lui interdit, par là même, de réfléchir à la qualité de la vie » (Thomas, 1980, p. 76-77). Thomas suit la pensée du philosophe français Jean Baudrillard selon qui « lutter pour une vie meilleure sans exploitation [...], c'est en même temps refuser le tabou de la mort en tant que média du pouvoir qui opprime » (Baudrillard, 1976, p. 535).

Tout en reconnaissant que ces modèles contiennent des éléments explicatifs du déni, Pierre-Philippe Druet se montre critique à l'égard de ce qu'il appelle « les nostalgies de Ph. Ariès, le pan-scientisme lyrique de Morin et les compilations hétéroclites de Thomas ». Il estime que, « de toute manière, l'apologie de l'individualisme, régressif ou progressiste, n'est pas ce dont notre temps a besoin » (Druet, 1987, p. 168). Druet rappelle que l'anthropocentrisme de la Renaissance a remplacé le théocentrisme du Moyen Âge, modifiant « le rapport de l'homme à la Vérité et, en conséquence, son attitude en face du monde ; [...] la réflexion naît maintenant autour des besoins et des capacités de l'homme » (Druet, 1987, p. 173). Pour compenser sa faiblesse naturelle, l'être humain a développé les sciences et la technologie qui lui ont permis de maîtriser et de dominer la nature. Peu à peu, il s'est convaincu que tout savoir valable est nécessairement scientifique, ce qui a conduit à l'hégémonie des sciences physiques que l'on connaît de nos jours. Or, « appliquées à l'homme, sciences et techniques conservent le caractère fondamental de leur rapport à la nature, à savoir qu'elles le réduisent et le violentent » (Druet, 1987, p. 179) pour le plier à leurs fins propres. Tout se gâte lorsqu'on veut soumettre l'être humain au pouvoir de dominer. Il devient alors victime des instruments de pouvoir qu'il a lui-même créés et « que son impuissance le condamne à servir. Et qui engendrent la mort » (Druet, 1987, p. 180).

La logique du progrès scientifique et la logique du capitalisme sont « solidaires » et toutes deux postulent un progrès infini. « Le

système capitaliste suppose la négation de la mort qui limite le progrès
[...] et il est contemporain d'une révolution scientifique qui, inventant
le temps linéaire et l'espace indéfini, a pu croire qu'elle figurait enfin
l'image de l'éternité... » (Druet, 1987, p. 181). Nous avons créé ces
« structures mortifères » et sommes maintenant « complices de leur
survie et de leur croissance » (Druet, 1987, p. 182) au prix de notre
propre mort. La peur qui nous habite est telle que nous nions même que
le déni produise la mort. Pourtant, la bombe atomique « est l'aboutissement de la logique du progrès scientifique, quand celui-ci perd toute
conscience morale. Les camps, nazis ou soviétiques, sont le plus beau
fleuron de la rationalité technicienne, quand celle-ci s'applique à la
réalité sociale : ils réalisent l'aboutissement logique de l'organisation
scientifique des sociétés, c'est-à-dire la technocratie » (Druet, 1987,
p. 183). Technocratie et capitalisme sont donc, pour Druet, deux motifs
fondamentaux du déni de la mort.

L'historien québécois Serge Gagnon note, de son côté, que
« ce processus de marginalisation de la mort est étroitement lié à la
révolution sexuelle de l'après-guerre » (Gagnon, 1987, p. 165). Dans
les cultures traditionnelles, dit-il, sexe et mort, jouissance et souffrance
sont associés et, pendant longtemps, le respect des règles concernant
la sexualité « devait assurer la résurrection bienheureuse des morts »
(Gagnon, 1987, p. 166) et, en corollaire, « le péché de la chair » devait
conduire à l'enfer. Selon Gagnon, « la visibilité de la mort [...] rappelait
aux jouisseurs que la condition humaine, souffrante et mortelle, les
convierait un jour ou l'autre à des lendemains qui pleurent » (Gagnon,
1987, p. 170). Or, la révolution sexuelle a balayé les limites et les peurs
de la damnation, et la nouvelle philosophie de la vie ne s'accommode
plus ni de la souffrance ni de la mort. Jouissance et mort ne peuvent
coexister, selon l'historien, et notre monde a choisi de laisser la voie
libre à la première et de refouler la seconde.

Telles sont donc quelques interprétations de la nature et des
origines du déni, phénomène qui se verra pourtant contesté dans un
magistral effort de redécouverte de la mort comme expérience centrale
de la vie. Cet effort constitue le second trait dominant des attitudes
devant la mort du siècle finissant.

La redécouverte de la mort

Le mouvement de redécouverte progressive de la mort s'amorce véritablement vers 1965. Il s'exprime comme prise de conscience au niveau du discours bien avant de se traduire dans les attitudes, les gestes et les rituels. Ce mouvement forcera les pouvoirs qui contrôlent tout ce qui entoure la mort à s'engager dans un débat à voies multiples qui dure encore. À la fin des années 1950, on commence à se rendre compte que la mort est devenue taboue sans toutefois mesurer l'ampleur du phénomène. Le sociologue anglais Geoffrey Gorer (*Pornography of Death,* 1955), le premier, dégage les grands traits et les étapes progressives de l'occultation de la mort qu'il compare au tabou sur la sexualité qui a marqué l'ère victorienne. Aux États-Unis, presque au même moment où la psychiatre Elisabeth Kübler-Ross commence ses entretiens avec les personnes mourantes, la sociologue Jessica Mitford (*The American Way of Death,* 1963) dénonce le système de la mort marchande (Vovelle, 1983).

Déjà personnage familier, sinon favori, de la littérature et de l'art, la mort devient centre d'intérêt de la littérature scientifique dans les années 1970. Il n'y a pas un, mais une multitude de discours qui convergent sur la contestation de la mort telle qu'elle se représente et se vit en ce siècle, c'est-à-dire la mort niée. Aux États-Unis, c'est par la littérature médicale, psychanalytique et scientifique que s'amorce la dénonciation du tabou. Sur les deux continents, les psychologues, les sociologues, les anthropologues et les historiens dominent ce nouveau discours sur la mort.

Les médias propagent rapidement les idées avancées par les spécialistes. Au sein d'une société vieillissante, on voit de plus en plus la nécessité de comprendre d'abord la vieillesse pour comprendre la mort. La presse reflète l'angoisse de vieillir de la population, qui s'exprime dans la recherche de remède-miracle et dans la peur panique des maladies. Un intérêt nouveau pour les personnes âgées se manifeste sous diverses formes en Europe comme aux États-Unis : mesures sociales et activités philanthropiques en faveur des gens âgés, réseau de clubs d'aînés et d'aînées (qu'on nomme au Québec *clubs de l'âge d'or*), discours des médias sur les difficultés et les besoins particuliers de ces personnes. En même temps, le marché commercial s'adresse spécifiquement aux personnes âgées en essayant de les convaincre qu'elles sont plus jeunes qu'elles ne le croient. Le mythe de l'éternelle jeunesse se met au service de la haute finance. Les personnes âgées n'ont pas pour autant un quelconque pouvoir social, on leur réserve plutôt les miettes de la société de consommation sous prétexte qu'ils ne « produisent » plus (Vovelle, 1983).

La politique s'engage elle aussi dans le débat, opposant les coûts de la survie et ceux de la mort. On place sur le même pied des intérêts financiers et des besoins humains fondamentaux, indice que la vie et la mort deviennent des abstractions lorsqu'on monte dans la hiérarchie des pouvoirs. On a pris l'habitude de « ramener le processus de décision à un raisonnement économique » (Jacquard, 1991, p. 137). Les discours épisodiques sur les coûts financiers des prestations aux personnes âgées provoquent chez ces dernières de l'insécurité et de la culpabilité. Ils donnent aussi la mesure d'une société qui s'acharne sur les groupes les plus faibles de manière à détourner l'attention du « noyau dur » de ses tout-puissants privilégiés détenteurs véritables du pouvoir. « La politique de la santé devient une économie de la santé » (Druet, 1987, p. 26). Désormais, la politique contrôle la mort, ce qui aurait parmi d'autres fonctions celles de « juguler la révolte » (Des Aulniers et Thomas, 1992, p. 7) et de renforcer l'emprise du pouvoir politique sur la vie des citoyennes et des citoyens.

Au cœur du débat actuel sur la mort, l'institution médicale, fortement mise en cause, défend farouchement ses privilèges et justifie son acharnement en brandissant sa déontologie qui lui impose de lutter pour la vie. « Car pour la logique biomédicale, la mort équivaut à une anomalie, à une destruction de la vie » (Des Aulniers et Thomas, 1992, p. 7). Ce qui est contesté, dans ce débat, c'est l'abus de pouvoir de la médecine et de l'institution médico-hospitalière auxquelles on a donné le contrôle de la vie et de la mort. Il est significatif qu'un *fait* naturel, universel, incontournable, comme la mort, soit devenu un droit à revendiquer. Dans des pays qui inscrivent la dignité de la personne au cœur de chartes qu'ils brandissent à tous vents, on en est arrivé à devoir livrer bataille pour *mourir dignement*.

Le débat sur la mort digne traduit un besoin « d'aménager » le moment de la mort : le fait de mourir, la mort (*death*), devient moins important que la manière de mourir (*dying*). C'est à la psychiatre Elisabeth Kübler-Ross, qui définit et met en pratique une méthode d'assistance aux personnes mourantes, que l'on doit d'abord cet intérêt pour le *dying* ou processus du mourir. Son étude, *On Death and Dying* (1969)[28], se révèle à la fois « la cause et le reflet » de ce nouvel engouement pour la mort. Kübler-Ross a pour objectif de rompre le silence installé entre les personnes vivantes et les personnes mourantes, non seulement en disant à ces dernières la vérité, ce qui est admis depuis longtemps en Amérique – contrairement à ce qui se fait en France où l'on montre encore beaucoup de réticence à informer la personne concernée –, mais surtout en rétablissant « un contact perdu » (Vovelle, 1983, p. 695).

Kübler-Ross veut rendre la parole aux personnes mourantes, leur redonner la dignité et le droit à l'existence dont la prise en charge par l'institution hospitalière les a dépossédées. La psychiatre élabore une procédure de dialogue avec ces personnes qu'elle implique dans le cheminement vers la mort. Les étapes d'apprivoisement progressif de la mort par la patiente ou le patient (refus, isolement, colère, marchandage, dépression et acceptation), que Kübler-Ross définit, sont très discutées et diversement interprétées. Toutefois, ce qui importe vraiment c'est l'esprit de cette démarche : « En rompant le silence, on sort le mourant de la situation humiliée qui était la sienne, on accepte d'en faire un professeur et un maître plutôt qu'un sujet » (Vovelle, 1983, p. 750). Cette méthode implique tout autant la famille, à laquelle la psychiatre veut redonner son rôle d'accompagnement, que l'ensemble du personnel infirmier et médical, et elle accorde une grande importance au deuil des proches. En somme, Kübler-Ross redonne à la mort son sens d'expérience psychique dans un monde où on la réduit à son aspect physiologique, comme une maladie à guérir (Druet, 1987). À la même époque, en Angleterre, Cicely Saunders crée le St. Christopher's Hospice (1967), qui a servi de modèle au monde entier pour l'instauration de soins palliatifs (Lamau, 1994), dont nous traiterons dans un autre chapitre.

---

28. En français *Les derniers instants de la vie* (1975), Genève, Labor et Fides.

Une cacophonie sur la mort

L'abondante littérature sur la mort publiée depuis quelques décennies peut laisser croire que le tabou sur la mort est définitivement levé et que la société occidentale moderne a apprivoisé la mort (Savard, 1992). C'est une illusion. De nombreux discours tonitruants se font entendre, parfois d'une façon cacophonique et irrationnelle qui dénote le retour d'une peur qu'on tente d'exorciser. Les médias présentent à satiété la mort qui agresse, le carnage des guerres, l'angoisse, la violence, les assassinats, les suicides, les exécutions, l'horreur. S'ils exploitent, amplifient et fabriquent parfois la peur, les médias reflètent également la fascination de leur clientèle pour le crime et les criminels. La mort est mise en scène, non seulement au cinéma, mais dans les bulletins d'information et dans les procès pour les meurtres les plus sordides, largement télédiffusés.

Cette mise en scène représente elle aussi la négation de la mort. On croit exorciser la mort réelle et quotidienne, ainsi que sa propre mort, en lui donnant l'aspect de la fiction et d'une mort qui n'arrive qu'à d'autres. « Nous sommes entrés dans l'ère de la voyoucratie », selon le Dr Léon Schwartzenberg (1994, p. 11), et c'est pourquoi, sans doute, dans la fiction comme dans la réalité, les héros ne sont plus ceux qui exaltent la vie ou défendent la patrie, mais les grands criminels et les petits bandits. Ici encore, la mort marchande impose sa loi : l'histoire de la vie de criminels se monnaie à prix fort et garantit des profits fabuleux aux journaux, aux maisons d'édition ou aux chaînes de télévision qui la diffusent. L'économisme ambiant confère une légitimité au crime en occultant la réalité de la mort.

Parallèlement à ce phénomène d'héroïsation, le retour de la peine de mort dans certains États, pour certaines catégories de victimes, et la tentation de ce retour dans d'autres dénotent assurément une grande insécurité. Les angoisses collectives devant la mort sont ancrées dans la peur, parfois légitime, qui se manifeste sous plusieurs aspects : peur des personnes âgées à l'égard des jeunes, associations d'auto-défense, mouvement contre toutes les formes de violence, notamment le mouvement contre la violence faite aux femmes, campagnes pour dénoncer les agressions contre les enfants, lutte pour la survie de la planète, contre la pollution, contre les accidents nucléaires, etc. Autant d'expressions d'une peur qui devient un terrain propice à la manipulation et prend une connotation apocalyptique, par exemple au sein des sectes religieuses dont la prolifération inquiète les populations.

Le fantastique, tel qu'il s'exprime aujourd'hui dans la bande dessinée, entremêle des images anciennes et nouvelles de la mort : fantômes, apparitions, squelettes, diables, monstres, loups-garous, sorcières. Le statut de la femme y retrouve les vieilles caricatures qui avaient cours dans la première moitié du siècle, de la vierge victime à l'épouse dominatrice. L'art exprime le quotidien de la mort et emploie, pour les exorciser, les paniques de la mort collective. Pas toutes, cependant : le cancer et ses peurs sont tout simplement ignorés. Tabou oblige, la science s'étant révélée impuissante à vaincre le cancer. La nouvelle hantise de la mort collective concerne la destruction nucléaire ou microbienne et « la guerre des étoiles » nous confronte à des envahisseurs venus de quelque part dans l'univers. Cet imaginaire irrationnel offre une échappée à un monde chaotique prisonnier de l'angoisse. Parallèlement au fantastique de la création littéraire, une abondante littérature sur l'au-delà s'est développée à partir des ouvrages de Raymond Moody et de Kenneth King sur les « renaissances » après des morts cliniques. Les études sur « les états proches de la mort », ou « Near-Death Experiences », sont l'œuvre de personnes sérieuses, souvent des scientifiques qui cherchent à comprendre la nature de ce passage qu'est la mort (Van Eersel, 1986).

Le monde occidental actuel propose donc à l'angoisse de la mort de nombreuses réponses dans lesquelles s'enchevêtrent le rêve et le discours rationnel, mais dont la préoccupation métaphysique est absente. Le centrage exclusif sur la vie et la mort biologique est parvenu à gommer la dimension spirituelle de la vie et la mort comme expérience psychique, que le mouvement de redécouverte de la mort cherche à réhabiliter. Cette cacophonie autour de la mort, comme hier autour de la sexualité, révèle le profond malaise des sociétés modernes. « La mort devenue le révélateur métaphorique du mal de vivre nous interpelle pour changer le monde [...]. Sa redécouverte peut être l'une des voies d'une prise de conscience » (Vovelle, 1983, p. 761).

Suivre cette voie requiert, toutefois, que l'on inscrive la mort dans notre projet de vie et qu'on l'accepte comme « le but de notre carrière » (Montaigne, 1966). Puisque l'immortalité n'est pas à notre portée – notre intérêt pour la vie serait-il le même si nous la savions éternelle ? –, puisque nous allons tous et toutes mourir un jour, que nous le voulions ou non, ne pourrions-nous pas, sur le plan individuel, « faire de notre dernier instant celui qui signe notre apport à l'humanitude[29] » (Jacquard, 1991, p. 219) et, sur le plan collectif, conjuguer nos efforts afin de nous donner, à l'approche de la mort, les soins qui atténuent la souffrance ainsi que l'amour qui aide à faire de cette expérience une occasion de croissance ? C'est la perspective d'intervention que cet ouvrage se propose d'illustrer sous chacun des angles qu'il aborde.

Lectures suggérées

1. Elisabeth Kübler-Ross, *Les derniers instants de la vie*, Genève, Éditions Labor et Fides, 1975. Chap. 2, « Attitudes devant la mort et l'agonie », p. 19-45. Elisabeth Kübler-Ross, *La mort, dernière étape de la crois-sance*, Montréal, Éditions Québec/Amérique, 1977.

2. Pierre-Philippe Druet, *Pour vivre sa mort, Ars moriendi,* Paris, Éditions Lethielleux, deuxième édition augmentée, 1987.

3. Norbert Élias, *La solitude des mourants,* suivi de *Vieillir et mourir,* Paris, Christian Bourgois Éditeur, 1987.

4. Luce Des Aulniers et Louis-Vincent Thomas, « Cette brèche à colmater ? Ruptures entre la vie et la mort et tentatives d'intégration », *Frontières* (hiver 1992), p. 5-11.

---

29. « L'humanitude, c'est l'apport de tous les hommes, d'autrefois et d'aujourd'hui, à chaque homme », Albert Jacquard, *L'héritage de la liberté,* Paris, Seuil, 1991, p. 208.

CHEMINEMENT

I.   Le XVIIIe siècle oppose au discours monolithique de l'Église sur la mort de nouveaux discours qui témoignent d'un goût de la vie et de la liberté. Expliquez.

II.   Quels sont les signes de déchristianisation des pratiques au XVIIIe siècle ?

III. Décrivez et comparez la vision romantique de la mort au XIXe siècle et celle de l'existentialisme français du XXe siècle.

IV.   Le philosophe Pierre-Philippe Druet fait un examen critique de plusieurs tentatives d'explication du déni et propose la sienne (voir *Pour vivre sa mort, Ars moriendi*, p. 159-185). Comment vous situez-vous par rapport à ces interprétations qu'il serait intéressant de comparer avec celle de Norbert Élias (*La solitude des mourants* suivi de *Vieillir et mourir*).

V.   Nous nous créons une immortalité symbolique pour retrouver le sentiment de continuité essentiel à la santé mentale. Expliquez comment, selon Jean-Luc Hétu, la menace nucléaire atteint ce sentiment et modifie notre rapport à la mort. (Lire le texte de J.-L. Hétu, «Les apprentis sorciers», *Frontières* (printemps 1988), p. 29-32.

VI.   Le système chrétien de la mort a emprunté et adapté des éléments du système païen, tant de celui de l'Antiquité grecque que de celui du Moyen Âge européen. Après avoir relu les deux chapitres précédents, indiquez ce qui vous semble des emprunts ou des correspondances dans les croyances, les mythes et les pratiques mortuaires dans ce système au XXe siècle.

VII. Décrivez les quatre principaux traits du contexte qui a favorisé l'exclusion de la mort et des morts en Occident au XXe siècle.

VIII. La psychiatre Elisabeth Kübler-Ross est à l'origine du mouvement de redécouverte de la mort qui fait contrepoids au déni. Sur quels aspects de la mort ce mouvement met-il l'accent ? Expliquez.

IX.   Commentez en une page cette phrase de Montaigne : « Qui apprendrait les hommes à mourir, leur apprendrait à vivre » (*Les Essais,* tome I, p. 122).

DEUXIÈME PARTIE

REDÉCOUVRIR LA MORT

« Ce n'est pas la mort que nous craignons,
mais l'idée de la mort :
elle-même n'est jamais très loin de nous. »

(Sénèque)

L'infirmière Marie T. vient à peine de franchir le seuil de l'unité de soins qu'elle entend un chant magnifique dans une langue qu'elle ne connaît pas. « OM NAMO BAGAVATE... OM NAMO BAGAVATE... OM NAMO BAGAVATE... » Qui pourrait croire que la mort rôde ici ? se dit-elle. Les voix proviennent de la chambre de la jeune Sarah à qui le pronostic médical accorde encore quelques jours. Marie T. s'approche discrètement. La scène est inusitée : assis au bord du lit, les parents de Sarah chantent avec leur fille, tandis que leur fils, debout, tient les mains de sa sœur. Sur une chaise, un petit chat fait semblant de dormir et des livres sont éparpillés sur une table.

Nous sommes bien auprès d'une personne en phase terminale, à la fin du XXe siècle. Ici, pas de tubes ni d'appareils compliqués, mais tous les soins nécessaires prodigués dans un climat d'affection, des photos partout et des fleurs dont le parfum embaume une pièce qui ressemble davantage à un salon qu'à une chambre de malade. En apercevant Marie T., le père de Sarah l'invite d'un signe à entrer. Bientôt, le chant s'amplifie et envahit la chambre, il décline peu à peu, puis s'arrête. Un long silence suit. Seuls les regards et les cœurs communiquent. Personne ne semble angoissé, ni joyeux. Si la mort est attendue, elle n'est pas désirée. La principale intéressée, une fille de quinze ans, a trouvé calme et réconfort dans une prière chantée en sanskrit que ses parents lui ont apprise dans son enfance.

Vivre les derniers instants de sa vie dans une relative sérénité et un climat d'affection constitue l'une des conquêtes du mouvement de redécouverte de la mort amorcé en Occident, il y a trois décennies.

Cette mort « humanisée » n'est toutefois pas la norme. Les sociétés occidentales modernes oscillent entre le déni et l'acceptation de la mort, elles renouvellent sans cesse l'idéologie vitaliste à la faveur des progrès technologiques et des profits d'industries lucratives.

Les visages de la mort ont beaucoup changé en un demi-siècle et même en vingt ans. La médecine peut contrôler la plupart des épidémies et guérir des maladies autrefois incurables, comme certains cancers. L'espérance de vie augmente de façon continue et les centenaires ne sont plus rares. Le vieillissement des populations représente d'ailleurs l'un des traits majeurs en Occident. On peut maintenant prolonger la vie grâce à des greffes d'organes, et des personnes, que l'on tenait pour mortes cliniquement, sont réanimées grâce à des techniques avancées. De nouvelles valeurs transforment progressivement les attitudes devant la mort et à l'égard des personnes mourantes. Désormais, les lois assurent le respect des grands principes d'autonomie et de dignité des malades à qui on reconnaît le droit de refuser un traitement.

L'humanisation de la pratique médicale et des soins infirmiers se heurte toutefois à des obstacles. Si l'on parvient de plus en plus fréquemment à guérir des maladies graves, si l'on accroît constamment le nombre des années d'une vie humaine, on n'en améliore pas nécessairement la qualité. L'environnement et les modes d'existence contemporains (sédentarité, stress, pollution, consommation sans discernement) créent un terrain propice à l'aggravation des maladies et à l'apparition de pathologies nouvelles. La prolongation de la vie devient souvent synonyme de prolongation de la souffrance, ce qui ne convient pas à tout le monde. On rejette l'acharnement thérapeutique, on revendique le droit à une « mort digne », et même le droit de mourir et d'en choisir le moment.

Des valeurs nouvelles et pluralistes s'accompagnent de dilemmes nouveaux. Il arrive, en effet, que des malades chroniques ou des personnes âgées ne veuillent pas des années de sursis que leur accordent les progrès scientifiques et technologiques, et ils demandent assistance pour mettre un terme à leur souffrance et à leurs jours. Il arrive, également, qu'on décide d'interrompre sa vie dans la fleur de l'âge et en pleine santé sans demander l'avis de quiconque, défiant ainsi le culte de la performance et d'une perpétuelle jeunesse, culte par ailleurs mis à rude épreuve par l'apparition du VIH qui représente l'une des pires menaces que l'humanité ait connues au cours de ce siècle.

Notre époque n'a pas davantage vaincu la mort que les époques antérieures ne l'avaient fait et les progrès matériels, qui ont permis de reculer l'échéance fatale, ont laissé entière la quête d'absolu inhérente à la condition humaine. Une sorte de désarroi envahit les sociétés occidentales modernes, qui connaissent un vide métaphysique depuis le retrait des religions fortement contestées par la vague de libéralisation des derrières décennies. Sécularisées, les sociétés modernes n'en continuent pas moins de chercher, sans direction ni boussole, un sens à l'existence, et cette quête ramène souvent au chemin qu'on avait fui, c'est-à-dire à la réflexion sur la destinée, sur la perte, la mort, celle d'autrui, de soi, de toute chose.

C'est sur cette toile de fond que la seconde partie du présent ouvrage analyse les physionomies dominantes de la mort aujourd'hui, les valeurs nouvelles qui transforment les milieux de la santé, les attitudes et les comportements à l'égard des personnes qui vont mourir, ainsi que les réponses à leurs besoins et aux besoins des personnes qu'elles laissent dans le deuil.

CHAPITRE 3

BIEN SE CONNAÎTRE POUR BIEN INTERVENIR

Rien n'est précaire comme vivre
Rien comme être n'est passager
[…]
Un jour tu passes la frontière
D'où viens-tu mais où vas-tu donc

(Louis Aragon, *Enfer V*, 1965)

C'est un fait inéluctable, observable chez tous les êtres vivants, tant chez les espèces végétale, animale et minérale que chez l'espèce humaine : tout ce qui vit meurt un jour.

Dans la vie psychique, intellectuelle et affective, comme dans la vie matérielle et physique, tout ce qui naît a une fin. Par rapport à l'ensemble d'une vie, l'enfance ne dure qu'un moment et, du point de vue d'un septuagénaire, la jeunesse est trop brève. Toujours, l'instant présent est remplacé par le suivant. Tant pis si nous avons raté une occasion ou un rendez-vous, nous ne pouvons rattraper la journée d'hier ! Demain sera autre, avec son lot d'expériences nouvelles. Il en sera ainsi des jours, des mois, des années à venir. Nous avons beau promettre une passion inextinguible et un amour éternel aux personnes aimées, le temps, indifférent à notre ferveur, se chargera de nous rappeler que « Tout s'écoule. Tout est mouvement et rien n'est éternel » (Héraclite, 540-480 avant J.-C.).

Ce caractère d'*impermanence* que revêtent toute expérience et toute vie, seul l'être humain en est conscient, et c'est cette conscience qui lui permet de s'interroger sur le sens de la vie et de la mort. Qui sommes-nous ? D'où venons-nous ? Où allons-nous ? Le monde a-t-il été créé ? Pourquoi vivons-nous ? Comment faut-il vivre ? Qu'est-ce que la vie ? Qu'est-ce que réussir sa vie ? Qu'est-ce que le bonheur ? Pourquoi la souffrance ? Qu'est-ce que la mort ? Pourquoi faut-il mourir ? Comment voulons-nous mourir ? Pouvons-nous choisir notre mort ? Y a-t-il une vie après la mort ?

Tout le monde est amené, un jour ou l'autre, selon son âge, son expérience, sa culture et ses valeurs, à proposer ses propres réponses à ces interrogations universelles. C'est un point de départ prometteur pour celles et ceux qui envisagent de travailler auprès des personnes mourantes ou d'accompagner des êtres chers au terme de leur vie. Comment, en effet, comprendre et aider des êtres à vivre ce qui est sans doute l'*événement* le plus important de leur existence – leur mort –, ou des personnes qui ont perdu un proche, si je n'ai pas moi-même mené une réflexion approfondie sur la vie et la mort et si je n'ai jamais eu à résoudre des deuils personnels ?

« Connais-toi toi-même »

À ses compatriotes et à ses disciples désireux de bien vivre, Socrate (470-379 avant J.-C.) prescrivait de se connaître eux-mêmes. C'est une démarche nécessaire pour le travail auprès de personnes mourantes ou de personnes endeuillées. Je peux avoir reçu une solide formation professionnelle, théorique et pratique, sur la mort et sur le traitement des personnes mourantes, sans être pour autant apte à soigner ou à assister ces personnes. Il se peut, par exemple, que je n'aie pas surmonté la peur de la mort ou que je ne sache pas comment faire face aux émotions que la souffrance de l'autre fait jaillir en moi. Autant que savoir *quoi et comment faire*, il s'agit de savoir *comment être*.

Ai-je pris conscience, par exemple, que les formes multiples de pertes qui tissent une vie humaine, en s'accumulant, peuvent rendre plus difficiles chez certains êtres la résolution de deuils et l'acceptation de la mort ? Perte d'une personne chère, rupture affective, avortement, exil, perte de la jeunesse, de la fécondité, de la santé, de l'espoir, de ses rêves, d'un emploi, d'un petit animal, etc. « Certaines portions de ma vie ressemblent aux salles dégarnies d'un palais trop vaste, qu'un propriétaire pauvre renonce à occuper tout entier », fait dire Yourcenar à l'empereur Hadrien au sujet des multiples renoncements que la vieillesse et la maladie nous imposent (Yourcenar, 1986, p. 13), avant le renoncement ultime, la mort. Me suis-je demandé également pourquoi mes choix professionnels m'orientaient vers des personnes au terme de leur vie plutôt qu'en périnatalité, en chirurgie ou ailleurs ?

Une aspiration authentique, une formation professionnelle et des connaissances appropriées ne suffisent pas pour travailler auprès des personnes mourantes. La disponibilité, la compassion, l'empathie, la capacité d'écoute, l'aptitude à susciter la confiance, la sollicitude, la patience, l'autonomie, l'équilibre personnel, la discrétion, la compréhension des besoins et du sens de la dignité, le respect des valeurs s'avèrent des qualités et des aptitudes indispensables à qui veut réussir et être heureux dans ce domaine (De Montigny et De Hennezel, 1990 ; Dupuis, Giroux et Noël, 1995).

Il faut aussi être capable d'accepter le fait que les croyances, les convictions et les valeurs sont multiples et qu'elles orientent fortement le sens qu'une personne donne à la vie et à la mort. Le catholicisme romain croit, par exemple, que les corps ressusciteront pour la Vie éternelle, lors d'un jugement final présidé par un Dieu créateur, sans retour possible à une forme quelconque d'existence terrestre (Lagrange *et al.*, 1989). De son côté, le bouddhisme conçoit la vie comme une préparation continue à la mort et tire de la continuité de l'esprit et de la conscience sa croyance à des réincarnations successives (Sogyal Rinpoché, 1993). Pour certaines philosophies existentialistes athées, la mort n'entraîne ni résurrection ni réincarnation, elle est simplement le néant, le point final d'une expérience matérielle et physique limitée, qui n'a pas de sens en soi, mais à laquelle chacun, chacune, du fait de sa liberté, peut en donner (Sartre, 1963). À chacune et à chacun sa vérité.

Aussi bien préparé que je puisse être à la mort et au deuil, il est préférable que je sois capable aussi de vivre l'ambiguïté et de faire face à l'inconnu. Rarement les réponses sont-elles claires, précises, complètes et définitives en ce domaine et les interrogations demeurent le plus souvent sans réponse. Si les philosophes, les hommes et femmes de science, depuis Platon et Hippocrate[1], n'ont pas réussi à éclaircir tous les mystères de la vie et de la mort, l'humilité nous semble de mise...

La question du sens se pose, chez plusieurs personnes, avec une acuité sans précédent à l'annonce d'un diagnostic fatal ou d'une

---

1. Hippocrate (460 av. J.-C.-377 av. J.-C.), médecin grec considéré comme le père de la médecine occidentale et auteur du *Serment* que les médecins prêtent encore de nos jours.

perte significative. Pour aider une personne à mourir à sa façon, dans le sens qu'elle veut donner à sa mort, pour jouer un rôle utile dans son cheminement, je ne dois pas lui imposer, consciemment ou non, mes valeurs et mes croyances personnelles. Encore me faut-il bien les connaître. La première étape à la préparation au travail avec des personnes mourantes consiste à *identifier* et à *clarifier* ses valeurs.

Identification et clarification des valeurs

Comment mesure-t-on sa valeur personnelle ou celle des autres ? à la richesse ? à la beauté ? à la profession ? au talent ? au sexe ? à l'intelligence ? à l'origine ethnique ? à la popularité ? Il n'est pas simple de définir ce qu'est *une valeur,* car il existe autant de systèmes de valeurs que d'individus ou de types de société.

Distinguons d'abord *la* valeur que nous attribuons à une personne *des* valeurs que cette personne défend ou vit concrètement. Lorsqu'on dit de quelqu'un : « C'est une personne de *grande valeur* », on veut dire que cette personne possède des qualités qui, à nos yeux, suscitent l'estime, le respect et l'admiration. Cette évaluation comporte une bonne part de subjectivité, car nous évaluons les autres selon notre propre échelle de valeurs. Les qualités que nous prêtons à la personne en question peuvent correspondre à des valeurs qui guident ses actes, à des valeurs auxquelles nous adhérons nous-mêmes, ou à ni l'un ni l'autre.

Prenons un exemple. Si la ponctualité est, à mes yeux, une valeur rattachée au respect, elle teintera l'opinion que je me formerai de la professionnelle ou du professionnel qui abandonne, sans un mot d'explication, une douzaine de patientes et de patients dans une salle d'attente. Toutefois, le fait que certaines de ses valeurs personnelles entrent en conflit avec les miennes (respect d'autrui, ponctualité) ne remet pas nécessairement en cause la valeur professionnelle de la personne concernée.

Le concept de valeur prend également un sens différent selon que la valeur est intégrée ou non à l'agir humain. Paquette (1982) distingue *valeur / préférence* et *valeur / référence*, la première étant de l'ordre du discours et des aspirations, la seconde, de l'ordre de l'agir ou de la conduite de la vie. La *valeur/préférence* demeure souvent au niveau de l'intention ou de l'opinion. Je peux souhaiter la justice sociale mais, pour diverses raisons, ne jamais poser un geste concret qui y contribue. La *valeur/référence* est une valeur intégrée à la personne, celle qui l'inspire, oriente ses choix, traduit sa personnalité, témoigne de sa croissance personnelle.

Comme les valeurs individuelles et collectives sont en constante transformation, il va de soi que, dans la vie pratique, une *valeur/préférence* peut évoluer en *valeur/référence*, si je passe de l'intention à l'acte, par exemple s'il y a concordance entre mon désir d'aider les autres et les actions que je fais en ce sens. Je peux devoir différer l'intégration d'une *valeur/référence* dans ma vie, et elle demeure alors à l'état de *valeur/préférence*. Il arrive également que le discours dominant empêche l'expression ou la réalisation des valeurs : par exemple, un milieu hostile aux moins bien nantis peut m'empêcher d'actualiser mes valeurs de justice et de solidarité.

La *valeur/référence* est donc une valeur *assumée* dans la vie quotidienne, c'est-à-dire une valeur *complète* (Paquette, 1982). Par analogie, on peut la comparer aux fondations d'un édifice, les valeurs/références étant les piliers sur lesquels repose l'orientation de la vie. Pour identifier les valeurs *complètes,* on propose huit critères. Il s'agit de vérifier : 1° si la valeur est un choix pour l'individu ; 2° si l'individu ou la personne peut en évaluer et en assumer les conséquences ; 3° si l'expression de cette valeur est observable dans la vie quotidienne ; 4° si elle donne un sens, une direction à l'existence ; 5° si la personne est attachée à cette valeur ; 6° si elle l'affirme publiquement ; 7° si elle s'engage dans des activités qui prônent cette valeur ; et enfin, 8° si cette valeur crée chez la personne une interaction étroite entre vie personnelle et vie professionnelle (cohérence et authenticité) (Raths et Smith, 1977, cité dans Paquette, 1982).

Si le dévouement (la solidarité, le travail, l'argent) est une valeur importante pour vous, appliquez-lui cette grille d'identification. Répond-elle aux huit critères ? En faisant quelques-uns des exercices proposés dans les ouvrages suggérés, peut-être constaterez-vous que peu de vos valeurs personnelles répondent aux huit critères. Cela signifie simplement que, chez vous comme chez les autres, les valeurs complètes ou fondamentales sont en nombre restreint. Elles n'en sont que plus précieuses.

À l'évidence, les individus, les groupes, les sociétés ont des valeurs à échelles variables. Mais d'où viennent les valeurs et comment se construisent-elles ? Plusieurs facteurs entrent en ligne de compte dans la formation des valeurs individuelles et collectives, tels les facteurs génétiques, culturels, familiaux, environnementaux, l'éducation, le milieu de travail, mais également les expériences personnelles, la publicité et les autres moyens de communication de masse.

Les valeurs sont pour ainsi dire la signature de la personnalité d'un individu ou d'un groupe. Elles traduisent l'essence de la personne, c'est-à-dire *ce qu'elle est*, indiquent son évolution et ses limites, se transforment au rythme de son existence. Quelques exemples illustreront nos propos. L'adolescence n'accorde pas au travail rémunéré l'importance que lui prête l'adulte pour qui travail et argent prennent valeur d'autonomie. Dans le domaine de la santé, de nouvelles découvertes ou l'apparition de nouvelles maladies, le sida par exemple, peuvent modifier de façon sensible notre perception de la vie et notre façon d'agir. Chez certaines personnes, la redécouverte de valeurs traditionnelles engendre parfois une transformation des valeurs, voire l'émergence de nouvelles valeurs. Songeons, également, au débat sur l'euthanasie qui suscite une intense réflexion sur la dignité et la liberté de la personne humaine, sur la souffrance des personnes arrivées au terme de leur vie ainsi que sur les soins palliatifs qui proposent des réponses à des besoins autrefois méconnus.

De nombreuses valeurs, parfois contradictoires, parfois imprécises, confuses et partielles, d'importance inégale, nous sont proposées de toutes parts. Comment concilier les valeurs individuelles et collectives ? Comment parvenir à établir des relations satisfaisantes, sinon chaleureuses, avec les personnes qui ont des valeurs différentes des nôtres, voire totalement opposées aux nôtres ? L'un des plus grands défis de la vie en société consiste précisément à démêler cet écheveau et à résoudre les conflits de valeurs : conflit de valeurs entre individus, entre individu et collectivité, entre pays et même conflit dans les valeurs chez une même personne (liberté, responsabilité et sécurité, par exemple). Les guerres entre ethnies et entre nations, qui sévissent en divers points du globe, illustrent à quel extrême peuvent conduire des conflits de valeurs que la raison humaine ne parvient pas à résoudre.

Il n'est pas simple d'établir des priorités parmi les valeurs impliquant des droits qui font consensus au sein d'une société, comme le respect de la vie, la dignité de la personne et le droit à ce que sa souffrance soit soulagée et, par ailleurs, la liberté, la volonté de recourir au suicide assisté ou au suicide par refus de traitement, pour ne donner que ces exemples. Devant la multitude de valeurs qui s'entrechoquent, à l'heure où les réseaux informatisés nous donnent accès de façon quasi instantanée aux valeurs du monde entier, comment discerner si les valeurs que nous exprimons sont les nôtres, celles des médias ou celles des gens qui nous dirigent ?

Il revient à chacun et à chacune d'établir sa propre *hiérarchie de valeurs* à la lumière de sa conscience, ce regard intérieur porté sur le monde et sur soi, qui nous rend aptes au discernement et au choix. Nous devons identifier les valeurs *choisies* et *assumées* que traduisent nos attitudes, nos comportements et nos actes. La cohérence entre le discours et l'agir, le passage de la valeur / préférence à la valeur / référence dépendent de la *clarification* de nos valeurs.

Les valeurs complètes, en effet, ne sont pas d'égale importance. Une fois identifiées, il s'agit ensuite de les clarifier ou, si l'on préfère, d'y établir un ordre de priorité. Cet exercice peut se faire en trois temps. La première étape consiste à *estimer*, au sens d'apprécier, ses convictions et ses comportements. Dans la seconde, il s'agit de *communiquer* ou de saisir l'occasion d'*affirmer* publiquement ses convictions et ses comportements. Vient ensuite le *choix* des convictions et des comportements, un choix *libre*, qui s'exerce *à partir de plusieurs options* et après qu'on en a envisagé toutes les *conséquences possibles*. Une fois cette dernière étape franchie, une personne est en mesure d'*agir* avec cohérence et constance selon ses choix (Raths et Smith, 1970 et 1977, cité dans Paquette, 1982 ; Simon *et al.*, 1979).

Toutefois, les valeurs individuelles s'ancrent dans certaines valeurs / références qui font consensus au sein d'une société ou, au contraire, s'y opposent. Les consensus sont rarement clairs et, s'il peut être favorable au progrès des individus et des sociétés, le choc des valeurs peut aussi engendrer de la confusion. L'interprétation des chartes des droits nous en offre des exemples quotidiens. Certains jugements de cour, par exemple ceux qui se fondent sur le droit à la liberté d'expression (une valeur fondamentale en démocratie), mettent toutefois en péril l'intégrité et la dignité de la personne, voire le principe d'égalité inscrit dans les chartes. Paradoxalement, le droit à la liberté d'expression contribue parfois à réduire au silence des personnes et des groupes qui défendent ces autres droits (par exemple, les jugements sur les actes pornographiques autorisés dans les établissements publics).

Appelés à remettre constamment nos valeurs en question dans nos relations interpersonnelles et sociales comme dans notre pratique professionnelle, il nous est parfois difficile de faire des choix, malgré nos efforts de clarification. Nous sommes aussi placés devant des dilemmes que nous essayons de résoudre en nous référant à des règles ou à des normes communes, précises et généralement admises par le groupe ou la société. Il est alors question de morale, d'éthique et de déontologie, des concepts à distinguer.

Morale, éthique et déontologie

Le discours moderne fait usage des termes *morale* et *éthique* à tort et à travers. La morale, qu'on a dépouillée de sa signification originale (c'est-à-dire l'ensemble des valeurs qui guident l'agir humain), a bien mauvaise presse aujourd'hui. Si l'on veut discréditer une personne ou une opinion, il n'est pas rare qu'on la taxe de *moraliste. Morale* devient alors synonyme de répression et suggère quelquefois des connotations religieuses, religion et morale entretenant par tradition des rapports étroits.

Pourtant, tous les êtres humains, y compris ceux qui se disent immoraux, amoraux, athées, agnostiques, obéissent à un quelconque code moral du fait même qu'ils sont des êtres *agissants, conscients d'agir, libres* et, donc, *responsables* de leurs actes (contrairement à l'animal). Aussi, lorsque nous qualifions une opinion ou une personne de *moraliste* en voulant de la sorte nous dissocier des valeurs qu'elle véhicule, nous portons nous-mêmes un jugement *moral*. Nous traduisons des valeurs différentes, donc une morale différente, mais une morale tout de même.

Quels sont les fondements de la morale ? Pour certains, c'est la croyance en un dieu ou en une religion, pour d'autres, c'est le droit naturel dont découle l'agir humain (Morin et Blondeau, dans Blondeau, dir., 1986). Socrate estimait – et plusieurs philosophes après lui, dont Aristote – que la morale découle de la raison. L'attitude morale appropriée, selon Socrate, consiste à se demander s'il est juste de poser ou de ne pas poser telle ou telle action et à exercer sa raison pour qu'elle réponde dans le sens de la justice (Platon, 1965 ; Fortin, 1995). D'autres estiment que « la raison et le cœur doivent agir ensemble pour qu'une morale véritable puisse s'élaborer » (Schweitzer, 1990, p. 69). Les individus et les communautés s'entendent donc sur certaines règles à suivre (le respect de la vie et de la liberté humaine, la recherche du bien pour soi et pour autrui, la justice), et y déroger serait contraire à la morale. Le terme morale désigne donc les *conduites* individuelles et collectives admises et pratiquées dans une société donnée (Schwartzenberg, 1994), la *codification* de valeurs acceptées par consensus qui régit l'agir humain ou l'*application* de règles et de normes proposées comme principes d'action (Fortin, 1995).

Qu'en est-il maintenant de l'éthique ? L'éthique se présente comme la discipline philosophique qui étudie, apprécie et critique les questions morales et les valeurs qui les inspirent « en fonction de ce qui apparaît bon et juste ». Elle « se définit aussi comme l'élaboration plus ou moins achevée d'un système de légitimation, d'un art de vivre, dans lequel s'articule toute une constellation de valeurs » (Fortin, 1995, p. 57).

Souvent, le terme *éthique* remplace dans le discours le terme *morale*, rendant plus ou moins floue la distinction entre la codification des valeurs qui nous guident (morale) et l'étude, l'analyse, l'évaluation et la critique de cette codification et de ces valeurs (éthique) (Fortin, 1995). Le terme éthique est jugé, selon d'autres, plus englobant, plus acceptable, plus valorisant, plus sécurisant que le terme morale (Schwartzenberg, 1994). Ce laxisme de la terminologie sert parfois des intérêts contraires aux objectifs de la morale et de l'éthique, par exemple le marketing d'entreprises qui espèrent accroître leur crédibilité auprès d'une clientèle en se donnant un « code d'éthique ».

Pour certaines personnes, l'éthique repose sur la responsabilité subjective et a pour principe fondamental « le dévouement à la

vie par respect pour la vie » (Schweitzer, 1990, p. 74), ce qui suppose
l'amour dans son acception la plus profonde et la plus large, puisque
« l'éthique du respect de la vie est l'éthique de l'amour, élargie jusqu'à
l'universel » (Schweitzer, 1990, p. 82). D'autres voient dans l'éthique, telle
qu'on la conçoit aujourd'hui, un *nihilisme*, quelque chose qui n'existe pas
en soi. Il faut alors selon eux parler plutôt d'*éthique de* (la science, la santé,
la politique, l'amour...), une éthique liée à l'événement, donc variable
selon l'expérience, subjective, et qui « sortie de son usage grec (où elle
est clairement subordonnée au théorique), et prise en général, [est] une
catégorie du discours pieux » (Badiou, 1993, p. 23).

On comprendra alors que l'on puisse parler de *morales* et
d'*éthiques* dans les sociétés pluralistes d'aujourd'hui. La diversité et
la multiplicité des valeurs obligent à une évaluation et à une adaptation
constantes des règles et des normes qui orientent la vie d'un individu
ou d'un groupe. Elles mettent également à l'épreuve la liberté et la
responsabilité individuelles. Les valeurs individuelles se heurtent sans
cesse à celles d'autrui, à des choix sociaux et politiques collectifs, et
des décisions d'ordre administratif annihilent parfois la possibilité de
faire des choix personnels.

Si la *morale* réglemente l'agir humain, si l'*éthique* étudie,
évalue et critique cet agir en proposant des choix, la *déontologie*, elle,
renvoie à un ensemble de devoirs, de règles et de normes qui *régissent
une profession*. La déontologie codifie en quelque sorte les rapports
entre une profession et sa clientèle. Elle a pour objectif la protection
du public contre les erreurs de jugement et les abus. Le code de déontologie est évidemment en relation avec les actes posés dans le cadre
de la profession concernée. Il réglemente les actes et les comportements
que posent les membres d'une profession donnée dans le cadre de leurs
fonctions. Dévier du code déontologique d'une profession expose ses
membres à des sanctions.

Les codes de déontologie sont appelés à connaître une
évolution continue, notamment avec le progrès des biotechnologies, et
ils s'adaptent aux exigences de l'intervention multidisciplinaire dans
le monde de la santé. Au sein d'une équipe de professionnelles et de
professionnels, il peut surgir des divergences et, parfois, des conflits

découlant de l'application de la déontologie respective des professions en présence. Il arrive, aussi, que les règles déontologiques et les règles syndicales ne fassent pas bon ménage. Dans ce cas, les premières prévalent (Côté, 1995).

Par ailleurs, le code de déontologie ne répond pas à tous les problèmes, de plus en plus complexes, que rencontrent les intervenantes et les intervenants dans l'exercice de leurs fonctions. Prenons, par exemple, ces dilemmes créés par des questions porteuses de valeurs morales et éthiques comme le sont la fécondation *in vitro* et autres biotechnologies, l'avortement, l'euthanasie, le suicide, l'acharnement thérapeutique. D'où la nécessaire subordination de la déontologie à la morale et à l'éthique : « Chaque métier, chaque type d'activité s'accompagne d'une attitude de rigueur qui lui est propre : c'est sur elle que repose la morale d'une conduite, ou [...] son honneur. [...] Lorsque vous traitez des malades avec des produits qui n'ont fait aucune preuve de leur action thérapeutique, vous n'êtes pas un soignant, mais un charlatan » (Schwartzenberg, 1994, p. 11). On a vu aux États-Unis un médecin défier le code de déontologie de sa profession pour aider des personnes à se suicider, au nom de sa conscience (morale). Son choix remet en question et critique le fondement des valeurs admises dans la société (éthique).

Les déontologies professionnelles, comme les lois, évoluent sous l'influence des valeurs culturelles, sociales, morales et éthiques qui font l'objet de consensus au sein d'une société. Il est permis de penser, par exemple, que le consensus créé, au Québec, contre le harcèlement sexuel en milieu de travail a incité l'État à inscrire dans la charte des droits le harcèlement sous toutes ses formes comme situation discriminatoire susceptible d'être sanctionnée. Les milieux professionnels se sont ensuite donné des règles déontologiques et des protocoles conformes aux directives de la charte. Dans plusieurs pays, les codes de déontologie professionnelle ne contiennent aucune référence à quelque forme de harcèlement que ce soit parce que les valeurs collectives sont différentes.

Pour résumer les relations entre morale, éthique et déontologie, on peut dire que la morale propose les règles de conduite à suivre, l'éthique les analyse, les évalue et les critique, tandis que la déontologie traduit dans la pratique professionnelle quotidienne les diverses options que lui propose l'éthique (actes à poser, actes à éviter). Morale, éthique et déontologie prennent racine dans des droits humains fondamentaux, qui sont aussi des valeurs / phares pour celles et ceux que leur profession appelle au chevet des personnes mourantes. Ce sont la dignité, la liberté et la responsabilité.

Selon la philosophie aristotélicienne, la dignité *inhérente* à la personne, quelle qu'elle soit, prend sa source dans la nature « raisonnable » de l'être humain et de cette dignité découlent des droits et des obligations (Morin et Blondeau, dans Blondeau, dir., 1986). Selon les théories kantiennes, c'est en vertu du principe de dignité que l'être humain est traité comme une fin en soi (Des Aulniers et Thomas, 1992). Je peux penser, par exemple, que le tort causé par une meurtrière ou un meurtrier est indigne de sa nature d'être raisonnable, mais cette personne n'en conserve pas moins le droit au respect, à la justice, à l'intégrité *à cause de* sa qualité *intrinsèque* d'être humain. La dignité de la personne humaine est reconnue universellement, à tout le moins en principe. D'ailleurs, c'est parce qu'ils reconnaissent comme inaltérable la dignité humaine que plusieurs pays ont retiré la peine de mort de leur code pénal. Le droit à la sécurité personnelle ou collective n'autorise pas l'État à enlever la vie.

L'aptitude à choisir ses valeurs et à les assumer repose sur la liberté et la responsabilité. La personne humaine demeure responsable d'elle-même tant qu'elle a la capacité physique et mentale de poser des actes, conscients, volontaires, libres, et qu'elle peut faire des choix. Elle a le pouvoir de s'autodéterminer (autonomie), la possibilité de se prendre en charge et elle peut également s'appuyer sur la conscience de sa valeur propre en tant qu'être individuel et être social. Enfin, la conscience et la liberté, exclusives aux êtres humains, leur confèrent une responsabilité non seulement envers leurs congénères, mais envers l'ensemble du monde dans lequel ils vivent. C'est ainsi que se sont formées, avec l'évolution de la conscience humaine, des valeurs qui nous attribuent des responsabilités à l'égard de la protection de la planète et des animaux.

Comment ces valeurs de dignité, de respect, de liberté, d'intégrité et de responsabilité se vivent-elles dans la pratique professionnelle, en présence de personnes diminuées par la maladie et la douleur ? Le prochain chapitre aborde ce sujet en posant comme principe initial que les *besoins des personnes malades ou mourantes* constituent la boussole qui doit orienter l'intervention et l'accompagnement.

Lectures suggérées

1. Claude Paquette, *Analyse de ses valeurs personnelles, S'analyser pour mieux décider,* Montréal, Québec / Amérique, 1982.

2. Pierre Fortin, *La morale, l'éthique et l'éthicologie*, Sainte-Foy, Presses de l'Université du Québec, 1995.

3. Jean Klein, *Qui suis-je ? La quête sacrée*, Paris, Albin Michel, 1989.

4. Marguerite Yourcenar, *Les mémoires d'Hadrien*, Paris, Gallimard (Folio n° 921), 1986, p. 12-28.

5. Stephen Levine, *Qui meurt ? Une investigation du processus conscient de vivre et mourir*, Paris, Le Souffle d'Or, 1991.

6. Sogyal Rinpoché, *Le livre tibétain de la vie et de la mort.* Avant-propos de Sa Sainteté le Dalaï-Lama. Rédaction en anglais de Patrick Gallney et Andrew Harvey, traduction de Gisèle Gaudebert et Marie-Claude Morel, Paris, Éditions de la Table ronde, 1993.

CHEMINEMENT

I. Documents écrits

Dans *Qui suis-je ? La quête sacrée* (Paris, Albin Michel, 1989), Jean Klein propose une méthode de connaissance de soi, distincte de l'approche psychologique, et dont l'outil est « l'écoute profonde ». Lisez les chapitres intitulés « Se connaître soi-même » et « L'art de l'écoute libre de la sélection » et décrivez cette méthode. Discutez le sens que l'auteur donne à l'écoute, à la liberté, à la souffrance et à la culpabilité. Comment parvient-on, selon lui, à « abandonner et lâcher prise » et quel rapport cela a-t-il avec la mort ?

II. Documents vidéo

Jean-Claude Labrecque, *Marie Uguay* (enregistrement vidéo, 57 min), Montréal, ONF en collaboration avec la SRC, 1982. La poétesse Marie Uguay raconte sa vie, explique son œuvre et commente sa mort prochaine (cancer en phase terminale).

Lise Tremblay, « Il était une fois... James Bamber » (enregistrement vidéo), *Second regard*, SRC, 1993. À travers des entrevues et des extraits de reportages, James Bamber, qui se sait atteint du cancer, fait partager ses réflexions sur la vie, les gens, sa profession, l'amitié, l'amour et la mort.

Visionnez ces deux cassettes vidéo. Puis, après avoir répondu au questionnaire « Réflexion personnelle sur la vie et la mort », à la fin du chapitre, comparez vos propres attitudes à l'égard de la mort à celles de Marie Uguay et de James Bamber.

III. Cheval Fougueux, un sage amérindien, faisait un jour ce commentaire sur sa propre mort : « Aujourd'hui est un bon jour pour mourir, car tout ce qui constitue ma vie est présent » (Levine, 1991, p. 21). Complétez : « Aujourd'hui est un bon jour pour mourir, car... ». Dans quelle mesure les motifs que vous avez énumérés correspondent-ils aux valeurs les plus importantes de votre vie ?

QUESTIONNAIRE

Réflexion personnelle sur la vie et la mort

Le fait de s'engager dans une démarche personnelle crée une ouverture favorable à la compréhension et à l'intégration des connaissances acquises. C'est ce que les étudiantes et les étudiants de la professeure Colette Gendron expérimentent, depuis quelques années, en répondant au questionnaire « Réflexion personnelle sur la vie et la mort ». Ils prennent ainsi conscience de leurs attitudes, de leurs sentiments et de leurs valeurs face à la vie et à la mort. Le questionnaire rempli par écrit constitue le premier exercice pratique du cours et les étudiantes et les étudiants y répondent à nouveau à la fin de la session. Ils peuvent alors évaluer le cheminement accompli en comparant les réponses données au début et à la fin du cours. Ce questionnaire intéressera également les personnes qui désirent se connaître et approfondir leur réflexion personnelle.

1. Énumérez six de vos principales valeurs dans la vie et classez-les par ordre de priorité.
2. Énumérez six de vos principales croyances dans la vie et la mort.
3. Que signifie pour vous le mot VIE (6 mots) ?
4. Que signifie pour vous le mot MORT (6 mots) ?
5. Que signifie la vie après la mort ?
6. Quel sens donnez-vous à votre vie ?
7. Votre premier contact personnel avec la mort a été avec : (personne, animal, autre).
8. Lorsque vous étiez jeune, parliez-vous de la mort dans votre famille ?
9. Si vous étiez atteint d'une maladie incurable, aimeriez-vous :
   a) le savoir ?
   b) ne pas le savoir ?
10. Si vous étiez atteint d'une maladie incurable, aimeriez-vous :
    a) parler de votre mort avec une personne chère ?
    b) ne pas en parler ?
11. Si une personne chère avait une maladie incurable, aimeriez-vous :
    a) qu'elle le sache ?
    b) qu'elle ne le sache pas ?

12. Si une personne chère atteinte d'une maladie incurable voulait vous parler de sa mort, vous sentiriez-vous :
a) à l'aise ?
b) mal à l'aise ?

13. Que pensez-vous d'une personne qui se suicide ?
Une personne de votre entourage a-t-elle déjà tenté de se suicider ?

14. Si vous aviez la possibilité d'avoir recours à un dépistage génétique (savoir que vous portez dans vos gènes une maladie dégénérative), le feriez-vous ?

15. Que faites-vous maintenant pour préparer votre mort ?

16. De quelle manière aimeriez-vous mourir ?

17. Dans quel endroit désireriez-vous mourir ? Commentez.

18. Quelles personnes désireriez-vous voir à vos côtés aux derniers instants de votre vie ?

19. Selon vous, quelle est la question la plus importante à se poser au moment (ou à la veille) de la mort ? Quels seraient vos derniers souhaits ?

20. Avez-vous déjà pensé à vous occuper de personnes mourantes ? Si oui, énumérez les raisons qui vous motivent à vous occuper d'elles.

21. Avez-vous déjà assisté une personne mourante ?
Si oui, décrivez votre façon de faire avec elle et ses proches.

22. Avez-vous déjà parlé de la mort avec une personne mourante ?

23. Une personne de votre famille immédiate est-elle décédée ? Si oui, quel était votre âge à ce moment-là ?

24. Aujourd'hui, si vous étiez en phase terminale, quelles seraient vos réactions face à la mort ? Énumérez-en six.

25. Aujourd'hui, si vous étiez en phase terminale, quels seraient vos six principaux besoins ? Nommez-les par ordre de priorité.

26. Aujourd'hui, si vous étiez en phase terminale, désireriez-vous qu'on prolonge votre vie à l'aide de moyens artificiels ? Commentez.

27. Que pensez-vous de l'acharnement thérapeutique ?

28. Que pensez-vous de l'euthanasie ?

29. Avez-vous fait un testament ? Commentez.

30. Quelle phrase, résumant le sens de votre vie, aimeriez-vous qu'on écrive sur votre pierre tombale ?

31. Après votre mort, que voulez-vous que vos proches fassent de votre corps ? Décrivez le rituel qui vous conviendrait le mieux.

32. Dessinez votre mort.

CHAPITRE 4

AIDER LA VIE JUSQU'À LA MORT

Tâchons d'entrer dans la mort les yeux ouverts.

(Marguerite Yourcenar, *Mémoires d'Hadrien*, 1986)

Dans le sillage du travail de pionnière entrepris il y a plus d'un quart de siècle par la psychiatre américaine Elisabeth Kübler-Ross, une abondante littérature sur la mort nous a rendus familiers les termes *intervention* et *accompagnement* qui décrivent les soins et l'assistance donnés aux personnes mourantes. On reconnaît en général trois caractéristiques communes à l'intervention et à l'accompagnement. Les deux sont guidés *avant tout* par les besoins des personnes auxquelles ils s'adressent, en l'occurrence la personne mourante ou la personne en deuil. Ils requièrent ensuite une formation appropriée et des qualités particulières des personnes qui en font un choix professionnel ou bénévole. Enfin, leur efficacité repose non seulement sur *des connaissances acquises*, mais avant tout, peut-être, sur *la connaissance de soi*.

Dans cet ouvrage, le terme *intervention* désigne l'ensemble des actes *professionnels*, d'une durée *limitée,* accomplis dans le domaine de la santé physique et mentale, dans un *cadre déterminé* (hôpital, centre d'accueil et d'hébergement, clinique, domicile ou autre endroit), par l'ensemble du personnel soignant. L'intervention professionnelle auprès d'une personne mourante consiste donc à lui dispenser des soins physiologiques et psychologiques et à l'assister dans son cheminement personnel vers la mort.

Le terme *accompagnement* décrit, quant à lui, les activités *non professionnelles, volontaires et d'une durée indéterminée,* accomplies dans un cadre non officiel, par des proches de la personne mourante ou des bénévoles. L'accompagnement est axé davantage sur le soutien

affectif, social et matériel, alors que l'intervention a un objectif thérapeutique. Intervention professionnelle et accompagnement requièrent
une formation propre à leurs objectifs respectifs. La frontière entre
intervention et *accompagnement* n'est pas étanche : les personnes qui
font de l'accompagnement dispensent parfois des soins similaires aux
soins professionnels (notamment pour les malades à domicile), alors
que l'intervention comporte de l'accompagnement dont la forme varie
selon la profession concernée[1].

Les personnes mourantes et leurs besoins

La maladie, le déclin de la capacité physique et mentale, voire la mort
imminente, laissent intacts la dignité de la personne et les droits qui
en découlent. Comme l'empereur Hadrien, s'ils en avaient le choix la
plupart des gens voudraient probablement « entrer dans la mort les yeux
ouverts » (Yourcenar, 1986, p. 316). En pratique, toutefois, l'intervention
professionnelle rencontre des difficultés à concilier principes, droits
individuels et situations concrètes. L'exemple le plus courant illustre
une situation dans laquelle on cherche à préserver l'autonomie d'une
personne malade ou mourante. Dans ce contexte, exercer son autonomie consisterait pour cette personne à donner son avis et à participer à
la prise de décision sur les réponses qui pourraient lui être proposées
à ses besoins physiques, psychologiques et spirituels.

Mais qu'arrive-t-il si l'état de cette personne l'empêche de
prendre des décisions ou de formuler ses choix, et la rend dépendante
de celle ou de celui qui prend soin d'elle ? Certaines personnes vivent
le fait de ne plus pouvoir exercer leur liberté comme un soulagement,
un abandon de la lutte, semblable au repos que procure la prise en charge
(Gauthier, 1994). D'autres en ont plus ou moins conscience. Songeons,
par exemple, aux personnes confuses, aux personnes souffrant de

---

1. On emploie souvent le terme *accompagnement* pour désigner tantôt l'ensemble
   des attitudes, des comportements et des actes qui constituent l'intervention
   professionnelle (De Montigny et De Hennezel, 1990), tantôt l'ensemble des
   activités d'assistance accomplies par les proches d'une personne malade ou d'une
   personne mourante (De Ceccatty, 1994 ; Dupuis, Giroux et Noël, 1995).

maladie mentale ou, encore, à celles qui vivent des dépressions sévères. Certaines, par contre, demeurent jusqu'à la fin lucides, capables et désireuses de participer aux traitements qu'elles reçoivent (De Ceccatty, 1994). La responsabilité de veiller à ce que la personne malade ou mourante puisse exercer son autonomie, *dans la mesure de ses capacités,* revient aux intervenantes et aux intervenants ainsi qu'aux proches qui accompagnent des parents, des amies ou amis, à la dernière étape de leur vie.

Les contraintes administratives et l'usure devant la souffrance et la mort ne nous font-elles pas adopter parfois des attitudes, des comportements, des modes de communication, parfois inconscients, qui nous font oublier que la personne en fin de vie est encore *une personne vivante* et *une personne libre* ? Si son corps se retrouve par nécessité entre des mains étrangères, elle n'en demeure pas moins maîtresse de son existence jusqu'à son dernier souffle. Certaines personnes, même si elles communiquent peu et dépendent totalement du personnel soignant sur le plan physique, se sentent tout à fait libres et responsables intérieurement (De Montigny et De Hennezel, 1990, p. 31). Reconnaître, respecter et renforcer cette liberté relève d'une pratique professionnelle attentive et humaine.

Lorsque nous nous adressons à des personnes malades ou mourantes sur un ton infantile ou trop familier (en les tutoyant, par exemple, dans certaines circonstances), lorsque nous les tenons dans l'ignorance de leur état et affichons de l'indifférence, voire de l'arrogance, à l'égard de leurs besoins et de leurs préférences, ne démontrons-nous pas que la dignité et la liberté sont, à nos yeux, des concepts abstraits ? En pratique, le principe « Les besoins de la personne au centre des décisions et des soins » ne prend-il pas souvent l'allure d'un slogan ou d'un vœu pieux ? Si ce n'est par principe, les professionnelles et les professionnels ont au moins un autre motif, intéressé celui-là, pour ne jamais perdre de vue les besoins des personnes malades ou mourantes : sans les personnes malades ou mourantes et leurs besoins, *raison d'être* des professions de la santé, ces professions n'existeraient tout simplement pas. Pour se laisser guider par ces besoins, encore faut-il s'y montrer attentif.

Tout être humain – *a fortiori* la personne qui se trouve confrontée à l'expérience ultime, *sa* mort – veut *être accepté* et *traité comme un être unique.* Ce que cette personne désire le plus, «c'est notre accueil de ce qu'[elle] est, de ce qu'[elle] a, de ce qu'[elle] souhaite et, surtout, de son rythme d'apprentissage et de détérioration» (De Montigny et De Hennezel, 1990, p. 99). La personne mourante a besoin que son intimité soit respectée, chose impossible lorsque les intervenantes et les intervenants se succèdent dans sa chambre sans s'annoncer ou, encore, lorsque plusieurs patientes ou patients occupent la même chambre. Comme elle se sent impuissante et éprouve de l'insécurité dans un milieu qui ne lui est pas familier, cette personne veut être rassurée et se sentir entourée d'attention et d'amour. Les soignantes et les soignants pour qui une attitude aimante est synonyme de sentimentalité, et qui ne voient pas sa place dans les soins professionnels, auront probablement une pratique sèche, sans âme, dont souffriront en silence les personnes mourantes si sensibles aux attitudes et aux sentiments de leur entourage.

C'est un art que de *savoir informer* la personne mourante sur son état avec franchise, tact et simplicité tout en lui donnant l'espoir dont elle a besoin. Cet art fait appel autant au *savoir-être* qu'au *savoir-faire* (Gélinas, 1993), et Elisabeth Kübler-Ross (1975 et 1977) l'a cultivé comme le plus précieux des jardins. Ne pas tenir la personne qui va mourir au courant de l'évolution de son état, c'est la priver du droit de se préparer à la mort, si elle le désire. Par contre, la renseigner sur la nature de sa maladie, sur la façon dont cette dernière évoluera dans les semaines, les mois à venir, et sur les traitements qu'elle recevra contribue à diminuer chez cette personne la peur de mourir, qui est souvent la peur de souffrir. Cela rassure également ses proches ou les personnes accompagnantes et atténue leur sentiment de culpabilité. Le *comment dire* a autant d'importance ici que le *quoi dire* (Kübler-Ross, 1975).

Une attitude authentique et réaliste permet d'adapter l'information à la disponibilité de la personne malade ou mourante à accueillir cette information (Douesnard et Charest, 1993). Une personne sait, à un moment ou l'autre, que sa mort est imminente. Le plus difficile pour plusieurs, c'est d'accepter ce fait. Mais comment une personne peut-elle accepter sa mort lorsque son entourage (le personnel soignant ou sa famille) nie qu'elle est en train de mourir? (Levine, 1991). Qui protège-t-on, en réalité, lorsqu'on agit envers une personne mourante comme si elle était bien portante? Plus que de *dire la vérité*, « il s'agit

[...] d'être vrais, ce qui ne signifie pas nécessairement tout dire immédiatement et sans mesure mais trouver jour après jour l'attitude et les mots justes dans cette relation » (Lamau, 1994a, p. 235).

La personne mourante a besoin d'*être écoutée sans jugement et prise au sérieux* lorsqu'elle exprime ses besoins, ses peurs, ses espoirs, ses préférences, ses plaintes, ses douleurs. La petite tape paternaliste accompagnée d'un « Mais non, ma p'tite dame, mon p'tit monsieur, ça ne fait pas mal du tout », au chevet d'une patiente ou d'un patient exprimant sa douleur, dénote rien de moins que du mépris. Cette négation transmet comme message que cette personne est incapable de traduire elle-même ce qu'elle éprouve ou, encore, qu'elle exagère et même qu'elle feint la douleur. Les professionnelles et les professionnels de la santé qui prétendent connaître la souffrance et le désarroi mieux que la personne qui les vit devraient peut-être songer à changer de profession... *La véritable spécialiste en la matière, c'est la personne souffrante ou mourante* (Gauvin et Régnier, 1992 et 1994). Invalider sa compétence et sa responsabilité, c'est l'inférioriser et l'humilier. Le personnel soignant, parfois motivé par le souci de rassurer à tout prix, est rarement conscient qu'il ajoute ainsi à la souffrance et au chagrin d'une personne malade.

Savoir écouter exige aussi de *savoir se taire* ou, encore, de rompre le silence au moment approprié (Dupuis, Giroux et Noël, 1995). Du plus profond de leur angoisse face à la mort, certaines personnes se plaignent à leurs proches du verbiage dont le personnel soignant les afflige parfois. Celles et ceux qui éprouvent un besoin compulsif de parler, de se raconter, d'étaler leurs émotions et d'exprimer leurs opinions, n'importe quand et à propos de tout, y compris sur ce qui ne les concerne pas, ces personnes ne devraient pas se retrouver au chevet de personnes mourantes. Ces dernières ont besoin plutôt de calme et de silence que seule peut leur apporter une personne discrète et posée.

Comment se reposer et garder contact avec son être intérieur lorsque des intervenantes ou des intervenants profitent de leur rencontre, autour de votre lit, pour se raconter leurs expériences et leurs déboires ? Pire, lorsqu'ils ou elles vous prennent comme confidentes, vous qui souffrez et allez bientôt mourir ? Comment se sentir compris et écouté, lorsqu'un discours tantôt paternaliste tantôt agressif, dans lequel figurent au premier plan les politiques et règlements de l'établissement, les compressions budgétaires et le personnel en nombre insuffisant, rétorque à la moindre demande ou à la moindre critique ? Comment se sentir écouté, compris et respecté lorsque le médecin, à la suite d'une simple question, déverse un flot de mots savants d'où ne transpire pas le désir de partager l'information qu'il possède sur votre situation ?

La compréhension, la compassion et l'empathie sont des qualités essentielles à qui veut se mettre à l'écoute d'une personne mourante. On souhaiterait, parfois, que le personnel soignant (comme dans le film *The Doctor*) prenne pour quelque temps, dans un lit d'hôpital, la place des personnes malades ou mourantes, histoire de vérifier si les plaintes et les critiques sont, comme il le prétend souvent, « du caprice ». Épuisé physiquement et moralement, serait-il capable de réagir au reproche de « ne pas s'aider » qu'on lui adresserait s'il refusait les petites promenades dans le corridor ou, encore, les heures d'attente dans un fauteuil inconfortable que les malades se voient imposer sous différents prétextes (De Ceccatty, 1994) ?

La personnalité, les qualités et les défauts d'une personne l'accompagnent jusqu'au seuil de la mort. Une vérité élémentaire, direz-vous. Pas pour certaines intervenantes et certains intervenants, semble-t-il, qui tiennent des propos désobligeants sur le caractère de tel ou telle malade, qu'ils identifient parfois par le seul numéro d'une porte de chambre (*le* 234 ou *la* 657). Oui, il existe des personnes mourantes (comme il en existe des bien portantes) qui ont un caractère acariâtre, qui injurient sans raison apparente leur entourage, qui se plaignent sans cesse, se montrent tyranniques, agressives et injustes. Oui, il en est de très difficiles à soigner, alors que d'autres le sont beaucoup moins (souvent, parce qu'elles expriment peu d'attentes vis-à-vis du personnel soignant...).

Mais tant que nous n'avons pas marché dans les souliers de ces personnes, pouvons-nous affirmer que nous agirions différemment dans une situation analogue ? La souffrance dicte des comportements et des attitudes imprévisibles. Y répondre par de l'agressivité ou du désintérêt, que la personne mourante peut percevoir comme de l'abandon, c'est une attitude indigne d'une intervention professionnelle. La personne mourante a besoin que nous lui offrions compréhension, tolérance, humour, douceur et tendresse, quitte à ce que nous demandions plus tard, si cela s'avère nécessaire, le soutien et le réconfort de l'équipe soignante.

Deux mots résument finalement ce qui devrait guider l'intervention auprès des personnes mourantes : AMOUR et COMMUNICATION. Une relation *aidante* est avant tout une relation *aimante,* et la personne mourante en a grand besoin (Jomain, 1984 ; Moffatt, 1990 ; Levine, 1991). L'accompagnement comme l'intervention professionnelle comporte une part de gratuité et de renoncement personnel. Il faut l'aptitude à aimer pour accompagner et soigner quotidiennement des personnes dont l'état se dégrade et dont nous n'attendons rien.

Il revient à l'intervenante ou à l'intervenant d'établir (ou de rétablir) la communication avec une personne souffrante, dont les forces diminuent et dont la mort est imminente. Communiquer, c'est entrer en relation avec une personne. Il faut d'abord établir un lien de confiance. La communication peut être verbale ou non verbale et comporte des postures, des gestes, des indices visuels et verbaux, des attitudes qui nous renseignent sur l'état d'esprit ou les sentiments d'autrui (Dupuis, Giroux et Noël, 1995). Une communication authentique et efficace repose sur l'estime de soi et le respect de l'autre. Mais entrer en communication n'est pas naturel et facile pour tout le monde : le tempérament, le contexte familial, l'influence culturelle et les aptitudes personnelles influencent notre façon de communiquer. L'art de la communication s'apprend et se perfectionne comme toute autre forme d'art (Kübler-Ross, 1975 et 1977 ; Poletti, 1988 ; Moffatt, 1990). Et la « qualité de relations sert de base à la qualité de la vie et est une condition *sine qua non* de la qualité des soins » (Poletti, 1988).

Savoir communiquer, c'est savoir aussi décoder le silence et respecter le rythme intérieur de l'autre. Les silences se révèlent parfois des moments intenses et profonds de la communication entre deux êtres (Kübler-Ross, 1977 ; Dupuis, Giroux et Noël, 1995). En général, les personnes mourantes parlent peu. Il faut apprendre à déceler autrement leurs besoins, en se rapprochant d'elles, tout en respectant leur espace vital, en faisant appel à son intuition et à l'énergie qui se transmet entre personnes ou, encore, par le regard et le toucher qui prennent souvent le relais des mots. Toutefois, ces modes de communication, plus intimes, ne conviennent pas à tout le monde ni à tous les contextes. Si le personnel soignant est centré sur la personne malade, il trouvera spontanément l'attitude ou le geste approprié, quelles que soient les circonstances (De Montigny et De Hennezel, 1990).

Les responsabilités professionnelles de l'équipe soignante s'étendent aux proches qui vivent parfois un état de désarroi insoupçonné. Il n'est pas rare, en effet, d'entendre dire que le processus de la mort est parfois plus difficile à vivre pour les personnes qui restent que pour celles qui meurent. L'entourage – parents, enfants, amis, amies, collègues – a parfois autant, sinon plus besoin de soutien que la personne mourante. Les proches se sentent impuissants et coupables lorsqu'ils voient décliner physiquement et, surtout, mentalement un être qu'ils aiment. Souvent, ils vivent un état de crise prolongé. Il leur est parfois difficile de concilier la vie quotidienne et l'expérience de l'agonie ou de la mort d'un proche. Ils ont besoin de confier leur peur de la mort, leur chagrin, leurs inquiétudes devant l'avenir (Lamau, 1994a). En somme, ils ont besoin « d'être reconnus dans la dure épreuve de la perte » (De Montigny et De Hennezel, 1990, p. 100).

Pourtant, les professionnelles et les professionnels de la santé ont tendance à attendre des proches de la personne malade ou mourante qu'ils jouent le rôle de soignantes et de soignants naturels. Il faut être conscient que ces attentes ont un prix élevé : épuisement, troubles affectifs, problèmes financiers, renoncement à des projets personnels, relations perturbées, amertume, culpabilité (Nuland, 1994)[2]. Se montrer à l'écoute de leurs besoins particuliers et les tenir informés de l'état de la personne qui leur est chère sont des attitudes qui les aident à accepter la perte irréversible à laquelle ils sont confrontés ainsi qu'à amorcer ou à poursuivre leur deuil.

Certaines personnes vivront le deuil avec plus de difficulté et auront besoin de thérapie, alors que d'autres tireront un réconfort du

---

2. On peut craindre que la réforme des services de santé engagée au Québec, qui veut mettre l'accent sur les services externes et les soins à domicile, accroisse les pressions sur l'entourage des personnes malades ou mourantes. Les femmes, en particulier, pourraient avoir à payer un prix très élevé pour cette réforme, par exemple, devoir choisir entre leur carrière et prendre soin d'un enfant ou d'un conjoint à domicile. Un risque que le ministre de la Santé et des Services sociaux du Québec n'a pas écarté.

simple fait d'être écoutées et soutenues³. Lorsque nous sommes témoins, au cours de nos interventions, des difficultés que vit l'entourage d'une personne mourante, nous pouvons l'orienter vers les ressources psychologiques, sociales, communautaires ou financières disponibles. Les groupes d'entraide jouent souvent un rôle important dans de telles circonstances. La compréhension, l'empathie, le respect que nous manifestons envers les personnes mourantes s'étendent aux êtres qu'elles se préparent à quitter.

Le personnel soignant, ses motivations et ses besoins

Jusqu'ici, nous avons abordé l'intervention du point de vue des personnes mourantes et de leurs besoins, en soulignant au passage les qualités et les dispositions nécessaires à celles et à ceux qui les soignent. Mais la réussite d'une intervention professionnelle repose également sur les motivations et la satisfaction des besoins du personnel soignant. Le travail au chevet des personnes mourantes exige, de la personne qui en fait une profession, de la confiance en soi et une formation appropriée. Il l'oblige à se pencher sur ses valeurs et ses besoins propres et, parfois, modifie son regard sur la vie. « Si soigner, c'est AIDER À VIVRE, écrit Rosette Poletti, et respecter la personne soignée, ses valeurs, ce qu'elle est, ceux qui soignent doivent aussi vivre au plein sens du terme, vivre en respectant pour eux-mêmes leurs droits, leurs valeurs, avoir une qualité de vie personnelle, qui va contribuer à la qualité des soins qu'ils vont offrir. Je pose donc l'hypothèse que la qualité des soins et le respect des valeurs des personnes soignées ne sont pas une affaire neutre » (1988, p. 37). Qu'est-ce donc qui motive des personnes à faire un tel choix ? Quels sont leurs besoins ? Quelles ressources peuvent les aider à traverser leurs difficultés ?

Des recherches soutiennent qu'un sentiment inconscient de culpabilité et un désir de réparation conduisent certaines personnes « à rechercher des situations qui les confrontent à la souffrance et à la mort » (De Montigny et De Hennezel, 1990, p. 56). La plupart des

---

3. Nous aborderons ce sujet plus en détail dans le chapitre sur le deuil.

intervenantes et des intervenants en soins palliatifs interrogés au cours de ces recherches reconnaissent, parmi les événements qui ont motivé leur choix, « une ou plusieurs morts ratées ou escamotées », c'est-à-dire « des morts qui n'ont pas donné lieu à un échange, qui n'ont pas été socialisées, des morts où l'humain n'a pas pris sa dimension » (De Montigny et De Hennezel, 1990, p. 156). Parfois, on se sent aussi coupable d'être vivant, alors qu'une sœur, un frère, un enfant, un père, une mère, une patiente ou un patient va mourir bientôt, toujours trop tôt.

Le choix d'accompagner des personnes mourantes peut aussi découler d'un désir d'éloigner la mort, sorte de défi à relever, ou encore du besoin de surmonter sa propre peur de la mort (De Montigny et De Hennezel, 1990), de la mieux connaître et apprivoiser. Outre une forme d'exorcisme, on voit parfois dans ce choix une façon pour le personnel soignant de transformer les pertes vécues en dynamique de sollicitude et d'amour (Frappier, 1989). On peut aussi choisir cette profession tout simplement parce qu'on l'aime et qu'on aime les êtres humains.

Il arrive que le choix de côtoyer la mort de près soit motivé par le désir de clarifier le sens de la vie, de rejoindre ce qu'on pressent comme *essentiel* en soi, de participer à un « événement psychique » et de vivre plus intensément. La plupart de celles et de ceux qui travaillent au chevet de personnes mourantes ont vu s'accroître leur goût de vivre et expérimentent un processus de croissance continue qui les aide à approfondir leur relation à la vie (De Montigny et De Hennezel, 1990 ; Moffatt, 1990 ; Levine, 1991 et 1992).

Il faut parfois des années et l'aplanissement de bien des difficultés avant de découvrir ses motivations les plus profondes. Affirmer que l'intervention auprès des personnes mourantes exige d'avoir « guéri ses blessures vives » (De Montigny et De Hennezel, 1990, p. 51), ou de s'être détaché de sa propre peur de la souffrance et de la mort (Levine, 1991), ne signifie pas qu'il faille avoir résolu tous ses problèmes ni répondu à toutes les questions. Il s'agit plutôt de reconnaître que les intervenantes et les intervenants sont des êtres humains comme les autres, qui portent une histoire personnelle, tissée de désirs, de projets, de pertes, de souffrance, de détresse également. Une souffrance assumée donne ouverture à la compassion et à la tendresse qui réconfortent et font grandir aussi bien les personnes qui les prodiguent que celles qui en bénéficient.

Les motivations des personnes qui soignent ou qui accompagnent des êtres humains vers la mort se révèlent (ou se mesurent) parfois face aux difficultés qu'elles rencontrent et aux besoins qu'elles découvrent en elles. Les besoins les plus souvent exprimés sont la formation et le développement personnel (Deschamps, 1988 ; Poletti, 1988) perçus comme des moyens nécessaires pour affronter l'angoisse et le sentiment de culpabilité qui peuvent nous envahir face à la mort (Chanceaulme-Joubert, 1990). Pour des personnes soignantes, le plus difficile, c'est l'usure que provoque la confrontation quotidienne avec la mort, l'inconnu, l'imprévisible, les sentiments d'impuissance et d'inefficacité. Pour d'autres, c'est de revenir à la « vie ordinaire », le quotidien envahi par les morts et les deuils répétés (De Montigny et De Hennezel, 1990 ; Lamau, 1994a).

Les personnes qui voient mourir jour après jour des êtres qu'elles ont soignés et aimés vivent en effet des deuils, différents certes de ceux vécus par les proches, mais des deuils qui n'en laissent pas moins des traces dans la vie affective et psychique. Des études ont noté que l'absentéisme infirmier augmente après des décès très difficiles (Goldenberg, 1988). La fatigue physique et morale, le stress, la tristesse née de l'impuissance à apaiser la souffrance peuvent atteindre autant les soignants et les soignantes que les proches de la personne mourante. Un solide équilibre émotionnel est nécessaire, également, pour subir la violence et la colère que les personnes mourantes dirigent parfois contre leur entourage, surtout contre celles et ceux qui les soignent. Des soignantes et des soignants trouvent difficile de rester en contact affectif avec la personne qui agonise sans s'identifier à elle ni se laisser atteindre par sa détresse (Monette, 1990).

Chacun ou chacune trouve ses propres moyens de surmonter ces difficultés. Pour plusieurs, l'équipe devient la ressource indispensable parce qu'elle procure un sentiment d'appartenance et rompt la solitude du soignant et de la soignante face à la mort (Poletti, 1988). L'équipe est le lieu où l'on peut tout exprimer sans crainte d'être jugé et où commence la prévention contre l'épuisement professionnel fréquent

au sein de ces professions. Les collègues peuvent nous aider à surmonter des craintes ou des moments de découragement, à bien évaluer
et à respecter nos limites, à mettre en perspective les événements.
L'équipe est également un lieu d'information et de formation. On y
échange des solutions à des problèmes concrets, des connaissances
acquises par la pratique professionnelle, les lectures et les recherches
personnelles, les études, les stages, les voyages. On y réorganise les
soins et y redistribue les responsabilités. Les groupes de soutien non
professionnels peuvent aussi être utiles aux personnes qui sentent le
besoin de partager un cheminement personnel, qu'il soit de nature
psychologique ou de nature spirituelle.

Il n'existe pas de domaine, peut-être, qui nécessite autant
d'équilibre entre la vie personnelle et la vie professionnelle. Une bonne
hygiène de vie, basée sur une alimentation saine et de l'exercice physique régulier, ainsi que les contacts sociaux en dehors du lieu de travail
favorisent cet équilibre. Plusieurs recherchent en dehors du travail des
activités plus légères, qui font place à l'humour et aux plaisirs simples
de la vie. D'autres s'adonnent à des loisirs qui les passionnent (les
sports, le contact avec la nature, le yoga, etc.). Il en est qui trouvent
un ressourcement émotif dans des contacts réguliers avec des enfants,
d'autres qui développent leur créativité dans la pratique d'un art (la
peinture, la sculpture, la musique, etc.) ou dans l'écriture, domaines
dont on connaît la valeur thérapeutique.

Toutefois, il serait faux de penser que l'intervention auprès
des personnes mourantes ne comporte que des difficultés. Elle procure
aussi des gratifications, donne aux intervenantes et intervenants une
profondeur de cœur et de vision qui mène souvent à un éveil spirituel
(Olivier, 1994). Écouter et soigner des personnes qui revoient le film
de leur vie et essaient *in extremis* de lui donner un sens renvoie l'intervenante ou l'intervenant à sa propre quête de sens, ce qui fait dire que
« travailler avec un mourant, c'est travailler sur soi-même » (Kübler-
Ross, 1977 ; Levine, 1991). Cette dimension de l'expérience de la mort
étonne et parfois bouleverse les professionnelles et les professionnels,
qui ont été formés principalement à donner des soins physiques dans
des milieux dominés par la performance techno-médicale. Cet aspect
du cheminement vers la mort les trouble parfois parce qu'il interpelle

l'invisible, remodèle les valeurs et, chez plusieurs, révèle les motivations réelles face à la vie. Il nous semble donc important de l'aborder brièvement, car l'intervention consiste également à se mettre à l'écoute de cette dimension.

Qui suis-je ? Qui meurt ?

Au cours de notre existence, nous avons maintes occasions de nous demander : « Qu'est-ce que la vie ? Qui suis-je ? », sans que nous donnions nécessairement à ces interrogations des réponses qui nous satisfassent. Nous sentons que « quelque chose » nous dépasse, nous aspirons à « quelque chose de plus », que nous ne parvenons pas à identifier précisément. Nous avons l'intuition que notre nature véritable s'exprime au-delà de notre expérience corporelle, et nous cherchons sans cesse à l'atteindre. Cette quête de soi (qui suis-je ?) nous fait prendre conscience que nous savons peu de choses de la vie, en réalité, un non-savoir qui « crée un état d'expansion à tous les niveaux, une ouverture à l'inconnu et donc à la toute-possibilité » (Klein, 1994, p. 14).

Lorsque la vie s'achève, la question du sens se fait plus pressante, voire obsédante, et le temps pour y répondre nous est compté. Chaque personne « crée » du sens pour elle-même. Le mot *sens* indique ici « à la fois la perception de la réalité à travers les organes sensoriels, la signification et, enfin, la direction, l'orientation. La question "Quel sens puis-je donner à ma vie, sachant que je peux mourir bientôt ?" recouvre ces trois aspects » (De Montigny et De Hennezel, 1990, p. 123). Il existe plus d'une réponse à cette question et sans doute la meilleure appartient-elle à la personne qui s'interroge. Aider, soigner, assister, intervenir dans ces circonstances ne consiste pas à imposer un sens à la vie ou à la mort des autres. L'intervention, synonyme de disponibilité et d'accompagnement, prend alors toute sa signification.

Une personne qui sait sa mort prochaine peut aussi sentir l'urgence de donner une réponse à des questions qu'elle s'est posées toute sa vie. Quelle importance aura ma mort pour mes proches ? M'aiment-ils ? Souffriront-ils beaucoup ? Comment vivront-ils sans moi ? Qui s'occupera de mes enfants ? Pourquoi dois-je mourir ? Qu'est-ce qui m'attend de « l'autre côté » du miroir ? Reverrai-je mes parents, mon conjoint, ma conjointe, mes enfants, mes petits-enfants, mes amis, mes amies ? Est-ce que quelque chose restera de moi ? Qu'est-ce, au juste, qui meurt en moi ? Mon corps physique seul ou autre chose aussi ? L'âme, la conscience survit-elle à l'anéantissement corporel (Levine, 1991) ?

Indépendamment de toute croyance en un dieu ou en une religion, la plupart des êtres humains croient à une forme ou l'autre d'immortalité, à une « continuité psychique », qu'ils l'attribuent à l'âme, à la conscience ou à l'esprit. Qu'ils y croient par nécessité de donner un sens à ce qui leur semble ne pas en avoir (vivre pour disparaître ensuite dans l'inconnu) ou pour toute autre raison importe peu. Cette croyance peut les aider à vivre le temps qui leur reste et à mourir, comme elle peut être mise à rude épreuve par la mort imminente, lorsque le doute et la peur de l'inconnu nous assaillent (De Montigny et De Hennezel, 1990). Le respect du cheminement personnel et de l'intégrité psychique est ici en cause. L'intervention peut alors se traduire par le silence compréhensif et la qualité de la présence.

Les milieux hospitaliers ne conçoivent généralement pas la mort comme une étape de la vie et une occasion d'éveil spirituel. Bien que les choses commencent à changer, la plupart se bornent souvent à offrir des soins palliatifs pour soulager la douleur physique et la détresse psychologique, comme si les besoins spirituels des personnes mourantes ne les concernaient pas. On peut se demander si la crainte de la mort et la perspective d'avoir à s'interroger sur les aspects intangibles de la vie ne motivent pas cette attitude. Certains établissements « confessionnalisent » l'assistance aux personnes mourantes, comme on a « confessionnalisé » l'éducation, et croient avoir satisfait tous les besoins psychiques et spirituels des personnes au seuil de la mort lorsqu'ils ont mis à leur disposition les services d'un aumônier, d'un pasteur ou d'un rabbin. Que font-ils des besoins des personnes qui ne pratiquent aucune religion ou de celles qui n'admettent pas des réponses religieuses et morales à des questions d'ordre psychique et d'ordre spirituel (Donnars, 1988 ; Vimort, 1990) ?

Prodiguer soins et assistance aux personnes mourantes est un travail d'équipe. Bien que l'intervention infirmière ou l'intervention médicale nécessite une compréhension des dimensions psychique et spirituelle de l'être humain, ce type d'intervention ne peut remplacer, lorsqu'il est requis, un accompagnement spirituel spécifique. Aussi revient-il au personnel soignant de se mettre à l'écoute de la personne mourante afin de déceler ses attentes et ses besoins en matière spirituelle et de lui procurer les ressources appropriées. L'intervention, c'est aussi « l'écoute du cœur » (Levine, 1992).

Chaque personne vit sa mort à sa façon, plus souvent comme elle peut que comme elle veut. Il importe de respecter toutes les façons de mourir, même si elles nous dérangent, nous effraient ou nous déçoivent, même si elles s'écartent des schèmes élaborés par les spécialistes auxquels nous faisons écho dans cet ouvrage. En dépit des connaissances acquises, l'intervenante ou l'intervenant doivent s'attendre à tout devant la mort parce qu'ils se retrouvent toujours devant l'inconnu. *En la matière, la seule spécialiste est la personne qui meurt.*

Aussi laissera-t-on de côté les préjugés et les idées reçues et se montrera-t-on prudent dans l'usage des théories qui ont cours sur la « bonne mort » ou la « belle mort ». La « bonne mort » serait-elle un mythe (De Montigny et De Hennezel, 1990) ? « Bonne mort » pour qui ? la personne qui meurt ? celle qui la soigne ? celle qui l'assiste ? Qu'est-ce donc que bien mourir ? « Réduire le gâchis », soulager la douleur et empêcher la solitude extrême de la personne mourante, autant que faire se peut, car « c'est l'amour qui rend une mort " bonne " » (Nuland, 1994, p. 243). La mort, renoncement ultime, n'est jamais facile et la bonne façon de mourir, c'est probablement celle dont on meurt.

Enfin, certaines personnes ne souhaitent pas être accompagnées tout au long du processus de la mort. Elles préfèrent y cheminer seules, sans pour autant se retrouver isolées physiquement. Ce choix peut correspondre à « une peur, une insécurité profondes » (De Montigny et De Hennezel, 1990, p. 35), comme il peut tout simplement exprimer le besoin de faire le point sur sa vie à l'abri du regard de l'autre et de toute influence extérieure. Sommes-nous capables d'accepter que des personnes auxquelles nous prodiguons des soins choisissent de mourir sans nous et même qu'elles expriment leur révolte ? En ces circonstances, ce que nous pouvons faire pour ces personnes – et c'est déjà beaucoup – c'est de leur manifester notre affection et notre disponibilité afin de les rassurer à l'instant où elles en ont bien besoin. En somme, c'est « accompagner la vie jusqu'à la mort[4] ».

Lectures suggérées

1. Elisabeth Kübler-Ross, *Les derniers instants de la vie*, Genève et Montréal, Labor et Fides, 1975. Chap. XI, « Réactions au séminaire sur la mort et l'agonie », p. 247-270.

2. Johanne De Montigny et Marie De Hennezel, avec la collaboration de Lise Monette, préface de L.-V. Thomas, *L'amour ultime. Psychologie et tendresse dans la traversée du mourir*, Montréal, Stanké, 1990.

3. Anne Plante, « Le rôle de l'infirmière auprès des personnes en phase terminale », *Frontières* (hiver 1983), p. 21-27.

4. René de Ceccatty, *L'accompagnement*, Paris, Gallimard, 1994.

5. Christiane Jomain, *Mourir dans la tendresse*. Paris, Éd. du Centurion, Collection « Infirmières d'aujourd'hui », 1984. Chap. 4, « Soins aux personnes en fin de vie », p. 158-182.

6. Renée Sébag-Lanoë, *Mais qui a perdu sa dignité ?* dans *JALMALV* (Revue *Jusqu'à la mort accompagner la vie*), n° 31 (décembre 1992), p. 20-29.

---

4. *Jusqu'à la mort accompagner la vie* est le titre évocateur d'une revue européenne et interdisciplinaire sur la mort (*JALMALV*).

CHEMINEMENT

I.   Expliquez les aspects psychologiques et relationnels de la phase terminale décrite par le psychologue J.-P. Pillot. Dégagez-en les principaux besoins des personnes mourantes (J.-P. Pillot, « Aspects psychologiques et relationnels de la phase terminale », *Soins*, n° 508 (janvier 1988), p. 19-26).

II.   C. Christenson emploie différents moyens pour amener la famille et les autres proches à accepter la mort et à aider la personne mourante dans son cheminement. Discutez ces moyens (Betty Clare Moffatt, *Neuf clés pour vivre sa mort*, Paris, Éd. Le Souffle d'Or, 1990. Chap. 5, « Le don de guider », p. 145-178).

III.   Ce que vivent les personnes mourantes provoque des réactions diverses chez les soignantes et les soignants. En vous inspirant des textes suivants, identifiez les difficultés que rencontre la personne soignante ou accompagnante, ses besoins et les moyens de lui venir en aide. Rosette Poletti, « Les soignants prennent-ils soin d'eux-mêmes ? Qualité de vie ? Qualité de soins ? », *JALMALV*, n° 14, septembre 1988, p. 33-38. Josselyne Chanceaulme-Joubert, « La réalité dans les services : angoisse, culpabilité et orages émotionnels », dans *Mourir, ultime tendresse*, Bruxelles, Éd. Pierre Mardaga, 1990, p. 21-28. Claude de la Genardière, « L'accompagnant, l'accompagné et l'autre », *JALMALV*, n° 23, décembre 1990, p. 45-51. Emmanuel Goldenberg, « Aider les soignants en souffrance », *JALMALV*, n° 14, septembre 1988, p. 3-13.

IV.   En vous inspirant de vos lectures et du témoignage intitulé « Maman a bouclé ses bagages », à la fin de ce chapitre, indiquez quelles devraient être, selon vous, les attitudes des intervenantes et intervenants envers les personnes mourantes et envers leurs proches. Comment peuvent-ils découvrir les besoins de ces personnes mourantes ? de leurs proches ?

V.   De quelle façon les personnes soignantes peuvent-elles exprimer leur deuil ?

TÉMOIGNAGE

Maman a bouclé ses bagages

Maman entra à l'hôpital en juin et mourut en septembre 1995. Depuis un an, elle souffrait de problèmes de vessie et l'urologue, qui lui avait prescrit des examens, n'avait pas jugé bon de lui en transmettre les résultats. C'est l'histoire de son agonie, que je vais ici raconter, où s'entremêlent ses attitudes face à la mort, celles de sa famille et celles du personnel hospitalier qui a soigné et accompagné maman jusqu'à sa fin.

Maman fut d'abord opérée pour un cancer de la vessie par un chirurgien compréhensif en qui elle avait mis toute sa confiance. Elle récupéra rapidement. Malheureusement, quelques mois plus tard, on découvrit des métastases dans une autre partie de sa vessie, et elle dut se soumettre à des traitements de radiothérapie qui lui brûlèrent l'épiderme et furent pour elle un véritable supplice. On la croyait alors incapable de supporter une nouvelle opération ou, encore, de la chimiothérapie. Mal en point, elle revint ensuite chez elle, se plaignant de plaies de pression, dont elle eut bien du mal à se défaire, ainsi que d'un état de faiblesse qui ne devait plus la quitter. Plus tard, maman nous confia qu'elle n'aurait pas accepté de répéter une telle expérience.

Dès que la famille apprit l'état de maman, elle s'organisa pour lui assurer le maximum de soutien possible. L'un de mes frères allait préparer et prendre le petit déjeuner avec elle, ce qui leur offrait l'occasion de longues conversations. Ma belle-sœur lui apportait des plats cuisinés et allait changer ses pansements. Maman leur manifestait toute sa reconnaissance, mais elle s'ennuyait et souffrait de ne pouvoir sortir. Elle se montra heureuse, un jour, de pouvoir se rendre au foyer qu'elle fréquentait. Mais quelque temps plus tard, on dut la conduire à l'hôpital pour une fissure aux intestins. Appelés d'urgence à son chevet, nous croyions, comme elle, sa mort imminente.

Maman n'avait pas peur de la mort, car elle s'y préparait depuis longtemps. Aussi, croyant n'avoir que quelque temps à vivre, elle entreprit de régler les détails de ses funérailles et quelques autres affaires. Secondée par mon fils avec qui elle entretenait une relation étroite, elle écrivit une lettre officielle de démission au comité des usagers et des usagères qu'elle présidait au foyer où elle était bénévole et des lettres personnelles à quelques membres de ce comité. Elle se montrait très minutieuse quant au contenu de chaque lettre qu'elle dictait à mon fils et, en dépit de son état, elle tint à les signer toutes.

Si maman attendait la mort, il était toujours possible que cette dernière ne vienne pas dans l'immédiat. Elle ne pourrait pas rentrer chez elle.

Aussi nous fallait-il tout prévoir, résilier son bail, vider l'appartement et trouver une autre résidence, ce dont elle discuta longuement avec le médecin qui la suivait. Maman demanda d'être hébergée, si elle survivait, au foyer où elle faisait du bénévolat et sa demande fut accueillie chaleureusement. Une fois cette question réglée, elle fut très soulagée. Elle ne montrait guère d'enthousiasme à l'idée qu'elle ne mourrait pas encore cette fois-là, mais elle se résigna à préparer son entrée au foyer.

Nous formions un véritable clan autour de maman, heureuse de voir sa famille réunie : « Je suis contente de vous voir ensemble, c'est comme un jardin fleuri », disait-elle. L'une de mes sœurs servait d'agente de liaison, ce qui permit à des personnes éloignées d'établir un dernier contact, soit au téléphone, soit en personne, avec maman. Son frère, ses enfants, petits-enfants, neveux, nièces, cousines et cousins venaient de partout au Québec pour lui rendre visite, ce dont elle tirait réconfort et fierté. Presque jusqu'à la fin, maman exerça un contrôle sur sa médication de manière à rester éveillée pour recevoir des visites. Nous devions la convaincre de dormir sans se préoccuper de notre présence. J'avais pris congé afin de pouvoir être auprès d'elle aussi souvent que possible car il me semblait important de vivre cette étape cruciale avec elle. Je me rappelle avec émotion l'un de ces moments privilégiés passés à son chevet. Maman s'était réveillée, m'avait fait son plus beau sourire, puis s'était rendormie en souriant. Je croyais alors qu'elle nous quitterait bientôt. Une autre fois, elle m'indiqua quel ensemble elle désirait porter dans son cercueil et demanda qu'il soit expédié chez le nettoyeur.

Quelques mois plus tôt, maman avait fait son testament. Il lui importait surtout que tout se déroule dans l'harmonie et que personne ne se sente lésé. Mon frère et ma sœur, exécuteurs testamentaires, se sentirent soulagés qu'elle puisse prendre des décisions ou entériner leurs propositions, car il n'est pas facile de répartir des biens après la mort d'une personne dont on ignore les volontés. Maman tenait absolument à ce que chacune et chacun reprennent les objets qu'ils lui avaient offerts. Quelques mois plus tôt, elle avait également préparé un document qui confiait à mon frère la responsabilité de ses affaires au cas où elle deviendrait inapte. Elle y spécifiait, entre autres, qu'elle refusait toute forme d'acharnement thérapeutique et voulait qu'on soulage ses douleurs même si le moment de sa mort devait en être devancé.

Lorsqu'elle sut qu'elle avait un cancer de la vessie et des intestins et qu'elle ne sortirait pas vivante de l'hôpital, maman me l'apprit avec beaucoup de ménagement. « Je me préparais pour le foyer, dit-elle, maintenant je prépare ma valise pour le grand départ et je veux mettre dedans le plus de belles choses possible. » Son frère l'aida à prévenir la famille et il fut pour elle un excellent soutien tout au long de son hospitalisation. Maman n'était pas capricieuse, mais elle connaissait très bien ses besoins et savait les exprimer. Elle se sentait rassurée de mourir à l'hôpital et obtint du médecin qu'il la tienne au courant de l'évolution de son état. Il tint parole jusqu'à la fin. Maman a toujours été une personne accueillante et l'approche de la mort n'a rien changé à ce trait de personnalité. Elle montrait beaucoup d'intérêt pour ce que vivaient les autres et exprimait de la reconnaissance pour les soins qui lui étaient dispensés. Elle avait beaucoup d'estime pour celles et ceux qui la soignaient, et il faut dire qu'ils le méritaient bien. Toute la famille peut témoigner du dévouement et de la compétence du personnel hospitalier, en dépit des « coupures » budgétaires inhumaines dont les effets sont perceptibles.

Maman a créé des relations privilégiées avec des membres du personnel infirmier. J., une infirmière qu'elle aimait beaucoup, ne partait jamais sans l'embrasser et lorsque maman dut déménager dans une autre chambre, il fut important pour les deux de se retrouver là où J. continuerait de prendre soin d'elle. Avec B., un jeune infirmier, c'était une belle relation d'affection qui durait depuis plus d'un an. Il l'avait connue lors d'une hospitalisation antérieure. Cette fois, même si ses fonctions l'amenaient à un autre étage, B. venait souvent rendre visite à maman après son travail. Il lui est arrivé, dans les derniers moments, de la veiller en compagnie d'un ou des membres de la famille. B. est un être sensible et généreux. Il nous confia qu'il réussissait d'habitude à garder une certaine distance émotive avec les patients et les patientes, sans quoi il aurait vécu des deuils perpétuels. Avec maman, c'était différent, le contact avait été plus profond. Il se sentait proche d'elle et il tint à assister à ses funérailles.

C'est à B. que maman doit également d'être demeurée jusqu'à sa mort dans l'ambiance rassurante qui s'était créée autour d'elle depuis le début de son hospitalisation. Apprenant qu'elle devait être transférée à un autre étage, au cours de la dernière semaine de sa vie, B. prévint la famille qu'elle pouvait s'opposer à ce déplacement, ce que nous avons fait. Je songe à toutes ces personnes mourantes qui n'ont pas de B. ni de famille pour intervenir en leur faveur et à qui on impose des déplacements et des séparations pénibles au moment même où elles approchent de la séparation ultime.

Je dus retourner au travail, et je fus heureuse que ma sœur G. revienne auprès de maman et projette de l'accompagner jusqu'à la fin. G. est une personne très spontanée et sa présence a sûrement réconforté maman en plus de s'avérer une aide précieuse pour le reste de la famille. La visite de son cousin prêtre fit grand plaisir à maman, qui a toujours été une personne très catholique, tout en croyant depuis sa jeunesse à la réincarnation. Elle en profita pour régler avec lui les détails de l'office funèbre qu'il devait présider. Son cousin s'intéressait beaucoup à la généalogie et recueillit auprès de maman des renseignements sur leur grand-père maternel. Maman les lui donna volontiers et en profita pour rectifier des faits concernant une autre membre de la famille à laquelle les enfants n'avaient pas rendu justice dans un livre de famille. Le cousin promit de rétablir les faits, et maman fut satisfaite d'avoir réglé ce qui la tracassait depuis plusieurs années.

Les situations semblent parfois si tragiques que l'on croit peu importants les détails du quotidien, mais de petites attentions peuvent tout de même adoucir les difficultés. C'est avec reconnaissance que maman accepta des chemises de nuit autres que celles de l'hôpital. Elle se montra contente d'avoir conservé tous ses cheveux et elle insistait pour garder les ongles longs quand ma sœur les lui arrangeait. En somme, maman s'est sentie et a été considérée comme une personne vivante jusqu'à son dernier souffle, ce qu'on souhaiterait à toutes les personnes sur le point de mourir.

Que maman parle fréquemment de tout ce qui entourait sa mort et montre tant de courage m'a beaucoup impressionnée. Même dans la souffrance, elle conservait sa bonne humeur. L'un de mes frères fut très ému de la dernière conversation qu'il eut avec elle et se trouvait privilégié. Maman avait accepté la mort et estimait qu'elle tardait trop. À son petit-fils qui s'enquérait de son état, elle confia un jour qu'elle se trouvait trop résistante et, avec son habituel sens de l'humour, elle ajouta : « Il faudrait me tirer au 22. »

Elle se souciait beaucoup de nous préparer à son départ. Je craignais qu'elle ne s'oublie trop pour nous. Un jour, je lui ai dit qu'elle était l'actrice principale du drame qui se jouait et qu'elle devait le vivre comme elle l'entendait, chacune et chacun de nous assumerait sa propre expérience face à la situation. Un autre jour, elle s'inquiétait parce qu'une personne de la famille avait pleuré avec elle. Je lui fis remarquer qu'il était normal, dans les circonstances, de vivre et d'exprimer beaucoup d'émotions, que nous ne pouvions rester neutres ou indifférents. Elle me répondit : « C'est vrai qu'il est important d'exprimer ses émotions. Autrement, on peut en mourir. » Un jour, elle a pleuré en me disant combien elle aurait aimé faire davantage pour nous lorsque nous étions enfants. Les regrets d'une personne qui approche de la mort sont très émouvants, d'autant plus quand cette personne est notre mère. J'espère l'avoir rassurée quelquefois, mais comment savoir si on trouve les mots appropriés au bon moment ? Comme nous étions plusieurs à l'entourer, sans doute a-t-elle pu puiser dans cet éventail d'approches ce qui pouvait la réconforter. Je lui ai dit d'être à l'aise si elle voulait parler à quelqu'un en particulier. D'abord hésitante, elle eut par la suite des tête-à-tête d'une grande importance pour elle et qui furent pour nous toutes et tous un beau cadeau d'adieu. Aussi, lorsqu'une infirmière lui proposa les services d'un ou d'une psychologue, si elle le désirait, maman la remercia en précisant que c'était superflu puisque toute sa famille l'entourait.

Plus d'une fois, j'ai pu constater l'importance pour la personne qui va mourir de voir sa famille auprès d'elle, non seulement pour lui apporter le réconfort affectif, mais aussi lui servir d'interprète dans certaines circonstances.

La famille doit entretenir de bons contacts avec le personnel hospitalier, qui prend davantage au sérieux les renseignements sur les réactions de la malade en son absence s'il connaît les personnes qui les lui transmettent. Le personnel se montre alors plus attentif aux besoins de la personne malade, il intervient avec plus de célérité et de pertinence. Je pense, par exemple, au jour où le lait que maman essayait de boire avec difficulté était caillé. Mon fils s'en rendit compte et en avisa l'infirmière. Une autre fois, au cours d'une nuit, maman râlait et se montrait agitée parce qu'on tardait à lui donner l'injection qui devait tempérer les effets indésirables de la morphine. L'infirmière de garde ne trouvait rien d'anormal à l'état de maman, mais celle qui la remplaça au poste de garde, et que nous connaissions, fit en sorte que maman ait une injection *obligatoire* plutôt qu'*au besoin*. Dans des circonstances analogues, qu'arrive-t-il aux personnes seules, incapables de s'exprimer ?

Jusqu'à sa mort, maman s'est montrée intéressée à la vie et aux autres. Elle avait écrit des contes et elle souhaitait les faire lire à quelques membres du personnel infirmier qu'elle aimait particulièrement. Était-ce trop prétentieux ? s'inquiétait-elle. Je la rassurai sur ce point et mon fils transcrivit ses contes sur traitement de texte. Malheureusement, une fois ses contes prêts, maman n'était plus en mesure de s'en occuper. J'en imprimai donc quelques exemplaires que mon fils remit à des personnes qui étaient chères à maman. Ma sœur en lut un à la cérémonie funéraire, offrant ainsi à l'assistance l'occasion d'entrer en contact avec la personnalité de maman, tout empreinte de générosité et d'attention à autrui.

Les deux moments charnières de la vie, la naissance et la mort, devraient recevoir la même attention, car ils sont deux passages majeurs et inéluctables. Avec la mort, le cercle se referme pour une fin ou un recommencement. Si maman était décédée au début de sa maladie, d'un arrêt cardiaque par exemple, nous aurions une vision différente de l'agonie. Le lent processus de détérioration qu'elle a connu nous a permis d'apprendre beaucoup sur les soins et l'accompagnement dont une personne mourante a besoin. Le personnel médical et infirmier devrait recevoir une formation obligatoire très poussée qui le prépare à bien soigner et accompagner les personnes mourantes. Peut-être les administrateurs et administratrices d'hôpitaux feraient-ils des choix plus humains s'ils délaissaient de temps à autre leur comptabilité pour accompagner des personnes sur le chemin de la mort.

CHAPITRE 5

DANS LE CREUSET DE LA SOUFFRANCE

Comme dans les accouchements, dans la plainte et le cri,
j'ai enfanté tous mes chagrins et m'en suis délivré,
me sentant chaque fois devenir la foule des femmes du monde,
tout en me sachant homme, le deuil ultime est androgyne,
c'est ce que j'ai éprouvé au long de ces années.

(Madeleine Gagnon, *Le vent majeur*, 1995)

L a première expérience humaine est une expérience de la perte : en naissant, nous perdons le lien symbiotique qui nous assurait la vie et la sécurité. Désormais, c'est comme être physique séparé que nous traverserons l'existence. Nous ferons l'expérience du désir et de la frustration, du plaisir et de la souffrance, de l'illusion et de l'impermanence, créant et défaisant sans cesse des liens, allant d'abandon en abandon, de perte en perte, de deuil en deuil. « Vivre, c'est perdre » (Georges, 1986, p. 60). C'est un lent processus qui nous amène à prendre conscience que tout ce qui existe est fait pour la mort. « Tout ce que la vie contient de douleur, de souffrance et de difficulté peut être perçu comme autant d'occasions qui nous sont offertes pour nous conduire, graduellement, à une acceptation émotionnelle de la mort » (Sogyal Rinpoché, 1993, p. 61).

Les anciens mots *dol* et *doel*, dont le terme « deuil » est issu, traduisaient la souffrance éprouvée à la mort d'un être cher. Le deuil signifiait « la douleur par excellence, dont l'expression était légitime et nécessaire » (Ariès, 1975, p. 176). En occultant la mort, la société occidentale actuelle a fait également silence sur le deuil, son corollaire immédiat, et « s'est coupée d'une connaissance ancestrale dont chacun se nourrissait aussi bien en tant qu'individu qu'en tant que membre d'une communauté humaine » (Fauré, 1995, p.14). À force d'imposer le plaisir comme but ultime de la vie, on a rendu illégitimes, voire illicites, la perte et la souffrance et créé une armée d'êtres humains qui tentent désespérément d'endormir la douleur interdite par l'excès de travail, les drogues légales et illégales, le bruit et la violence. Que la perte d'un être cher frappe soudain une personne, on lui manifeste certes de la sympathie, mais combien de fois ne souhaite-t-on pas secrètement qu'elle réprime son chagrin et continue de vivre comme si rien ne s'était passé ? Les valeurs et les principes sociaux concernant la mort et le deuil heurtent de front le processus naturel du deuil et, même, le développement affectif et les aspirations spirituelles profondes de l'être humain. La souffrance, comme la mort, dérange profondément et le temps de guérison commandé par le deuil contrarie les intérêts économiques de la société.

Pourtant, on traverserait la vie sans rien apprendre si on ne trouvait sur sa route la perte qui révèle à soi-même et enseigne aussi bien la grandeur que la relativité des êtres et des choses de l'univers. On peut aussi voir la mort comme un rite de passage, croire que la vie ne s'arrête pas avec la mort biologique et que « l'âme a un avenir » (Graber Foos, 1990, p. 35). Dans cette perspective, on conçoit le deuil comme une expérience investie d'un potentiel de transformation, de croissance, de joie et d'amour, que l'on peut faire fructifier à la condition de reconnaître la réalité de la souffrance, de s'en faire une alliée, et non de la combattre. « La croissance opère un déplacement de [notre] attention depuis les choses ordinaires de la vie vers les éléments plus importants » (Deits, 1988, p. 122). Elle est quête du sens de la vie et conscience de l'union de tous les êtres en un même destin.

Expérience universelle dont l'anthropologie et l'histoire font ressortir le caractère collectif et rituel, et la philosophie et la psychologie, le caractère individuel et psychique, le deuil renvoie à des réalités de deux ordres : « [...] l'état intérieur de celui [ou celle] qui a perdu un être cher, ensuite l'ensemble des manifestations qui traduisent cet état » (Druet, 1987, p. 46). Mais le deuil est plus une *action* qu'un *état*, comme l'indique l'expression « faire son deuil ». Il faut, en effet, « un travail sur soi pour parvenir à quitter vraiment la personne que nous avons perdue » (Druet, 1987, p. 46). Le travail de deuil consiste donc à désinvestir la personne ou l'objet perdu des attachements affectifs qui nous liaient à elle (Freud, 1917).

La plupart du temps, quand il est question de deuil, on fait référence au chagrin d'une personne qui pleure la mort d'un être cher. Mais de nombreuses situations peuvent mettre en route un processus de deuil : un handicap, une séparation amoureuse, l'incapacité d'avoir un enfant, une fausse couche, un avortement, la détérioration de la santé ou la perte d'un membre, un échec, la perte d'un animal domestique, d'un emploi, d'un pays, etc. En dehors des milieux spécialisés, on a tendance également à oublier « le chagrin préparatoire que le malade en fin de vie doit affronter pour se préparer lui-même à se séparer définitivement de ce monde » (Kübler-Ross, 1975, p. 96). Il arrive même que l'on perçoive cette mort comme « l'échec sans deuil, ou qui en laisse aux autres le soin et le travail » (Comte-Sponville, 1992, p. 14). Pourtant, il n'est sans doute pas de deuil plus difficile à faire que le deuil de soi. On perd sa mère (père, frère, sœur, etc.), et la vie semble vide, inutile, dépourvue de sens. Cette mère, elle, perd en mourant non seulement tous les êtres, toutes les choses qu'elle aime et qu'elle a aimés, mais l'univers entier, sa propre existence, la vie elle-même. Il lui faut « désinvestir » sa vie et défaire tous les liens matériels et affectifs qu'elle a créés. Ce chapitre tient compte de ce deuil ultime.

Définitions

Qu'est-ce donc que le deuil ? D'une « réaction émotive » propre tant à l'espèce humaine qu'aux espèces animales (Darwin, dans Séguin et Fréchette, 1995, p. 15) à une « réaction à la perte d'une personne aimée ou d'une abstraction mise à sa place » (Freud, dans Bréhant, 1976, p. 207) ; de la perte d'un lien d'attachement (Bowlby, 1984 ; Poletti et Dobbs, 1993) à un traumatisme (Simos, 1979) ; d'un ajustement naturel à la perte à un processus de guérison (Kübler-Ross, 1975) ; d'une occasion de grandir (Kübler-Ross, 1975 et 1977 ; Monbourquette, 1983) à un chemin d'apprentissage (Silverman, 1986) ou à une initiation, qui ouvre le cœur à la liberté et à l'amour, et élargit la conscience (Levine, 1991 ; Sogyal Rinpoché, 1993) ; d'une aventure individuelle à un rite social, les définitions du deuil présentent cette expérience sous de multiples facettes, comme décriraient un édifice des gens qui le regarderaient sous des angles différents.

En essayant de rassembler tous les aspects du deuil en une seule définition, on peut dire que le deuil humain est le *processus de guérison d'une souffrance occasionnée par une perte* (personnes, biens, situations), qui se manifeste par un ensemble d'états physiologiques, psychologiques et sociaux, variables selon l'importance et les circonstances de la perte, les antécédents et les ressources de la personne qui la vit, ainsi que le soutien sur lequel elle peut compter. « À l'image de la cicatrisation d'une blessure du corps, le deuil est la cicatrisation de la blessure du cœur » (Fauré, 1995, p. 26). Pour plusieurs, le deuil représente également une expérience de croissance qui offre l'occasion de mieux se connaître, de redéfinir le sens de sa vie et de ses relations avec autrui et, à un autre niveau, de traverser la souffrance et l'illusion de la séparation pour accéder à son être profond et à une conscience supérieure. Enfin, le processus de deuil remplit les fonctions d'expression sociale du chagrin, d'adaptation gérant le stress provoqué par la perte, de redéfinition des rôles sociaux (Séguin et Fréchette, 1995) et de transformation personnelle (Kübler-Ross, 1975 ; Levine, 1991 et 1992).

Les théories sur les origines des réactions de deuil sont nombreuses et, en les abordant, nous tiendrons compte de toutes les dimensions de l'être humain, y compris de sa dimension spirituelle dans le sens que lui donne Stephen Levine : « Si, en simplifiant, on peut dire que la psychologie s'occupe de notre dimension mentale et de son contenu, du périssable et du changement incessant, on peut dire également que le spirituel explore l'espace du cœur, cette vaste étendue dans laquelle tout se passe, d'où émerge toute pensée et toute émotion, et dans lequel se dissout chaque instant, l'immortel, ce qui n'a ni commencement ni fin » (Levine, 1992, p. 12).

Les origines des réactions de deuil

Les psychiatres Bowlby (1961 ; 1980) et Parkes (1986) voient l'origine des réactions de deuil dans l'attachement initial de l'enfant à sa mère et, plus tard, aux autres membres de sa famille. Le besoin de sécurité pousse l'enfant à investir affection et énergie dans des relations qui deviennent pour lui fondamentales. De ces premiers liens dépendent la création d'autres liens de différentes formes (amitié, amour, relation sociale, partage) et la nature des réactions aux pertes qui jalonnent l'existence (Hétu, 1989 ; Poletti et Dobbs, 1993 ; Séguin et Fréchette, 1995). En somme, l'aptitude à vivre le détachement et la séparation.

Des ratés au cours de cet apprentissage initial conduiraient une personne à s'accrocher à l'objet de sa perte et rendraient problématiques ses expériences de séparation et de deuil tout au long de sa vie.

Cependant, toute relation évolue dans un contexte socioculturel donné et interagit avec l'ensemble des autres liens créés. Le tout s'inscrit dans la mémoire sous forme de *symboles*, qui tracent le portrait intérieur de cette relation (Poletti et Dobbs, 1993). Quand survient une séparation ou une autre perte, les images et les symboles associés à des émotions et à des sentiments se substituent à la personne ou à l'objet perdu, meublent le souvenir, puis s'estompent peu à peu à la faveur de l'aptitude de la personne endeuillée à guérir de ses blessures et à investir dans d'autres relations (Poletti et Dobbs, 1993). Faire son « travail de deuil » consiste donc essentiellement à se détacher, et la façon d'y parvenir dépend autant d'un ensemble de facteurs personnels, culturels et sociaux que des toutes premières relations.

Avrill (1988) et Rosenblatt (1988) vont plus loin. « Les réactions de deuil seraient, selon eux, une "émotion" qui naîtrait de la dissolution des liens d'attachement et d'interdépendance qui unissent les humains » (Séguin, dans Séguin et Fréchette, 1995, p. 27). Les sentiments que l'on rattache au deuil découlent, donc, non seulement de la douleur d'avoir perdu un être cher (lien d'attachement personnel), mais « de la perte d'un lien interpersonnel qui servait à valider le sens qu'accordait l'endeuillé à l'expérience de sa vie » (Séguin, dans Séguin et Fréchette, 1995, p. 27). Pour Stroebe et Stroebe (1987), la perte d'un lien privilégié entraîne sur tous les plans (matériel, affectif et image de soi) des *déficits* qui engendrent un état de dépression et de stress proportionnel aux ressources individuelles et sociales dont dispose la personne endeuillée (Stroebe et Stroebe, 1987, p. 91-99). Neuman (1995), quant à elle, utilise le modèle des systèmes selon lequel on peut conceptualiser le deuil comme un stresseur interpersonnel. Alors que la résistance au changement se trouve, pour Parkes (1986), à l'origine des réactions de deuil (Hétu, 1989, p. 180-181), Horowitz (1990) y voit un *syndrome de stress post-traumatique* (Séguin, dans Séguin et Fréchette, 1995, p. 25). Enfin, Aguilera (Aguilera et Messick, 1976) décrit un paradigme de la crise qui peut servir de modèle pour expliquer le deuil : selon elle, on doit tendre à conserver son équilibre pour vivre en santé. Or, le deuil menace ou rompt cet équilibre.

D'autres théories jettent un éclairage différent sur l'expérience du deuil. La difficulté à vivre toute perte, *a fortiori* la mort d'un être cher, ne proviendrait pas tant de l'apprentissage initial à l'attachement *que de l'attachement lui-même* (le fait de s'attacher), dont découlent la sécurité illusoire et la fermeture de la conscience : « À l'image de la main dont la nature est d'être douce, offerte, souple, faite pour soutenir ce qu'on y met, le mental naturel est une vaste conscience qui ne s'agrippe nulle part. Mais, conditionné par les millions, voire les milliards d'instants d'attachement que nous avons imaginés nécessaires pour entretenir une sécurité illusoire dans le monde, l'esprit a perdu dans une large mesure son ouverture originelle » (Levine, 1991, p. 95).

Cette théorie voit l'origine de la souffrance et de la peur de la mort (que ce soit la nôtre ou celle de l'autre), d'une part, dans l'identification au corps et au mental et, d'autre part, dans le « moi » imaginaire séparé que nous nous sommes créé. Albert Einstein estimait lui aussi que le fait de percevoir l'être humain comme séparé du reste de l'univers, comme « une partie limitée dans le temps et l'espace [..] est une sorte d'illusion d'optique de la conscience » (Levine, 1991, p. 242). Si l'on peut se libérer de cette illusion et se voir, non plus comme un corps, mais comme *une conscience* en évolution, la mort d'une personne proche et la perspective de sa propre mort nous atteignent moins : on sait que la conscience ne meurt pas, car « la conscience tout simplement est » (Levine, 1991, p. 245).

La croyance en la permanence de toute chose, le sentiment de séparation qu'elle suscite ainsi que l'attachement « conditionné » expliqueraient notre difficulté de vivre et, en particulier, nos réactions douloureuses à une perte. « Nous nous cramponnons aux choses [et aux personnes] avec l'énergie du désespoir, bien que tout soit pourtant voué au changement. L'idée de lâcher prise nous terrifie mais, en réalité, c'est le fait même de vivre qui nous terrifie car apprendre à vivre, c'est apprendre à lâcher prise » (Sogyal Rinpoché, 1993, p. 61). En prenant conscience qu'une relation d'*interdépendance* lie naturellement tous les êtres et les choses, on se libère de l'attachement ou de la dépendance (dans le sens de s'accrocher : *grasping*). En fait, cette libération équivaut à la guérison dont les théories psychologiques de la perte font l'objectif d'un deuil accompli. Les interprétations psychologique et spiritualiste du deuil constituent donc deux voies qui, s'adressant à des niveaux de conscience différents, tentent de *comprendre* une même réalité, la souffrance, et de lui *donner un sens*. Toutes deux reconnaissent le deuil comme un *travail à accomplir* au cours d'un lent processus qui se déroule tout au long d'étapes que nous allons maintenant décrire.

Un processus par étapes

Les modèles théoriques, qui ont pour fonction d'expliquer un ou des processus, représentent la réplique abstraite d'un phénomène concret. Nombreux, ils diffèrent selon les idéologies, les disciplines et les méthodes. En dépit de leurs divergences, les spécialistes s'entendent sur le fait que la perte d'un être cher (ou la perte anticipée de sa propre vie) cause une blessure qui ébranle profondément l'être humain sur tous les plans, engendre le déséquilibre ou la désorganisation provisoire de la personnalité et nécessite une réorganisation pour réussir la réintégration d'une vie normale. Tâche personnelle, la résolution d'un deuil requiert d'abord la reconnaissance de la réalité, le soutien approprié pour y faire face avec lucidité et, enfin, les moyens concrets de réorganiser son existence (Aguilera et Messick, 1976).

Parmi les premiers, Lindemann (1944) a étudié les *réactions aiguës de chagrin* manifestées par une population qui avait perdu plusieurs de ses membres à la suite d'un incendie. Les observations de Lindemann sont à l'origine du *modèle de crise,* que Caplan (1974) a également retenu, considérant toutefois le deuil comme une *série de crises* et non comme une crise unique (Séguin et Fréchette, 1995). La plupart des recherches sur le deuil y ont identifié des phases ou stades, auxquels les postulats et les méthodes propres aux différents modèles attribuent un nombre et une durée variables. On appelle ces schémas des *modèles de transition.*

Il importe peu de déterminer si le processus du deuil se déroule en deux étapes distinctes (Moos et Tsu, 1977), trois grandes phases interreliées (Bréhant, 1976 ; Parkes, 1986), quatre (Bowlby, 1961 ; Worden, 1982 ; Fauré, 1995), cinq ou sept (Kübler-Ross, 1975 ; Monbourquette, 1990), huit (Poletti et Dobbs, 1993) et même dix phases

(Flatt, 1987). On n'insistera jamais trop sur le fait que les scénarios du deuil ne constituent que des explications *théoriques* d'un *processus dynamique* que des êtres humains sensibles et complexes expérimentent *de façon tangible*. Les phases « sont tout au plus un moyen de s'y reconnaître, une signalisation pour nous encourager à reconnaître l'impermanence de toutes choses » (Levine, 1991, p. 306) ou des *repères* sur la voie de la guérison (Fauré, 1995). En aucun cas, elles ne doivent servir à juger un travail de deuil car, sur les plans affectif, émotionnel et psychique, personne n'est tenu de se trouver à un endroit précis à un moment donné (Deits, 1988). En outre, le deuil est une affaire de cœur plus qu'un processus de raison ou de volonté : qu'on le veuille ou non, on le traversera tôt ou tard, car toute blessure appelle une cicatrisation. Toutefois, si l'on connaît à l'avance l'itinéraire de la route qu'on s'apprête à suivre, on se sent mieux préparé à dépasser les embûches et on tire un meilleur parti de son voyage. Ainsi, la connaissance du processus de deuil nous aide à vivre et à transformer la perte en expérience positive.

C'est cet objectif que poursuit depuis trente ans la psychiatre américaine Elisabeth Kübler-Ross (*On death and dying*, 1969 ; *Les derniers instants de la vie*, 1975), qui a pris le risque de briser le tabou de la mort et a redonné la parole aux personnes mourantes que nos peurs collectives avaient condamnées au silence et à l'isolement. En observant les réactions de personnes atteintes d'une maladie à issue fatale et en les écoutant se raconter, Kübler-Ross a identifié chez elles un parcours analogue au processus de deuil proprement dit. Ce cheminement, qu'elle avait observé auparavant chez des personnes déficientes, aveugles et handicapées (Hétu, 1989), se présente en séquences qui s'enchaînent selon un certain ordre et traduisent une succession d'états. Kübler-Ross a décrit sept stades, dont les principaux sont le choc, la négation, la colère, le marchandage, la dépression et l'acceptation.

Bien que les observations de Kübler-Ross découlent surtout d'entrevues axées sur la prise de parole libre de personnes d'âges variés dont la mort était imminente, la spécialiste a toujours considéré ces étapes du mourir comme *des réactions typiques à toute perte* (Hétu, 1989). Elles peuvent apparaître non seulement à la suite de la mort d'une personne, mais à l'occasion d'un divorce, de la perte d'un animal familier, d'un bien matériel significatif, de ses idéaux, etc., quoique le processus puisse différer en intensité, en complexité et en durée, selon l'importance de la perte et la personne qui la vit.

Les étapes du deuil constituent des processus d'adaptation et de lutte naturels chez l'être humain pour faire face aux situations difficiles de la vie. Dans ces phases de durée variable (quelques heures, quelques jours, des mois, voire des années), on observe des retours à des stades antérieurs, des interversions, des étapes qui se chevauchent et, parfois, l'absence d'une ou de plusieurs d'entre elles. Il ne s'agit pas d'étapes chronologiques rigides. Les stades « persisteront plus ou moins durablement, écrit Kübler-Ross, ils se substitueront les uns aux autres ou ils existeront pendant un certain temps côte à côte. La seule chose qui persiste d'habitude à travers toutes ces étapes, c'est l'espoir [...] [qui] s'insinue par intervalles » (Kübler-Ross, 1975, p. 145-146).

Pour Stephen Levine, psychologue et guide spirituel qui a animé des séminaires avec Kübler-Ross et accompagné pendant plusieurs années des personnes mourantes et des personnes en deuil, les étapes du processus de deuil et les étapes du mourir « se rapprochent clairement de celles du développement spirituel. Dans notre cheminement vers la plénitude, la totalité, les états précédant la mort de toute notion d'un moi séparé sont souvent des moments de confusion, d'errance, de refus, de résistance ou de colère devant l'évidence que les choses ne sont pas comme nous voudrions qu'elles soient » (Levine, 1991, p. 306-307).

Les grandes étapes définies par Kübler-Ross, dont plusieurs travaux sur la mort et sur le deuil reprennent l'essentiel sous différentes formulations, nous serviront de balises pour expliquer le processus de deuil. Tout autre modèle s'avérerait un choix aussi valable.

Le choc et la négation

On vient de m'annoncer la mort subite de mon père. Je me sens comme si j'avais reçu un coup de masse à l'estomac. J'ai la nausée, les jambes molles, le sang me fige dans les veines et autour de moi la vie s'est arrêtée. Mon frère, lui, pleure et hurle en courant d'un bout à l'autre de la maison et ma jeune sœur est étendue par terre, évanouie. Nous sommes tous les trois en *état de choc*.

À l'annonce de la mort d'un être cher (ou de notre propre mort à brève échéance), le monde paraît s'écrouler autour de soi, on se sent désorienté, émotions et sentiments sont suspendus, la sensibilité est anesthésiée (Poletti et Dobbs, 1993 ; Fauré, 1995). Plongé dans une sorte de torpeur, il arrive qu'on agisse par automatisme. Les paroles de l'entourage semblent lointaines, voilées ou confuses. Si certaines personnes sont frappées de mutisme ou s'évanouissent sous le choc, d'autres crient à fendre l'âme, sanglotent ou font une crise de nerfs. Plusieurs, cependant, continuent d'agir comme si rien ne s'était passé, ou s'adonnent à des activités futiles et étourdissantes qui masquent le profond traumatisme qu'elles viennent de subir.

Toutes ces réactions sont normales. On voit parfois dans le choc la bienveillance de la nature qui « nous procure temporairement une sorte de coussin pour nous prémunir contre la violence de l'impact de nos pertes » (Deits, 1988, p. 38). Ce n'est pas le moment de prendre des décisions importantes, mais c'est celui de se tourner vers des personnes en qui on a confiance, car commence un long processus que l'on ne traversera pas sans aide. L'état de choc durera quelques heures, quelques jours ou quelques semaines, selon l'importance de la perte et la personne qui la vit, et on en sortira nécessairement changé. Car, tel l'éclair qui déchire le ciel, l'annonce d'une perte importante ouvre une brèche chez la personne touchée et la place devant sa vulnérabilité. Sous le choc, « la personne humaine fait l'expérience de sa séparation d'avec le monde » (Ziegler, 1975, p. 259) et, parce que la souffrance lui est insupportable, elle commence à nier ce qui lui arrive.

En réalité, on passe sa vie à nier ou à refuser quelque chose : refus du changement, du vieillissement, de la souffrance, de l'échec, de la mort, et cela parce que « nous ne sommes pas prêts à accepter le fait que la perte fait partie de la vie » (Deits, 1988, p. 41). Mais qui peut envisager froidement sa mort prochaine, la mort d'un être cher, un divorce, un diagnostic de maladie invalidante, la perte de son emploi après quinze ans de services, et même la perte de son chat ? Si l'on y parvient un moment, on a besoin de rejeter cette pensée pour continuer à vivre car on craint de ne pas supporter la souffrance, l'abandon et la solitude. Après une perte significative, tout le monde a donc recours de manière épisodique à la négation, ce mécanisme de défense naturel et universel, qui sert d'«amortisseur après le choc de nouvelles inattendues» (Kübler-Ross, 1975, p. 48).

La négation de la souffrance liée à la perte s'exprime de plusieurs façons, dont la rationalisation. «Enfin, il a cessé de souffrir.» «C'est mieux ; de toute façon, notre mariage ne fonctionnait plus.» «Tu trouveras un emploi bien meilleur, va.» «J'ai moins peur de mourir que de souffrir toute ma vie.» Quand on ne trouve pas soi-même la formule appropriée, l'entourage nous la souffle volontiers. Dans la mouvance d'une désorganisation soudaine de sa vie, on essaie de se donner bonne contenance, de conserver ou de retrouver un certain équilibre. La banalisation de l'impact émotionnel de la perte traduit notre incapacité à affronter la douleur, et cette négation peut durer longtemps. *En vérité, elle durera le temps nécessaire.* Pas plus que le fait de tirer sur une fleur ne la fait pousser, la volonté personnelle et les bousculades d'autrui n'aident en rien à faire admettre la réalité et à entrer dans la souffrance si on n'y est pas prêt. Il est donc important que l'entourage d'une personne en état de négation lui accorde le temps dont elle a besoin, respecte son attitude défensive, sans insister pour qu'elle «regarde la réalité en face» ou qu'elle affronte ses contradictions et ses ambivalences : «Plus que de techniques, c'est une capacité d'être qu'il est important d'avoir dans l'accompagnement de personnes vivant un deuil, quelle que soit sa nature» (Gauthey, 1989, p. 254).

Si la personne endeuillée (par la perte d'un être cher ou la perte appréhendée de sa propre vie) cherche le sens de ce qui lui arrive au-delà des apparences, on peut l'amener à prendre conscience que «le refus est notre résistance à admettre notre affliction, à admettre le sentiment de deuil que nous portons en nous, et qui s'accroît quotidiennement» (Levine, 1991, p. 307). Être en mesure de percevoir dans la négation, chez soi ou chez autrui, le reflet de situations inachevées facilite la traversée de cette étape et, au contraire, ne pas reconnaître le refus «nous maintient dans un état d'angoisse, de souffrance, de tribulations et de deuil» (Levine, 1991, p. 308).

La colère et le marchandage

Il vient tout de même un jour où l'on commence à reconnaître la possibilité de la perte (ce qui ne signifie pas qu'on l'accepte). La colère et le ressentiment envers la vie déferlent alors en soi par vagues successives. Fauré distincte deux types de colère : l'une, reliée à des circonstances extérieures (par exemple, tout ce qui entoure une mort accidentelle ou les soins à une personne agonisante), l'autre provenant de l'intérieur, « qui émerge et paraît tellement disproportionnée, tellement envahissante qu'on ne parvient pas à la contenir ni à lui trouver une raison d'être valable » (1995, p. 80). Le sentiment de colère porte l'énergie du désespoir devant une défaite qui commence à nous apparaître inéluctable. Cette colère est aussi un sursaut d'affirmation de notre identité, une révolte contre un monde ingrat et injuste qui manifeste de l'indifférence à notre sort. Elle exprime du désarroi, une souffrance innommable, le sentiment d'être rejeté ou abandonné de ses proches, l'impuissance devant la situation et, enfin, la peur, une peur nullement irrationnelle. La personne qui va mourir ou celle qui perd un être cher « a en effet mille raisons de refuser ce départ, d'en nier d'abord la nécessité et de se révolter ensuite contre son évidence » (Ziegler, 1975, p. 260). On peut diriger sa colère contre la personne qui nous a abandonné, contre celles qu'on s'apprête à quitter et qui ne peuvent rien pour nous empêcher de mourir, contre soi-même ou encore cette colère peut être tout simplement « une peine et une révolte sans noms parce que sans destinataires » (Gagnon, 1995, p. 130).

Qui n'a pas fait l'expérience, au moins une fois dans sa vie, de l'isolement douloureux dans lequel la colère enferme l'être humain ? On se montre parfois irritable, agressif, violent même, un comportement qui déroute et éloigne les proches. On exprime ainsi la frustration de voir ses projets contrariés, sa difficulté à renoncer aux personnes et aux objets aimés, ainsi que la peine profonde de n'être pas compris. Car, aussi empathiques que les autres puissent se montrer à notre égard, ils ne comprennent vraiment ce qu'on éprouve que s'ils ont un jour « chaussé nos bottes », comme l'exprime joliment un proverbe amérindien. Et encore ! Qui donc peut savoir ce que l'autre ressent ? Toute perte est unique et la souffrance est une expérience subjective (Solari-Twadell et al., 1995). Aucun deuil ne ressemble à un autre, aucune perte n'est plus importante que la sienne au moment où on la vit. Aussi faut-il accorder à ce deuil tout le temps et tous les soins nécessaires pour en guérir le mieux possible.

Il arrive que la colère soit un moyen de se protéger de quelque chose de douloureux et, « si on renonce à aller voir *au-delà,* on prend le risque de devenir sourd à une souffrance beaucoup plus intérieure et on se retrouve, alors, l'otage de sa propre rancœur » (Fauré, 1995, p. 80). Donner libre cours à cette colère, c'est reconnaître la douleur et s'autoriser à la vivre. *Il n'existe aucun autre moyen de s'en libérer.* La colère niée ou réprimée rend presque toujours difficiles à traverser les autres étapes du deuil. Selon des spécialistes, la dépression chronique comporterait une part de colère non exprimée que l'on a retournée contre soi (Hétu, 1989). En outre, le deuil ordinaire se complique souvent par la résistance de la personne endeuillée à reconnaître sa colère à l'endroit de l'être disparu (Hétu, 1989). L'hostilité et la colère resurgissent tôt ou tard sous toutes sortes de formes : malaises physiques et psychologiques (Cerney et Buskirk, 1991), difficulté de plus en plus grande à accepter les échecs et les chagrins de la vie, perte du goût de vivre, dépressions récurrentes, problèmes de toxicomanie, etc.

Bien que ces faits soient connus, qui en tient compte ? La colère, surtout celle des femmes, constitue l'un de nos tabous collectifs. On la confond souvent avec la violence qui, elle, provient en partie précisément des frustrations et des colères qui n'ont pas trouvé d'autre voie d'expression. On administre des calmants à des personnes dont la révolte trouble l'entourage, dérange la routine hospitalière ou l'équipe soignante, rejetant dans l'inconscience des personnes qui appellent à l'aide. Sous l'effet de drogues, qu'elles soient légales ou illégales, on peut difficilement entrer en contact avec sa douleur, condition *sine qua non* pour amorcer un processus de guérison. Ainsi, faute de comprendre la colère et sa fonction et de favoriser son expression, on vole leur mort à de nombreuses personnes à l'agonie.

En réalité, on ne peut accepter la colère et l'agressivité des personnes mourantes ou en deuil que si l'on a affronté ses propres craintes face à la mort et pris conscience de ses propres défenses (Kübler-Ross, 1975). La colère d'une personne malade ou en deuil peut s'avérer une expérience très éprouvante pour ses proches s'ils prennent la chose sur le plan personnel. Ils tentent alors de contenir cette colère et, partant, augmentent la culpabilité de la personne qui l'éprouve. Il est utile de savoir que la colère projetée n'importe comment sur l'entourage provient parfois de sources lointaines (la famille, l'enfance, les premières expériences de travail, des échecs amoureux, des deuils antérieurs, des regrets, etc.) et de situations inachevées que la maladie, la mort imminente ou le deuil ravivent. Le fait d'en prendre conscience permet parfois de comprendre ce qu'on est en train de vivre ou ce que l'autre vit (Fauré, 1995).

Le silence et l'écoute chaleureuse auprès d'une personne en colère *valident* ce sentiment, en lui transmettant le message qu'elle a le droit d'être elle-même et d'exprimer tout ce qu'elle ressent, *y compris de l'hostilité*. Cette attitude suppose qu'on ait accompli un travail sur soi, que Levine décrit ainsi : « Être capable d'affronter un individu qui se consume de rage sans être paralysé là où vous aussi criez à l'apparente injustice de la vie. Lâcher prise à votre souffrance afin de ne pas être dévoré par le feu d'un autre. Laisser tomber la fierté vertueuse qui entretient la colère pour que puisse s'exprimer la compassion. Être capable de reconnaître votre propre colère, votre propre rage, sans le moindre jugement, avec la volonté d'être présent pour quelqu'un d'autre que pour vous-mêmes. Ces états mentaux sont contagieux » (Levine, 1991, p. 310). La personne affligée parviendra parfois à rentrer en contact avec la peine qui couvait sous sa révolte et se sentira soulagée si son entourage peut accueillir les larmes libératrices ou les paroles qui expriment ce profond chagrin. Dans d'autres cas, elle adoptera une stratégie différente pour tenter de conjurer le sort ou de retarder l'inévitable face-à-face avec la réalité : le marchandage, qui constitue en fait une forme de négation.

Kübler-Ross compare le marchandage à l'attitude des enfants qui font toutes sortes de promesses pour renverser une décision parentale. Certains marchandages s'adressent à Dieu dans le secret du cœur, d'autres sont partagés ou encouragés par la famille qui ne se résout pas à perdre l'être aimé. « Ce marchandage habite une région de la pensée qui est déjà très éloignée de la rationalité ordinaire qui gouverne la vie des vivants. Plusieurs personnes mourantes [le] vivent d'ailleurs dans une sorte d'état second, de dédoublement dont ils sont parfaitement capables de se rendre compte par moments » (Ziegler, 1975, p. 261).

On promet, si la personne aimée survit (ne serait-ce que quelques mois, quelques années), de lui rendre la vie facile, de ne plus lui faire de reproches, de donner de l'argent ou de son temps à la fondation de l'hôpital, d'aller à la messe tous les dimanches. Si l'on retrouve son chat, on offrira ses services bénévoles à un organisme de protection des animaux, si l'on réintègre son emploi, on aidera les pauvres, si sa conjointe ou son conjoint renonce à divorcer, on lui sera fidèle et on ne consommera plus d'alcool ou de drogues. Il faut écouter avec une attention redoublée les personnes qui essaient de retarder ou de transformer les événements, car elles expriment de la sorte des regrets, une culpabilité qui « renvoie au regard qu'on porte sur soi-même [et] révèle tout ce qu'on s'autorise et tout ce qu'on s'interdit, tout ce qui a été intégré comme bien ou mal » (Fauré, 1995, p. 87). L'entourage peut parfois aider ces personnes à découvrir le sens de cette culpabilité et à s'en libérer.

Le marchandage traduit l'espoir de survivre envers et contre tout, de renverser le cours des choses. Il nous donne un répit qui permet de vivre le moment présent. Cet espoir fait partie du deuil et il importe de l'accueillir sans toutefois l'alimenter de façon irréaliste, comme le fait parfois la famille d'une personne agonisante en niant ou atténuant la gravité de son état, ou bien en réclamant un remède miracle et en guettant chez elle les signes d'une improbable guérison. Il arrive, au contraire, que les proches adoptent une attitude de détachement ou de retrait qui indique la difficulté d'amorcer leur deuil, une attitude qui peut accroître le chagrin de la personne malade et l'inciter à s'accrocher à la vie jusqu'à ce que son entourage soit prêt à la laisser mourir. Toutefois, dans le cas d'une longue maladie, la famille peut avoir commencé depuis longtemps son travail de deuil. L'intervention la plus prometteuse consiste à prendre en compte les réactions de deuil de l'entourage et leur influence sur le cheminement de la personne en fin de vie.

Le marchandage est une réaction bien humaine : on marchande toujours afin d'obtenir ce qu'on désire et d'éloigner ce qu'on refuse. En outre, dans une culture qui incite à accumuler les possessions, mais qui ne prépare pas les êtres humains à la perte, ne nous est-il pas plus facile et agréable de recevoir que de donner ? Toutefois, les « si seulement » ne changent rien aux événements et empêchent plutôt de rentrer contact avec la réalité. Car le marchandage exprime encore le refus, « faisant de tant de relations des situations inachevées [...] et nous induit dans une profonde dépression quand notre marchandage n'aboutit pas en notre faveur » (Levine, 1991, p. 311-312). C'est alors qu'on pénètre dans un sombre tunnel et que commence véritablement la tâche la plus ardue que nous ayons à vivre, c'est-à-dire *faire son travail de deuil,* ce qui suppose qu'on commence à avoir une perception réaliste de la perte.

La dépression

Quand il n'est plus possible de se promener en périphérie de la douleur et de la réalité, l'unique issue reste d'y faire face. La personne morte ou divorcée ne reviendra pas, on mourra bientôt de cette maladie fatale, le feu a bel et bien détruit la maison avec tous nos souvenirs, on restera partiellement paralysé jusqu'à la fin de ses jours, on ne réintégrera pas l'emploi qu'on occupait depuis quinze ans. Bref, la réalité devient incontournable, on ne peut plus se défiler. On sombre dans un état de prostration ponctué de brèves échappées sur l'espoir et de retours épisodiques à la colère et à la négation. Cette expérience peut sembler une descente aux enfers, du moins tel qu'on s'imagine l'enfer, et on se sent incapable de survivre à la perte. On traverse alors un état dépressif[1].

Survenant en général plusieurs mois après le décès ou une autre perte importante, cette phase peut surprendre si l'on ne connaît pas le chemin sinueux que le deuil emprunte. On croyait, en effet, s'être bien tiré d'affaire jusque-là ; en réalité, on commence à peine à apprivoiser sa douleur. Les efforts d'adaptation au stress, les fuites, les marchandages, les dénis, les colères, les vains marchandages ont épuisé

---

1. Le terme *dépression* relève du discours médical. C'est celui que E. Kübler-Ross et la plupart des spécialistes emploient pour décrire ce qu'il serait plus juste de nommer *état dépressif* dans le contexte de ce chapitre. Une dépression est un état pathologique grave qui nécessite des soins médicaux généralement de longue durée. Un *état dépressif* est généralement de courte durée et n'induit pas forcément un traitement médical. Dans ce texte, nous employons les deux termes comme synonymes afin de respecter les sources que nous citons, mais les lectrices et les lecteurs tiendront compte de la nuance.

nos réserves physiques et psychiques. On se sent si fatigué qu'on se croit incapable de poursuivre la lutte, on a l'impression de se retrouver au fond d'un gouffre d'où on ne peut plus remonter. Par la force des choses s'amorce alors le « désinvestissement » de la relation perdue ou de l'objet de la perte.

Divers symptômes persistants, physiques et psychologiques, trahissent un état dépressif : troubles de sommeil et d'appétit, perte d'intérêt et de goût pour tout, retrait social, douleurs physiques, maux de tête, nausées, fatigue permanente et lenteur physique, apathie, découragement, perturbations des aptitudes intellectuelles (troubles de mémoire, de concentration, etc.), modification du jugement, anxiété profonde, peur de l'avenir. Une tristesse omniprésente, lancinante, accompagnée de larmes fréquentes, voire de désespoir ou d'idées suicidaires, de la perte d'estime de soi et de culpabilité, envahit l'être entier.

Les symptômes d'anxiété (gorge serrée, difficultés respiratoires, vertiges, palpitations, sueurs froides, bouffées de chaleur, etc.) amènent souvent une personne endeuillée à consulter un médecin. Il importe de mettre ce dernier au courant du deuil qu'on traverse afin d'obtenir une aide appropriée et efficace. Dans cette phase, l'ampleur et l'intensité des manifestations du deuil font parfois craindre la folie, on pense qu'on ne sortira jamais de la douleur atroce à laquelle on s'est abandonné. Il arrive également que, sous des apparences paisibles, on vive un véritable enfer que l'entourage ne soupçonne pas. Ce camouflage, qui nécessite que l'on se fasse violence, peut préparer, s'il persiste, le terrain à des maladies graves, tel le cancer (Fauré, 1995).

Les symptômes physiques et psychologiques que nous venons d'énumérer sont normaux, prévisibles et même souhaitables. « La dépression est la marque d'un processus de deuil en bonne voie de résolution [...]. Plus on va mal, plus cela signifie qu'on avance « sainement » dans son travail de deuil » (Fauré, 1995, p. 91). L'état dépressif possède sa propre dynamique : il évolue par vagues successives qui diminuent en fréquence et en intensité au fur et à mesure que le deuil progresse, il connaît des pics et des creux, mais il cicatrise toujours la blessure. Même si, au plus fort de la tempête, on a peine à y croire, il faut sans cesse se répéter qu'un deuil se vit au jour le jour et que le processus de guérison est à l'œuvre. Guérir ne signifie pas qu'on oubliera la personne décédée ou l'objet de la perte, mais plutôt que l'on pourra reprendre goût à la vie malgré les relents de souffrance qui réapparaîtront de temps à autre.

Kübler-Ross distingue chez la personne malade deux types de dépression (ou d'état dépressif) : la dépression de réaction qui résulte « de ce qui est perdu par rapport au passé » et la dépression de prépara-tion qui « anticipe ce qui est sur le point d'être perdu », c'est-à-dire la qualité de la vie, l'autonomie physique, la conscience, la vie elle-même. Dans le premier type, la personne malade a tendance à communiquer, tandis que dans le second elle se montre plutôt silencieuse, tournée vers l'intérieur et occupée au deuil de soi. Elle « commence à s'occuper davantage de ce qui va suivre que de ce qui a précédé » (Kübler-Ross, 1975, p. 97) et ses contacts sont surtout non verbaux (tenir les mains, regards, signe de tête, etc.). Le proche avenir, pour la personne mou-rante, c'est la mort, tandis que pour celle qui reste, c'est d'apprendre à vivre sans l'autre.

Ce sont la confrontation avec la réalité et la prise de cons-cience de notre impuissance à la changer, « un sentiment d'impasse de sa vie » (Levine, 1991, p. 314), qui induisent un état dépressif. Je vais bientôt mourir, mon enfant est mort, mon conjoint ou ma conjointe m'a abandonné, et personne n'y peut rien, pas même Dieu. La personne qui perd un être aimé se demande si elle n'aurait pas pu faire davantage pour lui, comment elle se passera de sa présence et de son aide ; elle lui en veut parfois de l'avoir quittée et évalue la pertinence de lui sur-vivre. La personne mourante, quant à elle, regarde rétrospectivement sa vie en se demandant si elle a été utile, découvre en elle des regrets, des désirs inassouvis et de la culpabilité, s'interroge sur l'attachement de ses proches et s'inquiète de ce qu'il leur adviendra après sa mort.

Faire face à la réalité, c'est aussi dresser le bilan de ses pertes. À une *perte majeure* (être aimé, emploi, animal, échec...) s'ajoutent généralement des *pertes secondaires* ou *dérivées* : statut social, projets d'avenir et de voyages, sécurité affective et financière, compagnie agréable, réseau d'amitié, souvenirs heureux. « Dans le phénomène de deuil, de la rupture d'un attachement, on ne pleure pas que le présent, la réalité, mais bien tout ce qui a existé, tout ce qui aurait pu exister, et tout ce qui a existé et qu'on regrette, qu'on voudrait modifier si on le pouvait » (Poletti et Dobbs, 1993, p. 16). Par exemple, un parent et un enfant, qui n'ont pas réussi à communiquer de façon satisfaisante au cours de leur vie, feront le deuil non seulement de la mort de l'autre, mais également de la relation qu'ils auraient pu avoir et qui est à jamais impossible. L'expérience de la perte altère aussi l'identité, l'image de soi, « l'image de qui nous croyons être – notre corps, notre nom, notre personnalité, nos préférences » (Levine, 1992, p. 211).

Alors qu'on se débat comme on peut dans un état dépressif, il arrive que, autour de soi, on « commence à s'offusquer d'une douleur si longue » (Yourcenar, 1986, p. 227) et on nous invite à voir le beau côté de la vie. Mieux vaut écouter son chagrin que ces personnes pressées : « contempler le côté ensoleillé des choses », à cette étape-ci, signifierait ne pas envisager la réalité de la perte et, dans le cas d'une personne en fin de vie, ne pas faire face à la mort (Kübler-Ross, 1975, p. 97). Si personne ne peut faire un deuil à la place d'autrui, personne ne peut savoir ni décider non plus du moment où ce deuil se terminera. Les raisonnements n'ont pas d'effet sur une personne à cette phase de la souffrance, sauf peut-être celui de la déprimer davantage parce qu'elle se sent incomprise. Peut-être la fuite ou l'impatience devant un être qui vit un état dépressif traduisent-elles, outre l'impuissance, la peur de raviver des chagrins et des deuils personnels ainsi que la difficulté d'affronter ses propres émotions. La personne endeuillée se tournera alors vers des gens capables d'accueillir sa tristesse, ses larmes, ses angoisses et ses craintes, indissociables de son deuil, et de l'aider à *reconnaître* sa souffrance et à s'en détacher. Car telle est l'une des raisons d'être du deuil : libérer des émotions reliées à la perte, en nous les faisant traverser, pour atteindre l'apaisement du cœur et s'ouvrir à de nouvelles relations, à de nouveaux projets.

Pour les personnes en deuil ou qui vont bientôt mourir, la parole n'est pas toujours d'un grand secours et l'entourage, de son côté, ne trouve pas toujours les mots appropriés pour rejoindre le cœur. Dans ce cas, le silence est d'or. S'ouvrir à la personne qui souffre, lui prendre la main, la serrer dans ses bras, lui dire qu'on l'accepte et qu'on l'aime telle qu'elle est, avec tous ses états d'âme et ses silences, lui offrir une présence tranquille et silencieuse, voilà des attitudes réconfortantes pour des êtres qui se croient souvent les seuls à vivre ces situations.

En outre, ces attitudes leur donnent accès en elles à des espaces insoup-çonnés. Alors, « il n'y [a] plus de séparation » et « la qualité de votre présence [...] transmet le message conscient ou inconscient que la vie vaut la peine d'être vécue » (Levine, 1991, p. 313). La personne dépres-sive ne se sent plus « dissociée de la vie » et s'identifie, non plus à sa douleur ou à sa perte, mais à cette ouverture intérieure.

La dépression ou l'état dépressif, dont le terme même a été investi de toutes sortes de significations plus ou moins effrayantes, est « un état dans lequel on peut puiser de grandes ressources pour une gué-rison profonde, et trouver l'opportunité de nouveaux commencements » (Levine, 1991, p. 312). On ne peut plus se défiler devant la réalité, mais on peut abandonner tout contrôle et « ouvrir les yeux, avec amour, sur ce qui se passe réellement en nous » (Levine, 1992, p. 22). Entrer dans cet état, comme antérieurement dans la colère et le refus, c'est entrer en contact avec son être profond, un être blessé certes, mais un être au potentiel considérable. Les larmes, fréquentes pendant cette phase du deuil, indiquent que le cœur s'ouvre et que la guérison s'accomplit.

Finalement, cette étape en est une de « déstructuration », marquée de retours de moins en moins fréquents à la colère et au déni, de temps de répit suivis de nouvelles vagues de souffrance. Mais une chose est certaine : « au-delà des valeurs qui s'effritent, au-delà des repères qui s'effondrent sous les assauts de la colère, de la peur ou de la dépression, la reconstruction déjà s'annonce... » (Fauré, 1995, p. 101). On sait que rien ne sera comme avant, mais peu à peu on se surprend à croire qu'il est possible de continuer à vivre sans l'autre. En entrant profondément dans la douleur, on a franchi un cap et on commence à s'engager dans la voie de l'acceptation.

Acceptation et restructuration

Parce qu'elles lui attribuent le sens d'*approbation* (et qu'il ne saurait être question d'approuver la mort d'un être aimé ou sa propre mort), certaines personnes préfèrent parler de *reconnaissance* plutôt que d'acceptation de la perte (Deits, 1988), d'autres de résolution du deuil (Worden, 1982) ou d'une période de restructuration (Fauré, 1995). L'acceptation véritable n'est pas démission face à la mort ou à la perte, ni résignation, ce « désespoir tranquille dans lequel tant de gens vivent la plus grande partie de leur existence, [...] le résultat du marchandage » (Levine, 1991, p. 314). L'acceptation est plutôt le fait de *lâcher prise,* un bond dans l'inconnu, mais également une porte entrouverte sur tous les possibles.

À ce stade du deuil, cependant, tout n'est pas réglé. Si la souffrance est moins intense, elle n'a pas complètement disparu. Disparaîtra-t-elle jamais ? Au cours des étapes précédentes, on a commencé inconsciemment à se préparer à un travail de restructuration qui s'accomplit très lentement à différents niveaux : « On est en déstructuration à des niveaux de son être alors qu'à d'autres on se trouve déjà en voie de restructuration » (Fauré, 1995, p. 102). On accepte que tout ne puisse redevenir comme avant la mort de la personne décédée ou partie, ce qui ne signifie pas qu'on oublie.

On commence à reprendre goût à la vie, mais on combat cette aspiration parce qu'on se sent coupable de continuer à vivre alors que la personne aimée a disparu. « [...] Je regardais avec dégoût ce corps solide, dit l'empereur Hadrien, cette machine presque indestructible, qui digérait, marchait, parvenait à dormir, se réaccoutumerait un jour ou l'autre aux routines de l'amour » (Yourcenar, 1986, p. 225). On a parfois besoin du consentement tacite de l'entourage pour sortir de son deuil parce qu'on a l'impression, si on renonce à sa douleur, de trahir la personne défunte ou de lui être infidèle. On vit une sorte d'ambivalence. D'une part, on estime irremplaçable la relation perdue et on ne tient pas non plus à la remplacer (Hétu, 1989) et, d'autre part, on sent le besoin de s'ouvrir à d'autres relations. Il arrive également qu'on craigne de perdre à jamais le lien établi avec la personne défunte : « Peur, si je fais mon deuil de votre mort, que vous vous éloigniez de moi [...] que vous m'abandonniez encore une fois », écrit Anny Duperey (1992, p. 253) à ses parents morts alors qu'elle n'avait que huit ans. Le temps de la souffrance nous garde en contact avec la personne disparue et on s'habitue à cette douleur ; s'en détacher crée un sentiment d'insécurité (Fauré, 1995). Un deuil bien mené permet, au contraire, de conserver la relation construite avec l'être disparu, de tirer profit de l'investissement commun (Monbourquette, 1983 ; Fauré, 1995) et d'être disponible à des liens nouveaux.

Cette phase d'acceptation ou de reconstruction comporte une période de redéfinition de la relation à autrui et au monde, de la relation à la personne décédée (ou dont on est séparé) et, enfin, de la relation à soi-même (Fauré, 1995). On fait sa propre place dans ce monde sans l'autre, on redéfinit les rôles et, s'il y a lieu, on redistribue les responsabilités au sein de la famille. Il faut toutefois prendre garde à la façon dont cette redistribution se fait. Par exemple, une adolescente qui assumerait les tâches domestiques et la responsabilité affective de ses jeunes frères et sœurs, à la place de sa mère décédée, négligerait ses propres besoins et pourrait en subir les conséquences néfastes pour le reste de sa vie. De même d'une femme qui renoncerait à toute vie personnelle et professionnelle afin de prendre soin d'un conjoint impotent, ou encore, d'un fils sur qui reposerait l'entière responsabilité de sa mère atteinte de la maladie d'Alzheimer.

Se redéfinir par rapport au monde comporte un aspect social. Qui suis-je pour les autres ? Le veuf ou la veuve d'une telle ou d'un tel ? Le père du petit Frédéric mort d'un accident ? La mère d'une fille qui s'est suicidée ou qui a été assassinée ? À la suite d'une perte majeure, le regard d'autrui sur soi change nécessairement et, aux yeux des autres, « on se trouve dans la nécessité d'exister dorénavant *par soi-même*, en tant qu'individu à part entière » (Fauré, 1995, p. 107). Par ailleurs, le deuil permet de mieux connaître *ces autres* et de faire un tri dans ses relations. On se rapproche de certaines personnes et s'éloigne de certaines autres. Il faut également réintégrer son emploi, affronter un monde de performance et de productivité, qui valorise le gain et le pouvoir, mais ne sait pas composer avec la perte et la souffrance.

Au fur et à mesure que progresse le deuil, on comprend que la relation à la personne disparue n'est pas rompue, mais qu'elle évolue à un autre niveau. On mesure d'ailleurs le chemin parcouru et la valeur du travail accompli par la capacité à redéfinir sa relation avec la personne décédée (Fauré, 1995, p. 109). On traverse d'abord une phase d'idéalisation, « ce souvenir complaisant qui peu à peu schématise et tient lieu de vérité, cette trahison d'autant plus aisée que la présence n'est plus là pour contredire l'image suave qui se forme dans l'esprit » (Philipe, 1963, p. 121). Ensuite, on arrive à considérer l'être disparu avec ses qualités et ses défauts, on revoit les souvenirs heureux et malheureux qui lui sont rattachés et, parfois, on s'identifie à lui en s'appropriant certains de ses traits et de ses valeurs, défauts et qualités. On verra, par exemple, une fille ou un garçon s'engager dans la profession que son père exerçait, une conjointe ou un conjoint poursuivre un projet que l'autre n'a pas eu le temps de terminer ou remplir en son nom un engagement social qui lui était cher. Il arrive qu'on voit aussi des enfants suivre les traces d'un parent suicidaire, toxicomane ou autre.

Dans le deuil qu'elles font d'elles-mêmes, des autres et de la vie, peu de personnes en fin de vie atteignent l'étape de l'acceptation, soit qu'elles n'aient pas reçu l'aide nécessaire pour traverser les étapes précédentes, soit que la maladie ne leur laisse plus l'énergie et la lucidité requises. Le contexte hospitalier ne leur est guère propice, non plus, et on sait que la majorité des gens meurent à l'hôpital. La plupart décèdent dans la phase de dépression simplement parce que le corps est arrivé au bout de sa course. Toutefois, certaines ont pu compter sur un soutien affectueux et une aide éclairée ou, encore, une maladie lente leur a laissé le temps de traverser le processus de deuil. Elles trouvent alors du réconfort, de même qu'un sens à leur existence et à leur mort, en dédiant celles-ci pour le bonheur d'une personne qui leur est chère ou le succès d'une cause (Sogyal Rinpoché, 1993). Ces personnes croient généralement à un prolongement de la vie après la mort, qu'elles adhèrent ou non à une religion ou à l'existence de Dieu.

L'étape de l'acceptation se caractérise par l'ouverture aux autres et la réintégration du monde : « Les êtres en " état d'acceptation " sont souvent très présents pour leur entourage [...]. Le signe révélateur de leur acceptation est que leur cœur est grand ouvert et que leurs paroles sont tendres et sans détour », dit Levine (1991, p. 314) au sujet des personnes qui vont mourir. Comme on le verra au chapitre suivant, les enfants qui savent leur mort prochaine donnent l'exemple fréquent de cette ouverture à l'autre. Les personnes qui acceptent la perte sont en paix, elles ne se sentent plus isolées car « la peur s'est transformée en une sorte de confiance dans le processus ». Il en va ainsi à la suite d'une perte, si on parvient à traverser la colère, le refus et la dépression. Le questionnement passe alors du pourquoi au comment (Deits, 1988). Comment réorganiser sa vie sans la personne ou l'objet perdu ? Comment tirer profit de son épreuve et se préparer aux pertes futures ? Comment faire bénéficier les autres de ce que nous a appris l'expérience de la perte ? Comment devenir une personne meilleure et plus heureuse ? Quand on se sent capable de se poser franchement ces questions, on a franchi une bonne partie du chemin.

Quelles que soient les réponses trouvées aux questions qu'on s'est posées tout au long du deuil, il restera toujours une question sans réponse : *pourquoi cette mort* ? Plus aiguë, obsédante chez les parents dont la fille a été violée et assassinée, ou encore au sein de la famille dont un membre a été emporté subitement sans qu'on ait pu lui dire adieu, cette question s'estompera en général plus aisément chez l'adulte qui a eu le privilège d'accompagner jusqu'à leur dernier soupir ses parents décédés de mort naturelle. L'essence même du deuil réside dans cette *question du sens*. « Sa résolution et son intégration dans ma vie dépendront étroitement du sens que je parviendrai à donner à ce que je viens de vivre » (Fauré, 1995, p. 115). On y parviendra après un an, des années ou jamais, on saisira parfois une parcelle de ce sens qui se dévoile progressivement. Quand une personne cesse de combattre le fait que l'autre est à jamais sorti de sa vie et de se protéger de cette réalité, le plus gros du travail de deuil est accompli. Mais quand elle parvient à inscrire sa perte dans l'histoire de sa vie, elle comprend pourquoi ce travail de deuil était nécessaire et elle peut commencer l'inventaire de l'héritage de cette perte (Monbourquette, 1983).

Mieux que toute autre expérience de la vie, le travail de deuil permet à une personne de se connaître et de prendre sa véritable mesure (Abrams, 1995). Le creuset de la souffrance force à définir à nouveau ses valeurs et ses croyances, la perception de soi et du monde, l'amour de soi et l'amour des autres. « Grandi ou au contraire écrasé, on ne ressort pas, de toute façon, indemne du travail de deuil » (Fauré, 1995, p. 114). On peut avoir appris à se traiter avec tolérance et respect, à prendre soin de soi, à exprimer ses émotions et à aller vers les autres, ou on peut rester amer, froid, replié sur soi, indifférent et prisonnier de la culpabilité.

Plus qu'un phénomène psychologique, le processus de guérison qui s'accomplit au cours du deuil constitue une authentique expérience psychique, une occasion unique de croître dans la conscience, « le franchissement d'un seuil de perception nouveau et jusqu'alors radicalement inconnu […] ; l'acceptation est une étape de progression vers un mode d'existence autre » (Ziegler, 1975, p. 262). La résolution d'un deuil débouche souvent, en effet, sur un plan de conscience supérieur, sur une ouverture aux autres et à la vie jamais connue auparavant, sur de nouveaux modes d'expression de la créativité et, parfois, sur un cheminement spirituel inédit. La souffrance comprise et acceptée ne nous détruit pas, mais nous fait accéder à des régions de notre être insoupçonnées. Il arrive, cependant, que le deuil se déroule mal : on parle alors de *deuil compliqué.*

Le deuil compliqué

La plupart des deuils *ordinaires* ou *conventionnels* se résolvent *grosso modo* comme nous venons de le décrire, avec le soutien de l'entourage ou de groupes d'entraide. Mais divers facteurs compliquent parfois le deuil, induisant même des pathologies qui requièrent une aide professionnelle. On parle de deuil *compliqué* lorsqu'il se trouve « bloqué » à un point ou l'autre de son évolution, « de telle sorte que la libre circulation des énergies psychiques, nécessaire à une résolution " harmonieuse ", s'est trouvée entravée » (Fauré, 1995, p. 222), et de deuil *pathologique*, lorsque ces blocages conduisent à des troubles mentaux ou physiques (Hétu, 1989).

Worden (1982) distingue l'expérience de la souffrance dans le deuil (*grief*) du processus de deuil (*mourning*). Dans le deuil pathologique, une intensification de la souffrance envahirait la personne dont le comportement mal adapté empêcherait le travail de deuil et sa résolution. Les complications sont souvent reliées à la notion de temps que tout deuil implique nécessairement : « Les mouvements internes, les changements d'attitudes sont dépendants de l'influence du temps sur le sentiment de la perte, sur l'image de l'objet perdu et sur les mécanismes compensatoires qui rentrent en action. Le deuil pathologique peut être décrit comme un trouble de la notion de temps » (Stern, 1990, p. 231).

Un deuil peut se compliquer, par exemple, quand on n'a pu se libérer des chagrins et des colères antérieurs, quand on a dû différer l'expression de sa peine afin de soutenir son entourage, quand on fait le deuil d'une personne suicidée ou assassinée, quand les circonstances de la perte sont inconnues ou bien qu'on n'a pu retrouver le corps d'une personne victime d'un séisme, d'une noyade, d'un accident d'avion ou d'une guerre. C'est ce dernier type de deuil que vivent des milliers de survivantes et de survivants de l'Holocauste, surtout les enfants qui n'ont jamais revu leurs parents et qui, devenus adultes, gardent malgré eux l'espoir de les revoir un jour. Dans ce cas précis, « le processus de deuil [...] a été différé pour protéger le moi contre l'attaque d'une réaction mobilisant toute la personnalité ou contre un sentiment envahissant de perte d'identité. Ce retard de la réaction attendue s'est chargé de sentiments de culpabilité, de reproches diffus, et recouvre une dépression latente, pour ainsi dire intraçable » (Stern, 1990, p. 231).

Chez certaines personnes, le deuil est *imperceptible* pour autrui, *absent* ou *inhibé*. Longtemps après la perte, elles n'ont encore manifesté aucun des symptômes rattachés au deuil : elles sont demeurées dans un état de choc ou elles se sont coupées de leurs émotions faute de pouvoir les affronter. De combien de malaises physiques et psychologiques sans cause apparente ces deuils sont-ils responsables ? Une perte subséquente, parfois de moindre importance (un animal de compagnie, un bien quelconque), réveillera le chagrin refoulé et rouvrira la blessure mal guérie et, alors, les réactions de deuil pourront être extrêmes. Certaines personnes ne parviennent jamais à sortir de la phase dépressive qu'induit l'expérience d'une perte majeure. Leur deuil devient *chronique*, c'est-à-dire qu'il se caractérise « par une forte langueur à l'endroit du défunt, de même que par un profond sentiment d'impuissance, associé à un faible niveau de confiance en soi » (Hétu, 1989, p. 207). Sans raison apparente, les symptômes du deuil reviennent périodiquement au cours de leur existence. Il arrive également qu'un deuil interminable soit une façon inconsciente de garder présente, au-delà de la mort physique, la personne défunte ou dont on est séparé. L'être en deuil se voit incapable de choisir de vivre à nouveau, traîne sa vie comme un fardeau et envisage parfois de se suicider (voir *Carrington*, le film de Christopher Hampton, 1995).

Des études ont montré que les personnes dépendantes de l'être disparu sont plus sujettes au deuil compliqué ou chronique que les personnes autonomes (Bloom-Fleshbach *et al.*, 1987 ; Deits, 1988). Il se peut que les difficultés reliées à la dépendance se soient manifestées dès l'enfance, au cours du mariage ou à d'autres étapes de la vie, et qu'elles subsistent dans de nouvelles relations qui marqueraient généralement la fin d'un deuil. La colère démesurée dont certaines personnes ne parviennent pas à se libérer à la suite d'une séparation ou d'une perte refléterait cette dépendance et enfermerait la personne endeuillée dans un cercle vicieux. En effet, on est en colère parce qu'on se trouve séparé de l'être perdu, mais la colère elle-même est une expérience de séparation, ce qui accroît l'impuissance, donc la colère (Bloom-Fleshbach *et al.*, 1987).

Les sociétés peuvent générer, elles aussi, des pathologies. En effet, on peut se demander quelle est la part de la culture dans le lien de dépendance qui unit les individus et conduit parfois à des actes extrêmes, telle la réaction meurtrière de certains hommes incapables d'accepter un échec amoureux. Lorsqu'on s'est fait dire depuis l'enfance que vivre, c'est exercer le pouvoir sur son entourage et gagner à tout coup, que l'échec et la perte traduisent une faiblesse humiliante et non des expériences humaines incontournables, on n'est guère préparé à perdre un emploi, à être abandonné par une conjointe et à vivre un deuil.

Des situations conflictuelles antérieures à la perte peuvent également compliquer un deuil. Des études sur les couples et les familles ont révélé que le deuil des personnes qui ont vécu des rapports conflictuels avec l'être disparu (divorcé ou mort) se révèle plus pénible à vivre que le deuil des personnes qui entretenaient des rapports harmonieux (Parkes et Weiss, 1983), comme l'illustre le film américain *Carrington.* En fait, ces personnes vivent un *double deuil,* c'est-à-dire le deuil de la relation *telle qu'elle était* avec la personne disparue et celui de la relation *telle qu'elles l'ont rêvée* et qui ne sera jamais. Si elles ne reçoivent pas l'aide nécessaire, l'amertume et la culpabilité entachent le souvenir de l'autre et empoisonnent leur existence. Toutefois, la résolution d'un deuil ordinaire peut fort bien nécessiter plusieurs années de travail et la majorité des deuils sont des deuils dits conventionnels.

D'une certaine façon, l'expérience de deuil s'apparente à l'agonie d'une personne qui va mourir. Parce qu'elle exige un détachement douloureux, elle contraint à mourir à l'autre, puis à soi-même. C'est ce qu'on ressent confusément quand on a l'impression de ne pouvoir survivre à la perte d'un être cher. Savoir que toute mort peut déboucher sur une renaissance, que toute perte possède un potentiel de transformation et d'amélioration, savoir que « c'est la souffrance qui force le cœur à s'ouvrir à la vie, lui permettant ainsi de découvrir une tendresse nouvelle, d'approfondir l'existence, de s'ouvrir au changement pour mieux goûter l'infinie richesse de chaque instant » (Levine, 1992, p. 30), savoir tout cela peut soutenir la volonté et ranimer l'espérance chez la personne affligée.

S'aider sur le chemin de la guérison

Traverser un deuil, c'est s'engager sur un chemin rempli d'obstacles imprévus, de détours et d'égarements, où cent fois on tombe, cent fois on se relève. Mais on peut accroître ses chances d'arriver à bon port si l'on a appris à reconnaître les balises le long de la route. Le travail de deuil commence, avons-nous dit, par la reconnaissance de la mort ou de la perte. Aussi, voir le corps de la personne défunte, le toucher, constater que la vie s'en est retirée sont des gestes qui permettent de sortir du déni. On a également besoin, et on en a le droit, de connaître en détail les circonstances de la mort d'un être cher. En outre, bien qu'ils n'aient plus aujourd'hui l'importance qu'on leur accordait dans les sociétés traditionnelles, les rituels, publics ou privés, religieux ou profanes, occupent encore une place privilégiée dans le processus de deuil. Le rituel a « une fonction symbolique qui nous relie à celui ou à celle qu'on a perdu. Il remplit la mission de "rite de passage" entre une absence réelle et objective du présent et l'intégration progressive de cette réalité dans sa vie psychique » (Fauré, 1995, p. 217). Le rituel facilite donc l'intégration de la perte.

Rite privé et social, les obsèques permettent d'abord de se percevoir en deuil, confirment la réalité de la perte aux yeux des proches et de toute la communauté, et offrent un cadre social légitime à l'expression des émotions. La solidarité et la sympathie, que traduisent les visites au corps exposé ou à l'urne, valident le chagrin, réconfortent et soutiennent le courage de la personne en deuil. Les messes commémoratives, les rites d'anniversaires, les visites au cimetière ou au crématorium, la présence dans la maison d'une photo de la personne décédée devant laquelle on allume une bougie et on se recueille, l'audition d'une musique chère à celui ou à celle qui n'est plus sont des moyens de cheminer dans son deuil. Les rituels qu'on crée soi-même s'avèrent parfois les plus réconfortants. Ainsi, aux fêtes de Noël, circonstance où la douleur de l'absence se fait plus aiguë, des parents en deuil se sont présentés à un dîner de famille, une rose à la main, symbolisant la présence de leur fille décédée huit mois plus tôt. Tous les rituels peuvent exercer un effet bénéfique sur le travail de deuil, à la condition de ne pas les considérer comme une fin en soi, mais comme « le passeur qui aide à atteindre l'autre côté de la rivière » (Fauré, 1995, p. 221).

Pour parvenir à résoudre leur deuil, la plupart des gens ont besoin de le partager, que ce soit avec des membres de leur famille, des amis et amies, des collègues de travail, des groupes d'entraide composés de personnes qui ont vécu des pertes ou des groupes de thérapie animés par des spécialistes des situations de deuil (infirmières, infirmiers, travailleuses ou travailleurs sociaux, psychologues, etc.). Il existe également des groupes plus spécifiques, tels les groupes de parents de victimes d'actes criminels, d'enfants décédés de la leucémie, du sida, etc. Ces groupes mettent en pratique un principe qui a maintes fois fait ses preuves : plus on parle de sa souffrance, plus on la partage, plus on met en commun les angoisses et les interrogations suscitées par une perte, quelle qu'elle soit, mieux on s'adapte à la situation et mieux on guérit (Deits, 1988). Si on se sent incapable de traverser seul son deuil et si l'aide de son entourage fait défaut, on ne doit pas hésiter à recourir à des services spécialisés et, au besoin, à s'adresser à des associations professionnelles qui nous guideront pour choisir la personne appropriée.

La parole est certes un véhicule libérateur. C'est souvent en verbalisant sa peine, sa colère et sa culpabilité qu'on prend conscience de leur importance, du blocage de certaines émotions ou de certains aspects de la réalité auxquels on n'avait guère prêté attention jusque-là. Toutefois, certaines personnes s'expriment plus facilement par l'écriture ou par l'art (peinture, sculpture, musique, etc.), tandis que chez d'autres l'expression des émotions emprunte plus volontiers des moyens physiques, tels que le sport, la danse, les arts martiaux ou des thérapies corporelles (massothérapie, relaxation, yoga, etc.). Il ne s'agit pas de s'imposer des activités pour lesquelles on aurait peu d'attrait ou d'aptitude et qui deviendraient des corvées, mais plutôt de prendre soin de soi et de son deuil, de s'accorder du temps et de l'attention, comme on le fait à la suite d'une opération ou lorsqu'on contracte une mauvaise grippe. D'ailleurs, le rapprochement entre deuil et maux physiques est pertinent : des études sur le deuil ont montré que le système immunitaire peut être fortement ébranlé à la suite d'une perte majeure, et cela, même de six à neuf mois après la perte (Deits, 1988). Plus que jamais, il est indispensable de se donner un régime de vie comprenant une alimentation équilibrée, des heures de sommeil suffisantes, de l'exercice physique régulier, des moments de détente et de divertissement.

La plupart des ouvrages spécialisés insistent sur l'importance de clore les situations inachevées, de régler les affaires en suspens avec la personne qui va mourir ou dont on se sépare. En général, cela n'est possible que si cette habitude fait déjà partie de sa vie et qu'il existe une relation de confiance entre les personnes concernées. Les émotions tumultueuses que l'on vit durant les quelques heures ou jours précédant la mort (ou le départ) d'un être cher ne favorisent pas de tels échanges. En outre, la mort (la perte d'un emploi, un divorce, etc.) laisse toujours des situations inachevées, que ce soient la relation elle-même, des projets, des rêves, des conflits non résolus ou des blessures non cicatrisées. Il est tout à fait inutile d'entretenir des regrets.

Toutefois, il n'est jamais trop tard pour régler ces situations en suspens si l'on n'a pu le faire quand la personne aimée était encore là. On peut s'adresser à elle, dans son cœur ou en esprit, lui écrire une lettre exprimant tout ce qu'on aurait voulu lui dire. Pendant leur deuil, bien des gens écrivent un journal personnel ou un récit qui leur permet de se libérer de leurs sentiments et expriment leur amour à la personne qui va mourir ou qui est morte. Les nombreux récits sur la perte d'un être cher apportent réconfort et soutien sur le chemin du deuil. De belles œuvres littéraires nous rejoignent parfois davantage et nous renseignent autant que des traités scientifiques sur le processus de deuil et la guérison qui suit une perte. On s'identifie aux émotions que les personnages expriment, on se reconnaît dans les situations qu'ils vivent, on pleure avec les héros ou les héroïnes, on réfléchit avec eux sur le sens de la vie et de la mort, bref, on ne se sent plus seul à vivre le désarroi que toute perte suscite à divers degrés.

Chez d'autres, c'est la musique qui exerce des fonctions d'exorcisme et de guérison. La musique « est la médiatrice qui nous réconcilie avec nous-même, qui nous donne accès à cette région intime, au fond de nous, où nous rencontrons enfin notre moi (conscient et inconscient réconciliés parfois comme par miracle) en pleine liberté » (Massin, 1992, p. 8-9). Des recherches cliniques menées auprès de personnes malades indiquent que la musique a des effets physiologiques bénéfiques chez des personnes malades (Goldstein, 1980 ; Hope, 1995 ; McCaffery, 1995) et qu'elle réduit l'anxiété (Bolwerk, 1990 ; White, 1992 ; Updike, 1994). Beck (1991) a découvert que des patients en oncologie qui écoutaient de la musique avaient moins besoin de médicament contre la douleur que ceux qui recevaient seulement une médication (Hope, 1995), tandis que McCaffery (1995) a montré l'efficacité de la musique pendant de courtes périodes pour distraire la patiente ou le patient d'une douleur aiguë.

Les bienfaits de la musique ont donné naissance à une thérapie, la musicothérapie, qui a fait ses preuves dans le contrôle de la douleur physique, entre autres en chirurgie, en soins palliatifs, en neurologie, en cardiologie, en pédiatrie et en périnatalité. La musicothérapie poursuit les objectifs généraux « de réduire la douleur, le stress et l'anxiété, d'apprendre à décoder le langage corporel et l'émotion rattachée à la douleur s'il y a lieu, de diminuer le sentiment d'impuissance, de reprendre espoir et de reprendre le contrôle de sa vie » (Vaillancourt, 1995, p. 8). Pour atteindre ces fins, on encourage « la personne à puiser à l'intérieur d'elle-même dans ses propres ressources de guérison qui se situent à plusieurs niveaux : physique, émotionnel, social et spirituel » (Vaillancourt, 1995, p. 8), une démarche tout à fait appropriée au travail de deuil. Là où les mots sont impuissants, dressent des barrières ou créent des malentendus, le langage de la musique rejoint directement le cœur et l'âme, ce que les personnes qui ne voient dans le corps qu'un véhicule nomment le véritable Être, le Soi, la Source (ou Dieu chez les chrétiennes et les chrétiens). L'intuition peut nous guider dans le choix des pièces qui conviennent le mieux à notre paysage intérieur du moment. Pour tirer profit au maximum des bienfaits de la musique, on peut également demander conseil à une ou à un musicothérapeute ou bien choisir cette forme de thérapie qui se pratique en session individuelle ou en groupe[2].

Dans l'épreuve, certaines personnes préfèrent le silence, la pratique du yoga, la visualisation ou la méditation pour entrer en contact avec leur être profond, se détendre, apprivoiser leur douleur et élever leur esprit. La méditation silencieuse favorise l'émergence et la mise en perspective d'émotions parfois insoupçonnées. Toutefois, devenir « témoin » de ses émotions ou prendre ses distances vis-à-vis de la douleur n'est possible et souhaitable que si, au préalable, on a *reconnu* sa perte. Dans le cas contraire, ces techniques peuvent s'avérer des voies d'évitement où l'on fuit plus qu'on accomplit son travail de deuil. De bons livres et des groupes expérimentés peuvent nous orienter en ce domaine. Par ailleurs, se détacher de sa souffrance ne signifie pas oublier ou perdre tout lien avec l'être qu'on a perdu. Le détachement ou le désinvestissement émotionnel favorise au contraire un contact sur un autre plan de conscience, d'esprit à esprit, d'âme à âme, de cœur à cœur, et ouvre à la compassion. C'est en ce sens qu'on peut dire que la mort abolit les barrières entre les êtres. Ainsi, la perte et la souffrance « peuvent nous obliger à considérer notre vie sans détours et à y décerner un sens là où il ne s'en trouvait peut-être pas auparavant » (Sogyal Rinpoché, 1993, p. 415).

La conviction qu'on ne peut plus rien pour la personne décédée est souvent l'une des sources de souffrance. Si l'on n'a pas identifié l'être disparu à son seul corps physique, il y a, au contraire, beaucoup à faire. Toutes les religions proposent à leurs fidèles des moyens d'aider les personnes défuntes : prières, messes, pèlerinages, rites d'anniversaire, offrande des efforts de la vie en mémoire de l'être disparu. Mais il n'est pas nécessaire d'appartenir à une confession religieuse pour agir en faveur d'une personne défunte. Une source de réconfort consiste à « vivre encore plus intensément, en son nom, [...], à pratiquer pour [elle] et donner ainsi à sa mort une signification plus profonde » (Sogyal Rinpoché, 1993, p. 405). Certaines personnes ont

---

2. On peut consulter à ce sujet l'Association québécoise de musicothérapie, 12074, rue Dépatie, Montréal (Québec) H4J 1W7. Tél. : (514) 334-3917 (Montréal) ou (819) 691-3125 (Trois-Rivières).

besoin de poser des gestes concrets pour résoudre un deuil. Elles peuvent créer une fondation au nom de la personne décédée, soutenir des groupes d'entraide, accompagner des personnes mourantes, pratiquer le bénévolat dans des institutions qui s'occupent des enfants malades ou qui prodiguent des soins palliatifs. Le meilleur chemin est celui dans lequel on se sent à l'aise. Pour plusieurs personnes, ce pourra être simplement de s'occuper d'elles-mêmes comme elles ne l'ont jamais fait auparavant, de s'épanouir dans ce qu'elles font, d'entreprendre des études ou une nouvelle carrière, de développer un art ou de se découvrir un talent nouveau.

Quels que soient les moyens choisis pour prendre soin de soi et de son deuil, on trouve toujours trop long le chemin de la souffrance et la cicatrisation de la blessure. Parfois, une sorte d'accalmie intérieure laisse croire qu'on est enfin parvenu au bout de la route, d'autant plus qu'on a repris goût à la vie et qu'on recommence à faire des projets. Mais un paysage, une phrase entendue dans la rue, un film, un souvenir heureux, un parfum, une musique ou, simplement, le printemps qui renaît nous plongent à nouveau dans la douleur de la perte, comme si tout était à recommencer. « Je me croyais à peu près calmé, dit Hadrien ; j'en rougissais presque. Je ne savais pas que la douleur contient d'étranges labyrinthes, où je n'avais pas fini de marcher. » À l'anniversaire de la mort de son ami, la douleur le rattrape : « [...] la plaie fermée trop vite s'était rouverte ; je criai le visage enfoncé dans un coussin... » (Yourcenar, 1986, p. 221 et 223).

Cette régression n'est qu'apparente et il ne faut pas s'en inquiéter. Les allées et venues de la souffrance, les soubresauts du cœur, se manifestent par cycles longtemps après la perte et, dans certains cas, toute la vie, mais avec de moins en moins d'intensité et par intervalles de plus en plus longs. Si on peut les voir comme des signes de la guérison en train de s'accomplir (Deits, 1988 ; Fauré, 1995) ou des cadeaux de la nature qui nous ouvrent à la compassion, on transformera ses pertes en gains (Monbourquette, 1983 et 1990 ; Levine, 1991 et 1992). Toutefois, on ne guérit jamais tout à fait d'une blessure du cœur ; elle va grossir le bagage des chagrins et des pertes accumulés au cours de l'existence. À chaque perte, la peine qu'on éprouve est celle de toute une vie, chaque chagrin fait écho à un autre chagrin, caché dans quelque repli du cœur. Telle est la condition humaine.

Si le fait d'avoir vécu maintes fois l'expérience de la perte ne nous rend pas apte à prévoir les réactions aux pertes futures, on peut toutefois se préparer à la perte d'un être cher en commençant à l'envisager et à en parler avec lui (Deits, 1988). Cela suppose que l'on ait dépassé le tabou qui enveloppe la mort dans le monde actuel. De plus, si l'on prend l'habitude d'exprimer amour, amitié, admiration, frustrations, chagrins, regrets, culpabilité aux personnes qui nous sont chères, si l'on apprend à demander pardon aux personnes qu'on croit avoir blessées ou lésées, et à pardonner soi-même, moins de situations inachevées subsisteront entre les personnes qui meurent et celles qui continuent de vivre. Peut-être alors les pertes nous sembleront-elles moins tragiques.

Contrairement à la tradition orientale, la nôtre ne nous a pas appris à perdre dans les petites comme dans les grandes choses de la vie, mais rien n'empêche de combler cette lacune dans sa propre vie. Apprendre à perdre, c'est vivre dans la pensée que toutes les posses-sions, tous les désirs, tous les biens, toutes les relations sont éphémères. C'est apprivoiser les incertitudes, les échecs, les déceptions, les désordres qui marquent la vie, c'est prendre des risques, notamment le risque de s'ouvrir aux besoins des autres et, ainsi, de briser l'isolement. Apprendre à perdre, c'est enfin faire une place à l'humour pour dédramatiser les désastres de sa vie, c'est adopter « l'attitude d'un funambule qui garde un équilibre précaire entre ce qu'il ressent, ce qu'il sait et ce qu'il fait (Deslauriers, 1993, p. 33). Apprendre à perdre, en somme, c'est apprendre à vivre comme des êtres mortels.

Lectures suggérées

1. Bob Deits, *Revivre après l'épreuve*, Montréal, Quebecor, 1988.

2. Gilles Deslauriers, « Perdre dans une société de gagnants. Éduquer à la perte : le préalable de l'éducation à la mort », *Frontières* (printemps 1993), p. 31-33.

3. Christian Fauré, *Vivre le deuil au jour le jour. La perte d'une personne proche*, Paris, Albin Michel, 1995.

4. Madeleine Gagnon, *Le vent majeur*, Montréal, VLB, 1995.

5. Géva Caban, *La mort nue*, Paris, Verdier, 1994.

6. Stephen Levine, *Qui meurt ? Une investigation du processus conscient de vivre et mourir,* France, Le Souffle d'Or (Coll. Passages), 1991. Chap. 7 et 8.

7. Isabelle Yhuel, « Emmène-moi au cimetière », dans *Deuils. Vivre, c'est perdre*, Autrement, Paris, n° 128 (mars 1992), p. 76-93.

8. Monique Séguin et Lucie Fréchette, *Le deuil. Une souffrance à comprendre pour mieux intervenir,* Montréal, Les Éditions Logiques, 1995.

9. Mary S. Cerney et James R. Buskirk, « Anger : The hidden part of grief », *Bulletin of the Menninger Clinic,* Topeka, KS, U.S., Menninger Foundation, 1991, p. 228-237.

10. Diana Hope Spies, « Music, Noise, and the Human Voice in the Nurse-Patient Environment », *Journal of Nursing Scholarship*, vol. 27, n° 4 (1995), p. 291-296.

CHEMINEMENT

I. En vous inspirant de ce chapitre, définissez le deuil et discutez le processus d'un deuil conventionnel.

II. Le deuil emprunte toutes sortes de formes : il peut être ritualisé, refusé, accepté, compliqué, impossible ou source de croissance. En vous inspirant de ce chapitre, du livre de Christian Fauré ainsi que des textes d'Isabelle Yhuel (référence ci-dessus) et de Colin Murray Parkes, « Soins palliatifs et deuil », dans C.-H. Rapin, *Fin de vie. Nouvelles perspectives pour les soins palliatifs*, Paris, Éditions Payot, 1989, p. 231-238, et après avoir vu aussi le film *Carrington*, de Christopher Hampton (É.-U., 120 min), 1995, répondez aux questions suivantes.

a) Quelles peuvent être les conséquences d'un deuil refusé ?

b) Commentez la façon dont Christine Spengler a choisi de vivre son deuil.

c) Dans les témoignages rapportés par I. Yhuel, qu'est-ce qui a aidé les personnes à vivre leur deuil ?

d) Qu'est-ce qui peut rendre un deuil impossible à vivre ?

III. Le deuil, une occasion de croissance

La souffrance et le deuil peuvent s'avérer une occasion de croissance. Commentez en vous inspirant des textes suivants : Suzanne Bernard, « Grandir à la suite d'un deuil », Montréal, *Frontières*, hiver 1990, p. 7-11 ; Stephen Levine, *Qui meurt ? Une investigation du processus conscient de vivre et mourir,* France, Le Souffle d'Or (Coll. Passages), 1991, chap. 7 et 8 ; Marie-Sylvie Roy, « La croissance à la suite d'une perte », *Frontières* (hiver 1990), p. 45-46.

IV. Discutez les principaux traits de la gestion symbolique du deuil au sein de la société québécoise. Voir Jean-Marc Larouche, « Du " déni " au " travail ". Le deuil, un passage obligé de toute thanatologie », *Frontières* (hiver 1990), p. 12-15.

V. *Le vent majeur* (Gagnon, 1995) est un ouvrage littéraire, poétique, criant de vérité et d'amour pour les êtres humains. Les personnages, surtout le personnage principal, Joseph, y vivent de nombreuses pertes devant lesquelles ils adoptent des attitudes réalistes et positives.

a) Comment le cheminement de Joseph dans le deuil de Véronique – un deuil d'une durée de dix ans – illustre-t-il toutes les étapes du processus de deuil ordinaire ?

b) Quels sont les autres deuils à résoudre qui traversent la vie de Joseph ?

c) L'art (la peinture) joue un rôle majeur dans la résolution des deuils de Joseph. Expliquez.

d) Par quel rituel Joseph choisit-il de conclure son deuil ? Il fait alors une sorte de bilan de sa vie et repère, au passage, des situations inachevées. Quelles sont-elles ? Quelles fonctions la démarche de Joseph a-t-elle ?

EXERCICES

I. Les lettres

a) Écrivez une première lettre en exprimant à une personne que vous aimiez, qui est décédée ou qui vous a quitté, vos pensées et vos émotions, sans censure ni jugement (ce que vous n'avez pu lui dire, ce que vous voulez lui dire à nouveau, ce que vous aimiez et n'aimiez pas dans votre relation, votre colère parce qu'elle vous a quitté, etc.).

b) Puis écrivez une seconde lettre dans laquelle la personne décédée (ou qui vous a quitté) vous communique à son tour ses pensées et ses sentiments face à sa relation avec vous.

c) Identifiez ensuite les aspects qui vous donnent le plus de difficulté dans chacune de ces deux lettres. Au cours d'exercices subséquents, écrivez sur ces aspects jusqu'à ce que vous vous en sentiez tout à fait détaché. Quand viendra ce moment, dites un dernier adieu à la personne décédée (ou qui vous a quitté) et détruisez ces écrits.

Notez bien : Ce travail, qui a pour objectif de vous aider à poursuivre ou à terminer un travail de deuil, peut s'accomplir sur plusieurs semaines, voire plusieurs mois.

II. Méditation sur le chagrin et la douleur

Dans le deuil, le chemin obligé de la guérison passe par la pleine reconnaissance de la perte et la prise de contact avec le chagrin et la douleur. Lisez lentement le texte « Méditation sur le chagrin » (dans Stephen Levine, *Qui meurt ?* p. 129-130), en vous arrêtant aussi souvent que nécessaire. Au besoin, répétez cet exercice pendant plusieurs jours. Faites le même exercice avec l'une ou l'autre des « Méditations guidées sur la douleur » du même ouvrage, p. 182-192.

III. Guide d'écoute musicale

Langage universel (ou nourriture universelle), la musique rejoint le cœur, l'esprit et l'âme, et ses effets, subjectifs, sont considérables. Ne dit-on pas que « la musique adoucit les mœurs » ? Le présent exercice consiste à identifier des pièces de musique :

a) qui vous consolent ; b) qui vous apaisent ; c) qui vous clarifient l'esprit et la conscience ; d) qui vous donnent la joie intérieure ; e) qui favorisent chez vous l'expression de la souffrance ; de la colère ; de la culpabilité ; du pardon ; de l'amour ; de l'acceptation, etc. Dans un cahier ou un carnet, réservez une page pour chaque thème (consolation, apaisement, joie, élévation de l'âme, expression de la colère, etc.). Quand vous écoutez une musique de Mozart, Bach, Mahler, Schubert (ou de n'importe quel autre compositeur), notez la référence précise sur la page correspondant à l'effet que cette musique a produit sur vous. Après quelques semaines ou quelques mois, vous disposerez d'un « Guide d'écoute musicale » auquel vous reporter selon vos états et vos besoins.

IV. Méditation et musique

Cet exercice consiste à jumeler les deux précédents sur la méditation et la musique. Au cours d'une méditation, vous avez pris conscience de votre difficulté à reconnaître votre peine (votre colère, votre culpabilité, etc.) ou à y entrer vraiment. Par exemple, votre incapacité de pleurer provoque peut-être de l'angoisse. En vous référant à votre Guide d'écoute musicale, choisissez la pièce appropriée à votre émotion, écoutez-la en vous concentrant sur les émotions qu'elle suscite en vous. Si vous sentez que la musique « vous fait mal » ou « vous fait du bien », c'est le signe que cette pièce vous rejoint dans une zone sensible et importante. Écoutez-la plusieurs fois, jusqu'à ce que vous vous sentiez libéré de la douleur (le cas échéant) ou apaisé. Toutefois, la même musique ne crée pas le même état chaque fois qu'on l'écoute. Dans le Guide, on peut alors placer la pièce musicale écoutée sous un autre thème. En indiquant la date d'écoute entre parenthèses, on pourra suivre son cheminement personnel sur une période déterminée.

TÉMOIGNAGE

Les enseignements d'un deuil

Ma sœur Danny est décédée en novembre 199... Sa mort m'a donné le message très clair que l'orgueil ne devait plus jamais l'emporter sur les émotions positives de ma vie. En regardant la situation que j'ai vécue et l'envers de la médaille, je crois vraiment que l'orgueil tue. Pendant plus d'un an, j'ai été brouillée avec ma famille. Je ne parlais à personne, sauf à mon frère, dont j'étais très proche. Je nourrissais tant de colère que tous les soirs, en me couchant, je me disais que si quelqu'un mourait, je n'irais pas à ses funérailles.

Quelques mois avant la mort de Danny, ma grand-mère paternelle, que j'aimais énormément, est décédée à la suite d'une longue maladie. Bien que j'aie été très proche d'elle, mon orgueil et ma colère m'ont empêchée de lui rendre un dernier hommage. J'en voulais tellement à ma famille que je refusais de la revoir en dépit des circonstances. Presque à la même époque, une amie de la famille eut un grave accident d'automobile qui la défigura et lui infligea des fractures. Je ne lui ai pas rendu visite parce que, rongée par la haine, je ne voulais pas revoir ma famille à laquelle je l'associais.

Puis, survint le drame et, en même temps, la libération. Un jour de novembre, je reçus un appel téléphonique qui m'annonçait l'hospitalisation de ma sœur Danny. Elle était atteinte d'un cancer et les médecins pensaient qu'elle ne vivrait pas plus de deux semaines. Ma première réaction en fut une de grande froideur et je haïssais ma famille de m'avoir enlevé toute émotion. Puis, sous le choc, je me mis à crier à l'idée que ma sœur allait mourir et que je ne me permettais pas de pleurer et de vivre mes vraies émotions. J'ai pris alors conscience que tant et aussi longtemps que j'entretiendrais mon orgueil, quelqu'un en paierait le prix. Cette fois, c'était ma sœur que j'étais sur le point de sacrifier, elle qui n'était pour rien dans nos querelles familiales.

Je me rendis à l'hôpital et je décidai de passer toutes les nuits auprès de Danny jusqu'à sa mort. Chaque fois que Danny voyait une personne de la famille, elle lui disait de ne pas pleurer et qu'elle l'aimait. Pourtant, personne ne lui avait dit qu'elle allait mourir. Je désirais tant le lui dire, mais je craignais de m'attirer les foudres de la famille qui voulait tout lui cacher. Quelques minutes avant la mort de Danny, ma sœur M. et moi, les deux instigatrices de cette affreuse querelle familiale, nous trouvions à côté d'elle. M. dit à Danny qu'elle pouvait partir vers la lumière, que c'était beau. Je m'entendis répéter : « Oui, Danny, va vers la lumière ». Nous étions là, les deux sœurs ennemies, à lui parler. J'ai regretté énormément de ne pas lui avoir dit qu'elle partait pour toujours. Je me suis sentie une voleuse. C'était sa vie, cette vérité lui appartenait.

Le jour des funérailles, rien n'avait changé : nous n'étions pas plus unis qu'avant et, à l'église, les gens ignoraient qui était la famille. J'étais en colère contre mon père qui avait préparé des funérailles presque anonymes, sans urne, sans photo indiquant que c'était à Danny que l'on rendait hommage. Deux jours plus tard, la famille alla au crématorium afin de se recueillir sur les cendres. Ce fut un autre choc de constater que les restes de Danny se trouvaient dans une petite boîte très simple : mon père avait choisi pour elle ce qu'il y avait de moins coûteux. La querelle se poursuivait dans mon cœur et je n'arrivais pas à me libérer de ma colère.

Lorsque je revins chez moi, je m'enfermai dans ma chambre et j'interdis qu'on y entre et même qu'on me parle. J'avais besoin de me retrouver avec moi-même. Je m'étendis sur mon lit et pleurai tout ce que je n'avais pu pleurer jusque-là. Une chose bizarre m'arriva. Je me sentais comme dans un rêve, j'entrais dans ma chambre, la lumière dans la pièce était très douce et je me trouvais face à Danny. Je lui demandais « Danny, qu'est-ce que tu fais ici ? ». Elle me répondit qu'elle était venue chercher sa bague de bois. « Ta bague de bois ! », dis-je, surprise. Je savais qu'elle n'en avait pas. Je dis : « Attends ! Je vais chercher maman ». « Non, ne va pas chercher maman, me répondit-elle de façon catégorique, c'est toi que je suis venue voir. » Dans ma tête, je ressassais mes regrets de lui avoir caché qu'elle partait pour toujours. Je voulais maintenant le lui dire. Je n'ai eu que le temps de dire : « Tu sais Danny ... », elle m'a coupé la parole : « Je sais Sylvie ». Je lui ai demandé si elle était bien. Elle a répondu oui, mais qu'elle s'ennuyait. Je voulais m'approcher d'elle, mais plus je m'approchais, plus elle s'éloignait. Je l'ai suppliée de rester, mais elle m'a dit qu'elle devait partir.

Une fois Danny disparue, les émotions se sont bousculées en moi. Mon oreiller était complètement trempé de mes larmes. Je me levai d'un bond et, dans mon euphorie, je déclarai à ma sœur C., restée dans la cuisine, que je venais de parler à Danny et qu'elle allait bien. Ma sœur me regardait comme si je sortais tout droit d'un asile. Je lui ai répété que je n'avais pas rêvé, que j'avais bel et bien parlé à Danny. Elle m'a crue parce que j'avais retrouvé le sourire. Cette expérience m'a fait comprendre beaucoup de choses. Danny a été le sacrifice de nos querelles et elle est partie pour nous réunir. En revenant me voir après sa mort, elle voulait me dire de ne pas me sentir coupable de lui avoir caché qu'elle mourrait. La bague de bois était le symbole de la petite urne que je n'acceptais pas parce qu'il me semblait que Danny méritait mieux. Mais Danny, elle, l'acceptait, et elle voulait me le faire savoir. Enfin, Danny est venue me dire qu'elle me pardonnait, ce que je n'oublierai jamais.

Elle a mis du baume sur mes plaies et guéri mon orgueil. Plus jamais je ne garderai du ressentiment envers quelqu'un au point de refuser de lui parler et de me sentir malheureuse. Il existe encore des frictions avec mes sœurs, mais ce n'est plus comme avant, je ne me sens plus malheureuse, ni coupable. La mort de Danny m'a fait grandir.

En espérant que mon histoire serve à d'autres... S.

CHAPITRE 6

QUAND LA MORT N'ATTEND PAS LE NOMBRE DES ANNÉES

Je vous prêterai pour un peu de temps
Un de mes enfants, dit Dieu,
Pour que vous l'aimiez tant qu'il vivra,
Et le pleuriez quand il sera mort.
Ce sera peut-être six ou sept semaines,
Ou trente ans, ou trois ans,
Le voulez-vous, jusqu'à ce que je le reprenne,
Pour prendre soin de lui à ma place ?

(E. Kübler-Ross, *L'enfant et la mort*, 1986)

Il doit sembler étrange, aux yeux des enfants, que les grandes personnes se donnent tant de mal pour parler simplement des choses de la vie. Longtemps, elles ont raconté des fables sur la naissance de bébés tantôt apportés par les cigognes, tantôt découverts dans des feuilles de chou. Pour expliquer la mort, elles ont imaginé un voyage vers un au-delà, puis un sommeil et un repos éternels en des lieux fantastiques où les chants angéliques et la musique céleste bercent les rêves. De la mort comme destin et fin définitive de tout ce qui vit, du chagrin de la perte et de leurs doutes sur l'existence d'un ailleurs, les grandes personnes ne parlent pas beaucoup, ni entre elles ni avec les enfants.

En réalité, les adultes transmettent aux enfants le tabou sur la mort et sous-estiment la compréhension que ces derniers ont de cette réalité. Sous prétexte de les protéger, on exclut les enfants du discours et des gestes entourant la mort, on leur ment ou on se tait sur les questions essentielles. « Un enfant tout simple, qui respire doucement, qu'a-t-il besoin de savoir de la mort ? », se dit-on volontiers comme le poète[1] (Druet, 1987, p. 86). Ce préjugé à l'égard du « savoir » sur la mort que l'enfant possède, « savoir » certes incomplet, instinctif et parfois faux, mais « savoir » tout de même, peut exprimer également la négation devant l'insupportable – la souffrance de l'enfant (Fauré, 1995) – ou cacher notre propre peur d'adulte et le besoin d'assurer *notre* protection (Druet, 1987). Il serait « un effet du refoulement de ce qui, enfant, nous a fait question au même titre que la sexualité. L'enfant est cet autre

---

1. William Wordsworth (1770-1850), poète britannique.

nous-même qui ne saurait pas qu'il est mortel. Il ne serait soumis ni au sexe ni à la mort : il serait heureux » (Raimbault, 1977, p. 103).

Ce malentendu tient sans doute au fait que les grandes personnes ont oublié l'enfant qu'elles ont été, un âge où l'on acquiert l'expérience du réel sur un mode plus sensoriel que cognitif. Adulte, on mesure tout à l'aulne de la rationalisation. Sous prétexte que les enfants appréhendent la réalité autrement que nous, on agit envers eux comme s'ils n'étaient pas des *êtres humains à part entière* sujets à d'intenses expériences émotionnelles et psychiques. On confond souvent *représentation abstraite de la mort*, qui fait appel à la connaissance et au développement de l'intelligence, et *réactions devant la mort*, qui relèvent du développement émotif et social ainsi que des expériences individuelles (Fréchette, dans Séguin et Fréchette, 1995), et quand il s'agit des enfants on ne retient que les secondes. Or, « vouloir voir seulement les réactions de l'enfant, c'est le réduire à l'état d'un être expérimental, mais c'est surtout oublier que notre attitude peut fermer ou ouvrir des voies d'accès à une meilleure compréhension » (Harnisch, 1987, p. 24).

Les enfants font face très tôt à des représentations partielles et symboliques de la mort : la séparation, l'absence, le sommeil. Ils s'intéressent également à la nature éphémère des plantes et des animaux : la fleur qui se fane dans le jardin, le poisson inanimé dans l'aquarium, la mouche écrasée sur la vitre, l'oiseau gisant sur l'herbe. Plusieurs perdent très jeunes un parent, un ou une camarade ou leur propre existence. L'expérience de la perte et de la mort peut, à tout âge, et dès les premières semaines de la vie (Dolto, 1987 ; Hétu, 1989 ; Fauré, 1995), contribuer à l'évolution d'une personne, comme elle peut lui laisser des séquelles qui compromettent sa croissance pour plusieurs années. Plus précisément, on estime que « la manière dont un enfant vit un deuil pose les bases de la résolution de tous les deuils futurs » (Poletti et Dobbs, 1993, p. 67).

Dans cette perspective, l'éducation à la mort et à la perte revêt une importance majeure. La société traditionnelle préparait les enfants à la mort en leur apprenant la séparation et en les faisant participer dès le jeune âge aux rituels de la mort. Non seulement les enfants voyaient-ils mourir leurs proches, mais la mort faisait partie de leur imaginaire : contes, chansons enfantines, jeux et poésies y faisaient souvent référence, de façon concrète ou métaphorique. On parlait souvent de la mort en famille parce qu'elle était omniprésente et qu'on croyait que nommer les choses les éloignait (Loux, 1983). Au XIXᵉ siècle, on a écarté les enfants des personnes mourantes pour leur éviter la vision de la souffrance ou de la mort (Vovelle, 1983).

De jeunes enfants qui apprennent à intégrer la perte et la mort comme des attributs indispensables de la condition humaine ont moins tendance à y voir, une fois adultes, une injustice ou une tragédie dénuée de sens qui les laissera amers ou angoissés leur vie durant. Bien que, de nos jours, « la vie dans la pensée de la mort » ne fasse plus partie de la pédagogie occidentale, les enfants vivent des expériences qui leur apprennent assez tôt la précarité de toute chose. Pour les adultes qui les accompagnent dans cet apprentissage, il peut se révéler utile de connaître comment s'élabore et évolue le concept de mort, de même que les réactions de deuil chez les enfants. C'est ce que nous allons maintenant décrire avant de nous pencher, dans la seconde partie de ce chapitre, sur les enfants qui font face à leur propre mort.

Concept de mort et deuil chez les enfants

Les recherches sur l'évolution du concept de mort chez l'enfant, effectuées dans différents pays et à différentes époques, ont retenu le facteur âge comme élément central de cette évolution. En établissant un parallèle entre les stades de développement de l'intelligence définis par Piaget[2] et le développement du concept de mort chez l'enfant, plusieurs études ont démontré que ce concept n'est pas le même chez tous les enfants, qu'il varie selon l'âge, mais aussi selon les capacités intellectuelles et le développement individuel.

---

2. Jean Piaget, psychologue et épistémologue suisse (1896-1980), a publié de nombreux ouvrages, dont *Le langage et la pensée chez l'enfant* (1923), *Le jugement et le raisonnement chez l'enfant* (1925), *La représentation du monde chez l'enfant* (1926), *La naissance de l'intelligence* (1947), *La psychologie de l'enfant* (1966) et, en collaboration avec B. Inhelder, *Le possible et le nécessaire* (1981, publié après sa mort).

Les principales composantes du concept de mort sont la prise de conscience de la réalité de la mort, la fin absolue de toutes les fonctions vitales, l'irréversibilité, le caractère inévitable et universel de la mort, la disparition physique du monde des vivants (Fréchette, dans Séguin et Fréchette, 1995). On y ajoute parfois le fait que la mort découle d'une cause physique et on insère la mort parmi les séquences du cycle de la vie : naissance, jeunesse, maturité, vieillesse et mort (Smilansky, 1987 ; Hétu, 1989). Les concepts relatifs à la mort sont donc liés d'abord aux notions de temporalité / spatialité et à la distinction animé / inanimé, dont l'élaboration n'est pas nécessairement concomitante (Harnisch, 1987). Il semble, comme nous le verrons, que le concept d'immobilité ou perte de mouvement s'élabore en premier, suivi dans l'ordre des concepts de perte des fonctions, d'irréversibilité, de devenir et d'universalité (Bréhant, 1976).

Bien qu'il y ait *en général* concordance entre l'âge, le degré de développement, la représentation de la mort et les réactions de deuil chez l'enfant, le découpage par groupes d'âge, qui varie passablement selon les recherches, constitue un mode de repérage artificiel commode plutôt qu'une norme. Car, outre l'âge, plusieurs facteurs, que nous aborderons plus loin, interagissent dans le processus de maturation de l'enfant (ou développement cognitif, affectif, physiologique, psychique et psycho-spirituel) et, partant, dans la représentation qu'il se fait de la vie et de la mort. Pour les besoins de l'exposé, nous distinguerons quatre étapes principales correspondant à autant de groupes d'âge dans l'évolution du concept de mort et des réactions de deuil chez l'enfant : de quelques semaines à deux ans ; de deux à cinq ans ; de six à huit ans et, enfin, de huit à douze ans.

De *quelques semaines à deux ans*, l'enfant prend conscience progressivement que les personnes et les objets existent même quand il ne les voit pas. Il apprend à maîtriser l'angoisse de la séparation qu'il éprouve dès qu'il n'aperçoit plus ses parents et réagit à leur absence par de l'anxiété, de la colère, de la protestation, du chagrin, des pleurs, la recherche et le détachement, symptômes que l'on retrouve également dans le deuil (Hétu, 1989 ; Fauré, 1995). On ne peut toutefois parler de réactions de deuil qu'au stade de l'acquisition du langage et de la symbolisation qui se situe vers dix-huit mois (Raimbault, 1995), car «l'enfant qui ne parle pas ne connaît pas la mort, il connaît l'absence» (Guérin, 1995, p. 194), ce qui n'exclut pas les effets de la perte d'un parent chez le très jeune enfant. En ce qui concerne le «travail de deuil» proprement dit, l'enfant ne serait capable de l'effectuer qu'aux environs de trois ou quatre ans (Delvaux *et al.*, 1987).

Les enfants de ce groupe d'âge ont une perception aiguë de tout changement dans l'atmosphère lorsque décède une personne de leur entourage (Régnier et Saint-Pierre, 1995). S'il s'agit de la mère, ils réagissent à toute modification dans la manière de satisfaire leurs besoins primaires (nourriture, affection, caresses, sécurité). Sensibles à l'absence physique d'une personne dont ils sont dépendants, ils expriment leur détresse soit par de la colère et des larmes, soit par des réactions d'extraversion excessives (Fréchette, 1995), soit au contraire par de l'apathie et le retrait devant un stress trop grand pour eux (Fauré, 1995). L'intensité et la durée des signes de détresse chez ces jeunes enfants dont un parent est décédé varieront selon la présence ou l'absence d'une personne substitut et sa capacité à répondre à leurs besoins (Girouard-Archambault, 1982 ; Raimbault, 1995). Par ailleurs, la présence d'une personne substitut adéquate «ne signifie pas que l'enfant ne sera pas marqué par ce deuil précoce» (Guérin, 1995, p. 193).

Des états dépressifs peuvent, en effet, se manifester chez les bébés par un repli marqué et un détachement à l'égard des personnes significatives que l'entourage n'est pas toujours en mesure d'identifier. Cette étape requiert d'autant plus de sensibilité et de vigilance que «c'est à partir de cet âge que l'adulte commence à nier la réalité du deuil de l'enfant... peut-être parce qu'il lui est insupportable de s'identifier à sa détresse et qu'il est plus confortable de la nier...» (Fauré, 1995, p. 142). La façon dont les tout jeunes enfants se représentent le fait d'«être mort» n'a pas grand-chose à voir avec celle des adultes. «Pour l'enfant à qui on épargne la vue des scènes de souffrance avant la mort, "être mort" signifie autant que "être absent", ne plus déranger les vivants» (Freud, cité par Harnisch, 1987, p. 14).

De *deux à cinq ans*, les enfants parlent, ont une pensée concrète, ne maîtrisent pas encore la notion du temps, explorent intensément leur environnement, ne cessent d'interroger les adultes et veulent comprendre. Pour peu qu'ils aient vu un papillon inanimé ou

un oiseau à l'aile brisée, ils associent volontiers idée de mort et mutilation du corps (Kübler-Ross, 1986). Ils posent des questions concrètes
(ce que mangent les personnes mortes, si elles ont froid, si le tombeau
est éclairé sous la terre, s'ils peuvent parler à leur petite sœur décédée,
si grand-maman reviendra pour leur anniversaire, etc.) et croient généralement les réponses qui leur sont données. Étant donné l'imagination
fertile des enfants de cet âge, il vaut mieux leur répondre avec franchise,
clarté et simplicité, sinon, pour combler les lacunes de leur connaissance, ils interpréteront les silences et s'inventeront des scénarios
souvent pires que la réalité (Fréchette, dans Séguin et Fréchette, 1995).

À cette période de la vie, on apprend que les personnes et
les choses peuvent continuer d'exister même si elles disparaissent de
notre champ visuel et on commence à acquérir une juste notion du
temps. Mais on prête encore vie aux objets inanimés qu'on fait mourir
et ressusciter plusieurs fois au cours des jeux. La pensée animiste
influence également la conception de la mort qui, aux yeux des enfants
de cet âge, est un état passager, associé au sommeil et à l'immobilité.
Ils ne craignent donc pas la mort elle-même car, à leurs yeux, on recommence à vivre quand on a « fini d'être mort » (Fréchette, dans Séguin
et Fréchette, 1995). Il est difficile pour les enfants d'admettre qu'une
personne qu'ils aiment ne reviendra jamais, les adultes eux-mêmes ont
du mal à l'admettre. Des enfants de quatre à six ans, et parfois davantage,
peuvent concevoir la mort comme un départ pour un autre monde dans
lequel les personnes décédées se réunissent, mangent, parlent, jouent,
travaillent, continuent de mener une vie normale en attendant de ne plus
être mort (Régnier et Saint-Pierre, 1995).

Comme nous l'avons vu dans les premiers chapitres de cet
ouvrage, cette croyance en une forme de survie n'est pas propre à
l'enfance et elle a des racines profondes dans l'héritage millénaire de
l'humanité. Nombre d'adultes y adhèrent qui racontent aux enfants que
leur maman (papa, sœur, frère, etc.) les voit de là-haut ou que l'oncle
Paul au ciel aide les anges gardiens dans leur tâche. Selon le point de
vue où l'on se place et ses croyances personnelles, cette attitude
apparaît comme une forme de négation de la mort ou un moyen de
rester en contact avec la personne disparue et d'intégrer la perte. Certes,
personne n'est revenu confirmer l'existence d'une vie future, comme

le disait Socrate, mais personne n'a fait la preuve non plus de sa non-existence, et une croyance nous semble légitime si elle aide une personne à vivre. L'important c'est que le propos soit conforme à ce que l'on pense et croit, car les enfants détectent aisément les paroles qui ne sont pas sincères et authentiques.

L'âge préscolaire s'avère également celui de la pensée magique : l'enfant croit facilement que les événements se produisent parce qu'on les a souhaités en pensées ou en paroles. Aussi un petit garçon peut-il se croire responsable de la mort de sa mère parce que, un jour de grande frustration, il lui a dit : « Je voudrais que tu sois morte. » Une petite fille s'imaginera être pour quelque chose dans l'accident mortel de son frère parce que, au cours d'un jeu, elle lui a lancé : « Je vais te tuer. » D'autres enfants peuvent penser qu'ils ont rendu leur père malade parce qu'ils lui ont désobéi (Hétu 1989 ; Fauré 1995). La culpabilité n'attend pas le nombre des années pour s'insinuer subrepticement dans les replis du cœur. On peut aider les enfants à s'en défaire ou, à tout le moins à l'atténuer, en leur expliquant les circonstances de la mort (accident de la route, maladie, etc.) sobrement et immédiatement après le décès. On peut leur dire explicitement qu'ils ne sont pour rien dans cette mort et les assurer de toute notre affection et de toute notre protection. Car, s'il est un événement qui ébranle le sentiment de sécurité des enfants, c'est bien la mort de leur père ou de leur mère, parfois aussi d'un autre membre de la famille, car ils croient la mort contagieuse. Ne risquent-ils pas d'être abandonnés si tout le monde meurt autour d'eux ? Leur dire qui prendra soin d'eux en l'absence du parent décédé atténuera l'inquiétude de ces jeunes enfants.

La détresse des enfants d'âge préscolaire se manifeste tantôt par des périodes de régression où ils expriment leur désir d'être traités comme de petits bébés (bercés, endormis, nourris, totalement pris en charge, etc.), tantôt par des accès d'agressivité contre les personnes qui sont censées les réconforter et les rassurer, mais qui se montrent distantes, trop occupées par leur propre chagrin. « Le déni protecteur » chez l'enfant, dans lequel les adultes ne reconnaissent pas toujours une stratégie d'adaptation à laquelle ils ont recours eux-mêmes, constitue une autre expression de détresse extrême. Les enfants continuent de s'amuser comme si papa, le petit frère ou la camarade de classe vivait toujours (Fauré, 1995) ou que la mort ne les avait pas atteints. Si elle dure, il faut se méfier de cette apparente indifférence qui enferme les enfants dans la solitude et la douleur, et tenter de les rejoindre intérieurement. « Faites pleurer les enfants qui veulent ignorer qu'ils souffrent, c'est le plus charitable service à leur rendre », écrit Anny Duperey (1992) dont le récit témoigne des répercussions que peut avoir une souffrance niée.

La perte d'un parent est difficile pour les enfants qui y perdent à la fois un objet d'amour et un objet d'identification (Delvaux *et al.*, 1987). Si la mort du parent survient pendant le processus d'identification, ce dernier peut se poursuivre dans les souvenirs de l'enfant, « la présence du parent disparu dans l'amour et les paroles de celui qui reste », et grâce au substitut « qui prolonge la fonction et la personne du parent décédé » (Guérin, 1995, p. 189). Par ailleurs, si l'enfant perd son petit frère ou sa petite sœur, il éprouve cette perte comme s'il se perdait lui-même. La blessure se double d'une perte d'identité et « on peut vraiment parler d'identification au mort en tant que mort et non plus à la personne qui vient de mourir » (Guérin, 1995, p. 189).

La détresse des personnes de leur entourage, que tous les enfants perçoivent *quel que soit leur âge* (Dolto, 1987 ; Raimbault, 1995), accroît souvent la leur, car ils se rendent bien compte que l'équilibre de leur environnement est menacé (Fauré, 1995). Sans dramatiser, la personne la plus apte à le faire (parents, grande sœur, grand frère, oncle, tante, amie ou ami de la famille) peut s'ouvrir aux enfants : « Oui, nous avons tous et toutes beaucoup de chagrin parce que nous aimions maman (papa, grand-maman, sœur, etc.). C'est comme ça, quand meurt une personne qu'on aime. On a de la peine, on est triste, on pleure, on se sent mal, on parle entre nous de la personne décédée. Mais on continue à vivre tout de même et, un jour, ça fera moins mal. » Cette attitude est nettement préférable au silence, à la négation et à la répression de ses émotions. Elle confirme les perceptions des enfants, dédramatise la situation et les encourage à s'exprimer. Reconnus comme interlocuteurs valables, les enfants ne souffriront donc pas de l'exclusion, si fréquente dans ces circonstances, et seront encouragés à partager leur propre expérience émotionnelle (culpabilité, colère, tristesse, douleur). Se sachant accompagnés dans leur chagrin, ils pourront commencer à intégrer la souffrance et la mort comme des expériences positives, ce qui facilitera « l'intégration du premier traumatisme psychique de la séparation » (Bacqué, 1992, p. 61).

La mort dans la famille entraîne pour les enfants une série de pertes, outre la relation avec la personne décédée. L'image des parents est modifiée. Ils ne sont pas les êtres tout-puissants que les enfants imaginaient puisqu'ils n'ont pu empêcher la mort. Ils ne sont plus comme avant parce que leur souffrance modifie l'affection et l'attention qu'ils portaient à leurs enfants. Si les parents continuent d'investir sur l'enfant mort (ou l'un des parents décédés), les enfants vivants peuvent ressentir de la jalousie, du rejet ou de l'abandon car leurs besoins sont négligés. L'enfant se croit parfois obligé de prendre la place qu'occupait sa petite sœur ou son petit frère et, de toute façon, « outre sa détresse, il partage toujours celle de ses parents ». C'est pourquoi se révèle importante la façon dont les parents traverseront leur propre deuil , « sans le cacher, ou se laisser dévorer par lui, et sans non plus demander aide à leur enfant à un moment où il a lui-même tant besoin de leur présence » (Guérin, 1995, p. 190-191).

Les enfants de *six et huit ans*, déjà socialisés, acquièrent un mode de pensée plus abstrait, plus déductif, ainsi qu'une notion plus juste du temps et de l'âge. Ils associent maladie grave, vieillesse et mort, et intègrent progressivement l'idée de l'irréversibilité de la mort, mais on ne s'entend pas sur le moment de cette intégration. Il en est même qui se demandent si la notion d'irréversibilité est jamais acquise, la réalité de la mort s'avérant un travail sans fin (Ferrari, 1979 ; Delvaux *et al.*, 1987). Les enfants comprennent toutefois que la mort est universelle. Ils sont capables de l'expliquer comme la fin de la vie, l'arrêt des fonctions biologiques, l'absence ou la perte permanente (Fréchette, dans Séguin et Fréchette, 1995) et de se représenter le non-être.

En général, on situe à huit ans (Fauré, 1995 ; Fréchette, 1995), à neuf ans (Bréhant, 1976) ou entre neuf et onze ans (Harnisch, 1987) l'âge où un enfant a bien intégré les différentes composantes du concept de mort et peut se représenter cette réalité comme le font les adultes. Raimbault (1995) cite un exemple tiré d'une recherche américaine (Barnes, 1964) selon laquelle il n'existe aucune différence entre la conception de la mort chez une petite fille de cinq ans qui a perdu sa mère et celle des adultes. En outre, on a observé que la maladie grave et la perspective de sa propre mort accélèrent généralement la conceptualisation et la compréhension de la mort chez l'enfant (Delvaux *et al.*, 1987 ; Raimbault, 1995). Selon des recherches effectuées auprès d'enfants leucémiques, l'idée de la mort apparaît chez ces enfants vers cinq ans ; « elle les préoccupe » et « ils en donnent une définition réaliste » (Raimbault, 1973, cité dans Bréhant, 1976, p. 104).

La souffrance chez les enfants de ce groupe d'âge qui ont perdu un parent, un frère ou une sœur, des grands-parents ou une autre personne significative se manifeste souvent par la diminution de la concentration et du rendement scolaire, le repli sur soi, la tristesse récurrente et les larmes sporadiques ou, encore, l'hyperactivité, l'irascibilité et l'agressivité. Le corps exprime aussi des réactions de deuil : sommeil perturbé, migraines persistantes, nausées (Foucault, 1995), plus grande vulnérabilité au rhume et à d'autres malaises, anorexie ou boulimie (Guérin, 1995). Les rêves traduisent également les préoccupations des enfants ; il est bon de les encourager à les raconter ou à les dessiner.

La meilleure façon d'aider les enfants en deuil demeure encore et toujours la communication, qu'il revient aux adultes d'établir et de maintenir. L'amour est ce qui importe le plus pour les enfants et, s'ils se sentent aimés, ils auront assez confiance pour poser leurs questions et dialoguer franchement avec les adultes. Il est primordial que les parents ou leurs substituts aident les enfants à exprimer ce qu'ils pensent et ce qu'ils ressentent lors de la perte d'une personne qui leur était chère. « Le plus grand dommage pour l'avenir de l'enfant n'est pas la perte d'un parent, selon Ginette Raimbault, mais le fait qu'aucune parole de l'entourage ne soit venue lui permettre de nommer l'événement, de le métaboliser et de le faire entrer dans son histoire » (1973, p. 12). Ce que confirme magistralement le récit d'Anny Duperey dans *Le voile noir* (1992).

Devant la mort comme en toutes circonstances de la vie, il est préférable de donner aux enfants des explications à la mesure de leur compréhension, certes, mais de *leur parler vrai* en employant les *mots justes* (Dolto, 1987). Les enfants comprennent beaucoup plus qu'on ne l'imagine, et même s'ils ne saisissent pas sur-le-champ le sens exact du langage adulte dans son ensemble, ils l'enregistrent et le décodent ultérieurement : « Il est certain que le langage, qui est entendu très jeune, et donné avec amour, porte un être pour l'avenir. Mais il faut un temps de latence entre ce moment et la réalisation » (Dolto, 1987, p. 63-64). Les enfants décèlent facilement la tromperie et devinent ce qu'on leur tait. À quoi bon leur cacher la vérité ou leur mentir, et risquer ainsi de compromettre la relation de confiance qu'on a établie avec eux ?

Les adultes pourraient également envoyer aux enfants le message clair que la mort d'une personne n'entraîne pas une rupture radicale avec l'entourage et qu'il est toujours possible de continuer à vivre et à aimer. Leur dire, par exemple : « Tu peux continuer de penser à ta mère (ton père ou autre) et à l'aimer. Mais tu as le droit d'aimer aussi d'autres personnes. » L'exemple a plus de pouvoir que les mots. L'ennui, c'est que les adultes ont souvent eux-mêmes une réaction de repli à la mort d'un être cher, qu'ils s'éloignent des autres. Et les enfants les imitent tout naturellement. « C'est ainsi qu'on acquiert le réflexe de s'enfermer en silence dans la douleur de son deuil et que, devenu adulte, on se sentira incapable de se connecter à ses propres sentiments et de les vivre à leur juste valeur » (Fauré, 1995, p. 146).

Par ailleurs, on voit parfois émerger, entre six et huit ans, le désir de « prendre en charge » le parent vivant en remplaçant le parent décédé. Ces comportements découlent souvent de réflexions inconsidérées de la part des adultes et que l'enfant interprète comme une attente authentique (ex. : « Maintenant que papa / maman n'est plus là, tu es l'homme / la petite maîtresse de la maison. »). Mais le désir de prendre en charge peut aussi servir à nier inconsciemment son propre besoin d'être pris en charge. Le parent renseigné et à l'écoute comprendra le message de son enfant et l'empêchera de s'installer dans ces comportements de substitution (Fauré, 1995). On peut dire à l'enfant : « Écoute, je sais ce que tu ressens et je te trouve très gentille, très gentil, de te soucier de mon chagrin. C'est vrai que cela prend bien du temps à guérir, mais ne t'inquiète pas, je m'en sortirai. C'est normal de ton côté que tu aies davantage besoin de moi pour les semaines et les mois qui viendront. Tu peux compter sur moi n'importe quand. Je suis là pour toi. » Ainsi, on reconnaît, sans y accéder, le désir de l'enfant de prendre en charge son parent en deuil, ce qui le valorise, et en même temps, son profond besoin d'une prise en charge accrue dans ces moments difficiles.

À la fin de l'enfance ou pré-adolescence, soit *entre neuf et douze ans*, les enfants maîtrisent en général tous les éléments du concept de mort définis précédemment, y compris l'universalité. Leur développement intellectuel leur permet « d'appréhender la vie et la mort, la temporalité et la spatialité dans des rapports de cause à effet » (Harnisch, 1987, p. 17). Ils sont donc capables d'envisager la possibilité de leur propre mort et de se projeter dans l'avenir. L'ambivalence propre à leur âge imprègne la détresse des enfants face à la mort. Plus tout à fait dépendants des adultes mais pas encore autonomes, ils hésitent à exprimer leur besoin immense du parent décédé, car ils craignent de retomber dans les attitudes infantiles, dont ils tentent de se départir, et « d'être taxés de bébés » (Fauré, 1995, p. 148). L'entourage de ces enfants risque de ne pas reconnaître leur deuil, parce que leurs comportements traduisent souvent le contraire de ce qu'ils éprouvent. Ainsi, l'apparente placidité du fils ou de la fille de onze ou douze ans devant un événement aussi perturbant que la mort d'un être cher peut cacher l'anéantissement total.

Toutefois, cette absence transitoire de réaction chez les enfants de cet âge traduit parfois le besoin de reporter la confrontation avec les conséquences du décès à un moment où l'environnement sera plus sécurisant et où ils seront moins vulnérables (Fauré, 1995). Comme dans le groupe d'âge précédent, cette prise de distance et ce silence sur leur propre souffrance peuvent s'expliquer également par le souci de protéger des adultes dont ils sentent et voient la détresse, en n'ajoutant pas à leurs ennuis. Ces enfants sont tout à fait capables de prévoir que, si le parent endeuillé s'écroule, leur propre sécurité est menacée. Les adultes acceptent trop facilement ce comportement qu'ils renforcent en valorisant l'attitude « raisonnable » des enfants. Se sentir protégé par son enfant peut être réconfortant, mais le parent doit refuser sans équivoque ce « réconfort » et « au plus vite, aller chercher [l'enfant] au fond de lui-même et l'aider à le remettre en contact avec ses propres émotions... » (Fauré, 1995, p. 150).

C'est parfois à l'extérieur de la famille immédiate que les enfants de cet âge, comme d'ailleurs les adolescentes et les adolescents, trouveront le contexte rassurant et l'écoute propice à l'expression de leurs émotions (tante ou oncle, professeur ou professeure, parents d'une ou d'un camarade, amie ou ami de la famille). Le besoin d'une figure de référence ou d'identification est si fort que les enfants de cet âge voueront parfois un culte au parent décédé, idéalisant et valorisant à l'extrême tout ce qui lui est rattaché, et dévalorisant le parent vivant. Ce comportement, qui n'est pas rare non plus à l'adolescence et peut se révéler pénible à supporter pour le parent vivant, se dissipera au fur et à mesure que l'enfant intégrera sa perte, c'est-à-dire lorsqu'il commencera à investir affectivement sur d'autres personnes que le parent décédé (Guérin, 1995).

À l'adolescence, on manie le concept de mort aussi bien que le font les adultes quoique la réflexion sur le sujet soit davantage teintée d'introspection et d'égocentrisme. Les jeunes se voient aisément au centre des scénarios de perte ou de victimisation qu'elles et ils imaginent et se livrent mentalement à des mises en situation, évaluant tantôt leurs réactions à la mort éventuelle d'une personne chère, tantôt les réactions de leur entourage à leur mort. Objectif et subjectif, universel et particulier se confondent encore dans l'imaginaire de ces jeunes en position précaire entre l'enfance et l'âge adulte (Fréchette, 1995).

L'adolescence vit également l'ambivalence devant la douleur : elle s'y complaît en même temps qu'elle s'en montre révoltée. En quête d'authenticité et pratiquant le « jusqu'au-boutisme », elle est fascinée par l'idée de mort, la mort abstraite. Mais que la mort frappe réellement un être cher, et elle est reçue comme une aberration, une absurdité qu'il faut combattre (Fauré, 1995). La mort d'une personne proche atteint de plein fouet les jeunes de douze à dix-huit ans en quête de sens et d'identité. Elle vient brouiller une vision du monde et de l'avenir qui commençait à s'élaborer sur un mode personnel et remet en question les valeurs en formation. Comment croire à la justice et à la liberté, lorsqu'on voit son frère de cinq ans emporté par la leucémie, sa sœur aînée agressée mortellement, son meilleur ami qui s'est suicidé ? Quel sens donner à la vie lorsqu'un père ou une mère dans la force de l'âge meurt d'un accident de la route ou d'une attaque cardiaque ? La perte des repères familiers engendre la confusion et la méfiance à l'égard des adultes auxquels la quête d'identité personnelle force ces jeunes à s'opposer.

Les réactions de ces adolescentes et de ces adolescents, que blesse profondément la mort d'une personne proche, peuvent aller du mutisme complet et de la passivité au débordement émotionnel, à l'agressivité, à la violence, voire à la délinquance (Fauré, 1995 ; Régnier et Saint-Pierre, 1995). Les adultes se méprennent souvent sur la signification de ces réactions extrêmes qui cachent bien plus une douleur vive que des intentions destructrices. Ces réactions sont la plupart du temps transitoires et elles s'atténuent si les jeunes peuvent compter, au sein ou en périphérie de la famille, sur des adultes capables d'accueillir leur désarroi et de les amener à le traduire en paroles et en larmes plutôt qu'en actes. Toutefois, les deuils compliqués peuvent aussi toucher des enfants (Duperey, 1992 ; Raimbault, 1995) et une intervention professionnelle s'impose alors.

Les rituels

Les enfants peuvent-ils participer aux différents rites rattachés à la mort d'une personne chère ? Les théories et les coutumes diffèrent sur le sujet selon que l'on soit d'un côté ou de l'autre de l'Atlantique. En France, par exemple, on a tendance à écarter les enfants des cérémonies rituelles de la mort et on va parfois jusqu'à leur cacher le décès d'un être cher, fût-il sa mère ou son père (Dolto, 1987 ; Fauré, 1995 ; Raimbault, 1995). Sur le continent nord-américain, si l'on a davantage tendance à intégrer les enfants à certains rites entourant la mort, on ne le fait pas de façon systématique. Or, si les rituels de la mort servent à aider les personnes adultes à intégrer la perte et à faire leur deuil, pourquoi n'auraient-ils pas la même fonction pour les enfants qui, eux aussi, cherchent à donner un sens à la mort ?

Le fait d'être associé aux rites de la mort, comme à tout autre événement émotionnel vécu au sein de la famille, serait « structurant » même pour les bébés portés sur le bras (Dolto, 1987). Entourés d'adultes dont les attitudes et les comportements sont authentiques et sains, la majorité des enfants, *s'ils en expriment le désir,* peuvent tirer des bienfaits de leur participation à ces rites (Poletti et Dobbs, 1993). Déposer une fleur sur les mains de sa grand-maman dans son cercueil permet à la petite fille ou au petit garçon de faire ses adieux, de reconnaître la réalité de la perte et d'exprimer des sentiments qu'elle ou il tairait peut-être autrement.

On ne contraint pas un enfant réticent à se rendre au salon funéraire, à l'église ou au cimetière. Mais a-t-on pour autant raison de l'écarter systématiquement de tous les rituels, soi-disant pour le protéger, le privant ainsi d'occasions appropriées d'exprimer ses émotions et d'intégrer sa perte ? Ne pas tenir compte de la relation que l'enfant entretenait avec la personne disparue ainsi que de son chagrin constitue un abus de pouvoir et équivaut à ne pas reconnaître l'enfant comme une personne à part entière. On a insisté maintes fois sur les conséquences d'une telle attitude qui peut engendrer une immense colère, longtemps inhibée, et dont les manifestations à l'âge adulte se révèlent problématiques (Kübler-Ross, 1975 et 1986 ; Dolto, 1987 ; Raimbault 1995).

Généralement, les parents savent mieux que quiconque si leurs enfants sont prêts ou non à prendre part aux rites de la mort. Mais beaucoup de parents sont eux-mêmes mal à l'aise avec la mort et ses rituels et en éloignent les enfants. Lorsqu'on veut faire participer les enfants, il est préférable de les préparer, surtout s'ils vivent cette expérience pour la première fois. On leur décrira le salon funéraire et ce qui s'y déroulera, en leur expliquant la signification de l'exposition du corps, comment sera placée la dépouille dans le cercueil, quelles personnes seront présentes, les émotions et les sentiments que certaines d'entre elles peuvent exprimer (Foucault, 1995). En outre, une personne adulte proche de l'enfant (parent, tante, oncle, amie ou ami de la famille) peut se rendre disponible pour faire s'exprimer l'enfant et pour répondre en tout temps et avec toute la neutralité voulue aux questions que ce dernier ne manquera pas de (se) poser. Enfin, on peut « raconter » ces rituels aux enfants qui n'y ont pas participé. C'est une façon d'éviter qu'ils ne se sentent exclus et de partager des sentiments et des émotions, en établissant un dialogue au sein duquel les questions troublantes trouveront réponse. Finalement, aujourd'hui comme hier, les rituels autour de la mort d'une personne proche procurent l'occasion d'éduquer les enfants à la perte et à la mort comme attributs de la condition humaine.

Facteurs influençant la compréhension de la mort

Ces considérations sur la compréhension de la mort et sur le deuil des enfants ne font que souligner les traits généraux d'une réalité complexe. Outre l'âge, de nombreux facteurs influencent le développement de l'enfant et, partant, la représentation qu'il se fait du monde et de la mort : le quotient intellectuel (Johnson 1987 ; Smilansky 1987), l'environnement familial, le contexte social, culturel et économique, les influences religieuses, les expériences de vie, notamment l'expérience antérieure de la perte, et la socialisation des personnes selon leur sexe (Fréchette, dans Séguin et Fréchette, 1995).

Pour comprendre l'élaboration du concept de mort et les réactions de deuil chez les enfants, il faut prendre en considération le contexte socioculturel dans lequel ils évoluent. Les enfants de ce siècle finissant apprennent de plus en plus tôt à intégrer l'idée d'impermanence dans leur vie, parce qu'ils expérimentent précocement des pertes majeures, par exemple le divorce de leurs parents, le suicide chez des camarades et la propagation du sida. De plus en plus jeunes, ces enfants assistent également au spectacle télévisé de la mort en direct. La violence et la mort gratuites, souvent associées, sont omniprésentes dans les films, les dessins animés, les jeux vidéo, les bandes dessinées, les clips et les livres qui leur sont destinés. Ils ont aussi accès à la plupart des émissions pour adultes qui présentent comme des vedettes, voire des héros, les auteurs de meurtres en série. Est-il vraisemblable que cette culture violente et axée sur la mort spectacle exerce un effet neutre tant sur les enfants que sur les adultes ? Comment peut-on voir dans la mort une expérience humaine, non dramatique et essentielle, quand on entretient la confusion entre mort fictive et mort réelle, ou encore lorsque la mort violente, tragique, spectaculaire, et même scénarisée pour accroître l'effet recherché, empêche toute réflexion sur la mort « ordinaire », la mort à notre portée, la mort d'autrui et la mort de soi ?

On a observé que l'expérience directe et fréquente de la mort dans son environnement peut accélérer la compréhension de la mort chez l'enfant (Hétu, 1989). Meurtris par le spectacle quotidien de la mort et, souvent, par la perte de leur famille, les enfants de Sarajevo ont sans doute acquis une compréhension plus précoce de la mort *réelle* que la majorité des enfants d'Amérique du Nord où la seule mort qui ne soit pas taboue est la mort spectacle. Enfin, la confrontation avec un diagnostic de maladie dont le pronostic est fatal accélère l'évolution du concept de mort chez les enfants, comme nous le verrons dans la seconde partie de ce chapitre.

Mourir à l'aube de la vie

Qu'elle survienne à la suite d'une maladie, d'un accident, d'un suicide ou d'un crime, la mort d'un enfant suscite chez la majorité d'entre nous consternation, incrédulité, incompréhension et indignation. C'est parce qu'elle apparaît la plus injuste que cette mort choque, blesse, révolte et défie l'intelligence. Les adultes investis de la responsabilité de protéger les enfants se sentent alors incompétents, impuissants et coupables devant ce que plusieurs d'entre eux perçoivent comme un scandale et une trahison de la vie. Les parents vivent la mort de leur enfant comme une déchirure profonde, un arrachement, la pire tragédie humaine, l'épreuve à son paroxysme.

Ces réactions témoignent de la place que les enfants occupent dans la vie des adultes. Une fois la douleur décantée, il faut toutefois reconnaître que la mort n'a jamais respecté la frontière de l'âge, pas plus que celles de la race et du sexe. En Occident, grâce aux progrès de la science, de la médecine et de l'hygiène publique ainsi qu'à l'amélioration des conditions socio-économiques, elle frappe même les enfants d'aujourd'hui moins que ceux des siècles passés. Dans les sociétés traditionnelles, la mort des enfants était plus familière, mais on ne l'acceptait pas d'emblée pour autant. On n'essayait pas de l'empêcher à tout prix mais, craignant que l'enfant souffre, on faisait des pèlerinages afin de lui obtenir une mort rapide à défaut d'un sursis. En insérant la mort des enfants dans l'ensemble des lois de la nature et en proposant de nombreux rituels qui facilitaient l'intégration de la perte, la communauté entière aidait la famille à transformer le drame personnel en événement universel (Loux, 1983).

Si, de nos jours, la mort atteint moins souvent les enfants occidentaux, elle le fait également de manières différentes. Elle s'annonce plus fréquemment sous les traits du cancer, des maladies héréditaires, des accidents reliés aux progrès technologiques, du sida[3], du suicide, du syndrome de la mort subite du nourrisson[4], d'agressions mortelles (commises parfois par l'un ou l'autre des parents), plus rarement par la faim et l'absence de soins de santé. Du moins dans les pays riches. Cependant, on ne saurait ignorer que la majorité des enfants du monde vivent dans les pays les plus pauvres et les plus peuplés. Ils sont nombreux à mourir de faim et de maladie en Afrique, en Amérique latine, en Inde. Dans la Chine surpeuplée, des dizaines de milliers d'enfants, surtout de sexe féminin, succombent chaque année à l'abandon dès leur naissance, à la faim et au manque de soins. Dans divers points du globe, de nombreuses petites filles meurent chaque jour également des conséquences de la soumission aveugle de leurs parents à des traditions contraires aux droits humains (excision, infibulation, etc.), alors que dans des pays en guerre d'autres enfants périssent sous les balles des mitraillettes, sur des terrains minés ou dans le saccage de la maison familiale.

L'objectif de cet ouvrage ne consiste pas à essayer de comprendre le sort réservé à tous les enfants du monde. Mais le fait de souligner cette troublante réalité nous empêche de l'oublier et met en perspective une réalité davantage à la portée de notre analyse : celle des enfants atteints d'une maladie dont l'issue est fatale. À la seule évocation de ces enfants, de nombreuses interrogations surgissent spontanément. Quelles peuvent être les conséquences psychologiques, affectives, psychiques et spirituelles de l'annonce d'un diagnostic fatal

---

3. En 1990, le sida se situait parmi les dix premières causes de décès chez les enfants de 1 à 4 ans, et parmi les sept premières chez les jeunes de 15 à 24 ans, âge des jeunes femmes enceintes. Un rapport de l'OMS (25 septembre 1990) estimait à 700 000 le nombre de nourrissons qui seraient séropositifs en l'an 2000 et à 10 millions le nombre de bébés infectés par le VIH dans les années 1990 (F. Weil-Halpern et C. Griscelli, « Le sida et le très jeune enfant : généalogie de l'avenir », dans *Tragédies à l'aube de la vie. Répercussions sur les familles*, sous la direction de Y. Gauthier *et al.*, Paris, Bayard Éditions, CTNERHI, INSERM, 1993, p. 158).

4. L'incidence de 1,5–2 décès sur 1 000 naissances du syndrome de la mort subite inexpliquée du nourrisson (MSN) situe ce syndrome parmi les principales causes de décès au cours de la première année (*Tragédies à l'aube de la vie. Répercussions sur les familles, op. cit.*, p. 86).

chez des enfants? Les jeunes enfants savent-ils qu'ils vont mourir? Faut-il leur dire la vérité? Ne risque-t-on pas de les décourager en leur parlant de la mort? Comment transigent-ils avec la maladie? Comment se représentent-ils la mort et l'après-mort? Ont-ils peur? Comment affrontent-ils les pertes rattachées à leur mort imminente? Comment peut-on les aider? À ces interrogations, les spécialistes ont donné des réponses partielles et parfois approximatives, car « l'acquis des connaissances à propos de l'enfant doit venir de l'écoute qu'on lui porte, [alors que] les études actuelles ont tendance à donner la parole à l'adulte entourant l'enfant plutôt qu'à l'enfant lui-même » (Delvaux et al., 1987, p. 63). Cela dit, les données disponibles permettent de tracer un tableau général du vécu de ces enfants qui meurent à l'aube de la vie.

De façon générale, la nature de la maladie, sa gravité, les circonstances de son apparition, la perte d'autonomie qui en découle, l'âge de l'enfant, sa personnalité et les réponses que lui donne son entourage influencent les conséquences psychologiques d'un pronostic fatal et, partant, l'adaptation de l'enfant pour le temps qui lui reste à vivre (Anthony et al., 1974 ; Delvaux et al., 1987). Certaines maladies ont une connotation plus dramatique chez les enfants comme chez les adultes, tels le cancer et les maladies cardiaques, qu'ils jugent plus graves et plus difficiles à traiter que d'autres maladies.

Les études montrent, par ailleurs, que les difficultés psychologiques des enfants sont plus fréquemment associées à la maladie chronique qu'à la maladie aiguë : syndrome anxio-dépressif, troubles de comportement liés aux tensions que provoquent des visites répétées chez le médecin, les hospitalisations fréquentes et la détérioration progressive de l'image corporelle. Cependant, tous les enfants atteints d'une maladie mortelle, quelle que soit la nature de cette maladie, éprouvent des difficultés communes reliées à l'hospitalisation, à la séparation et à la rupture de l'équilibre familial, à l'agonie dans un milieu qui leur est étranger. Certes, les progrès médicaux augmentent leurs chances de guérison, mais les traitements entraînent souvent des douleurs nouvelles ainsi que des effets secondaires indésirables (Delvaux et al., 1987)[5].

---

5. Delvaux et al. citent de nombreuses études qu'il sera utile de consulter si l'on s'intéresse particulièrement aux aspects psycho-médicaux de notre sujet.

La compréhension de la mort

Il existe certains consensus sur l'expérience de la maladie et de la mort chez les enfants au sein de la communauté scientifique. Le premier est que, l'idée de mort étant une préoccupation quotidienne, la conceptualisation de la mort s'accélère chez les enfants gravement malades. Contrairement à ce qu'on observe chez les enfants en santé ou qui n'ont pas connu la mort d'une personne proche, l'évolution du concept de mort chez les enfants malades « serait indépendante de l'âge auquel ils accèdent au langage » (Delvaux *et al.*, 1987, p. 62 ; Raimbault, 1993). Cette évolution concerne aussi bien les représentations de la mort, la connaissance de la mort imminente que les stratégies d'adaptation ou mécanismes de défense.

Des enfants atteints de leucémie (Alby *et al.*, 1971 ; Gogan *et al.*, 1977) et de maladies chroniques (Raimbault *et al.*, 1969) qui ont fait l'objet d'études spécifiques pouvaient, dès cinq ans, donner une définition précise et réaliste de la mort. À six ans, ils associaient mort et tristesse des proches et attribuaient une cause à la mort : déficience physique, maladie, acte médical, intention meurtrière, agression extérieure, chagrin ou désespoir. On a observé, par ailleurs, que l'enfant malade réagit de façon plus précoce à la mort de l'autre : dès cinq ans, il en parle et évoque ses effets pour les proches, une préoccupation qui n'apparaît que vers dix ans chez l'enfant en santé. La mort d'autrui permettrait donc aux enfants malades « d'aborder directement, à propos d'un autre, un sujet qui les concerne » (Raimbault, 1969 ; Delvaux *et al.*, 1987, p. 63).

Un second consensus se dégage des travaux sur les enfants malades : quel que soit leur âge et bien qu'on ne leur ait pas communiqué de diagnostic précis, tous les enfants malades *savent* qu'ils vont mourir (Anthony *et al.*, 1974 ; Druet, 1987 ; Raimbault, 1995 ; Dolto, 1987). Même tout jeunes, les enfants *savent* qu'ils sont atteints de maladies graves, prennent conscience que « leurs jours sont comptés » (Fauré, 1995), même s'ils l'expriment surtout de manière symbolique en paroles, dans des poèmes, des rêves et des dessins (Kübler-Ross, 1986 ; Raimbault, 1995). Il s'agirait d'une connaissance préconsciente, intuitive plutôt qu'intellectuelle, et qui « prépare l'enfant à envisager le passage qui est proche même si les grandes personnes nient cette réalité et s'efforcent de ne jamais l'évoquer » (Kübler-Ross, 1986, p. 117).

En dépit des efforts déployés pour cacher aux enfants l'issue de leur état, outre la connaissance intuitive, certains signes concrets leur permettent (du moins à compter de quatre ou cinq ans) d'associer leur maladie et la mort. Ils se rendent bien compte que leur maladie continue d'évoluer malgré une longue hospitalisation et des traitements intensifs. Ils font l'objet d'une attention particulière de la part de leur entourage, ils se sentent isolés et différents des autres enfants. Comment ces enfants pourraient-ils penser qu'ils sortiront vivants de l'hôpital ou rentreront bientôt à la maison ? Par surcroît, ils voient mourir d'autres enfants autour d'eux et finissent par se dire que la mort, contrairement à ce qu'ils ont pu imaginer antérieurement, ne touche pas seulement les vieilles personnes et qu'ils pourraient mourir également (Girouard-Archambault, 1982).

Pour la majorité des enfants hospitalisés, la mort est « essentiellement l'impossibilité de communiquer avec l'autre et l'impossibilité d'être comme l'autre » (Raimbault, 1995, p. 73). Elle prend d'abord le visage de la séparation d'avec les parents, surtout si cette séparation se prolonge durant plusieurs semaines. Aussi, inciter des parents à cesser leurs visites à des enfants hospitalisés, sous prétexte que ces visites les agitent et perturbent leur sommeil, cause-t-il aux enfants une souffrance additionnelle et inutile en annulant leur relation privilégiée avec les personnes qu'ils aiment le plus. Ils se sentent abandonnés et les conséquences de cet « abandon » sont telles que les enfants coupés de ce lien primordial peuvent se laisser mourir (Raimbault, 1995).

La peur de la mort

Les enfants malades ont-ils peur de mourir ? Les opinions sont partagées sur ce sujet. Certaines études allèguent que ces enfants n'ont pas peur de la mort ou en ont moins peur que les adultes (Kübler-Ross, 1986 ; Levine, 1992). D'autres affirment que « beaucoup d'enfants malades sont terrorisés par l'idée de mourir même s'ils ne l'expriment pas verbalement » (Delvaux *et al.*, 1987, p. 60). La plupart des recherches se rejoignent toutefois lorsqu'on relie la peur des enfants à l'ensemble des facteurs inhérents à la maladie (Bréhant, 1976 ; Kübler-Ross, 1986 ; Delvaux *et al.*, 1987 ; Douesnard, 1989 ; Levine, 1992 ; Raimbault, 1995).

Chez ces enfants affaiblis, souffrants, privés des êtres qu'ils aiment le plus au monde et, par surcroît, conscients qu'ils vont mourir, la peur de souffrir se dessine sur fond d'angoisse et de culpabilité.

Avant tout, les enfants hospitalisés s'ennuient beaucoup de leurs parents et s'inquiètent d'autant plus de leur sort qu'ils les voient moins souvent. Leur principale source d'angoisse est d'être séparés *pour toujours* de leur famille. Mais leurs frères et sœurs, leurs camarades de classe et de jeux leur manquent également. Aussi faut-il souligner la pertinence d'une initiative de la compagnie de téléphone Bell (Québec) qui permet à des enfants gravement malades et hospitalisés loin de leur ville de résidence de s'entretenir avec leurs camarades de classe à un moment déterminé de la semaine. Les enfants doivent en outre faire le deuil de leur vie avant la maladie, de leurs amies et amis, de leurs petits animaux, de leur corps en santé, de leur mobilité, de leurs jeux et de leurs rêves, de leur avenir. Les effets physiques de la maladie (par exemple, amaigrissement, chute de cheveux, affaiblissement, douleurs) modifient l'image de soi et les relations de ces enfants avec leur entourage (Douesnard, 1989).

Les enfants malades appréhendent la douleur physique et tout l'appareillage auquel on les soumet dans un lieu qui leur est étranger et sous la responsabilité de personnes qu'ils ne connaissent pas. La nature même de leur maladie, la douleur provoquée par les traitements, le silence dont on entoure les enfants malades ou mourants constituent d'autres facteurs qui peuvent provoquer ou accroître chez eux l'angoisse et la crainte (Delvaux *et al.*, 1987). L'anxiété augmente avec l'âge, la durée de la maladie et, pour les enfants malades qui demeurent à la maison, avec la fréquence des visites à l'hôpital (Spinetta, 1975, dans Delvaux *et al.*, 1987). La passivité, l'indifférence et la résignation trahiraient l'anxiété chez ces enfants, tandis que l'acceptation trop facile d'un traitement indiquerait un état dépressif. L'angoisse et la crainte empruntent souvent un langage symbolique (rêves, dessins, histoires, etc.) ou même un discours direct si les enfants se sentent libres de s'exprimer, par exemple en thérapie, comme l'illustre abondamment l'ouvrage émouvant de la psychiatre G. Raimbault, *L'enfant et la mort* (1995).

Les enfants, surtout les plus jeunes, vivent l'hospitalisation comme une agression à laquelle ils réagissent par de l'agitation, des pleurs, de l'anorexie et des comportements régressifs. Rares sont ceux qui parviennent à verbaliser leur angoisse de mort, qu'alimente la peur tant de souffrir et de perdre leur intégrité corporelle (mutilation) que d'être abandonnés ou séparés des personnes qu'ils aiment. Selon leur âge, ils opposent à cette angoisse des mécanismes de défense ou stratégies d'adaptation, tels que la projection, l'évitement, le déplacement, le langage symbolique, l'idéalisation, la sublimation, le refuge dans les fantasmes, la rationalisation et la négation (Harnisch, 1987). La ritualisation joue également un rôle important dans l'adaptation. Ainsi, on voit parfois des enfants exiger la présence des mêmes infirmières auprès d'eux, ainsi que des méthodes routinières d'administration des traitements. Ces rituels répondent à un besoin de sécurité et canalisent l'angoisse (Delvaux *et al.*, 1987). Les enfants plus âgés ont tendance, à l'instar des adultes, à intellectualiser leurs expériences ou à recourir à l'humour pour faire échec à l'anxiété et se distancier de la souffrance.

Il arrive que l'angoisse des enfants gravement malades soit liée à la culpabilité qu'ils éprouvent envers leur entourage. Les jeunes enfants vivent fréquemment la maladie et l'hospitalisation comme une punition qui les prive de leur mère (Leist, 1981) ou comme un abandon consécutif à un acte qui a déplu à leurs parents, comme cette petite fille qui, ne recevant plus la visite de sa mère, se croyait abandonnée parce qu'elle avait mouillé son lit (Raimbault, 1995). Les enfants malades sont également conscients d'être une charge, d'engendrer des dépenses financières et d'accaparer le temps de leurs parents au détriment de leurs frères et sœurs en bonne santé. En somme, ces enfants ont le sentiment de déranger, et ils se le reprochent au point où la mort peut leur sembler une solution acceptable pour mettre un terme au bouleversement qu'ils ont créé dans la vie familiale.

C'est, au contraire, parce qu'ils souhaitent mourir que d'autres enfants se sentiront parfois coupables d'abandonner les personnes qu'ils aiment (Delvaux *et al.*, 1987). Ce sentiment de culpabilité peut alors «engendrer un désir de vivre à tout prix pour épargner aux autres la douleur de [la] perte, fût-ce au prix de [leur] propre souffrance» (Chanceaulme-Joubert, 1990, p. 33). Les enfants malades se sentent responsables de leur situation et coupables de décevoir leurs parents auxquels ils se croient nécessaires. Ils s'accusent de leur « manquement » et de la peine souvent inexprimée qu'ils décèlent chez leurs proches (Raimbault, 1995). Si, en plus, ils sentent que leurs parents n'acceptent pas leur mort, ils lutteront, tentant de prolonger leur vie jusqu'à ce que ces derniers soient prêts à les laisser partir.

Ce qu'on nomme angoisse de la mort chez les enfants malades ne serait-il que le reflet de la peur et de l'angoisse que vit leur entourage ? Des recherches confirment, en tout cas, que la détresse et l'anxiété de leurs proches, même si ces derniers cherchent à les leur cacher, représentent une source d'angoisse majeure pour les enfants qui vont mourir (Delvaux *et al.*, 1987 ; Raimbault, 1995). Des études portant sur des groupes de jeunes enfants hospitalisés (et même des bébés de 18 mois) ont montré que, enjoués lorsqu'ils se retrouvaient entre eux, ces enfants devenaient angoissés à l'arrivée de leurs parents (Levine, 1992). Il ne s'agit pas pour les parents de cacher leurs émotions afin d'éviter de troubler les enfants malades, qui les devinent de toute façon. Au contraire, il faut « lâcher prise à tout ce qui dresse une séparation, afin de partager ouvertement et tendrement la peine, et d'œuvrer ensemble à reconnaître les conditions du moment. Le pont qui relie le connu à l'inconnu est toujours l'amour » (Levine, 1992, p. 153). Cet amour s'exprime souvent dans le partage des larmes qui libèrent la tension et ouvrent le cœur.

La place que les équipes soignantes accordent aux enfants dans les plans de soins ainsi que les techniques qu'elles emploient pour les soulager jouent également un rôle capital dans l'adaptation des enfants malades. On a noté, par exemple, une diminution de l'angoisse, de la culpabilité et du risque de dépression chez les enfants qui participent aux décisions thérapeutiques (Nitschke *et al.*, 1982, dans Delvaux *et al.*, 1987). Ces enfants se sentaient valorisés d'assumer partiellement leur condition, d'être capables de faire quelque chose pour eux-mêmes. En outre, certaines techniques, tels l'hypnose (Hilgard et Lebaron, 1982), la thérapie par le jeu (Cassell *et al.*, 1967), le dessin et la musique, donnent des résultats encourageants dans le soulagement de la douleur physique et la réduction du stress psychologique.

En phase terminale, les enfants devinent facilement que les traitements sont devenus inutiles et il arrive qu'ils en éprouvent de la colère et se retirent en eux-mêmes. Certains sont incapables de reconnaître ou d'assumer le fait qu'ils vont mourir et, comme les adultes, oscillent entre la négation et l'acceptation, le désespoir et l'espoir, un mouvement de va-et-vient qu'il faut respecter tout en se montrant disponible et présent. Les enfants gravement malades s'enferment parfois dans le mutisme et l'isolement, refusant le monde, les traitements et les soins de base. Dans ce cas, tout se passe comme si l'enfant « fuyait en avant vers l'abandon qu'il redoute » (Delvaux *et al.*, 1987, p. 61). Un tel refus se révèle difficile à supporter pour l'entourage qui y réagit parfois en évitant l'enfant (Delvaux *et al.*, 1987), au moment où ce dernier a le plus besoin des personnes qu'il aime. Ce sont l'inaptitude à composer avec leurs propres émotions et le peu de connaissance qu'ils ont des besoins des enfants mourants qui, le plus souvent, dictent les réactions des adultes meurtris par la souffrance, et qui privent ainsi ces enfants de l'amour et d'une communication véritable dont ils sont plus avides que jamais.

La communication indispensable

En général, on ne lésine pas sur les moyens de procurer aux enfants malades les meilleurs services cliniques – soins les plus efficaces, maximum de confort et de sécurité, soulagement maximal de la douleur physique – et c'est bien ainsi, car ces besoins requièrent satisfaction immédiate. Toutefois, le manque de temps sert parfois de prétexte pour négliger les besoins affectifs et psychologiques des enfants mourants. Comme chez les adultes dans la même situation, le besoin d'amour des enfants croît avec l'approche de la mort et se traduit par un intense besoin de communiquer, d'être compris, d'être avec les autres, d'« être ensemble ». Et « être ensemble, ne pas être seul, exige d'être reconnu dans ses actes, dans ses pensées, dans ses désirs, dans ses croyances. Être reconnu, pour l'enfant près de la mort, exige qu'il puisse entendre : « Moi aussi, je suis préoccupée par ta mort – je sais que tu... en as peur... la désires... l'attends... voudrais la chasser, que tu espères vivre... Ce que tu vis ne te sépare pas de moi » (Raimbault, 1995, p. 127).

Tout le monde s'entend sur la nécessité de créer un climat de confiance qui favorisera la communication avec l'enfant malade. Pour plusieurs, la question n'est pas : « Que dire et que répondre aux enfants ? », mais « Quand et comment le faire ? » Il importe avant tout de respecter le degré de compréhension et l'évolution des enfants devant la mort, ainsi que leur désir et leur besoin de dialoguer ou de se taire sur le sujet. Les opinions diffèrent, toutefois, quant à savoir si les adultes devraient prendre l'initiative du dialogue avec les enfants ou attendre que ces derniers abordent les sujets qui les préoccupent. Tout dépend des enfants. Il convient d'évaluer chaque situation particulière et de considérer chaque enfant « comme un individu dont les conflits et les besoins émotionnels évoluent et changent au cours de la maladie » (Raimbault, 1993, p. 250). Cela dit, nombre de spécialistes donnent tout de même à cette question des réponses d'ordre général qui révèlent des conceptions différentes de l'évolution et des besoins des enfants.

Ainsi estime-t-on qu'« il n'est jamais approprié de précipiter la prise de conscience. Il ne faut dire que ce que [l'enfant] peut entendre » (Douesnard, 1989 : 34). On préconise donc d'attendre que les enfants, mis en confiance, posent des questions auxquelles on répondra avec honnêteté, selon leur âge et leur personnalité, *et seulement à ce qu'ils demandent* (Girouard-Archambault, 1982 ; Douesnard, 1989). Par ailleurs, il semble que les enfants peuvent en entendre bien plus que les adultes ne se l'imaginent en général. Des études montrent que, loin d'éviter le sujet de la mort, les enfants malades le recherchent (Raimbault, 1969 ; Bréhant, 1976 ; Levine, 1992). Dans les unités de soins, par exemple, les enfants parlent entre eux de la maladie et de la mort avec authenticité et lucidité, ils se consolent et s'entraident. On aurait plutôt tendance à ne pas en dire assez qu'à trop en dire aux enfants qui vont mourir, les privant d'un cheminement que, à tort, on les croit incapables d'accomplir (Kübler-Ross, 1986 ; Dolto, 1987 ; Druet, 1987 ; Levine, 1992 ; Fauré, 1995 ; Raimbault, 1995).

Il est facile de discourir sur l'importance de maintenir autant que possible la vie normale autour des enfants malades. Mais la vie normale, pour les enfants comme pour les adultes, ne se compose-t-elle pas principalement d'échanges et de partage sur les choses essentielles comme sur les banalités de l'existence ? Or, il faut le dire : la plupart des gens éprouvent des difficultés à parler aux enfants qui approchent de la mort comme ils en éprouvent dans d'autres circonstances importantes de la vie, par exemple lorsque l'enfant s'éveille à la sexualité. Ce qui accentue chez ces enfants le sentiment d'abandon et les plonge dans la détresse, c'est ce silence qui s'installe autour d'eux au fur et à mesure que progresse leur maladie. Silence de leurs parents, silence de l'équipe soignante. Silence sur la vie en général, à l'extérieur de l'hôpital, sur leur famille, sur leurs camarades. Silence sur leurs malaises et leurs chagrins, sur les sentiments des personnes qu'ils aiment et, surtout, silence sur leur mort, qu'ils savent pourtant inéluctable. Ce silence crée une atmosphère de complot, qui donne un caractère dramatique à une expérience déjà suffisamment douloureuse, et trahit l'incapacité des adultes à faire face à la réalité.

Le silence se fait d'abord sur la nature de la maladie, sur les traitements et leurs effets possibles, soit qu'on croie les enfants malades incapables de comprendre toute explication valable, soit qu'on craigne de susciter chez eux de l'inquiétude. Le plus souvent, ce sont les adultes, paralysés par leur propre souffrance et par la peur, qui ne trouvent pas les mots pour s'exprimer et se servent de prétextes pour masquer leur embarras. Ils ne sont pas toujours conscients que le silence total peut engendrer bien plus d'appréhensions que des explications à la portée des enfants, données avec simplicité et franchise (Bréhant, 1976). Parfois, les enfants se sentent exclus de ce qui les concerne, parce qu'on parle d'eux en leur présence comme s'ils étaient absents ou des morts en sursis.

Mais « on ne peut vivre que reconnu vivant », et si on traite les enfants malades comme s'ils étaient déjà morts, ils se laisseront mourir (Raimbault, 1995, p. 79). Parler de la maladie aux enfants suscite chez ces derniers une attitude plus ouverte et une meilleure estime de soi (Spinetta *et al.*, 1978, dans Delvaux *et al.,* 1987) : ils se sentent alors traités comme des êtres humains à part entière. Il ne s'agit pas de leur annoncer leur mort selon un agenda précis. Qui peut prétendre savoir quand la mort arrivera ? On a vu souvent des personnes survivre longtemps à un pronostic fatal. En outre, il est essentiel de préserver l'espoir des enfants jusqu'à leurs derniers instants, leur laissant tout le temps nécessaire pour élaborer des stratégies d'adaptation à une situation qui se détériore sans cesse et, parfois, très lentement.

Le silence se fait également sur des sujets qui, pourtant, intéressent beaucoup les enfants que la maladie a mûris : le chagrin de leurs parents, la possibilité qu'ils se remettent de l'épreuve, le sens de la souffrance et d'une vie trop brève, la nature de la mort, ce qu'il advient après la vie physique. Si on ne sait pas parler aux enfants malades, on ne sait pas davantage les écouter. Pour Raimbault (1993), comme pour Kübler-Ross (1986), la vraie question est : « Comment parlent, que disent les enfants gravement malades ? » Ils expriment souvent leurs besoins et leurs inquiétudes dans un langage indirect, histoire de vérifier les réactions de leurs proches et de savoir jusqu'où ils peuvent les interroger sans semer la panique. Ou encore, ils emploient à leur insu un langage symbolique qui transmet leurs préoccupations et leurs attentes. On peut comprendre que des parents bouleversés ne puissent décoder ce langage, mais quelques membres de l'équipe soignante devraient en avoir la compétence.

S'efforcer de comprendre le message de l'enfant, qu'il soit symbolique ou direct, bouleverse tellement les adultes « qu'ils sont tentés de ne pas entendre, et s'ils entendent, de ne pas répondre » (Chanceaulme-Joubert, 1990, p. 32). Si plusieurs adultes (parents et personnel soignant) ont beaucoup de difficulté à communiquer avec les enfants qui vont mourir et qui le savent, ce n'est pas seulement à cause de leur propre angoisse devant la mort ni de la crainte de bouleverser les enfants. C'est aussi parce qu'*ils n'admettent pas que les enfants peuvent avoir une connaissance de leur mort*, car reconnaître cette réalité consisterait à « admettre aussi une sorte de renversement des rôles, une inversion dans la hiérarchie, dans l'ordre de la connaissance » (Chanceaulme-Joubert, 1990, p. 36). N'est-ce pas l'adulte qui sait et qui décide ? N'est-ce pas l'adulte qui protège et qui assiste l'enfant ?

Quant à parler avec les enfants de leur mort imminente, comment des adultes qui n'acceptent ni la mort de l'enfant ni la leur, et pour qui le sujet lui-même est tabou, le pourraient-ils ? Plus encore, ils opposent parfois à la mort des enfants un déni formel. Ils invoquent des prétextes – l'innocence des enfants, leur incapacité de comprendre, le maintien de leur moral – pour fuir la réalité dans le silence et le mensonge. Ce déni est inutile, puisque les enfants « savent », et cruel, car il les coupe de toute communication véritable (Druet, 1987). Enfin, essayer de protéger les enfants en leur niant le pronostic fatal de leur maladie « n'empêche pas l'anxiété de l'adulte (soignant ou parent) de [les] contaminer » (Delvaux *et al.*, 1987, p. 61).

À cause de ce déni, les enfants malades se sentent abandonnés des personnes qu'ils aiment au moment même où ils ont le plus besoin d'avoir auprès d'eux des êtres qui les aident à donner un sens à leur vie, à leur souffrance, à l'abandon, à la mort, à *leur* mort. Ces enfants moribonds, à qui on raconte qu'ils vont bientôt rentrer à la maison, souffrent de ce mensonge qu'ils interprètent de différentes façons. Si on ne leur parle pas avec franchise et honnêteté, c'est peut-être qu'on doute de leurs ressources, pourtant considérables, devant l'épreuve. C'est peut-être également qu'on se détache d'eux et qu'on est incapable d'accepter leur mort. Finalement, peut-être est-ce parce qu'on ne les aime plus, ce qui est, pour des enfants, pire que la mort. S'il faut mourir, soit, mais que l'on continue d'être aimé jusqu'à sa dernière heure, et même dans la mort. Il y a lieu de se demander si le déni, le mensonge et l'absence de communication authentique ne causent pas plus de détresse et de souffrance à ces enfants que la maladie et la perspective de la mort elles-mêmes n'en suscitent.

Mais doit-on parler de *leur* mort aux enfants ? On s'aventure ici sur un terrain mouvant. Tout le monde s'accorde sur la nécessité de s'assurer d'abord que les enfants sont prêts à envisager l'éventualité de leur mort. Mais des spécialistes de la question estiment qu'« on s'accorde trop souvent le droit de parler de sa mort à l'enfant sans avoir toujours bien évalué son niveau de compréhension et ses ressources face à cette terrible réalité [...]. On doit être capable de parler de sa mort ou de se taire s'il le désire. Avant tout, on doit écouter et être là » (Douesnard, 1989, p. 35). D'autres spécialistes soutiennent qu'on évite plutôt de parler de leur mort avec les enfants malades parce qu'on les sous-estime, les empêchant ainsi de donner un sens à leur souffrance et à leur mort, ce dont la plupart sont tout à fait capables (Kübler-Ross, 1986 ; Levine, 1992, 1993 ; Raimbault, 1995). Raimbault (1995) et Dolto (1987) citent de nombreux exemples qui dénotent une certaine réticence des milieux hospitaliers français à établir un dialogue franc et authentique avec les enfants qui vont mourir, même à leur dire la simple vérité sur leur situation.

Les enfants souffrent du silence et du retrait de personnes incapables de supporter le climat de désarroi qui les entoure. Des études sur les enfants leucémiques en phase terminale ont montré que ces enfants percevaient très bien ce retrait et choisissaient de se replier sur eux-mêmes (Delvaux *et al.*, 1987). Après un quart de siècle passé à écouter des personnes mourantes, Kübler-Ross (1986) soutient que les enfants mourants sont plus heureux quand ils ont une communication libre et franche avec leur entourage et que, s'ils ont peur de la mort, c'est souvent parce qu'on ne leur offre pas l'occasion de s'exprimer. Raimbault fait observer que « de nombreuses études démontrent que la possibilité pour les enfants de s'exprimer diminue leur anxiété » (1993, p. 250). Mais il ne suffit pas de parler pour dissiper l'angoisse, objectent d'autres spécialistes. Dans l'hypothèse même d'une communication satisfaisante, les rapports d'une personne mourante avec son entourage comportent toujours des moments de silence, de retrait et d'angoisse. On peut soutenir l'enfant dans sa peine et sa peur, mais « l'enfant qui parle de la mort ne cesse de vous dire : Je ne veux pas mourir, j'ai peur de mourir » (Douesnard, 1989, p. 34).

Des expériences d'accompagnement de personnes malades, notamment d'enfants, ouvrent des perspectives différentes et encourageantes pour qui veut dépasser les réactions purement émotionnelles à l'égard d'une mort imminente. Les enfants peuvent traverser l'angoisse et la solitude devant la mort et accéder à un autre niveau de conscience si l'on arrive à établir avec eux un dialogue sur les questions de tout ordre, sans exception, et surtout sans préjuger de leur compétence. On les aide d'abord à avoir une idée la plus exacte possible de *la* mort et de *leur* mort en renonçant aux métaphores floues, qui effraient parfois davantage que les explications précises, et en leur parlant comme à des personnes intelligentes, ce qu'ils sont (Bréhant, 1976 ; Druet, 1987 ; Levine, 1992).

Trop souvent, on limite la conversation à des propos lénifiants ou à des échanges superficiels sur des réalités ponctuelles (les traitements reçus, à quoi l'enfant s'est occupé hier, s'il a bien dormi, s'il a aimé le chocolat qu'on lui a apporté, etc.), croyant les enfants inaccessibles à des préoccupations d'un autre ordre ou parce qu'on projette sur eux nos propres modes de penser et de sentir. « La pauvreté de la relation, le décalage des inquiétudes risquent à la vérité de les laisser avec leurs frayeurs, dans une solitude prématurée qui préfigure leur mort» (Bréhant, 1976, p. 105). En réalité, qu'est-ce qui permet de dire que les préoccupations des enfants ne portent pas sur des questions essentielles? Levine (1992, 1993), Raimbault (1995), Dolto (1987), Kübler-Ross (1986) et d'autres spécialistes en ont fait la démonstration. Un dialogue authentique, qui n'élude aucune question, offre l'occasion aux enfants de reconnaître leur souffrance mentale autant que physique, d'y entrer pleinement pour ensuite s'en détacher et atteindre un autre niveau de conscience.

Si les enfants savent que leurs proches souhaitent partager avec eux les expériences qui entourent leur maladie et les derniers moments de leur vie, qu'ils désirent parler avec authenticité, sans faux-fuyants, ils pourront s'avérer des maîtres et même aider leurs proches à accepter leur mort. Car la plupart des enfants ne font pas tout le pathos que nous faisons autour de la maladie et de leur mort. Ils atteignent parfois une telle ouverture du cœur que l'amour et la joie rayonnent autour d'eux (Kübler-Ross, 1986 ; Dolto, 1987 ; Druet, 1987 ; Fauré, 1995 ; Raimbault, 1995). Peu d'adultes accèdent à la sérénité que les enfants malades sont capables d'acquérir et «que nous appelons acceptation de la mort, qui est sans doute la plus belle acceptation de la vie, débarrassée de ses futilités sociales et de ses contraintes affectives» (Kipman, 1987, p. 34).

Il faut dire aux enfants malades combien on les aime, combien ils sont importants pour nous. Car, particulièrement quand on va mourir, il est primordial de se sentir important pour quelqu'un afin que les derniers moments soient «encore de la vie» (Kübler-Ross, 1986 ; Moffat, 1990 ; Levine, 1992 ; Raimbault, 1995). Dire aux enfants qu'ils font ce qui est bon pour eux, qu'on l'acceptera et qu'on continuera de les aimer jusque dans la mort, même si on a de la peine, les rassure et les libère de la culpabilité qu'ils entretiennent à l'égard de leurs parents. Si on est capable de parler ainsi avec les enfants dont la mort approche, on pourra les accompagner jusqu'à la fin et, ainsi, leur offrir le plus précieux des cadeaux. Car ce qui peine ces enfants, ce n'est pas tant de mourir – ils comprennent mieux que les adultes que «mourir fait partie du vivre» (Dolto, 1987, p. 83) – mais de quitter les personnes qu'ils aiment, de ne plus être aimés d'elles, de se retrouver seuls au moment du «grand départ». Tout comme de consoler les enfants qui perdent un être cher et de les accompagner dans leur deuil, il importe de rester jusqu'au bout aux côtés des enfants qui vont mourir. Ce serait même la seule aide qu'on puisse leur apporter (Raimbault, 1995).

Lectures suggérées

1. Ginette Raimbault, *L'enfant et la mort*, Paris, Dunod, 1995.

2. Elisabeth Kübler-Ross, *La mort et l'enfant*, Genève, Éditions du Rocher/Éditions du Tricorne, 1986.

3. Anny Duperey, *Le voile noir*, Paris, Éditions du Seuil, 1992.

4. Pierre-Philippe Druet, *Pour vivre sa mort, Ars moriendi*. Paris, Éditions Lethielleux, 1987.

5. Stephen Levine, *Qui meurt?* France, Éditions Le Souffle d'Or (Coll. Passages), 1991. Chap. 9, «Les enfants mourants», p. 139-156.

6. Nicole Delvaux, D. Razavi et C. Desmarez, «L'impact psychosocial de la maladie et de la mort de l'enfant: conceptions actuelles», dans N. Dopchie, R. Maurus, R. Harnisch, J. Appelboom-Fondu, A. Debra et M. Vander Marcken, *L'enfant, la maladie et la mort*, Bruxelles, édité par Nicole Delvaux et Darius Razavi, Centre d'aide aux mourants, Groupe de recherche et de formation, 1987, p. 49-92.

7. Suzanne Douesnard, «Est-ce que tu savais que je vais mourir?», *Frontières* (printemps 1989), p. 30-35.

8. Andrée Girouard-Archambault, «La mort chez l'enfant», *Santé mentale au Québec*, vol. 7, n° 2 (novembre 1982), p. 47-52.

9. Lucie Fréchette, «Les états de deuil chez les enfants», dans M. Séguin et L. Fréchette, *Le deuil. Une souffrance à comprendre pour mieux intervenir,* Montréal, Les Éditions Logiques, 1995, p. 91-112.

Musique

Gustav Mahler (1860-1911), «Chants pour des enfants morts» (*Kindertotenlieder*), lieder écrits entre 1901 et 1904 sur des textes de Friedrich Rückert (1788-1866). On dit que Mahler a écrit ces lieder en se remémorant la mort, en bas âge, de plusieurs de ses frères et sœurs (Poletti et Dobbs, p. 51).

Lectures pour les enfants

En lisant des histoires aux enfants, les parents ont l'occasion d'amorcer avec eux une conversation sur la perte et sur la mort. Voici quelques titres à l'usage des enfants en deuil ou des enfants que l'on veut initier à la réalité de la perte (sources : Lucie Fréchette, au Québec, et Rosette Poletti et Barbara Dobbs, à Genève. Voir bibliographie générale).

J. Dubé, *L'horloge s'est arrêtée*, Montréal, Éditions Pierre Tisseyre, 1980.

S. Varley, *Au revoir Blaireau*, Paris, Gallimard, 1980.

S. Pernusch, *Faustine et le souvenir*, Paris, Éditions Messidori / La Farandole, 1986.

T. de Paola, *Nanie-d'en-haut et Nanie-d'en-bas*, Paris, Centurion, 1983.

A. Plante, *Histoire de Charlotte, Philippe et grand-père*, Montréal, Éditions Paulines, 1992.

A. Plante, *Histoire de Jonathan*, Montréal, Éditions Paulines, 1992.

A. Plante, *Histoire de Josée*, Montréal, Éditions Paulines, 1992.

R. Soulières, *Ma tante Marie-Blanche*, Montréal, Québec-Amérique, 1980.

R. Capdevila et M.-A. Gaudrat, *L'enterrement*, Paris, Le Centurion / Pomme d'Api, 1987.

B. Shook Hazen, *Pourquoi grand-papa ne revient-il pas ?* Paris, Éditions Deux coqs d'or, 1986.

E. Le Shan, *J'ai douze ans et je ne veux pas que tu meures*, Paris, Éditions Bayard, 1992.

L. Thouin, *Boule de rêve*, illustrations de Jean-Luc Bozoli, Montréal, Leucan, 1993.

F. De Montigny et L. Beaudet, *Lorsque la vie éclate*, Montréal, ERPI, 1997.

CHEMINEMENT

I. En vous inspirant de ce chapitre et de l'article de N. Delvaux *et al.* (référence ci-dessus), décrivez l'évolution du concept de mort chez l'enfant.

II. Réactions de deuil chez les enfants :
   a) en deux pages, résumez comment se manifeste *en général* le deuil chez les enfants en santé ;
   b) chez un enfant malade ; ou
   c) racontez une histoire qui illustre le deuil d'un enfant qui a perdu un parent (grand-parent, ami, amie, sœur, frère, etc.)

III. L'approche de Stephen Levine auprès des enfants qui vont mourir s'appuie sur la conviction que ces enfants ont un grand potentiel de développement psychologique et spirituel. Démontrez.

IV. Anny Duperey a perdu ses parents dans des circonstances particulières alors qu'elle n'avait que huit ans. Dans *Le voile noir*, elle raconte l'histoire de son deuil. Retracez les étapes importantes de ce deuil. Identifiez les obstacles qui ont entravé ce travail de deuil (attitudes et comportements de l'entourage, événements, etc.) et les conséquences dans sa vie adulte. Commentez le rôle qu'elle accorde aux larmes.

V. Votre frère ou votre sœur (cousin, cousine) de six ou sept (huit, dix ou douze) ans a perdu son chat (son chien, sa tortue, son poisson, etc.) et se montre inconsolable. Dans un texte de trois ou quatre pages, écrivez un dialogue dans lequel vous essayez de le ou la consoler, tout en saisissant l'occasion de lui parler de la mort et de la perte. Le dialogue doit tenir compte de l'âge de l'enfant.

TÉMOIGNAGES

La mort d'un enfant

La mort d'un enfant,
c'est l'implosion du parent.

Un torrent de chagrin
qui se jette dans un lac de larmes,
profond, insondable.

Sur les rives,
des morceaux de soi-même,
des autres membres de la famille,
des morceaux d'êtres
qui témoignent du caractère vain
de tout ce qui est humain
Dans les livres, le deuil est un cheminement.

C'est nommer avec pudeur,
la douleur, la souffrance,
le détachement total face à sa propre vie.
Tout est changé, rien n'est plus comme avant.

Il faut recoller les morceaux de vie,
les bons et les mauvais
qui sont là, épars.

Il faut les identifier comme un casse-tête
de mille morceaux, les accepter,
même les pires,
surtout ceux-là.

C'est si difficile.

Pourquoi? se demande-t-on. Pourquoi moi?
Pourquoi continuer?

Comme un enfant qui demande :
Pourquoi tu mets un chandail vert?
Que répondre? Rien.

Il y a ceux qui ont la foi.
La foi en quoi déjà?
La foi en Dieu? La foi en soi?
Encore chanceux quand on garde un peu de confiance.

C'est vrai qu'on peut devenir un humain meilleur.
C'est sûr ! Pour survivre,
Il faut réviser sa vie,
comme on repasse un examen
Ils appellent ça grandir...

Moi j'appelle ça apprendre à contrôler
la souffrance, la solitude, la colère,
la révolte, la culpabilité
et en plus
apprendre à garder l'estime de soi.

Tout un programme !

Auquel le destin m'a inscrite un triste jour d'avril !

Et puis un jour,
il faut comprendre,
il faut accepter,
il faut pardonner,
il faut choisir de continuer,
passer à une autre dimension,
se trouver une raison.

Dans la caverne du cœur,
disent les Upanishads,
L'enfant lentement pénètre, avec la douleur.

Il nous apprend qu'il faut garder du respect
pour la vie qui est la reine
alors que la mort n'est que son valet.

Rien n'est plus pareil,
tout se vit en profondeur.

Ça doit être çà qu'ils appellent grandir
accepter
accepter de changer
de devenir un humain meilleur.
Au nom de l'enfant
Au nom d'Étienne.

Diane,
la maman d'Étienne décédé accidentellement
à l'âge de deux ans, le 8 avril 1994

P.S. : Étienne, je vois les oies revenir, est-ce qu'on trouve
son chemin au pays du souvenir ?

Étienne

Mon beau Étienne,

Si tu savais comme je t'aime
Je m'ennuie de tes rires stridents
Et de ton humour flamboyant
Tu étais si intelligent, si mignon
Tu ne pouvais pas mourir comme ça

Je sais que la vie nous a séparés
Mais notre âme ne se séparera jamais
Je sais qu'il faudra que je sois patiente
Patiente avant de te revoir
Toi qui auras dans ma tête toujours deux ans

Pourquoi, pourquoi es-tu allé
Près de cette falaise sans barrière?
Toi qui aimais tant l'aventure,
Mais cette fois tu es allé trop loin

Plusieurs ont frôlé la mort
Mais toi, tu es allé en plein dedans
Mon p'tit homme que j'aimais
Que j'aime et que j'aimerai
POUR TOUJOURS

Corinne, 13 ans

CHAPITRE 7

MOURIR AU BOUT DE SON ÂGE

La vieillesse n'est honorée que dans la mesure où elle résiste,
affirme son droit, ne laisse personne lui voler son pouvoir
et garde son emprise sur les siens jusqu'à son dernier souffle.

(Cicéron, Senectute, *45 av. J.-C.).*

« **L'** âge s'empare de nous par surprise », disait Goethe[1]. Un jour, on se découvre des rides qui, jure-t-on, hier encore étaient absentes. Les gestes familiers et mécaniques ne vont plus de soi. À quoi bon essayer d'adapter son pas à celui de la foule qui se presse vers l'arrêt d'autobus ? Les feux de circulation tournent au rouge toujours trop vite, faisant du passage aux intersections une entreprise risquée. Puis, on se rend compte que le regard sur la vie n'est plus le même et que peu à peu une certaine distance s'installe entre le monde et soi. Ce qui faisait courir hier laisse aujourd'hui tiède ou indifférent. En revanche naissent d'autres intérêts adaptés à des capacités nouvelles, et parfois orientés vers la vie intérieure plutôt que vers le monde extérieur. On change, on vieillit. C'est la loi de la vie, le destin de tout ce qui existe.

La vieillesse est l'*état* qui caractérise le « dernier âge » de la vie, tandis que le vieillissement ou la sénescence est le *processus* correspondant aux changements qui surviennent à cette période. Bien sûr, la soudaineté du vieillissement n'est qu'apparente. En réalité, le vieillissement est un processus graduel, prévisible et commun à tous les êtres vivants, et il débute dès notre arrivée dans ce monde. Comme la mort que « chacun porte en soi comme le fruit son noyau » (Rilke[2]), « il semble que chaque organisme contient au départ sa vieillesse,

1. Johann W. von Goethe (1749-1832), écrivain allemand à qui l'on doit entre autres le poème dramatique *Faust* publié en 1806.
2. Rainer Maria Rilke (1875-1926), poète et écrivain autrichien.

inéluctable conséquence de son accomplissement » (Beauvoir, 1970, I, p. 42). Le vieillissement et la mort surviennent donc lorsqu'un programme déterminé de croissance et de maturité arrive à son terme.

L'espèce humaine est celle qui vit le plus longtemps et elle serait programmée pour vivre entre 100 et 110 ans. Bien que l'espérance de vie ait augmenté de façon considérable au cours de l'histoire, l'âge maximum de l'être humain est demeuré à peu près le même. Ce sont le plus souvent les maladies qui limitent l'autonomie individuelle et l'espérance de vie, mais si l'humanité parvenait à les prévenir ou à les guérir toutes, nous vieillirions et mourrions encore. À preuve, le corps des personnes qui demeurent en bonne santé jusqu'à un âge avancé continue de vieillir. Elles meurent souvent d'une maladie dont elles auraient pu se remettre dans le passé, contre laquelle leur organisme maintenant usé et affaibli ne peut plus lutter (Nuland, 1994).

Aussi, la médecine peut bien associer une maladie à la mort d'une vieille personne, en réalité, cette dernière « est victime d'une progression insidieuse qui touche la totalité de son être, progression qui a pour nom le vieillissement » (Nuland, 1994, p. 107). La mort « naturelle » désigne aujourd'hui « une vie parvenue au bout de son rouleau » (Jankélévitch, 1977, p. 197), celle qui rejoint une personne au bout de son âge, donc une mort *attendue,* comparativement à la mort *accidentelle* qui peut nous surprendre à tout âge.

On a attribué plusieurs causes au vieillissement biologique et, partant, à la mort : un dysfonctionnement du système immunologique ; des mécanismes de vieillissement cellulaire ; les altérations du système endocrinien ; des facteurs génétiques ; l'usure de toutes les parties du corps et l'accumulation des déchets que le corps serait devenu incapable d'éliminer (Mishara et Riedel, 1984). Des changements cognitifs, c'est-à-dire relatifs à la façon de penser, ainsi que des changements dans l'affectivité et la personnalité accompagnent le vieillissement biologique. Si une décroissance physique inéluctable se révèle un trait universel de la vieillesse, il en va autrement du vieillissement intellectuel et psychologique. On peut voir ses fonctions biologiques réduites considérablement, tout en conservant intactes ses facultés intellectuelles et psychologiques.

Comme les sociétés, les individus ne vieillissent pas tous de la même façon, ni au même rythme. On parle alors de plusieurs vieillesses, dont la différenciation dépend de nombreux facteurs tels l'hérédité, l'état de santé, le mode de vie, les conditions économiques, l'environnement, la retraite, la ménopause, l'andropause, la perte du conjoint ou de la conjointe. Des différences individuelles qu'on associe à l'âge évoluent en réalité de génération en génération et l'amélioration du mode de vie, la prévention et les progrès médicaux contribuent à atténuer et à retarder les inconvénients physiques du vieillissement. L'âge chronologique ne reflète donc que le nombre d'années accumulées. C'est l'âge physiologique qui constitue l'âge *réel* de l'organisme (Jaeger, 1992).

Le vieillissement physiologique n'est pas régulier et, à moins qu'une maladie grave ne l'accompagne, il n'entraîne pas automatiquement la perte d'autonomie et l'inactivité. Au contraire, la majorité des personnes âgées qui vivent dans les pays dits avancés mènent une vie saine et active. Aux États-Unis, la proportion des gens âgés en bonne santé augmente sans cesse, et celle dont l'état de santé requiert une assistance pour leurs besoins personnels diminue tandis que la population vieillissante ne cesse de croître. Entre 1982 et 1989, le nombre de personnes à mobilité réduite a progressé plus lentement que le nombre de personnes âgées de 65 ans et plus (Friedan, 1995).

Cependant, un sous-groupe restreint a besoin d'assistance pour ses besoins socio-sanitaires. Selon une étude sur les aspects sociaux du vieillissement effectuée par l'ONU, il s'agit surtout de personnes très âgées (plus de 80 ans), de personnes veuves ou divorcées, de personnes âgées sans enfants, de personnes vivant seules, de personnes pauvres et de personnes qui ont quitté leur milieu d'origine (Statistique Canada, 1995).

Le vieillissement physique comporte des aspects positifs. L'incidence des maladies aiguës, par exemple, diminue avec l'âge tant chez les hommes que chez les femmes, et les allergies, les grippes et les rhumes sont moins fréquents chez les gens âgés que chez les jeunes (Mishara et Riedel, 1984). En outre, certaines pertes n'ont pas l'importance qu'on leur prête généralement en les associant à l'âge. Ainsi, si le ralentissement lié au vieillissement est évident, il peut être compensé par une plus grande efficacité et une plus grande attention (Knight, 1989). Quant à la défaillance de la mémoire et au prétendu déclin des aptitudes intellectuelles, ils ont parfois moins à voir avec l'âge qu'avec l'occasion d'utiliser ces facultés. En effet, on a démontré que si les personnes vieillissantes exercent leur mémoire et poursuivent une activité intellectuelle, leur performance n'a rien à envier à celle des plus jeunes (Friedan, 1995) et la dépasse dans certains cas (Knight, 1989 ; Bois, 1992). Déjà, Cicéron[3] soutenait que « les vieillards se souviennent toujours de ce qui les intéresse » (*Savoir vieillir*, 1995, p. 34).

Les modifications de l'énergie vitale et des capacités, liées au vieillissement, ne sont déficiences ou régressions que si on les compare à celles d'autres groupes. « La vieillesse est une forme de vitalité déclinante, mais cette vitalité déclinante est malgré tout une vitalité vivante » (Jankélévitch, 1977, p. 206) qui se distingue de celle de l'âge moyen, non quantitativement, mais « qualitativement et par la spécificité du ton vital ». L'expérience vécue, la conscience d'être, peut s'altérer c'est-à-dire devenir *autre*, ce qui ne signifie pas *moindre*. « La vieillesse est donc un mode d'être comme la jeunesse et l'âge mûr ; et ce mode d'être n'est déficient que pour une surconscience synoptique, et à condition de comparer, de mesurer ou de juger du dehors ; vécu du dedans le présent sénile n'est pas plus vide pour l'homme âgé que le présent juvénile pour l'homme jeune : il a seulement une autre allure, un autre rythme, un autre tempo, une tonalité différente » (Jankélévitch, 1977, p. 207).

Par ailleurs, l'être métaphysique est capable de poursuivre son évolution, alors que le corps expérimente un processus d'involution. La conscience cheminerait à l'inverse du corps. Au moment « où commence le ralentissement progressif du renouvellement cellulaire (vers la vingtaine) la conscience entame sa progression ascensionnelle » (Ziegler, 1975, p. 270) et « on note un progrès qualitatif de la conscience aux approches de la mort » (Druet, 1987, p. 195). Pour Scheler[4] il existerait « une sorte de vieillissement " métaphysique " indépendant de l'âge

---

3. Cicéron (106-43 av. J.-C.), homme politique, écrivain et orateur romain.
4. Max Scheler (1874-1928), philosophe allemand.

et des données de l'état civil : on peut être à vingt-cinq ans plus vieux qu'à soixante-quinze » (Jankélévitch, 1977, p. 208).

D'où vient l'image de la personne âgée réduite à un corps en décrépitude, quand on sait que l'être humain est par essence « projet, volonté d'être et de se faire, tourné vers l'avenir » (Druet, 1987, p. 206), et ce, jusqu'à sa mort ? Comment a-t-on imposé l'âge de la vieillesse comme limite de la vie et motif d'exclusion sociale, quand tant de gens âgés y voient une occasion privilégiée d'apprendre, de réaliser des projets, d'étendre leur culture, de s'engager sur les plans social et politique, de croître dans les domaines relationnel et spirituel, bref, un âge où on peut enfin vivre pour soi tout en aspirant plus qu'à tout âge à se rapprocher des autres ? Qu'est-ce qui a bien pu nous arriver pour que nous n'envisagions dans la vieillesse qu'un naufrage ? Une certaine mystification née de la peur de vieillir et de mourir.

La « mystique de la vieillesse »

Depuis que le monde est monde, la plupart des êtres humains souhaitent vivre longtemps, mais sans vieillir... La vieillesse fait peur, tout comme la mort à laquelle elle aboutit inexorablement. Les changements épidémiologiques, l'abaissement du taux de natalité et l'accroissement de la longévité moyenne en même temps incitent à associer la vieillesse et la mort (Mishara et Riedel, 1984). Mais il s'agit d'un rapport faussé, « puisqu'on peut rester très longtemps décrépit sans mourir, et mourir bien avant d'être décrépit » (Jankélévitch, 1977, p. 283).

En Amérique du Nord, où l'on voue un culte au corps, à la performance et à la productivité, jamais a-t-on autant investi sur la jeunesse que le jour où le vieillissement est devenu l'un des traits de l'époque. La culture occidentale fait aux hommes, et davantage aux femmes, l'obligation de se maintenir en bonne forme pour obtenir la reconnaissance sociale, « la vieillesse est une maladie mortelle dont on peut (doit) se protéger en restant jeune. Nous cultivons la jeunesse avec frénésie pour oublier l'issue... fatale » (Maisondieu, 1991, p. 42). Cependant, les sociétés demeurent impuissantes à empêcher les gens de vieillir, et elles pratiquent « l'apartheid de la vieillesse ».

Le rêve de l'éternelle jeunesse est né avec l'humanité et la littérature de tous les temps foisonne de légendes sur le sujet. Songeons seulement à l'histoire du vieux Faust qui vend son âme au diable pour rajeunir et réaliser son rêve de puissance. Les poètes ne sont toutefois pas les seuls à rêver d'immortalité. De façon régulière, le monde scientifique promet l'hormone miracle qui empêchera le vieillissement de l'être humain ou lui redonnera la vigueur de ses vingt ans. Le mythe du centenaire fascinait déjà le monde occidental au XVIIIᵉ siècle et, à l'aube du XXᵉ siècle, un certain docteur Finot n'affirmait-il pas avec conviction que « la perspective de dépasser cent ans, qui ne sourit à présent qu'aux hommes faisant exception, pourra devenir un beau jour une règle générale pour l'humanité du XXVᵉ ou du XXXᵉ siècle » (Bois, 1989, p. 325). Aujourd'hui, dans les pays développés, seule une personne sur dix mille atteint cent ans (Nuland, 1994), mais l'humanité a encore quelques bons siècles devant elle pour réaliser le rêve de Finot...

La science médicale s'acharne depuis longtemps à prolonger la vie, mais vivre plus longtemps ne signifie pas vivre mieux. La question primordiale à se poser est « si l'on ne ferait qu'ajouter des années à la vie alors qu'il faudrait ajouter plus de vie aux dernières années de l'existence » (Mishara et Riedel, 1984, p. 34, citant Comfort, 1972) ou, dit autrement, s'il est possible « d'utiliser les nouvelles technologies non seulement pour prolonger la vie, mais pour en promouvoir les fins humaines » (Friedan, 1995, p. 31). Il faudrait également se pencher sur les moyens de résoudre les problèmes qu'entraînerait la prolongation de la vie humaine de dix ou vingt ans : le surpeuplement, l'augmentation du nombre de personnes dépendantes, le partage des ressources et les conflits qui en découleraient.

En nous donnant l'illusion d'arrêter la course du temps, nous pensons conjurer la peur et le refus du vieillissement que trahissent néanmoins des euphémismes comme *aînés* et *aînées*, *retraités* et *retraitées*, *troisième âge*, *dernier âge*, *âge d'or*, *bel âge*. Le seul terme de *vieux* suscite un malaise ou attire la réprobation, parfois chez les gens âgés eux-mêmes qui le ressentent comme une injure ou un malheur dont ils sont responsables parce qu'ils ont plus ou moins intégré le stéréotype négatif qui fait de la vieillesse « un crime puni d'exclusion » (Maisondieu, 1991, p. 42).

En Occident, lorsqu'on atteint l'âge de 65 ans, on devient une *personne âgée* que les lois du marché classent dans la catégorie de gens non productifs, voués à la consommation de services plus que de biens, ce qui les rend moins intéressants que les autres. Comme Simone de Beauvoir le souligne, « le prestige de la vieillesse a beaucoup diminué du fait que l'expérience est discréditée. La société technocratique n'estime pas qu'avec les années le savoir s'accumule, mais qu'il se périme. L'âge entraîne une disqualification. Ce sont les valeurs liées à la jeunesse qui sont appréciées » (1970, I, p. 334). Pour les femmes, la ménopause ajoute une seconde disqualification sociale et sexuelle que les compagnies pharmaceutiques exploitent sans vergogne en proposant l'hormonothérapie pour toutes comme fontaine de Jouvence (Lock, 1993 ; Friedan, 1995).

Sur le plan social, « le processus de vieillissement modifie souvent de façon fondamentale la position de l'individu dans la société, et du coup, l'ensemble de ses relations à autrui » (Élias, 1987, p. 98). En effet, le concept de la vieillesse fondé uniquement sur une approche biologique de l'être humain a créé une forme de ségrégation en fonction de l'âge, qu'on appelle aujourd'hui *âgisme*, en assimilant les gens âgés à un groupe homogène qui n'existe pas comme tel. Les sociétés occidentales ont non seulement creusé un fossé entre la mort et la vie, entre les morts et les vivants, mais elles ont élevé une barrière entre les groupes d'âge, entre les jeunes et les vieilles personnes, devenues « deux races [qui] cohabitent mais [...] ne se rencontrent plus » (Maisondieu, 1991, p. 43). Ici encore, c'est la peur de la mort qui dicte les attitudes et les conduites. On s'éloigne des gens âgés parce qu'ils sont proches de la mort, et ces derniers se sentent exclus « parce qu'ils croient qu'être vieux c'est être moribond » (Mishara et Riedel, 1984, p. 190). À l'inverse, on peut se demander si « la crainte obsessionnelle de la vieillesse [ne] constitue [pas] l'essentiel de notre peur de la mort » (Lock, 1993 ; Friedan, 1995, p. 31 ; Laberge, 1996).

« C'est à coup sûr dans son attitude à l'égard de la vieillesse que peut le mieux se mesurer la sensibilité ou l'insensibilité d'une société à la mort », estime l'historien Michel Vovelle (1983, p. 272). On pourrait également y voir le degré d'évolution sociale et morale d'une civilisation. À travers les siècles, on a prêté à la vieillesse deux visages mythiques dominants. Le premier représente les gens âgés comme des personnes réfléchies et sages qui transmettent avec sollicitude et autorité leur savoir et leurs biens aux générations plus jeunes et vivent tranquillement leur vieillesse en attendant la mort dans la sérénité. Le second évoque des personnes rabougries, impotentes, passives, aigries, tyranniques ou décrépites, dont la seule occupation est d'attendre la mort en nourrissant du ressentiment envers la vie et leur jeunesse perdue.

On peut certes retrouver quelques-uns de ces traits chez un certain nombre de vieilles personnes, mais rarement à l'état pur, *et non parce qu'elles sont âgées*. La sollicitude ou la tyrannie se manifestent à tout âge. Les stéréotypes que véhiculent ces images reflètent des attitudes et des conduites collectives à l'égard de la vieillesse plutôt que la réalité de l'ensemble des personnes âgées. Fait à noter, la culture orientale traditionnelle a privilégié l'image d'une vieillesse sereine qui prodigue sa sagesse et son savoir, tandis que la nôtre a retenu l'image d'une vieillesse dépendante, passive et sans rôle. Il faut dire que la peur et le refus de l'Occident face à la vieillesse et à la mort se sont nourris de théories âgistes dont certaines imprègnent encore les mentalités actuelles.

Les théories du vieillissement

Rares sont les théories sociologiques et psychologiques sur le vieillissement qui considèrent la personne dans sa globalité, c'est-à-dire comme un être qui vit sur les plans biologique, intellectuel, psychique, spirituel et social en même temps. En général, elles définissent la vieillesse, soit en termes de pertes (approche biologique), soit en termes d'acquisitions (approche psychologique humaniste) et, dans leur grille d'analyse, la *personne* s'efface souvent devant la *personne âgée*. En outre, ces théories s'appuient en majorité sur des recherches qui évaluent la vieillesse par rapport aux caractéristiques de la jeunesse ou de l'âge adulte moyen plutôt que selon des critères propres à ce stade de la vie. Il est ainsi difficile de discerner «si la vieillesse n'offre pas la possibilité de développer des valeurs et des attitudes qui ne se manifestent – ou ne se réalisent – qu'à cette étape de la vie» (Friedan, 1995, p. 68). Certaines études n'ont que des hommes comme sujets, mais on ne les utilise pas moins en étendant les résultats à l'ensemble des personnes âgées (Charpentier, 1995 ; Friedan, 1995). Enfin, plusieurs de ces recherches ne tiennent pas compte des facteurs culturels, socio-économiques et ethniques qui façonnent également l'existence humaine. Les diverses interprétations qui découlent de ces théories forment la toile de fond sur laquelle s'est construite la « mystique de la vieillesse ».

Les *théories du désengagement* associent le fait de vieillir au retrait de la vie sociale et des relations interpersonnelles, à une diminution progressive des activités, voire à un processus de déso-cialisation inverse de la socialisation dans l'enfance (Cumming et Henry, 1961 ; Hochschild, 1975). La société se justifierait alors de se désengager à son tour vis-à-vis des gens âgés dont la solitude serait le destin « naturel ». *Les théories de l'activité* postulent un lien étroit entre la diminution de la satisfaction de vivre et la perte des différents rôles (rôles de travailleur, travailleuse, conjointe, conjoint, parent, proprié-taire, locataire, etc.) et des relations sociales jugées nécessaires à la construction de l'image de soi et au bien-être (Atchley, 1989 ; Hétu, 1992). Une vieillesse réussie suppose, selon les théories de l'activité, que la société reconnaisse la valeur de l'âge et attribue aux personnes âgées de nouveaux rôles, valorisés et accompagnés d'une forme de revenus, par nécessité économique et parce que le travail rémunéré est le seul valorisé (Mishara et Riedel, 1984).

Les *théories sociales*, qui considèrent la santé, les appuis sociaux et les revenus comme des facteurs primordiaux (Gubrium, 1973), relient la façon de vieillir aux conditions biologiques et sociales individuelles, sans tenir compte que « dans l'ensemble, les facteurs pro-venant du milieu social susceptibles d'influer sur le degré d'activité sont défavorables à la vieillesse » (Mishara et Riedel, 1984, p. 57). Les *théories de la continuité* soutiennent que le dernier stade de la vie prolonge les stades antérieurs. La continuité serait également une stra-tégie d'adaptation qui rencontre à la fois la préférence individuelle et l'approbation sociale (Atchley, 1989). « On vieillit comme on a vécu. » La réussite de la vieillesse aurait donc un lien avec la réussite des autres âges. Il serait possible de prédire le niveau d'adaptation de la vieillesse à partir de celui observé à des stades antérieurs, car la majorité des gens maintiennent sensiblement le même niveau au cours de leur existence et la personnalité formée dans la première partie de la vie constitue un élément clé qui ne change guère en vieillissant (Schaie et Parham, 1976 ; Neugarten, 1977 ; Atchley, 1989). Les vieilles et les vieux grincheux ou les vieilles personnes affables et sereines présentaient donc des prédispositions en ce sens dans leur jeunesse et à l'âge mûr. On continue de progresser ou de stagner, selon le chemin suivi antérieurement.

Les *théories de la sous-culture* soutiennent que les gens âgés forment un groupe incapable de se conformer aux valeurs dominantes des jeunes, connaissent des problèmes d'identification et développent une image de soi négative parce que leur bagage culturel est désuet et les marginalise. Les caractères sociaux différeraient tellement d'un groupe à l'autre que la communication serait impossible (Riesman, 1964). Par conséquent, les vieilles personnes y gagneraient à vivre entre elles dans des édifices et des quartiers qui leur seraient réservés et à créer des mouvements sociaux qu'elles contrôleraient (Rose et Peterson, 1965 ; Rosow, 1974 et 1976). Bref, une société dans la société. Cette justification de « l'apartheid de la vieillesse » a beaucoup séduit le monde occidental, qui a tendance à regrouper les personnes âgées en périphérie de la communauté.

Les *théories du cycle de vie* définissent des *stades* ou *phases* dans l'évolution de la personne. Selon Jung (1933), le développement de l'adulte se déroule selon un processus d'individuation qui dure toute la vie et qui agit principalement dans la seconde moitié. « L'inconscience de l'enfance fait pendant à la sagesse de la vieillesse », période de grande introversion, au cours de laquelle « la mort, de plus en plus imminente, déclenche une réflexion sur le sens de la vie et sur la survie » (Houde, 1995, p. 35). Pour Jung, les temps de la vie ont leurs propres lois, et vouloir agir dans l'un selon les lois d'un autre entraîne des conséquences indésirables. Jankélévitch dira que la vieillesse a ses plaisirs, ses projets et ses distractions propres, et le présent des personnes âgées est « viable, complet, absolu […] et se suffit à lui-même aussi bien que le présent adulte » (1977, p. 207).

Erikson (1982 et 1986) soutient de son côté que tout le monde vit des crises à toutes les étapes de la vie auxquelles correspondent des choix essentiels. La vieillesse a le choix entre la générativité et la stagnation, entre l'intégrité et le désespoir. De façon générale, la générativité désigne la préoccupation, l'intérêt et la sollicitude à l'égard des générations suivantes et de l'ensemble de l'univers (Friedan, 1995). L'intégrité consiste à prendre conscience de la finitude de la vie et de l'éventualité de sa mort, à évaluer son existence, à lui trouver du sens ou du non-sens. L'intégrité entretient des liens avec l'identité, quête de toute la vie, qui trouve sa « résolution positive lorsque la personne se sent rattachée à la société, découvre la voie de sa contribution personnelle à la communauté humaine, et sent que son destin personnel s'inscrit dans un ordre cosmique qui l'englobe » (Hétu, 1992, p. 124).

Neugarten (1970) préfère parler de transitions au lieu de crises et conteste, en raison des nombreuses variations individuelles, l'existence de stades de vie ordonnés. On doit considérer les dimensions chronologique, sociale et historique de tout cycle de vie et l'être humain posséderait une « horloge sociale » comme il a une « horloge biologique ». Les adultes se forment mentalement « un ensemble d'idées qui anticipent la nature des événements et le moment où ils doivent se produire dans le cycle de vie, et ils décodent leur propre vie en fonction de cela » (Houde, 1995, p. 98). À partir d'un certain moment « la vie se réorganise en fonction du temps qui reste à vivre plutôt que du temps qui s'est écoulé depuis la naissance. De plus, en vieillissant, la personne s'achemminerait progressivement vers une plus grande « intériorité », un concept qui décrit la réflexion et l'attention tournée vers l'intérieur (Neugarten, 1964). Enfin, la vieillesse favoriserait la permutation des rôles : « Les sujets âgés tolèrent mieux certains aspects de leur personnalité, jusque-là négligés ou supprimés », les femmes acceptant mieux leurs tendances agressives et égocentriques et les hommes, leurs tendances à la sollicitude et à l'attachement (Neugarten, 1977 ; Mishara et Riedel, 1984, p. 116 ; Friedan, 1995).

On a remis en question les critères âgistes et sexistes qui guident certaines de ces théories. Parmi les premiers, le sociologue Parsons (1962) a soutenu que c'est la différenciation des rôles sociaux selon l'âge et le sexe, trait marquant des sociétés modernes, qui a marginalisé les personnes âgées. La jeunesse est la valeur de référence prédominante en Amérique et ce sont les jeunes adultes de sexe masculin qui tiennent les principaux rôles sociaux. La prépondérance des « youth patterns » et de la « youth culture » a aliéné et isolé les personnes âgées, une situation renforcée par l'isolement de la famille nucléaire (Delisle, 1987).

De son côté, Giele (1980) conteste toutes les théories qui rattachent des phases et des tâches spécifiques à l'âge et au sexe, parce que ces théories ne tiennent pas compte du fait que le « moi » adulte évolue constamment vers son unification. « Le nouvel adulte transcende l'âge et le sexe » (Houde, 1995, p. 247). En constatant que les « enjeux développementaux » varient selon le statut socio-économique de la personne, Giele estime qu'« il est possible d'être jeune et / ou d'être vieux, d'être masculin et / ou féminin dans différentes parties de son être, à différents moments de sa vie, parfois simultanément » (Houde, 1995, p. 248). Depuis quelques décennies, les rôles sexuels connaissent des modifications profondes : par exemple, l'autonomie n'est plus un attribut exclusivement masculin, ni la dépendance réservée aux femmes. Pourquoi n'en irait-il pas ainsi des changements aux différents âges de la vie ? C'est ce postulat que semble confirmer la réalité contemporaine et que Betty Friedan documente abondamment dans *La révolte du 3ᵉ âge* (1995).

Aujourd'hui, on admet généralement que l'âgisme n'a pas de fondement légitime, que « l'âge n'est jamais un facteur en tant que tel, l'âge n'explique pas le changement, mais c'est le passage du temps qui entraîne une autre façon de nommer son expérience » (Houde, 1995, p. 305). On l'admet... en théorie. La vie pratique continue d'obéir à des valeurs âgistes qui trouvent à se justifier dans le vieillissement accéléré des populations occidentales. Comment l'expérience de la vieillesse se nomme-t-elle en notre fin de siècle ?

Profil de la population vieillissante

Depuis le début du XXᵉ siècle, l'espérance de vie moyenne est passée de 46 à 80 ans dans les pays développés (Friedan, 1995). C'est au Japon qu'elle est la plus élevée (75,9 ans pour les hommes et 81,9 ans pour les femmes) et c'est en France que l'écart entre les hommes et les femmes est le plus marqué, soit 8,2 ans à l'avantage de celles-ci. Au Québec et au Canada, les hommes vivent en moyenne 74 ans et les femmes 81 ans. Le groupe des 65 ans et plus représente environ 12 % de la population totale et cette proportion pourrait atteindre plus de 17 % en 2011 (Bureau de la statistique du Québec, 1995).

À l'échelle de l'humanité, la vieillesse dure donc plus longtemps qu'aux siècles précédents et c'est en majorité au féminin qu'on vieillit. Des projections statistiques pour le Québec et le Canada indiquent que les personnes de 75 ans et plus constitueront 45 % de la population âgée en 2001, dans un rapport d'un peu plus de 100 femmes pour 50 hommes (Charpentier, 1995). On a établi des prévisions semblables pour l'Europe des Douze (Guillemard, 1991). Aujourd'hui, on rencontre donc plus rarement et plus tardivement la mort. « On la rencontre moins, fait remarquer Vovelle, mais croissant est le nombre de ceux qui l'attendent » (1983, p. 747).

Les personnes âgées ont subi les conséquences du processus de marginalisation de la vieillesse mis en place à partir de l'industrialisation qui a bouleversé l'organisation du travail. Peu à peu, les occupations se sont différenciées et la vie sociale s'est fragmentée en deux sphères : les gens âgés et les autres. Ce modèle sociologique ne convient plus aujourd'hui pour expliquer la réalité (Cain, 1974 ; Mishara et Riedel, 1984). D'une époque où elles avaient des activités et des rôles sociaux valorisés, les personnes âgées sont passées à une époque qui met les gens à la retraite vers 55 ans et ne leur reconnaît que des rôles subsidiaires. Elles vivaient au sein d'une famille nombreuse ; elles vivent maintenant seules ou en couple. Elles mouraient chez elles, entourées ; la majorité meurent aujourd'hui dans une relative solitude, à l'hôpital ou au centre d'hébergement.

Une analyse de l'ensemble des recherches gérontologiques effectuées au Québec entre 1970 et 1985 attribue à la vieillesse contemporaine la solitude comme caractéristique dominante, à tel point qu'on a pu comparer la sphère des gens âgés à une « république du silence » (Delisle, 1987, p. 122). Le mode de vie des personnes âgées au Québec ressemble beaucoup à celui de leurs homologues des autres pays occidentaux : elles passent de longs moments seules, souvent confinées à leur domicile. Pour nombre d'entre elles, il s'agit moins de ce que Cicéron appelait « le droit de s'isoler pour vivre enfin avec soi-même» (*Savoir vieillir*, 1995, p. 58) que d'une solitude non désirée, vécue dans la tristesse et l'ennui. La marginalisation de la vieillesse a obligé l'État à mettre en place des services socio-sanitaires auxquels ont plus fréquemment recours les gens âgés pauvres et ceux qui ne parviennent pas à satisfaire leur besoin de contacts (Delisle, 1987).

Si aucune maladie sérieuse ne survient, le ralentissement normal de la vieillesse ne se produit chez la majorité des êtres humains que vers 80 ans, et surtout chez les personnes qui vivent en institution. Or, le taux d'institutionnalisation dans la plupart des pays développés se situe à 5 % ou 6 %, le Québec se détachant du peloton avec un taux de plus de 10 % (si l'on compte l'ensemble des places disponibles en hébergement; Carette, 1992). Un nombre restreint de personnes âgées de moins de 80 ans vivent dans les centres d'hébergement et, bien qu'elles y séjournent plus nombreuses après 85 ans, la majorité des personnes de 65 ans et plus ne les fréquenteront pas (sauf pour un séjour plus ou moins long à hôpital où vont mourir les trois quarts de la population).

La plupart des personnes âgées souhaitent vivre toute leur vieillesse et mourir chez elles, et les services socio-sanitaires publics les y encouragent. Par contre, 35 % de celles qui vivent à domicile ont des limitations fonctionnelles (Charpentier, 1995), ce qui ne signifie pas qu'elles sont impotentes. On estime que le système de santé québécois ne répond que dans une infime proportion aux besoins d'aide des personnes âgées, soit 6,7 % par l'hébergement et 12 % par les services de maintien à domicile du CLSC (Garant et Bolduc, 1990; Charpentier, 1995). La famille et les groupes communautaires d'entraide suppléent au reste des besoins.

Dans une forte proportion, ce sont des femmes, souvent âgées elles-mêmes, qui comblent les besoins que néglige le réseau public de soins et services (Charpentier, 1995). On a pu démontrer que «c'est au moment où se radicalisent la croissance et la féminisation de la population âgée que l'État amorce un désengagement par une recon-version du rôle des services et de l'institutionnalisation du travail gratuit des femmes dans les systèmes d'entraide» (Plamondon, 1990, p. 19). Plusieurs femmes vieilliront donc avec l'inquiétude de devoir assumer des responsabilités nouvelles au moment où elles pensaient réaliser des projets personnels longtemps différés.

Bien que la majorité de la population âgée soit relativement en bonne santé et vive à domicile, parfois à un âge très avancé, il existe beaucoup moins d'études réalisées auprès de personnes âgées bien portantes qu'auprès de celles qui sont atteintes de pathologies diverses, sont hospitalisées ou vivent dans des centres d'accueil ou d'hébergement (Canada, Québec), des maisons de retraités et des « nursing homes » (États-Unis) ou des hospices (France et Angleterre). « La vieillesse comme déficit, déficit dû à la maladie, a été érigée comme schéma conceptuel à travers la démarche épidémiologique » (Ennuyer, 1991, p. 21). Mythifié, ce concept fournit ensuite des justifications pour contrôler la destinée des personnes marginalisées sous le prétexte de les protéger des consé-quences de ce déficit… Certes, les personnes âgées ne se reconnaissent pas toutes dans cette perception de la vieillesse / maladie qui, par ailleurs, les affecte toutes d'une manière ou d'une autre : soit qu'elles intègrent cette vision de leur âge et s'y résignent, soit qu'elles subissent les effets négatifs de cette perception sur le comportement des autres groupes à l'égard des gens âgés.

Il est vrai, par ailleurs, que de nombreuses personnes âgées sont malades et incapables de vivre leur vieillesse comme une occa-sion d'épanouissement et un devenir. Il faut reconnaître les limitations fonctionnelles réelles que le vieillissement occasionne à divers degrés, non pour s'y résigner, mais pour chercher les moyens de s'y adapter, non pour justifier l'exclusion des personnes âgées, mais pour les aider à tirer profit des capacités qui leur restent. Certaines vieilles personnes réussissent à surmonter des handicaps sévères pour faire de leur vieil-lesse une réalisation en soi (Friedan, 1995). Si l'on traitait tous les maux que rencontrent les gens âgés avec le même sérieux qu'on traite ceux de l'adolescence ou de l'âge mûr, sans en rendre systématiquement l'âge responsable, sans doute leur qualité de vie en serait-elle améliorée. Toutefois, agir ainsi suppose qu'on conçoive la vieillesse comme une partie de la vie, non comme sa fin.

Mythes et réalité

Concevoir la vie, toute la vie, dans une perspective de développement continu oblige à départager ce qui relève du mythe et de la réalité. C'est d'abord contre le stéréotype d'une vieillesse « malade », qui encombre les hôpitaux et draine abusivement les ressources socio-sanitaires, qu'il faut lutter. Proportionnellement à leur nombre, les gens âgés n'encombrent pas davantage les hôpitaux que les membres de groupes plus jeunes, qui s'y retrouvent en grand nombre pour des accidents, des maladies graves et des chirurgies diverses (Carette, 1992 ; Friedan, 1995).

Un autre mythe tenace veut que vieil âge et démence aillent de pair. Combien de gens croient, par exemple, que la moitié des gens âgés ont la maladie d'Alzheimer pour horizon assuré ? On en plaisante : « Je dois souffrir d'Alzheimer », disent souvent des personnes (de tout âge) qui ont un trou de mémoire ou confondent certaines informations. En réalité, cette maladie *véritable* n'est pas l'effet du vieillissement et ne touche que 5 % des personnes de plus de 65 ans. Le milieu médical lui-même a si bien intégré les préjugés populaires sur la vieillesse confuse et déclinante que, chaque année, des médecins américains posent un diagnostic erroné dans un cas sur cinq pour cette maladie. Ils envoient ainsi dans des unités de soins ou des institutions spécialisées une centaine de milliers de personnes âgées qui ne devraient pas s'y trouver (Friedan, 1995).

De nos jours encore, le tabou de la sexualité fait bon ménage avec le tabou de l'âge (Laberge, 1996). Le culte de la performance a également construit une mythologie sur la sexualité des gens âgés, principalement celle des femmes, dont on a longtemps prétendu que la ménopause était la limite. La plupart des études récentes rétablissent la vérité : les femmes et les hommes âgés peuvent avoir une vie sexuelle active, parfois jusqu'à un âge avancé. Certes, personne ne prétend que la vie sexuelle des septuagénaires est identique à celles des jeunes gens. La vie sexuelle se transforme à la vieillesse, comme elle le fait d'ailleurs tout le long de la vie, de l'enfance jusqu'à la mort, essentiellement pour ce qui est de la nature et de la fréquence des rapports sexuels (Knight, 1989). Les changements hormonaux qui modifient la libido varient beaucoup d'une personne à l'autre et il n'existe pas plus un modèle sexuel unique chez les gens âgés que chez les personnes d'autres âges (Butler et Lewis, 1977 ; Gommers et de Aguilar, 1992 ; Legros, 1992 ; Friedan, 1995).

La description qu'on donne en général de la vie des personnes âgées dans les centres d'hébergement a de quoi alimenter la peur de vieillir et les mythes sur la vieillesse, d'autant plus que l'opinion publique a tendance à y voir la condition générale de la vieillesse. Dernier recours plutôt qu'abandon familial, la décision d'aller finir ses jours dans un centre d'accueil ou une maison de retraite se vit souvent, tant par la famille que par les personnes âgées elles-mêmes, comme une perte et un échec. S'il arrive que certaines personnes soient « placées » contre leur gré parce qu'elles ne peuvent plus vivre seules ou qu'on en décide ainsi pour elles (Saint-Jean, 1993), il est plus fréquent que l'insuffisance ou l'inexistence des services socio-sanitaires à domicile ne leur laisse pas le choix.

Les centres d'hébergement offrent « un milieu de vie aseptisé et sclérosé », auquel on applique le seul modèle d'organisation des soins élaboré au Québec, soit le modèle médical mis en place à l'hôpital (Fournelle, 1996). Cela n'aide pas à dissocier le couple vieillesse / maladie. D'une certaine façon, l'institution organise la mort sociale des gens âgés qui, outre la détérioration de leurs fonctions physiologiques et cognitives, y connaissent une série de pertes relationnelles et psychoaffectives, dont la plus importante est sans doute la perte de leur identité. « Il y a, tout d'abord, la perte de ce que l'on avait : ON N'A PLUS RIEN. Ensuite, après quelque temps, c'est la perte de la personnalité : ON N'EST PLUS RIEN (Gauthier, 1985, p. 52). Les vieilles personnes en institution deviennent des cas à soigner, des objets plus que des sujets, dont on ne respecte pas toujours l'intimité. On estime vraisemblable que la perte de l'identité intervienne dans le déterminisme de détérioration mentale. L'institution « représente un mouroir parce qu'on y meurt avant d'être mort » (Sebag-Lanoë, 1986, p. 44).

Vivre dans une maison de retraite ou un centre d'accueil signifie en général « non seulement une rupture définitive des liens affectifs anciens, mais aussi la cohabitation avec des êtres qui ne sont liés à l'individu par aucune relation affective positive » (Élias, 1987, p. 101). Bien des personnes âgées ne survivent pas à l'arrachement de leur milieu. En France et aux États-Unis, des études indiquent que plusieurs meurent peu de temps après leur entrée dans des centres d'hébergement, maisons de retraite ou hospices (Sebag-Lanoë, 1986 ; Friedan, 1995). Certaines ne sont pourtant pas malades avant d'y entrer, et si elles le deviennent, ce n'est pas de causes physiques, mais de solitude, de détresse et d'abandon. Dans certains cas, leur famille a voulu leur épargner les risques de vivre seules. Mais pour plusieurs, ne plus prendre de risques, c'est ne plus être libre, et renoncer à son indépendance, c'est choisir une mort psychologique à brève échéance (Saint-Jean, 1993).

De façon générale, on ne reconnaît pas les effets dévastateurs de la dévalorisation et de la marginalisation dans la dépendance résignée, la toxicomanie, la dépression et le suicide chez les personnes âgées. Pourtant, à tout âge, ce sont des modes d'expression du mal-être et du désespoir, une protestation qui n'a pas trouvé à se faire entendre autrement. Ce ne sont pas les médecins qui ont fait de la vieillesse un problème médical, mais le jour où ils ont eu à travailler avec une population vieillissante la vieillesse a commencé à devenir un état pathologique (Ennuyer, 1991) et l'âge de la vie le plus « médicalisé ».

Au Québec, près des trois quarts des personnes de 65 ans et plus prennent au moins un médicament, la majorité d'entre elles en ont deux ou plus. En 1988, les personnes âgées, qui représentent moins de 12 % de la population, ont reçu 35 % des ordonnances de médicaments (Cohen et Cohen, 1993). La population âgée consommatrice de médicaments est en majorité féminine. La quantité d'ordonnances croît avec l'âge et les médicaments les plus prescrits sont des psychotropes (Cohen et Cohen, 1993 ; RAMQ, 1993), qu'on administre davantage en institution, surtout les neuroleptiques, et souvent sans le consentement des personnes concernées, ce qui soulève des questions éthiques et juridiques (Cohen et Cohen, 1993).

Il n'est pas sûr qu'on tienne toujours compte du fait qu'un organisme vieilli ne métabolise pas les drogues et les médicaments comme un organisme jeune le fait (Mishara et Riedel, 1984 ; Sebag-Lanoë, 1986). Dans bien des cas, les médicaments font partie du problème plus que de la solution. Les personnes âgées subissent en effet 30 % des effets indésirables ou iatrogéniques de l'ensemble des médicaments prescrits, et les causes les plus fréquentes en sont la polypharmacie et les dosages élevés (Cohen et Cohen, 1993 ; RAMQ, 1993). Une médication inadaptée altère ou aggrave l'état de santé et peut compromettre la qualité de vie des années qui restent. On a beau jeu ensuite d'attribuer au vieillissement la perte d'autonomie des personnes âgées.

Dans quelle mesure la médicalisation de la vieillesse cons-titue-t-elle un moyen de contrôle social, et l'ordonnance des psycho-tropes en particulier, une tentative d'endormir la douleur de vivre chez des personnes qui n'en peuvent plus de la dépossession de soi ou qui y résistent ? Les médicaments ne servent-ils pas souvent de substitut commode à une aide psychologique qui favoriserait la traversée des crises ? Certaines personnes âgées elles-mêmes ne conçoivent-elles pas les drogues comme un pis-aller devant des situations qu'elles se voient incapables de surmonter, tels la pauvreté, le rejet, l'isolement et les abus verbaux, psychologiques, moraux et physiques qui ne seraient rares ni dans les institutions, ni dans la famille (Carette et Plamondon, 1990 ; Hétu, 1992).

Des analystes affirment que « la société contemporaine qué-bécoise et son organisation au plan des services aux personnes âgées contribuent à entretenir un modèle où les personnes âgées sont victimes de violence » (Gaul, 1990, p. 225). Les groupes identifiés comme susceptibles d'être les plus sujets aux abus sont les femmes âgées, les personnes âgées défavorisées sur le plan économique, celles qui sont en perte d'autonomie physique et mentale, en attente d'hébergement, qui vivent seules et qui vivent dans des territoires isolés (Massé, 1990). La majorité ne dénoncent pas ou tardent à dénoncer les abus, soit parce que les ressources sociales et juridiques leur sont peu familières ou qu'elles se sentent coupables comme toutes les victimes d'abus ou de violence, soit qu'elles veuillent protéger leur image et leur entourage (Carette et Plamondon, 1990) ou qu'elles craignent des représailles qui aggraveraient leur situation, tel le placement contre leur gré.

L'âgisme en général, quelle que soit la façon dont il se manifeste, est de l'abus ou une violence collective qu'il faut dénoncer et combattre (Carette et Plamondon, 1990). Une forme de violence par « omission sociale » touche également les gens âgés qui rencontrent des difficultés particulières, notamment des problèmes d'alcoolisme, ainsi que les personnes victimes d'un mauvais usage de médicaments. Selon des études, l'intervention en toxicomanie s'intéresse peu aux personnes de plus de 50 ans et l'intervention en gérontologie a une connaissance plutôt rudimentaire des dimensions biologique, psychologique, comportementale et sociale du phénomène d'accoutumance à des substances toxiques comme l'alcool et les médicaments (Létourneau et Vermette, 1990).

L'altération de l'image de soi, l'atteinte à son intégrité, la violence, l'isolement affectif, la marginalisation, un environnement général hostile à la vieillesse et la perte de contrôle sur sa vie peuvent conduire à la dépression (Mishara et Riedel, 1984 ; Sebag-Lanoë, 1986). À tout âge, la dépression est « la réponse physiologique, biochimique, psychologique à une rupture ayant lieu dans le passé, le présent ou vécue de manière anticipative » (Gérin et Wautelet, 1985). Imprégné d'un modèle de vieillesse passive, retirée en soi, désengagée et déclinante, n'a-t-on pas tendance à assimiler signes de vieillissement et symptômes de deuil, et à négliger les états dépressifs qu'induisent des pertes accumulées, des deuils répétés et non reconnus ? Des études comparant des personnes endeuillées jeunes et vieilles ont montré qu'on considère souvent comme « ajustement » à la perte le déni qui se manifeste d'abord et masque les symptômes du deuil chez les gens âgés (Sanders, 1981). Les réactions de deuil sont moins intenses, mais plus tardives, et la répression des émotions qui s'ensuit entraîne souvent des troubles physiques (Parkes, 1986).

À tout âge, une dépression mineure peut devenir pathologique et, si on ne la reconnaît pas et ne la traite pas à temps, elle peut conduire certaines personnes au suicide. On s'accorde à dire que les personnes de plus de 65 ans réussissent plus souvent leur suicide que les jeunes (Mishara et Riedel, 1984 ; Andrian, 1991). Aux États-Unis, les hommes de 64 à 70 ans commettent 25 % des suicides recensés (Friedan, 1995) et il semble que l'inoccupation qui suit la retraite en soit une cause majeure (Menkler, 1981). Les veufs et les veuves sont le principal groupe à risque. En 1988, en France, le suicide chez les personnes de 75 à 84 ans était trois fois plus élevé que chez les jeunes gens de 25 à 34 ans, et 4,4 fois plus élevé chez les personnes de 85 ans (Andrian,

1991). Dans la plupart des pays développés, le taux de suicide est en moyenne trois fois supérieur chez les hommes âgés que chez les femmes âgées.

Au Québec, le taux de suicide chez les femmes âgées de plus de 65 ans est d'environ 5 pour 100 000, soit cinq fois moins que chez les hommes âgés. En 1993, il y a eu plus de morts (160) par suicide chez les 50 à 60 ans que chez les 10 à 20 ans (103)[5]. Trois cent vingt-six personnes âgées de 50 ans et plus se sont suicidées, ce qui représente le quart des suicides dans l'ensemble de la population pour cette année-là. En 1996, on estime que trois hommes québécois de 65 ans et plus se suicident chaque semaine, soit deux fois plus qu'il y a vingt ans[6].

La vieillesse et la mort selon les personnes âgées

Les attitudes et les conduites collectives à l'égard d'un groupe donné influencent sensiblement la manière dont les membres de ce groupe se perçoivent et se situent dans la communauté. « Ce sont les sentiments qui déterminent les âges de la vie. L'important, c'est d'être aimé. La vieillesse est dans le regard des autres » (Royal, 1988). Il se trouve que, de nos jours, le regard des autres groupes sur les vieilles personnes n'est pas très cordial, et plusieurs d'entre elles pourraient se dire, comme Caecilius[7] dans l'Antiquité romaine, que « le pire, dans la vieillesse, c'est de sentir qu'on déplaît à tout le monde ».

Dans l'espoir illusoire de se faire accepter socialement, ou inconscientes d'intégrer les préjugés d'autrui à l'image de soi, des personnes âgées adhèrent aux stéréotypes négatifs de la vieillesse. Elles perçoivent les gens de leur âge comme les jeunes les voient, mais se considèrent comme des exceptions à la règle. « La plupart des personnes âgées souffrent à un certain degré des attentes que les autres ont face à elles, attentes qui sont basées seulement sur l'âge. Certaines

---

5. Fichier de décès du Bureau de la statistique du Québec, E950-959.
6. *Téléjournal*, Radio-Canada, 18 mars 1996.
7. Caecilius, auteur de comédies romain, mort en 166 avant Jésus-Christ. Dans Cicéron, *Savoir vieillir*, Arléa, Le Seuil, 1995.

personnes âgées ont les mêmes attentes et ont beaucoup de difficulté à se faire une image acceptable d'elles-mêmes et/ou ont des attentes très négatives face à l'avenir» (Knight, 1989, p. 123).

Toutefois, une étude québécoise sur la presse âgée (Lachance, 1989) et une étude américaine sur l'ensemble des personnes âgées (Friedan, 1995) indiquent, chez la population vieillissante, une nouvelle tendance à rejeter et à combattre les stéréotypes négatifs de la vieillesse. Plus les personnes âgées prennent conscience de leur pouvoir, plus elles souhaitent l'exercer dans toutes les sphères, y compris la sphère politique, et plus elles imposent l'image d'un dernier âge vécu comme une aventure intéressante et un accomplissement (Friedan, 1995).

Il est toutefois difficile de schématiser les perceptions et les conduites des gens âgés. Tout d'abord, des études révèlent que les personnes de 65 ans et plus diffèrent davantage les unes des autres que celles de groupes plus jeunes (Knight, 1989). De plus, les gens âgés sont des femmes et des hommes qui ont des conceptions et des expériences de la vie différentes. Leurs façons d'aborder la retraite (Menkler, 1981 ; Charpentier, 1995 ; Friedan, 1995), le vieil âge (Beauvoir, 1970 ; Friedan, 1995) et la mort (Laforestrie, 1981) diffèrent également de façon notable. Tout en tenant compte de ces facteurs, on peut tout de même dégager certains traits communs aux attitudes et perceptions de la population âgée devant la vieillesse et la mort.

À l'égard de la vieillesse, les personnes âgées adoptent des attitudes de négation, de régression, d'idéalisation ou de réalisme (Bergeron, 1993). La *négation* consiste à adhérer à la survalorisation de la jeunesse et à la dévalorisation de la vieillesse. On essaie de rester jeune, mais devant les signes inéluctables du vieillissement, on se révolte, on se met en colère ou l'on sombre dans la dépression, des réactions qui indiquent qu'un travail de deuil est en train de se réaliser, que certains appellent un «travail de vieillir» (Le Goüès, 1991). On perçoit également le refus dans «l'entêtement sénile, le besoin de se faire valoir, de tyranniser l'entourage, de le tourmenter pour se donner le sentiment d'être encore quelque chose» (Guardini, 1976, p. 63). À l'inverse, l'attitude de *régression* consiste à se croire trop âgé pour assumer ses responsabilités et à se laisser prendre en charge. Il arrive que l'entourage suscite ou encourage cette attitude de dépendance, considérant que « toute personne d'un certain âge est handicapée au plan physique, mental, cognitif, sexuel et social » (Bergeron, 1993, p. 6). On se sent alors fondé de décider de ses besoins et de la vie qui lui reste.

Lorsqu'une personne *idéalise* la vieillesse, elle estime mériter tous les égards simplement parce qu'elle est âgée. Cette personne peut être fort déçue si elle découvre le peu de considération qu'on lui accorde. « Les cheveux blancs et les rides ne confèrent pas, à eux seuls, une soudaine respectabilité », disait Cicéron (*Savoir vieillir*, 1995, p. 70). Enfin, l'attitude *réaliste* à l'égard de la vieillesse incite à accepter son âge, en prenant conscience que l'âge n'est qu'un élément de la vie auquel s'ajoutent la personnalité, l'environnement, l'histoire personnelle, les circonstances, l'aptitude à vivre à son rythme sans se comparer. Accepter son âge, ce n'est toutefois pas faire sienne l'image d'une vieillesse sans statut que l'on accole indistinctement à l'ensemble des personnes âgées.

La question des rôles et de l'identité émerge de nombreuses études nord-américaines sur la vieillesse, qui montrent que les femmes en général se découvrent plus facilement de nouveaux rôles et vivent mieux leur retraite que les hommes, même si la pauvreté les atteint plus souvent (Fisk, 1980 ; Menkler, 1981 ; Charpentier, 1995 ; Friedan, 1995). De plus, à l'inverse de celle de l'homme, la satisfaction de vivre des femmes augmenterait avec l'âge. Le mouvement féministe, qui a renforcé l'estime de soi et stimulé la confiance des femmes en leur capacité de contrôler leur vie, n'y serait pas étranger (Friedan, 1995). Ces modes d'adaptation différents se traduiraient notamment par un taux de dépression et de suicide moins élevé chez les femmes âgées que chez les hommes âgés (Menkler, 1981).

À tout âge, les attitudes que l'on adopte à l'égard de la mort portent l'empreinte de l'histoire, de la culture, de l'expérience de vie, de l'état de santé, de l'environnement, de la personnalité, de l'âge et de la condition socio-économique. Aussi, lorsque les personnes âgées entreprennent leur dernier parcours, leurs réactions varient tout autant que celles des personnes d'autres groupes. L'expérience de la mort est certes plus condensée dans la seconde partie de la vie : on voit mourir plusieurs de ses semblables, on a parfois perdu une conjointe ou un conjoint, l'un de ses enfants, quoique cela soit moins fréquent, car dans la majorité des cas les enfants survivent aux parents. Peut-être parce qu'ils ont vécu de nombreux deuils et qu'ils ont eu le temps de s'y préparer, les personnes âgées semblent en général avoir moins peur de la mort et mieux l'accepter que les jeunes (Sebag-Lanoë, 1986 ; Druet, 1987). Plusieurs rêvent de mourir de vieillesse, en bonne santé, d'une maladie de très courte durée ou dans leur sommeil. En constatant la diminution graduelle de leurs capacités, bon nombre prennent conscience de l'approche de la mort longtemps avant qu'elle survienne (Noël, 1985). Si elles abordent en général d'elles-mêmes le sujet de la mort, un certain nombre éprouvent plus de réticence à parler de ce qu'elles attendent de l'au-delà (Darche, 1993).

Plus que de mourir, les personnes âgées craignent de souffrir, de devenir un fardeau pour leur famille, de connaître une maladie prolongée, de se voir placées en institution (Mishara et Riedel, 1984) et de subir de l'acharnement thérapeutique (Darche, 1993). Si elles ont peur de mourir, c'est de mourir seules, dans l'obscurité et dans la douleur (Mishara et Riedel, 1984). En général, elles se sentent toutefois moins préoccupées que les plus jeunes par les conséquences de leur mort, y compris par l'obligation de prendre soin des personnes qui dépendent d'elles, car elles ont déjà perdu la plupart de leurs proches et sont elles-mêmes dépendantes dans la majorité des cas. Leurs préoccupations se portent sur la famille et les enfants, la religion, le soulagement des souffrances et la présence d'autrui (Mishara et Riedel, 1984).

Une étude menée en Angleterre auprès de femmes et d'hommes âgés réputés d'une grande maturité spirituelle confirme l'étendue des croyances de la population âgée sur la mort (Thomas, 1994). Aucune des personnes interrogées n'a déclaré craindre la mort et toutes lui ont accordé une valeur positive, la percevant comme une continuité et une expérience qui donnent un sens à leur vie. Les femmes se la représentaient davantage en termes de relations et les hommes en termes d'espace. Des observations cliniques en France indiquent une tendance chez les hommes âgés à se sentir agressés par l'angoisse de mort et à lutter contre la fatalité avec la dernière énergie, tandis que les femmes âgées utiliseraient la régression comme mécanisme d'adaptation psychologique à leur « dernier parcours » (Laforestrie, 1981). De façon générale, les hommes auraient plus peur de la mort que les femmes (Léonard *et al.*, 1986).

L'état de santé influence les attitudes à l'égard de la mort. L'espérance de vie prolongée augmente le nombre de personnes âgées qui souffrent et meurent d'affections comme la démence et les maladies chroniques invalidantes. Certaines sont paralysées, aphasiques ou séniles, et on les maintient en vie par des moyens qui les font souffrir, même si elles ont demandé qu'on les laisse mourir tranquillement. En Amérique, les principales maladies responsables de la mort d'environ 85 % de la population âgée sont l'athérosclérose, l'hypertension, le diabète, l'obésité, les états de pathologie mentale ou de démence, le cancer et la perte de résistance aux infections due à l'affaiblissement du système immunitaire. Il arrive qu'on soit atteint de plusieurs maladies à la fois (Nuland, 1994).

De plus, l'acceptation de la mort augmenterait avec l'âge (Noël, 1985) et la certitude de la mort à brève échéance n'accroîtrait pas la peur de mourir (Mishara et Riedel, 1984). Ainsi, chez les gens très âgés – 80 ans et plus – qui sont encore conscients à l'approche de la mort, la majorité n'éprouvent pas de fortes angoisses. Ils en parlent souvent «comme d'une réalité prochaine, qu'ils acceptent avec une sagesse et une sérénité relatives qui représentent probablement l'élaboration de toute une vie» (Sebag-Lanoë, 1986, p. 209). Plusieurs trouvent le temps trop long avant de mourir, non qu'ils soient dépressifs ou suicidaires, mais parce qu'ils souhaitent être libérés du fardeau d'une vie dont ils ont épuisé les possibilités. Des spécialistes estiment que les personnes âgées très malades, comme la plupart des personnes malades dans les autres groupes d'âge, font rarement des demandes d'euthanasie (Russel, 1980 ; Sebag-Lanoë, 1986), ce qu'on explique parfois par les croyances religieuses. Mais d'autres médecins, et parfois des infirmières, reçoivent fréquemment de telles demandes (Schwartzenberg, 1985). Les attitudes du milieu social, des médecins et du personnel soignant à l'égard de l'euthanasie peuvent exercer une influence sur le choix des personnes malades.

On estime donc, en général, que les gens très âgés ne sont pas des mourants difficiles. Les réactions de révolte et d'agressivité sont peu fréquentes en gériatrie, «surtout lorsqu'une attitude de non-acharnement, de respect de la vie, de contrôle de la douleur et de dialogue avec les vieux anime l'équipe» (Sebag-Lanoël, 1986, p. 175). Le déni, la colère et le marchandage sont exceptionnels chez ces personnes conscientes qu'elles vont bientôt mourir (Noël, 1985 ; Sebag-Lanoël, 1986), peut-être parce qu'elles sont arrivées au bout de leurs forces et n'ont plus l'énergie de lutter. De nombreux travaux font état de la sérénité, attribuée au sentiment d'accomplissement (Kübler-Ross, 1975 ; Druet, 1987), et de l'acceptation ou de la résignation des personnes âgées devant une mort imminente (Laforestrie et Missoun, 1980 ; Sebag-Lanoël, 1986 ; Druet, 1987 ; Thomas, 1994).

Enfin, le fait de vivre les dernières années de sa vie en institution peut modifier les perceptions et les attitudes devant la mort. Le taux d'anxiété morbide y serait plus bas que chez les personnes âgées qui vivent chez elles, car les occasions de se familiariser avec la maladie et la mort sont plus fréquentes. En outre, les gens âgés à domicile auraient tendance, plus que ceux qui vivent en institution, à considérer la mort comme une délivrance (Lavigne-Pley et Lévesque, 1992) et, rappelons-le, la plupart sont sous l'effet d'une médication, tels des psychotropes. La personnalité, la nature de la maladie et le soutien affectif interviennent dans les attitudes qu'on adopte face à la mort. Un certain nombre de personnes âgées malades semblent afficher de l'indifférence. Parmi celles qui sont en institution, en particulier celles que leur famille a « oubliées », il en est qui ont l'air de vivre hors du temps ; d'autres sont asociales, hostiles à tout réconfort. Certaines luttent contre la maladie et coopèrent pour les traitements, d'autres réagissent avec violence aux interventions, « désirant avant tout qu'on [les] laisse mourir en paix » (Sebag-Lanoë, 1986, p. 216).

Le fait d'être témoin de la mort d'un pair influence peu la perception de la mort, bien que cette mort aide parfois la personne âgée à envisager la sienne, à la condition que l'événement se produise dans un climat d'ouverture où l'on peut parler librement de ce qu'on ressent (Hochschild, 1975 ; Marshall, 1975), ce qui est rare. On cache souvent à ses compagnes et à ses compagnons la mort d'une patiente ou d'un patient, évitant ainsi le dialogue sur le sujet (Fresneau, 1978 ; Benoliel, 1979 ; Laforestrie et Missoun, 1980 ; Bell, 1984). En général, les personnes âgées préféreraient qu'on les informe de ces morts ; elles interprètent le silence du personnel comme de l'indifférence à la mort d'une personne âgée et pensent qu'on les traitera de la sorte lorsque leur tour viendra (Lavigne-Pley et Lévesque, 1992).

Il faut se rappeler, toutefois, que la majorité des gens âgés qui meurent à l'hôpital ou dans les centres d'hébergement sont inconscients. « Mais même à ce stade, il semble bien qu'ils soient encore capables de percevoir des stimuli sensoriels extérieurs » (Noël, 1985, p. 14). Dans tous les cas, les personnes âgées ont besoin, comme toutes les autres, de se sentir aimées jusqu'à leurs derniers instants et de savoir qu'on ne les abandonne pas au long du parcours à cause de leur âge.

Savoir vieillir

Il existe depuis toujours entre jeunes et vieux un contentieux que les temps modernes ont appelé conflit de générations. Parce qu'elle a la vie devant elle, la jeunesse se croit la mieux placée pour tenir la barre de l'univers et, en naviguant à vue, le conduire vers les plus belles aventures. Pour des motifs contraires, la vieillesse se veut l'indispensable phare sans quoi le monde sombrerait comme un bateau ivre… Jeunesse et vieillesse se disputent une place au soleil, la première tenant rigueur à l'autre d'avoir vécu avant elle, la seconde enviant la jeunesse de commencer à vivre alors qu'elle-même achève son existence. La fronde contre les « baby-boomers » constitue une version moderne de ce vieux contentieux qui semble avoir traversé intact l'espace et le temps.

En effet, Cicéron raconte qu'au Ve siècle avant l'ère chrétienne, les fils de Sophocle[8] firent un procès à leur père parce qu'il écrivait encore des tragédies à un âge très avancé et, ce faisant, montrait selon eux sa sénilité, sa déraison et son incapacité à gérer son patrimoine. Pour sa défense, Sophocle lut aux juges la dernière pièce qu'il venait d'écrire (*Œdipe à Colone*) « et leur demanda si, à leurs yeux, c'était là l'œuvre d'un débile » (Cicéron, *Savoir vieillir*, 1995, p. 35). Les juges l'acquittèrent.

L'histoire est remplie de « vieilles folles » et de « vieux fous » comme Sophocle, qui ont fait la preuve que la vigueur intellectuelle, la créativité et l'esprit d'entreprise ne suivent pas nécessairement la pente déclinante du corps. Des sexagénaires ou des septuagénaires

---

8. Sophocle, poète tragique grec, né à Colone en 496 av. J.-C. et mort à Athènes en 406 av. J.-C.

figurent régulièrement parmi les prix Nobel et de nombreux chefs-
d'œuvre de l'héritage artistique mondial sont des œuvres de maturité
ou de vieillesse. De tout temps, l'humanité a aussi célébré la mémoire
de femmes et d'hommes d'État qui ont démontré, en dirigeant à un âge
avancé le destin de leur pays, que le nombre des années n'enlève rien
à la valeur d'un être.

De nos jours, que dire de la capacité d'adaptation et du goût
du risque chez les personnes qui changent de carrière ou de mode de
vie à 50 ans ? Des personnes de 60 et même 70 ans décrochent des
maîtrises ou des doctorats, développent de nouveaux talents en peinture et en musique, écrivent des livres, s'initient à l'informatique et à
la science, courent les marathons ou font du cyclotourisme à côté de
personnes de tous les âges. Certaines s'engagent dans la coopération
internationale au service des populations les moins favorisées. Plusieurs
se donnent la mission de créer une solidarité nouvelle entre les générations, une nouvelle alliance entre les âges dont témoigne notamment
la tendresse des grands-parents (Guardini, 1976). Dans toutes les
sphères, des personnes âgées opposent un démenti aux stéréotypes
d'une vieillesse passive et inutile.

Cependant, la vieillesse se prépare et le « travail de vieillir »
s'apprend tôt. Si une représentation positive de la vieillesse a façonné
nos attitudes et nos comportements âgistes depuis l'enfance, nous avons
plus de chance d'aborder notre propre vieillesse avec réalisme et
sérénité. Si nous avons montré un grand intérêt pour la vie dans la jeunesse et la vie adulte, il est probable qu'il en soit ainsi à 65 ou 75 ans.
Regardons autour de nous. Quand l'absence de maladie grave et la
sécurité économique leur en laissent le loisir, les personnes qui vieillissent bien sont celles qui vivent au présent, regardent rarement
derrière elles et croient en un avenir (Dubois-Dumée, 1991 ; Friedan,
1995). Parfois nostalgiques de ce qu'elles ne peuvent plus accomplir,
elles ruminent rarement des regrets, cherchent à se rendre utiles aux
autres, sans entretenir l'arrière-pensée que ce serait pourtant leur tour
de recevoir du soutien. L'âge les a gratifiés d'un certain détachement
vis-à-vis de tout ce qui s'achète et leur a laissé le goût de la gratuité et
de la simplicité. Comme Cicéron le propose dans son traité sur la
vieillesse, elles n'ont cessé d'entraîner et de nourrir tant leur intelligence

et leur esprit que leur corps et ont découvert les plaisirs, les bienfaits et les capacités propres au dernier âge.

Les personnes qui vieillissent bien sont souvent de « vieilles dames » et de « vieux messieurs indignes » libérés de leurs ambitions, qui se moquent des convenances, des archétypes et des stéréotypes sur la vieillesse et qui ne se laissent pas repousser en marge de la communauté. Elles s'adaptent aux changements et ne prétendent pas que tout était mieux en « leur temps », comme si elles se situaient en dehors du temps actuel. Elles se tiennent au courant de tout ce qui touche leur époque et engagent parfois leurs loisirs dans l'action sociale et politique. Enfin, les personnes qui vieillissent bien ont toutes ceci en commun : elles gardent le contrôle de leur existence, et elles voient dans la vieillesse un temps privilégié de repos, de silence et de réflexion sur le sens de la vie. Ces personnes arrivent préparées à la mort parce qu'elles se sentent « rassasiées de la vie » et ne souhaitent pas séjourner ici-bas plus longtemps qu'il n'est nécessaire.

Vision idyllique ou vision futuriste de la vieillesse et de la mort ? Si les progrès scientifiques continuent d'ajouter des années à la vie humaine et parviennent en même temps à en améliorer la qualité, si l'humanité repousse toujours plus loin les frontières de la mort, alors la conclusion logique est qu'elle devra bien envisager la vieillesse comme l'avenir du monde.

Lectures suggérées

1.   B. Friedan, *La révolte du 3ᵉ âge*, Paris, Albin Michel, 1995.

2.   S. de Beauvoir, *La vieillesse*, Paris, Gallimard, 1970, 2 tomes.

3.   A. Gommers et Ph. van den Bosch de Aguilar, *Pour une vieillesse autonome*, Liège, Mardaga, 1992.

4.   R.C. Atchley, « A Continuity Theory of Normal Aging », *The Gerontologist*, Miami University, vol. 29, nᵒ 2, 1989, p. 183-190.

5.   Collectif, *Être vieux*, Paris, Autrement, nᵒ 124, octobre 1991.

6.   Cicéron, *Savoir vieillir*, Paris, Arléa, 1995.

7.   V. Jankélévitch, *La mort*. Première partie, chap. IV, « Le vieillissement », Paris, Flammarion, 1977, p. 186-217.

8.   B.L. Mishara et R.G. Riedel, *Le vieillissement*, Paris, PUF, 1984.

CHEMINEMENT

I. Définissez l'âgisme et donnez-en des exemples.

II. Établissez un parallèle entre les théories sur le vieillissement et les stéréotypes que la société rattache à la vieillesse.

III. À 25 ans d'intervalle, Simone de Beauvoir et Betty Friedan ont présenté chacune un portrait global de la vieillesse et du sort que les sociétés occidentales réservent aux personnes âgées. Comparez ces deux portraits.

IV. Dans un traité sur la vieillesse (*Senectute* ou *Savoir vieillir*), Cicéron a commenté quatre des principaux reproches qu'on adresse encore de nos jours à cette période de la vie. Résumez et commentez les propos de Cicéron et les critiques qu'en fait S. de Beauvoir dans *La vieillesse*, tome I.

V. La médicalisation de la vieillesse et les abus de divers ordres à l'égard de la population vieillissante résultent de la condition faite aux personnes âgées dans la société. Commentez.

VI. Les rôles sexuels auraient une influence sur la façon d'aborder la retraite et vivre la vieillesse. Commentez en donnant des exemples (voir Betty Friedan).

EXERCICES

I.   Interrogez des personnes âgées sur la façon dont elles ont abordé la retraite et sur leur façon de vieillir.

II.   Interrogez des femmes de deux générations sur le sens qu'elles donnent à la ménopause.

III.   Décrivez comment vous concevez la vieillesse de votre père (mère, oncle, tante, etc.) et la vôtre.

IV.   On vous confie la tâche d'élaborer une politique qui devra améliorer la condition de l'ensemble des personnes âgées dans la société. Vous devrez tenir compte du fait que le groupe des personnes âgées n'est pas homogène. (Travail en atelier. Rapport oral ou écrit)

V.   En vous inspirant entre autres du témoignage qui termine ce chapitre, relevez les problèmes particuliers des personnes âgées qui prennent soin d'un membre de leur famille qui est âgé et malade.

VI.   Faites une liste des personnes de votre connaissance âgées de 65 ans et plus qui, selon vous, vieillissent bien.

Prendre soin d'un conjoint malade

Dans ce témoignage se profilent les difficultés des personnes âgées obligées de prendre soin d'un conjoint dépendant, ainsi que leur perception de la vie et de la mort.

Comme tu sais, ma petite-fille, ton grand-papa souffre d'une grave maladie et je ne peux rien pour lui. Il n'en est pas conscient, mais je le vois se dégrader peu à peu et je n'ai plus d'espoir. Alors, la vie, je ne peux plus la voir comme autrefois. C'était beau la vie, quand mon mari a pris sa retraite nous n'avions qu'à nous laisser vivre. Je tenais à la vie parce que j'avais toute ma famille et que je ne dépendais de personne, mon mari et moi nous dépendions seulement l'un de l'autre. Aujourd'hui, il dépend de moi et je dépends des autres. La vie, je l'entrevois maintenant comme un grand tunnel dans lequel je suis obligée de marcher et dont je ne vois jamais le bout.

Ma santé me permettrait d'être indépendante pour quelque temps encore, mais je vois mes forces s'épuiser à prendre soin de mon mari. C'est beau la vie quand tu as de l'espérance et que tu crois que Dieu peut t'aider. Mais quand tu demandes sans jamais être exaucée, tu te décourages, c'est humain. La santé est importante pour demeurer autonome, mais elle n'est pas tout. Je suis en santé, mais je ne peux être autonome car j'ai de trop lourdes responsabilités. Si la religion catholique permettait l'euthanasie, j'opterais pour cette solution tant je ne tiens plus à la vie.

Tu veux que je te parle des pertes de ma vie. Les plus importantes sont toujours les pertes des personnes qu'on aime. Ma grand-mère, quand j'avais 14 ans, et surtout mon père, quand j'avais 18 ans. Je lui étais très attachée. Puis, maman, lorsqu'elle était au bout de son âge. Mais elle était impotente depuis dix ans et ne nous reconnaissait plus. Sa vie était finie avant qu'elle meure et nous avons vécu un deuil avant sa mort. Il y a aussi la peine de voir partir les enfants quand ils se marient, mais cette peine contient l'espérance de les revoir tandis que tu ne peux revoir les personnes mortes.

Personnellement, je n'ai pas beaucoup connu la souffrance physique. La plus grande des souffrances, c'est la souffrance morale, et je la vis maintenant. Il a fallu que je consulte un psychiatre et que je sois traitée au moyen d'antidépresseurs afin de pouvoir supporter ce que je vis. Je pleurais jour et nuit, je ne mangeais plus et je me décourageais. Je t'avoue, ma petite-fille, que je crains l'avenir car la maladie de grand-papa s'aggrave. Jamais je n'ai été capable de prendre un jour à la fois sans m'inquiéter et je trouve que c'est toute une adaptation que me demande la vie.

Vois-tu, ce qui est le plus difficile, c'est de vivre avec un tout autre homme que celui que j'ai connu pendant la plus grande partie de ma vie. Nous sommes mariés depuis plus de cinquante ans, je l'ai aimé avec son caractère, ses idées, sa personnalité, et voilà qu'il est un autre. J'ai beau vouloir accepter ce fait, je ne le peux pas et, comme je ne veux pas lui faire du mal, j'essaie de me montrer patiente, mais je ne peux pas toujours et je le regrette ensuite. C'est comme toi avec ton enfant : tu t'impatientes parfois, tu le disputes, tu le punis, et tu as de la peine ensuite.

Je dois passer tout le temps dernière lui. Par exemple, il enlève les prises de courant au mur, ou il rassemble toutes les chaises au centre du salon et transporte tous les coussins dans la cuisine. Il perd des objets et je dois les chercher partout. Si je regarde la télévision, il répond aux personnages des émissions et me demande pourquoi je ne fais pas de même ou, encore, il leur offre des bonbons. Si je suis au téléphone, il me parle au même moment. J'ai beaucoup pleuré quand il a commencé à me prendre pour une autre et à m'appeler la grosse chialeuse. Maintenant, j'y suis habituée et les antidépresseurs m'aident. Je sais que je ne dois pas lui répondre, mais quand tu n'es plus capable de parler à ton mari, la vie est longue. Il s'imagine que je gaspille son argent et semble croire que ça ne coûte rien pour vivre. Un jour, il voulait retirer le contenu de notre compte commun. Des personnes qui viennent nous rendre visite ont parfois peur de lui. Il n'est pas facile à retenir, surtout quand il veut s'habiller et sortir, car il est encore fort. C'est ton oncle G. qu'il écoute plus facilement ; pendant longtemps G. est venu chaque soir pour l'aider à se mettre au lit.

Ces temps-ci, j'ai de moins en moins de raisons de vivre. Longtemps, j'ai espéré un miracle. Aussitôt que son état semblait s'améliorer, j'espérais. J'ai lu tous les journaux et toutes les revues, écouté toutes les émissions qui parlaient de cette maladie. Je désespère depuis que je vois son état se détériorer. Ma seule joie, c'est la visite de mes enfants et de mes petits-enfants. Je les aime tant, même si cette seule joie ne me suffit pas. Avant, je priais pour obtenir la guérison ou la stabilisation du mal, maintenant, je prie pour avoir la patience d'endurer en silence. Je demande le courage de supporter ma croix et la santé dont j'ai besoin pour prendre soin de mon mari.

Comment j'envisage la mort ? La mort, c'est une délivrance quand tu ne crains plus rien. Je ne crains pas l'au-delà, j'ai confiance en un Dieu miséricordieux. Mais je verrais la mort avec mon mari, car je ne veux pas le laisser seul, ni obliger les autres à en prendre soin. C'est pourquoi je me conditionne chaque jour, je vois un psychiatre et je me soigne : pour être capable de faire mon devoir jusqu'au bout. Mais il y a des limites. Ton grand-papa va au Centre de jour, le lundi. J'aimerais qu'il aille deux jours par semaine, mais le Centre ne peut le recevoir, il a une longue liste d'attente. On m'a proposé de l'envoyer pour un séjour d'une semaine ou deux dans un centre qui peut l'accueillir plus longtemps, afin que je puisse prendre un peu de repos. Je ne sors jamais, sauf pour faire l'épicerie et aller à la messe le samedi. Je ne peux plus l'amener à la messe et je devrai bientôt payer quelqu'un pour le garder. Je lui apporterai la communion et, dimanche, je regarderai la messe avec lui à la télévision. Je ne peux plus aller à la bibliothèque et je me fais apporter des livres.

Toute personne qui vit la maladie craint bien plus la souffrance que la mort. Aujourd'hui, dans les hôpitaux, on ne laisse pas souffrir les gens, on les aide à mourir avec le minimum de souffrance, dignement. Nous avons fait notre testament biologique, et nous refusons une vie prolongée artificiellement, inutilement. Le jour où nous devrons mourir, qu'on nous laisse mourir comme nous le désirons. C'est ainsi que je vois la mort pour moi, mais je la vois différemment pour les gens que j'aime : je ne veux pas qu'ils soient malades ni qu'ils meurent.

Je crois que nous nous retrouverons tous et toutes après la mort ; il n'existera plus de différence entre nous, nous serons égaux. Parfois, je me demande si, à la fin des temps, Dieu ne sera pas assez miséricordieux pour ramener à lui les personnes qui ont un passé lourd afin que tout le monde soit rassemblé. Mais je ne crois pas que les gens morts puissent quelque chose pour les vivants. Quand on est mort, on ne souffre pas, on ne s'occupe pas des malheurs des personnes qui restent, autrement, on ne serait guère heureux. Les esprits se retrouvent avec Dieu et les anges, et je ne crois pas à la réincarnation.

Je ne pense pas souvent à la façon dont je vivrai ma mort, car on croit toujours que la maladie et la mort sont pour les autres. Lorsque je m'imagine malade, je me vois en finir rapidement. Je n'ai pas peur de mourir. Plusieurs membres de la famille sont morts rapidement et je trouve qu'ils ont eu de la chance. J'espère me coucher un soir et ne plus me réveiller. Parfois, je pense que la noyade doit être une belle mort et, si je décidais d'en finir tout de suite, c'est sans doute le moyen que je prendrais. Avec les médicaments, la pendaison, tu peux manquer ton coup et on peut te réanimer. S'endormir avec le gaz serait également un moyen facile.

Je n'ai pas besoin d'une mort lente qui me laisse le temps de me préparer et de faire mes adieux : je suis prête. Avec le mode de vie actuel, c'est presque une délivrance pour la famille de voir partir les gens âgés lorsqu'ils souffrent. Si nous partions tous les deux, ton grand-père et moi, ce serait une délivrance et plus personne n'aurait à s'inquiéter de nous. Pour l'entourage, c'est terrible une personne qui ne reconnaît plus ses proches, qui ne se souvient plus de ce qui s'est fait et dit, et que tu vois décliner, maigrir. Aujourd'hui, est facile de dire qu'on peut faire le « grand pas », mais vois-tu un enfant qui devrait se dire : « Ma mère, ma grand-mère, s'est suicidée parce qu'elle n'a pas eu le courage de vivre » ? J'aime assez mes enfants et mes petits-enfants pour ne pas leur laisser la honte et un manque de courage en héritage.

CHAPITRE 8

UN CHEMIN D'HUMANITÉ
POUR LA VIE QUI S'ACHÈVE

Nous les aimons,
nous ne pouvons rien faire pour eux,
sinon les aider à atteindre le seuil.

(Maurice Blanchot, *Le pas au-delà*, 1973)

—

L'histoire commence en Angleterre au mitan du siècle.

Ébranlé par deux guerres en vingt-cinq ans, le monde occidental veut oublier la mort et éprouve le besoin impératif de se raccrocher à la vie. Il est déjà engagé dans le déni et adhère à une idéologie de la vie biologique qui confinera bientôt au culte idolâtre (Druet, 1987 ; Abiven, 1995). Les progrès remarquables de la technologie, de la médecine et de la recherche pharmaceutique autorisent tous les espoirs, y compris celui de faire reculer les frontières de la mort.

Mais on a beau la combattre ou la nier, la refuser comme condition de la vie ou comme un acte qui donne sens à l'existence, la mort persiste et signe toujours. Au milieu de ce siècle, elle emprunte notamment le visage d'une maladie honnie entre toutes, qu'on ose à peine nommer, le cancer. En fait, le cancer est le symbole même de la mort (Lamau, 1994b). On commence à mieux le connaître et on obtient parfois contre lui des rémissions de plusieurs années. Mais ces progrès ont pour corollaire une plus longue durée de la maladie et des souffrances physiques et psychiques accrues (Hinton, 1984 ; Couvreur, 1989). Or, l'approche médicale en vogue depuis le début du siècle considère les symptômes douloureux « comme des poteaux indicateurs destinés à mettre le médecin sur la voie d'une meilleure connaissance de la maladie et répugn[e] à les soulager » (Lamau, 1994a, p. 46). Pourtant, la médecine du milieu du siècle dispose déjà de thérapeutiques très efficaces mises au point pendant la guerre. Mais son intérêt se porte ailleurs.

La révolution qui s'est opérée dans les techniques de réanimation a investi la profession médicale du pouvoir de décider du moment de la mort dont on a commencé à donner une définition nouvelle (Vovelle, 1983). Un « activisme thérapeutique » (Lamau, 1994a) pousse le monde médical et hospitalier à consacrer toutes les compétences et les ressources disponibles pour combattre la maladie, sans s'attacher ni à la douleur, ni aux interrogations et inquiétudes des malades. La médecine multiplie d'inutiles et douloureuses investigations chez des personnes qu'elle sait pourtant atteintes de maladies incurables, ce qu'on qualifie de nos jours « d'acharnement diagnostique » (Verspieren, 1985 ; Thibault, 1987). Elle pratique déjà « l'acharnement thérapeutique » (Vovelle, 1983) ou « l'acharnement de survie » (Schwartzenberg, 1985), en tentant « de guérir l'inguérissable ou de préserver la vie avec la quasi-certitude, plus ou moins lointaine, de la défaite » (Cerruti, 1987, p. 151).

Occupée à guérir les corps et à prolonger la vie à tout prix, la médecine technologique a remplacé la médecine holistique et s'intéresse moins aux malades qu'à la maladie. Elle ne leur dit rien de leur état, sous prétexte de ne pas les effrayer, eux et leur entourage. « La solitude s'alourdit du statut de mineur d'un malade dépendant et passif, privé du droit de gérer ou, si peu que ce soit, de conduire sa mort » (Vovelle, 1983, p. 706). Lorsque la mort défie néanmoins les efforts déployés pour maintenir la vie, c'est toute l'équipe soignante qui se sent vaincue et se croit inutile. Persuadée qu'il n'y a plus rien à faire, elle néglige alors les malades, les abandonne sans explication à la solitude et à la douleur, au seuil de l'ultime expérience humaine qui ravive leur appétence relationnelle (De M'Uzan, 1977). La mort hospitalière, qui est mort solitaire, a remplacé la mort à domicile et prive les malades au stade terminal des recours traditionnels de la famille.

C'est dans ce contexte que commence à s'articuler dans le monde occidental la revendication d'une « mort digne » , qui deviendra l'élément central du mouvement de la « redécouverte de la mort » (Vovelle, 1983). Deux courants simultanés et complémentaires, issus de deux continents et inspirés par deux médecins, l'Anglaise Cecily Saunders et l'Américaine Elisabeth Kübler-Ross, convergeront dans une même tentative de répondre à cette revendication. Le premier courant privilégie un nouveau type de soins contre la douleur cancéreuse et la prise en charge des malades en phase terminale, tandis que le second propose de se mettre à l'écoute de la vérité profonde des personnes en fin de vie. Dans les deux cas, il s'agit de réhabiliter la mort comme un fait de l'existence et de redonner aux malades le contrôle de leur vie.

Un nouveau concept de soins pour les personnes en fin de vie germe dans l'esprit de Cecily Saunders au cours des années cinquante. D'abord infirmière, puis travailleuse sociale, Saunders entreprend à trente-trois ans des études de médecine dans l'intention expresse de consacrer sa vie professionnelle aux personnes atteintes du cancer en phase terminale. Saunders souhaite créer pour elles un établissement spécialisé. Pendant trois ans, elle consacre ses loisirs comme bénévole au St. Luc's Hospital qui reçoit depuis 1893 des personnes atteintes de cancer ou de tuberculose. C'est à St. Luc qu'elle apprend à contrôler la douleur chronique « grâce à l'administration [continue], par voie orale et à intervalles réguliers, de doses optimales d'analgésiques opiacés sans attendre la survenue de la douleur ni de la plainte du patient » (Lamau, 1994a, p. 45). Cet apprentissage jouera un rôle déterminant dans la carrière de Saunders et dans la vie des personnes atteintes de cancer. Saunders observe également que, une fois leurs douleurs soulagées, les malades parlent librement de leurs émotions, de leurs préoccupations, de leur vie. Plusieurs parviennent à faire « un accomplissement » des jours, des mois qu'il leur reste.

Grâce à une bourse de recherche clinique sur le contrôle des douleurs terminales, Saunders prend en charge un service d'une quarantaine de lits au St. Joseph's Hospice. Pendant sept ans, elle effectue de nombreuses recherches sur le traitement de la douleur cancéreuse, en y faisant participer les infirmières. Elle démontre, entre autres, qu'il est possible d'administrer régulièrement des doses élevées d'antalgiques sans induire une accoutumance aux drogues. Lorsqu'une personne malade demande d'accroître le dosage de ses médicaments, c'est l'indice, selon Saunders, que son mal progresse et non le signe d'une toxicomanie naissante (Lamau, 1994a). Saunders découvre également les problèmes que rencontrent les équipes soignantes à domicile, de même que les souffrances qui en découlent pour les malades, leur famille et les équipes elles-mêmes. Elle en voit l'origine dans la difficulté d'accepter la mort lorsque les traitements curatifs échouent.

Saunders sait précisément quel genre d'établissement elle veut créer pour les personnes en phase terminale du cancer. Cet établissement prendra totalement en charge les malades qu'aucun traitement traditionnel n'a pu guérir. Il leur offrira un milieu accueillant et chaleureux, leur permettant de vivre leurs derniers jours avec leur famille dans les meilleures conditions possibles. Afin que ces personnes sentent qu'elles font encore partie de la communauté, l'établissement comptera plusieurs sections, dont l'une destinée aux personnes âgées et une autre à une garderie pour les enfants du personnel et des environs. Quant à la démarche médicale de l'établissement, elle est simple et claire : contrôler la douleur, par un emploi judicieux des médicaments antalgiques disponibles, et prodiguer des soins infirmiers compétents. Saunders n'envisage pas tant d'aider des personnes à mourir que d'aider *la vie avant la mort* (Saunders, 1986). L'accompagnement relationnel fera donc partie des moyens privilégiés dans son futur « hospice ».

C'est en 1967, dans la banlieue sud-est de Londres, que le St. Christopher's Hospice ouvre ses portes. Le concept de *soins palliatifs* est né. Palliatif, selon Larousse, se dit d'un traitement ou d'un remède qui vise à diminuer ou à supprimer les symptômes pénibles d'une maladie, sans agir sur la maladie elle-même (Abiven, 1990). Les soins palliatifs, qu'on appelle « soins d'hospice » dans les pays de culture anglo-saxonne, prendront donc le relais des soins curatifs auprès des personnes en phase terminale du cancer. Personne ne se doute à l'époque que cette initiative pose le premier jalon d'un vaste mouvement international – le *mouvement des hospices* – qui bouleversera en quelques décennies la conception des soins prodigués aux personnes mourantes. Toutefois, le concept d'hospice n'était pas nouveau. Saunders s'est inspirée d'une tradition de compassion aussi vieille que l'humanité.

Du latin *hospes*, qui a signifié « hôte », puis « étranger », le terme « hospice » désignait au Moyen Âge un lieu où les pèlerins et les voyageurs fatigués, malades ou affamés trouvaient gîte, couvert et soins (Lamau, 1994a). L'hospice le plus ancien connu serait celui de Turnamin, en Syrie (vers 475). Au cours des siècles, les hospices se multiplient sur la route des pèlerins et dans les villes et, peu à peu, leur mission s'étend aux pauvres, aux malades et aux personnes mourantes. Des ordres religieux « hospitaliers » s'y consacrent (Druet, 1987).

À l'époque moderne, l'idée de l'hospice s'estompe, pour réapparaître en 1847 lorsque Mary Aikenhead fonde, à Dublin, un hospice et un ordre religieux, les Sœurs de la Charité irlandaises, dont la mission est de soigner les personnes mourantes (Couvreur, 1989). Au début du siècle, cette communauté religieuse ouvre à Londres le St. Joseph's Hospice, premier centre anglais pour malades incurables. À la même époque, des religieuses anglicanes et des Méthodistes créent deux autres centres en Angleterre, tandis qu'en France les maisons des Dames du Calvaire à Lyon (1846) et à Paris (1874), celles des Oblates de l'Eucharistie (1939 et 1966) et des religieuses Notre-Dame du Lac accueillent elles aussi des personnes en fin de vie (Thibault, 1987 ; Lamau, 1994a).

D'inspiration chrétienne, mais ouvert à toutes les croyances, le St. Christopher's s'inscrit dans cette lignée. Un vent de rébellion contre la médicalisation, la commercialisation et le déni de la mort portera le mouvement des hospices aux quatre coins du monde. Ce mouvement se caractérise à la fois par un concept de soins aux personnes mourantes – *les soins palliatifs terminaux*[1] – et un ensemble de réalisations concrètes : des progrès majeurs dans le traitement de la douleur et des autres symptômes, dont bénéficie l'ensemble de la pratique médicale, une plus grande compréhension de la souffrance des familles et des proches et la diminution de leur anxiété, enfin, la reconnaissance et l'allégement des difficultés de l'équipe soignante (Schaerer, 1987).

Définition, philosophie et objectifs

L'Organisation mondiale de la santé (OMS) définit les soins palliatifs comme « des soins actifs, complets, donnés aux malades dont l'affection ne répond pas au traitement curatif. La lutte contre la douleur et d'autres symptômes, et la prise en considération de problèmes psychologiques, sociaux et spirituels sont primordiales. Le but des

---

1. Maurice Abiven suggère d'adjoindre à l'expression « soins palliatifs » l'adjectif « terminaux », pour bien marquer qu'il s'agit de soins donnés à des personnes malades parvenues au terme de leur vie (*Pour une mort plus humaine*, 1990.)

soins palliatifs est d'obtenir la meilleure qualité de vie possible pour les malades et leur famille » (OMS, 1990, p. 11-12). Plus précisément, « les soins palliatifs englobent un ensemble d'interventions visant à soulager, réconforter et soutenir les individus qui vivent avec une maladie grave, ainsi que leurs proches [...] Ils peuvent être combinés avec des traitements visant à atténuer ou guérir les complications, ou ils peuvent occuper tout l'espace » (Hôpital Mount Sinai / Casey House Hospice, 1995, p. 7).

La philosophie des soins palliatifs repose en premier lieu sur l'acceptation de la mort comme un acte essentiel de la vie. On ne s'oppose pas à la mort lorsque plus rien ne peut l'empêcher. On met tout en œuvre pour que la personne malade vive le temps qu'il lui reste dans un contexte le plus humain possible. Avant tout, il est nécessaire de contrôler la douleur et les autres symptômes qui perturbent la phase terminale, puis d'offrir un cadre familial agréable, un soutien affectif et psychologique continu et un accompagnement spirituel aux malades, à leur famille et à leurs proches (Couvreur, 1989).

La philosophie des soins palliatifs met donc l'accent sur la vie qui s'achève plutôt que sur la mort prochaine. Elle renoue avec une conception des soins dite *holistique* ou *holiste* (du grec *holos*, qui signifie tout, totalité) plutôt que centrée sur le seul aspect biologique. « Considérer le malade comme un tout, c'est le considérer comme une personne qui possède un corps, une affectivité, une intelligence, une psychologie, une conscience, un entourage, une quête philosophique ou spirituelle, une famille, un statut social, un environnement » (Richard *et al.*, 1990, p. 5).

L'approche palliative considère donc la personne malade comme un sujet avec qui entrer en relation plutôt qu'un simple corps auquel prodiquer des soins. Guidée par le désir et la volonté des malades, elle confirme et réaffirme le caractère inaliénable de la liberté et de la dignité humaine. La personne malade est le point de référence de l'équipe soignante (Abiven, 1990). « Cette approche de la mort et du mourant s'oppose à la médicalisation systématique de la mort et prend à contre-pied tous les comportements adoptés en milieu hospitalier » (Couvreur, 1989, p. 22) à l'égard de la personne mourante.

En somme, les soins palliatifs reposent sur «la conviction que si l'on ne peut plus rien contre la maladie, on peut encore beaucoup pour le malade» (Quenneville et Dubreucq, 1987, p. 133). Ils tiennent compte de la souffrance dans sa globalité physique, émotionnelle, spirituelle, familiale et sociale, selon le concept de «douleur totale ou de souffrance globale» que Saunders a défini (1986). Ils visent un soulagement rapide et complet de l'ensemble des symptômes, en portant une attention particulière à l'importance que leur accorde la personne malade elle-même, à sa participation aux décisions qui la concernent, et ils tentent de lui conserver le plus longtemps possible sa lucidité.

Les soins palliatifs reposent également sur une équipe de soins multidisciplinaire, qui intègre la famille et des bénévoles, favorise la diffusion de l'information, le consensus et la cohésion dans les soins prodigués, et la participation de toute l'équipe au soutien psychologique des malades (Schaerer, 1987). La recherche, la formation continue et le soutien permanent de l'équipe soignante font partie de leurs tâches. En principe, les soins palliatifs s'adressent de nos jours à toute personne en phase terminale, peu importe la maladie. Dans les faits, ils rejoignent principalement les personnes atteintes du cancer (Saunders, 1986; Abiven, 1990; OMS, 1990) ou, plus récemment, les personnes qui souffrent du sida.

Le Dr David Roy, bioéthicien, formule quatre principes de déontologie ou règles d'éthique pour les soins palliatifs: le *principe d'autonomie* selon lequel on doit considérer comme critère la volonté de la personne malade, et non d'abord sa santé; le *principe de proportionnalité* selon lequel on doit prendre en considération la qualité de vie qui pourra résulter du traitement; le *principe de soulagement* selon lequel on doit soulager la douleur et les autres symptômes, même au risque de réduire le temps qu'il reste à vivre; le *principe de souveraineté* selon lequel aucun être humain ne possède de pouvoir sur la vie d'un autre être humain (Roy, 1990).

Le concept de soins palliatifs s'est implanté dans le monde selon toutes sortes de modalités, dans le cadre ou en marge des différents systèmes de santé officiels: hospices ou maisons spécialisées pour les personnes en phase terminale de cancer ou de sida; unités de soins palliatifs en milieu hospitalier; unités de jour; équipes mobiles

intra-hospitalières qui fournissent des services aux autres unités ;
équipes de soins à domicile ; cliniques de consultation. Quelles que
soient leurs structures, les soins palliatifs présentent certaines caractéristiques communes. Voici les grands traits d'un milieu de vie en
soins palliatifs en pays développé[2].

Un milieu de soins palliatifs

Une unité de soins palliatifs en milieu hospitalier se compose des
malades en phase terminale et de leur entourage ; d'une équipe multidisciplinaire que Saunders juge la plus apte à prodiguer soins et soutien
aux malades, à leur famille et à leurs proches (1986). L'équipe de soins
peut comprendre médecins, infirmières, infirmiers en nombre suffisant
(au moins une ou un par malade), psychologue ou psychiatre, kinésithé-
rapeute, ergothérapeute, physiotérapeute, pharmacien ou pharmacienne,
nutritionniste, travailleuse ou travailleur social, préposées et préposés
aux soins (qu'on appelle *aides-soignants* en France) et secrétaire-récep-
tionniste. Des bénévoles en grand nombre (de 40 à 50 en moyenne pour
une douzaine de malades), qui se relaient le jour et le soir, en solo ou
en duo, et un aumônier ou des représentants et représentantes de différents cultes complètent cette équipe dont tous les membres ont reçu
une formation en soins palliatifs, en plus de la formation théorique et
technique propre à leur profession respective.

La personne admise en soins palliatifs l'est généralement sur
recommandation de son médecin traitant, d'un centre local de services
communautaires (CLSC), d'un centre hospitalier, ou encore, à la suite
d'une démarche personnelle. Une infirmière ou une équipe de soins l'a
d'abord rencontrée pour évaluer son état de santé et sa situation
psychosociale. Elle séjournera dans une unité de soins ou un centre
d'hébergement de quelques semaines à six mois, selon les établissements et les pays. Les personnes qui souffrent du sida y séjournent

---

2. L'exemple de l'Hôpital international de Paris, décrit par M. Abiven et M. de
   Hennezel, celui du Compton Hospice en Angleterre, décrit par Anne Ermolieff,
   celui de l'hôpital Notre-Dame de Montréal, décrit par Y. Quenneville, ainsi que
   l'ouvrage de Chantal Couvreur ont documenté cette section. Voir bibliographie.

généralement plus longtemps en raison de la nature de cette maladie. Dans les deux cas, la plupart du temps les malades ont reçu des soins à domicile au préalable.

L'accueil d'une personne qui vient finir ses jours dans un service de soins palliatifs revêt une importance capitale pour ses futures relations avec l'équipe soignante. Le jour de son arrivée, l'infirmière qui a procédé à l'évaluation de sa situation, ou encore l'équipe soignante au grand complet, la reçoit avec chaleur et simplicité. De préférence, les formalités d'admission auront déjà été remplies ou le seront à un autre moment. Après la présentation aux autres malades et au personnel présent, l'infirmière conduit la patiente ou le patient à sa chambre et l'aide à s'y installer. Plus tard, on lui fera visiter les lieux.

Même si l'on y meurt, l'unité ou le centre de soins palliatifs constitue avant tout un lieu de vie « qui s'emploie sinon à faire oublier aux malades leur condition de malades (comment le pourraient-ils ?), du moins à les maintenir le plus possible, le mieux possible, et le plus longtemps possible au milieu des vivants » (Abiven, 1990, p. 59). On cherche donc à recréer une atmosphère familiale. On met tout en œuvre afin que les malades gardent ou reprennent le contrôle de leur vie. Les horaires y sont souples et adaptés aux besoins individuels. Les patientes et les patients peuvent sortir pour quelques heures ou quelques jours, si leur état le leur permet, accueillir des visiteurs et des visiteuses à toute heure du jour ou de la nuit et même recevoir leur petit animal favori (au St. Christopher's, du moins). En principe, la seule règle qui guide la présence des proches auprès d'une personne malade est de satisfaire ses désirs et d'assurer son bien-être.

Les personnes dont la vie s'achève ont besoin d'un environnement confortable et serein : une décoration chaleureuse et agréable ; un aménagement fonctionnel et respectueux de l'intimité ; des chambres, individuelles de préférence, assez grandes pour y accueillir aisément plus d'une personne à la fois et un lit d'appoint ; une cuisine équipée et un salon privé confortable pour les malades et leur famille ; de petites salles pour lire, écouter de la musique, dessiner et regarder la télévision ; une lingerie équipée de laveuses et sécheuses, accessible en tout temps ; des salles d'eau avec baignoires et douches adaptées aux malades à mobilité réduite ; parfois, une mini-serre et une grande salle pour les anniversaires et autres fêtes ; une salle de réunion pour l'équipe ; des bureaux pour le personnel infirmier, le ou les médecins, les bénévoles et l'aumônier ; une chapelle ou une pièce tranquille où l'on peut installer un autel ; une pièce pour « le dernier adieu » où la famille se réunit auprès de la personne décédée ; enfin, une salle de cours et un centre de documentation pour le personnel et les stagiaires. Dans la mesure du possible, l'unité ou la maison d'hébergement donne accès à un jardin ou à une cour extérieure où les malades peuvent se promener à leur guise. Telle est *grosso modo* la configuration matérielle idéale d'un milieu de soins palliatifs (Couvreur, 1989 ; Abiven, 1990 ; Lamau, 1994a).

Une équipe de soins palliatifs se distingue d'une équipe de soins traditionnels par l'abandon des rôles rigides et un fonctionnement souple, non hiérarchique (Connolly, 1994). La professionnelle qui passe le plus de temps avec les malades, c'est-à-dire l'infirmière, est ou devrait être le pivot de l'équipe à titre de coordonnatrice des soins (Abiven, 1990). En dépit des spécialisations, les soins prodigués exigent de tout le monde une grande polyvalence et un sens de l'adaptation très développé (De Hennezel, 1995). Les réunions, une fois la semaine ou la quinzaine, sont l'occasion de discuter les problèmes particuliers, consulter, se concerter, prendre des décisions en commun et se soutenir mutuellement.

Les soins palliatifs n'établissent pas une frontière nette entre l'intervention clinique proprement dite et l'accompagnement psychosocial. Le concept holistique de ces soins impose à toute l'équipe de tenir compte, en tout temps, de toutes les dimensions de la personne qu'elle prend en charge. La prévention et le contrôle continu de la douleur, les traitements des autres symptômes et des maladies iatrogéniques ainsi que les meilleurs soins de confort possibles comportent nécessairement une forme d'accompagnement qui fait appel à des qualités humaines aussi bien qu'à des compétences professionnelles[3]. « Les soins palliatifs proposent une rupture nette avec le vouloir-guérir à tout prix et introduisent, à côté du savoir technique, le savoir-écouter,

---

3. Voir les chapitres 3 et 4 pour les qualités requises de l'équipe et les besoins particuliers des personnes mourantes.

le savoir-se taire, le savoir-dire et le savoir-faire» (Quenneville et Dubreucq, 1987, p. 134). Bref, ils misent sur le savoir-être.

Les unités ou les centres de soins palliatifs essaient d'offrir aux personnes qui y vivent un service «à la carte». Une même équipe soignante dispense les soins infirmiers à la suite, ce qui contribue à donner aux malades l'impression d'une réelle prise en charge et un sentiment de sécurité. On essaie de s'adapter aux habitudes et aux besoins individuels des malades (Salamagne et Hirsch, 1992). «À l'USP pas de réveil obligatoire : la prise de température n'a en général aucun intérêt. Le petit déjeuner peut être servi en fonction du réveil de chaque personne. Et l'ordonnance des soins infirmiers est faite chaque jour en fonction de la disponibilité de chaque malade : celui qui est réveillé tôt sera pris en charge d'abord, permettant à un autre de dormir tard et peut-être de récupérer après une mauvaise nuit» (Abiven, 1990, p. 54).

Si l'on reconnaît que, dans un milieu de soins palliatifs, «la mort est à l'œuvre», les opinions et les pratiques varient quant à l'abandon partiel ou total des traitements curatifs. À l'hôpital Notre-Dame de Montréal, «tout traitement curatif, aussi minime soit-il, est définitivement abandonné : pas de perfusion, pas de transfusion, pas d'antibiotique... Seule compte désormais la qualité de la vie qui s'achève» (Quenneville et Dubreucq, 1987, p. 134). Au St. Christopher's Hospice (Saunders, 1986) et à l'Hôpital international de Paris (Abiven, 1990), on estime que la qualité de la vie déclinante peut nécessiter l'usage de traitements curatifs. La radiothérapie «palliative», par exemple, et même la chimiothérapie peuvent s'avérer utiles dans les dernières semaines de la vie, pourvu qu'on s'en serve de façon judicieuse, insiste Saunders (1986), et en respectant le principe de proportionnalité.

Si l'équipe soignante encourage la famille à participer aux soins prodigués, elle se montre également attentive à ses besoins, au cours de la maladie comme après la mort de l'être cher. Elle lui apporte réconfort et soutien sur les plans matériel, psychologique et social. S'il y a lieu, elle lui propose une aide psychothérapeutique spécifique. Le mouvement des hospices ou des soins palliatifs n'existerait proba-blement pas sans la contribution d'un grand nombre de bénévoles dont les tâches sont très diversifiées et peuvent inclure des soins d'hygiène et de confort prodigués aux malades. Les bénévoles font l'objet d'une sélection très rigoureuse, reçoivent une formation continue adaptée à leurs responsabilités et sont encadrées par l'équipe qui leur accorde également son soutien.

En général, les services de soins palliatifs satisfont aux exigences de formation et de recherche que le mouvement des hospices a définies depuis ses débuts. Certaines unités de soins sont implantées dans des hôpitaux universitaires. Des centres indépendants concluent parfois des ententes avec les hôpitaux de leur région pour offrir des programmes de formation aux différentes professions de la santé. Ils reçoivent également des stagiaires pour des périodes allant de quelques semaines à un an et tiennent à jour un centre de documentation. Enfin, les spécialistes des soins palliatifs collaborent à des publications spécialisées et participent à des colloques nationaux et internationaux.

À l'origine du mouvement des soins palliatifs, Saunders souhaitait que les malades en phase terminale n'aient pas à débourser pour leur hébergement et les soins qu'on leur prodigue. De nos jours, cette philosophie de base est plus ou moins respectée dans plusieurs points du monde (OMS, 1990). Au Canada et au Québec, les soins palliatifs fournis par des organismes publics sont intégrés à un système de santé accessible à toute personne sans égard à sa position sociale et à ses revenus, et financé à même les taxes et les impôts des contribuables. La situation diffère dans les pays qui confient la gestion des services de santé à l'entreprise privée, les États-Unis, par exemple, ou certains pays en développement.

Des centres de soins palliatifs indépendants, comme la Maison Michel-Sarrazin à Québec et le St. Christopher's Hospice à Londres, trouvent leurs principales sources de financement dans des collectes de fonds, des dons et des activités récréatives. L'aide qu'ils reçoivent de l'État sous diverses formes est subsidiaire : subventions pour un projet spécifique, subvention d'un montant fixe et récurrent ; honoraires du personnel infirmier et médical payés par d'autres établissements de santé ; prêt de personnel stagiaire provenant du réseau de la santé. Dans certaines résidences privées, notamment celles destinées aux personnes malades du sida (comme la Maison Marc-Simon, à Québec) les personnes admises paient pour les coûts d'hôtellerie

(Pothier, 1994). Celles qui en ont les moyens peuvent également s'adresser à des agences indépendantes de services et de soins à domicile.

Évidemment, tous les programmes de soins palliatifs du monde occidental ne comportent pas tous les éléments de ce tableau. La plupart adhèrent toutefois à la philosophie et aux principes du mouvement et s'efforcent de répondre aux besoins physiologiques, psychologiques et psychiques des personnes en fin de vie. Tous reconnaissent également que le contrôle de la douleur[4] est la pierre angulaire des soins palliatifs et une condition *sine qua non* d'une vie physique et relationnelle de bonne qualité. D'où l'intérêt de s'y attarder un moment.

Le traitement de la douleur cancéreuse

À l'échelle du monde, le cancer est la cause d'un décès sur dix. En Europe seulement, cette proportion dépasse 22 %. Chaque année, on diagnostique environ sept millions de nouveaux cas de cancer, dont la moitié dans les pays en développement. Pour plus de cinq millions de ces personnes (OMS, 1990), la maladie sera fatale. En 1990, l'Organisation mondiale de la santé évaluait à quatorze millions le nombre de personnes atteintes du cancer ; dans les pays développés, 60 % des femmes et 67 % des hommes en mourront. La proportion est beaucoup plus élevée dans les pays en développement : les deux tiers de tous les cancers diagnostiqués dans le monde en 2015 (Ma Frope, 1995) le seront dans ces pays, alors que leur sont destinées moins du dixième des ressources médicales contre cette maladie (OMS, 1990).

La mortalité attribuable au cancer augmentera dans presque toutes les régions du monde, à cause notamment du vieillissement de la population et de l'augmentation du tabagisme (OMS, 1990). Chez 70 % des personnes en phase terminale de cancer, la douleur se présente comme le symptôme majeur (OMS, 1986), et la plupart d'entre elles auront besoin de soins palliatifs (George et Jennings, 1993). S'ajoutent à ce bilan les personnes qui souffrent du sida. Le nombre

---

4. Il s'agit de la douleur cancéreuse, car la grande majorité des malades en soins palliatifs sont des personnes souffrant de cancer.

d'adultes infectés par le VIH dans le monde dépasse maintenant vingt et un millions et la grande majorité d'entre eux vivent dans les pays en développement (OMS, dans AFP, 1996). Enfin, les lents progrès de la recherche dans le domaine des maladies neurologiques et dégénératives laissent nombre de personnes, surtout parmi les populations âgées, désemparées devant la maladie et la souffrance. On peut donc prévoir qu'au cours du prochain millénaire des millions d'êtres humains souffriront dans les semaines, les mois, voire les années précédant leur mort, d'autant plus que la lutte contre la douleur progresse lentement (OMS, 1990).

L'Association internationale pour l'étude de la douleur définit cette dernière comme « une expérience désagréable, sensorielle et émotionnelle qui est associée à un dommage tissulaire réel ou potentiel, ou simplement décrite en termes d'un tel dommage » (Hacpille, 1994, p. 89). La douleur a toujours un caractère subjectif. On ne connaît en effet de la douleur que ce que les autres nous en disent. Elle est « ce que le patient dit ressentir » (Association internationale de soins palliatifs, citée dans Saunders *et al.*, 1994, p. 27). Aussi importe-t-il, lorsqu'on déploie toutes les ressources disponibles afin de prévenir, apaiser et éliminer la douleur, de respecter « le sens qu'autrui pourrait percevoir ou donner à sa propre souffrance, en fonction de ses croyances et de ses convictions, de son cheminement ultime » (Lamau, 1994a, p. 132).

La douleur n'est pas que physique, même quand ses causes le sont. « Toute souffrance est multidimensionnelle » (Poletti et Dobbs, 1993, p. 49). Le concept de *douleur totale* traduit des composantes physiques, affectives, sociales et spirituelles, qui cœxistent et interfèrent entre elles, d'où l'importance de traiter à la fois la douleur et les autres symptômes (Saunders et Baines, 1986 ; Lamau, 1994b). Sauf de rares exceptions, il est vain d'attendre un soulagement psychologique ou psychique, estime Saunders, si l'on n'a pas d'abord contrôlé la douleur physique (Baines, 1994). Le concept de « douleur totale » ou de « souffrance globale » reçoit de nos jours une adhésion universelle (OMS, 1990).

Les douleurs rattachées au cancer sont complexes. Diffuses, polyphormes, difficiles à localiser, elles provoquent un mal-être général ou global que les malades décrivent comme la sensation d'« avoir mal partout » (Saunders et Baines, 1986). Elles « se différencient des douleurs chroniques qui se définissent par leur récurrence dans le temps » (supérieure à six mois). Elles sont des « douleurs aiguës qui durent », selon E. Pichard-Leandri (Hacpille, 1994, p. 107). Les douleurs dues au cancer augmentent en fréquence et en intensité à mesure que progresse la maladie, avec des variations importantes selon la région où elle s'est d'abord manifestée (OMS, 1990). S'y ajoutent les douleurs iatrogènes (ponctions, biopsies, chirurgie, chimiothérapie, radiothérapie, examens dans des positions inconfortables contribuant à augmenter la crainte et l'anxiété).

En 1986, l'Organisation mondiale de la santé a suggéré une méthode de contrôle de la douleur par paliers successifs selon l'intensité décrite par les malades : légère, modérée et sévère. On administre en premier lieu des médicaments antalgiques (aspirine, paracétamol et autres antalgiques périphériques) par voie orale. Si la douleur persiste ou augmente, on a recours à des opiacés de faible puissance (codéine), ensuite seulement à des opiacés puissants (morphine et morphiniques). À chacun des paliers, on ajoute des adjuvants pour contrôler les autres symptômes (anxiété, nausées, sécheresse buccale, constipation, etc.) et les effets indésirables des médicaments. On ne passera au palier suivant que lorsque les médicaments du palier précédent, à dose optimale, se révéleront insuffisants ou inefficaces.

Ce que cette approche vise avant tout, c'est que la douleur ne perturbe pas les dernières semaines ou les derniers mois des personnes malades afin qu'elles puissent maintenir des relations de qualité le plus longtemps possible. « Avant toutes choses, il faut reconstituer avec soin l'évolution de la maladie » (Saunders et Baines, 1986 ; OMS, 1990). Une évaluation méticuleuse et continue permet de connaître la localisation et l'étendue de la douleur. La règle d'or des soins palliatifs est de toujours traiter chaque malade comme un « cas » particulier (Thibault, 1987). C'est aussi la maxime de l'éthique clinique : « Chaque cas détient sa propre solution » (Roy, 1992, p. 175). Aussi adaptera-t-on à tout moment la médication aux besoins de chaque malade (Abiven, 1990).

Il est primordial d'informer les personnes souffrantes et les familles du rôle et des effets de la morphine dans le contrôle de la douleur, ne serait-ce que pour dissiper leurs craintes. Il faut anticiper et contrôler continuellement la douleur en administrant des antalgiques à intervalles réguliers plutôt qu'à la demande, ou encore, plutôt que d'attendre que la douleur devienne aiguë. Ainsi évitera-t-on que les personnes malades se sentent harcelées par la douleur (Tavernier, 1992) et l'administration non progressive de fortes doses de médicaments, les privant de leurs dernières énergies, nécessaires à l'accomplissement de leurs dernières volontés. «Le bon médicament à la dose correcte donné au bon moment soulage de 80 à 90 pour cent de la douleur», affirme l'OMS (1986).

Alors pourquoi tant de personnes en phase terminale souffrent-elles encore, de nos jours, en dépit des ressources considérables consacrées à la recherche médicale et pharmaceutique? (Couvreur, 1989; OMS, 1990; Lamau, 1994a). Rappelons d'abord que les trois quarts d'entre elles meurent à l'hôpital où l'intérêt pour le traitement de la douleur globale est récent et mitigé. Le personnel sanitaire connaît très peu et mal les méthodes éprouvées pour soulager la plupart des douleurs cancéreuses (OMS, 1990). Cette situation tient en grande partie au fait qu'en médecine, comme dans les autres professions de la santé, l'enseignement comporte rarement un programme de formation complet sur la douleur. En conséquence, «les médecins manifestent peu d'intérêt et ont des connaissances insuffisantes pour tout ce qui touche aux mécanismes physiologiques, psychologiques et sociaux qui influencent l'intensité de la douleur» (Couvreur, 1989, p. 57). Trop souvent, ils croient impossible de calmer la douleur sans altérer l'ensemble des perceptions sensorielles des malades. Ou ils se résignent à cette solution ou ils hésitent à faire usage d'antalgiques puissants dont ils connaissent mal l'emploi, l'efficacité et les effets secondaires (Saunders et Baines, 1986).

L'OMS déplore que des médecins persistent à traiter les cancers par des moyens douloureux dont l'inefficacité a été démontrée et qu'ils se soucient exclusivement de prolonger la vie: «La durée de vie est souvent considérée comme la seule mesure du succès thérapeutique [...] et un bilan récent des études de chimiothérapie chez des malades atteints de cancer incurable n'a pu fournir aucune donnée sur le soulagement de la douleur ou d'autres aspects de la qualité de vie» (OMS, 1990, p. 20). Comment s'étonner que la majorité des pays du monde ne se soient pas encore dotés d'une politique nationale sur le traitement de la douleur cancéreuse ?

Les préjugés à l'égard de la morphine, le plus efficace des opiacés contre les douleurs du cancer au stade terminal, constituent un autre frein. On craint que l'usage médical de la morphine conduise à l'accoutumance physique et à la dépendance psychologique chez les malades, de même qu'à une augmentation de la toxicomanie au sein de la population. Des études ont pourtant montré que les risques sont minimes (Couvreur, 1989 ; OMS, 1990 ; Lamau, 1994a). L'accoutumance est un faux argument. La durée de vie limitée d'une personne justifie-t-elle ces craintes, qui ne contribuent en rien à assouplir les législations sur les drogues, l'un des obstacles majeurs à la lutte contre la douleur (OMS, 1990) ?

Derrière ces préoccupations « louables », dépourvues de compassion et de générosité, n'y a-t-il pas trace d'un passé qui valorisait la souffrance comme voie de sanctification et de salut ou, encore, des symboles et des mythes qui ont entouré le cancer dans le passé ? Au siècle dernier, « les médecins attribuaient les cancers de leurs malades ou la prédisposition de ceux-ci à être atteints de cette maladie au chagrin, aux soucis [...], aux ennuis d'argent et aux brusques revers de fortune » (Sontag, 1993, p. 73). Notre siècle n'est pas en reste, qui propage l'idée que les êtres humains se donnent des maladies par le refoulement émotif. Non que les émotions ne jouent pas un rôle quelconque dans la naissance et l'évolution des maladies, mais de là à prétendre qu'elles sont la source de tous les maux, le pas est grand... La morale sous-jacente à cette idéologie est que vous êtes responsable des maladies que vous vous donnez ainsi que de leur guérison (Sontag, 1993). D'où la culpabilité que vivent nombre de malades.

Enfin, les soins palliatifs quittent parfois les sentiers battus de la médecine curative pour s'intéresser à d'autres méthodes thérapeutiques que les médicaments et les techniques médicales traditionnelles contre la douleur. L'acupuncture, l'homéopathie, le massage thérapeutique, le shiatsu et le toucher thérapeutique (Hôpital Mount Sinai / Casey House Hospice, 1995), les techniques de diversion (Hacpille, 1994), les thérapies qui font appel à l'art, à la musique, aux sons, à la présence d'animaux (zoothérapie), la méditation, l'approche tactile affective ou haptonomie (De Hennezel, 1995) peuvent exercer une influence bénéfique non seulement sur le plan physique, mais dans les domaines psychique et spirituel. Dans *La mort intime*, la psychologue et psychanalyste Marie de Hennezel (1995) raconte qu'une patiente a préféré des mantras aux médicaments qu'on lui proposait pour apaiser ses douleurs. Non seulement l'équipe soignante a-t-elle respecté sa volonté, mais des infirmières l'ont accompagnée dans la récitation de ses prières. Bien des choses sont possibles lorsque la volonté et le bien-être des malades motivent les interventions.

Les soins palliatifs dans le monde

Où en est le mouvement des soins palliatifs à l'échelle du monde ? L'OMS reconnaît que seulement une personne sur dix en phase terminale (toutes maladies confondues) a accès aux soins palliatifs. Bien qu'une centaine de pays aient des programmes de soins partiels ou complets pour les personnes en phase terminale de cancer, seulement treize pays, l'Angleterre en tête, se sont donné une politique nationale sur les soins palliatifs et vingt-cinq autres ont des programmes de contrôle de la douleur (Ma Frope, 1995).

L'Angleterre est aussi l'un des rares pays où les soins palliatifs sont une spécialité médicale. Depuis ses origines, le mouvement anglais des hospices privilégie les soins à domicile et s'appuie principalement sur le financement privé et l'action bénévole. Mais l'État accroît régulièrement l'aide qu'il lui apporte depuis les années 1980. Un appel au financement privé a permis, en 1987, de créer un fonds substantiel pour soutenir le développement des soins palliatifs. En 1995, on comptait donc en Angleterre 203 hospices, dont 133 administrés par des bénévoles, 3 110 lits et 370 équipes de soins palliatifs à domicile, quelques unités de soins palliatifs en milieu hospitalier (USP), des centres de jour (une formule très développée dans ce pays) et des cliniques spécialisées en soins infirmiers (Ermolieff, 1995). Cependant, seulement 10 % des personnes en phase terminale de cancer reçoivent des soins palliatifs. Environ 2 % sont soignées et meurent dans les hospices et de 50 % à 60 % à l'hôpital. Des recherches montrent que la majorité souhaitent mourir à la maison (George et Jennings, 1993).

Les États-Unis accordent également priorité aux soins à domicile (la moitié des personnes qui reçoivent des soins palliatifs meurent chez elles) et au financement privé, et ils font largement appel au travail bénévole (Couvreur, 1989). La plupart des services sont mis sur pied avec le soutien de la communauté, fonctionnent quelque temps grâce au travail volontaire et accroissent progressivement leur personnel rémunéré (Stoddard, 1991 ; Mesler, 1995). Depuis la création du premier hospice américain ou centre indépendant de soins palliatifs, au Connecticut en 1974, le mouvement a pris son essor. Selon le National Hospice Organization, les États-Unis comptaient 1 900 programmes en 1993, incluant des maisons d'hébergement, des unités palliatives en milieu hospitalier (USP), des cliniques privées, des équipes de soins à domicile, des cliniques de consultation, des agences privées de soins et diverses autres structures (Mesler, 1995).

La France a tardé à entrer dans le mouvement. L'initiative de quelques médecins a ouvert la voie à la fin des années 1970 et au début des années 1980 (un service de long séjour pour les personnes âgées à l'hôpital Paul-Brousse, des unités de soins à l'hôpital de la Croix-Saint-Simon et à Grenoble). L'Association pour les soins palliatifs, qui publie le périodique *JALMALV* ou *Jusqu'à la mort accompagner la vie*, ainsi que les articles du Père Patrick Verspieren dans *Laennec* et *Études* ont beaucoup contribué à faire connaître le mouvement en France.

En 1986, il existait bien quelques hospices privés (Thibault, 1987 ; Lamau, 1994a). Mais c'est la circulaire ministérielle du 26 août 1986 qui a donné sa véritable impulsion au mouvement français des soins palliatifs, en lui accordant une reconnaissance officielle. Elle a confirmé la nécessité d'améliorer la prise en charge des personnes mourantes et de leur famille. Cette circulaire précise « à la fois les objectifs que [doit] se fixer la médecine en ce domaine, les moyens à mettre en œuvre et les exigences de formation du personnel pour les atteindre » (Abiven, 1990, p. 10). L'État français privilégie la création d'unités palliatives de petite taille dans certains centres hospitaliers ou des lits réservés pour les soins palliatifs dans chaque service hospitalier et des équipes mobiles de consultation (Lamau, 1994a). Ces USP doivent également assurer la formation et la recherche. Les services de pédiatrie se chargent des soins palliatifs prodigués aux enfants.

En 1987, l'Hôpital international de l'Université de Paris ouvre une unité de soins palliatifs. Sept ans plus tard, on en compte une trentaine, ce qui demeure modeste pour une population de plus de cinquante millions (Thomas, 1993). En 1990, la Ville de Paris a été l'hôtesse du premier congrès européen des soins palliatifs qui a réuni 1 600 personnes. La création de la Société française d'accompagnement et de soins palliatifs traduit l'intérêt que suscitent les soins palliatifs chez les professions de la santé. Enfin, la loi du 31 juillet 1991 portant sur la réforme hospitalière fait explicitement référence à la continuité des soins aux personnes mourantes et au soutien que l'équipe soignante doit apporter à la famille (Hacpille, 1994).

La création de l'association sans but lucratif *Continuing Care*, en 1982, par la communauté anglo-saxonne de Belgique, a amorcé le mouvement des soins palliatifs dans ce pays. Plusieurs associations militaient déjà pour l'humanisation de la mort, et des colloques organisés par le Centre d'études bioéthiques, en 1982, ont préparé le terrain des unités de soins palliatifs créées aux cliniques universitaires Saint-Luc, à Bruxelles (1986). Un Centre de formation à l'écoute du malade ouvre ses portes en 1986. La clinique Saint-Michel (1987) choisit de disperser des lits au sein d'un service de médecine interne. En 1988, c'est au tour de la clinique générale Saint-Jean de former du personnel en vue d'offrir des soins palliatifs (Lamau, 1994a).

La Norvège a préféré l'intégration des soins palliatifs aux unités régulières en milieu hospitalier où meurent la majorité des malades. En 1984, un comité créé par le gouvernement a recommandé de former en soins palliatifs un nombre suffisant de professionnelles et profession-nels de la santé, d'établir des équipes consultatives dans tous les hôpitaux et de créer une unité palliative au sein de tous les hôpitaux régionaux qui donnent de l'enseignement. En 1989, la Norvège comptait vingt-cinq équipes consultatives et deux unités de soins palliatifs en milieu hospi-talier (Couvreur, 1989). Sous l'impulsion de la fondation Floriani (1977), l'Italie a créé en 1981 un premier service de soins palliatifs à domicile qui a servi de modèle aux unités de plusieurs hôpitaux. Le « modèle Floriani » privilégie l'accueil, dans des unités spécialisées, des personnes qu'il n'est plus possible de maintenir à domicile, ainsi qu'une coordi-nation efficace entre l'unité hospitalière et les soins à domicile.

En Suisse, le Centre de soins continus de Collonge-Bellerive (CESCO) pratique les soins palliatifs depuis les années 1980. Des hospices au sens anglais du terme prennent en charge des personnes en phase terminale. Le Fonds Wilmers dirige plusieurs types de programmes, entre autres le Groupe Kara dont l'objectif est de favoriser le retour à domicile des personnes âgées atteintes de cancer. Il a aussi mis sur pied un centre de documentation, situé au CESCO, qui diffuse de l'information et offre de la formation sur les soins palliatifs. Ce centre demeure en relation constante avec les centres européens et canadiens qui poursuivent une mission analogue.

La longue tradition de soins à domicile des Pays-Bas s'appuie essentiellement sur le bénévolat. Pour compléter les services à domicile qui existaient depuis quelques décennies, le mouvement néerlandais des hospices a parrainé, en 1989, un projet pilote dans une ville de 10 000 habitants, Nieuwkoop. Il s'agissait d'une maison pouvant accueillir cinq malades en phase terminale (c'est-à-dire qui ont un pronostic de trois à six mois) qu'on ne pouvait maintenir à domicile. Les familles, relayées par des bénévoles, continuent de prodiguer l'essentiel des soins d'hygiène et de confort. Le personnel spécialisé y est en nombre réduit et les malades contribuent selon leurs moyens aux coûts de leur hébergement. En 1990, les Pays-Bas projetaient d'ouvrir une maison semblable pour chaque agglomération de 10 000 personnes sur l'ensemble du territoire (Oostenveld, 1990).

L'Australie donne l'exemple de programmes diversifiés et bien intégrés. Au début des années 1980, grâce à une organisation de services à domicile, les soins palliatifs ont commencé à s'y développer depuis Perth, une ville d'un million d'habitants. À compter de 1983, cette organisation a dispensé des soins médicaux et infirmiers vingt-quatre heures sur vingt-quatre. En 1986, elle rejoignait huit cents personnes dont les deux tiers allaient mourir à domicile. L'État paie le coût de ces services dans une proportion de 95 % (Couvreur, 1989). En 1987, la Fondation du cancer de l'Ouest du pays a fait construire un établissement pour les personnes en phase terminale. Ces dernières paient environ 15 % des coûts de leur hébergement. On a également agrandi l'unité de soins créée au Repatriation General Hospital, en 1981, puis on y a rattaché un service à domicile. Enfin, l'Université de l'Ouest de l'Australie a mis au point un programme complet de formation en soins palliatifs pour l'ensemble du pays.

La culture, le niveau de développement et le régime politique influencent l'expansion du mouvement des soins palliatifs dans le monde. Dans un État peuplé et riche comme celui du Japon, les services de soins palliatifs demeurent limités (Couvreur, 1989). En 1973, une équipe pluridisciplinaire du Yodogawa Christian Hospital d'Osaka a commencé à s'intéresser aux soins palliatifs. La première unité de soins ne sera construite qu'en 1981, au Seiri Hospice, et la seconde en 1984, au Yodogawa Christian Hospital. Quatre-vingt-dix pour cent des décès par cancer surviennent dans les hôpitaux généraux où domine, comme en Europe et en Amérique, une médecine curative.

En Argentine, devant l'indifférence de la plupart des médecins au traitement de la douleur des malades au stade terminal, une petite équipe entreprend en 1985 de dispenser bénévolement des soins palliatifs. Mais un préjugé rattaché à la gratuité de l'acte éloigne de ce centre médecins et malades. En 1987, lorsqu'on demande aux malades de contribuer aux coûts des soins qui leur sont prodigués, les médecins envoient davantage de patientes et de patients au centre de soins (Couvreur, 1989). Dans ces circonstances, seules les personnes qui en ont les moyens bénéficient des services.

La Société polonaise des amis des malades fondée en 1960 s'est heurtée, quant à elle, à la rigidité politique du pays lorsqu'elle a voulu construire un hospice semblable au St. Christopher's. Elle a dû y renoncer. C'est un aumônier des malades qui a créé à Gdansk, en 1984, le premier centre de soins palliatifs polonais, l'Hospicium Pallotinum. Ce centre procure aux malades des soins à domicile gratuits grâce à une équipe multidisciplinaire bénévole qui travaille en marge du système de santé national. Depuis, d'autres villes polonaises ont créé des centres semblables. En Afrique du Sud, à la fin des années 1970, le mouvement des soins palliatifs a commencé à s'implanter avec plus ou moins de cohésion dans presque toutes les villes principales. Il doit affronter les problèmes reliés à la pauvreté, au racisme, au ghetto noir et aux distances considérables qui séparent la population rurale des centres de soins (Couvreur, 1989).

Mais c'est dans les pays dits en développement, c'est-à-dire les plus pauvres d'Amérique du Sud, d'Afrique et d'Asie, que le retard dans les soins palliatifs provoque les conséquences les plus graves, notamment en ce qui a trait au traitement de la douleur. Avec plus de la moitié des malades atteints de cancer dans le monde, ces pays ne disposent actuellement que d'environ 5 % des ressources pour lutter contre la maladie (Ma Frope, 1995). Par exemple, « en Afrique subsaharienne (Afrique du Sud non comprise), il y a moins de 100 spécialistes de toutes les branches de la cancérologie (personnel infirmier, radiothérapeutes, chimiothérapeutes, etc.) pour une population de 300 millions de personnes » (OMS, 1990, p. 16). Sans ressources financières et professionnelles suffisantes pour prévenir, diagnostiquer et traiter le cancer, les soins palliatifs y constituent « la seule option réaliste pour la majorité des cancéreux ». Mais on préfère consacrer le peu de ressources disponibles au traitement curatif, « d'un coût relativement élevé pour des effets limités [...] La qualité de vie et le confort avant la mort pourraient être considérablement améliorés si l'on appliquait les connaissances actuelles sur les soins palliatifs » (OMS, 1990, p. 17). L'Organisation mondiale de la santé multiplie les activités d'information et de formation dans ces régions où des services rudimentaires parviennent à s'implanter ici et là. En Inde, par exemple, on enseigne aux familles à prodiguer des soins d'hygiène et de confort à leurs malades.

Les soins palliatifs au Québec

Toutes les provinces du Canada ont une association de soins palliatifs, en plus d'adhérer à l'Association canadienne qui se consacre aux mêmes fins. Toutes administrent également des programmes de soins destinés principalement aux personnes en phase terminale du cancer ou du sida. En 1986, on dénombrait près d'un millier d'initiatives du genre sur l'ensemble du territoire (Heedeman, 1989), mais elles ne touchaient que 10 % à 15 % des personnes admissibles à des soins terminaux (Santé et Bien-être Canada, 1989).

Le Québec est à l'origine d'un tournant important dans l'histoire mondiale des soins palliatifs. C'est à Montréal, en 1975, que l'hôpital Royal Victoria crée, en milieu anglophone, la première unité hospitalière de soins palliatifs. En 1979, la première unité palliative francophone voit le jour à l'hôpital Notre-Dame, qui organise en 1985 le premier congrès international francophone de soins palliatifs (Quenneville et Debreucq, 1987). Le programme de l'hôpital Royal Victoria comprend cinq domaines d'activité : l'unité hospitalière de soins ; le service de soins palliatifs à domicile ; un service de consultation ; un centre de jour et un programme de suivi de deuil. La formation et la recherche font également partie du programme de cet hôpital (Ajenian et Mount, 1982). Ces deux unités hospitalières ont servi de modèles à plusieurs autres dans le monde, notamment à celle de l'Hôpital international de Paris. Au Québec, la première maison destinée spécifiquement aux personnes en phase terminale de cancer, la Maison Michel-Sarrazin, a ouvert ses portes dans la Ville de Québec en 1985.

Depuis, le Québec compte de nombreuses réalisations en soins palliatifs que la revue *Frontières*[5] (Brunet, 1993), qui se consacre à l'étude de la mort et du deuil, a regroupées en quatre catégories : centre hospitalier, services à domicile, maison d'hébergement et centre de bénévolat. Le milieu hospitalier a créé trois principaux modèles : l'unité de soins palliatifs à vocation unique, que l'on trouve surtout dans les grands centres urbains ; le service décentralisé, plus approprié aux centres hospitaliers de petite taille, et formé d'une équipe qui offre un programme de soins à toutes les unités ; enfin, le regroupement des personnes mourantes au sein de chaque unité de soins où le nombre de malades le justifie et dans les unités de soins prolongés. Au moins vingt-cinq hôpitaux québécois proposaient en 1993 l'un ou l'autre de ces modèles des soins palliatifs.

Les centres locaux de services communautaires (CLSC), qui sont au nombre de cent cinquante et font partie du système de santé public[6], administrent des programmes de soins à domicile pour les malades en phase terminale. Ces programmes comprennent un service

---

5. Publication du Centre d'intervention, de recherche et d'étude sur la mort (CIREM), de l'Université du Québec à Montréal. Cette université offre également un diplôme de 2e cycle d'études interdisciplinaires sur la mort.

6. Pour la description de ces soins, voir l'article de Viateur Lalonde et Jean-Claude Chauvin, « Les soins palliatifs à domicile », dans *Frontières* (1993), vol. 5, n° 3 (hiver), p. 28-31.

intensif de maintien à domicile (SIMAD) pour les personnes malades capables de vivre chez elles, une équipe multidisciplinaire de soins palliatifs pour les personnes en phase terminale de cancer ou autres affections
et, depuis 1989 dans les grands centres urbains, un programme pour
les personnes atteintes du sida. L'Association d'entraide Ville-Marie a
joué et joue encore un rôle important dans les soins palliatifs à domicile
à Montréal. Enfin, un service de soins à domicile est rattaché aux unités
palliatives en milieu hospitalier et des agences privées offrent également
ce type de services aux personnes qui peuvent en payer les coûts.

Les maisons d'hébergement sont des établissements indépendants dont la majorité accueillent des personnes en phase terminale
de cancer. Des dons, des campagnes de collecte de fonds et, dans
certains cas, la contribution des personnes hébergées constituent leurs
principales sources de financement. Certaines de ces maisons reçoivent
également des subventions de l'État. C'est le cas, entre autres, de la
Maison Michel-Sarrazin de Québec et de la Maison Victor-Gadbois,
dans la région de la Montérégie, reconnues comme centres de formation
et de recherche en soins palliatifs affiliés à une université. Quelques-unes
de ces maisons, regroupant un petit nombre de personnes mourantes,
par exemple celles de Trois-Rivières et de Beauce-Appalaches, sont
l'initiative de communautés religieuses féminines. La Maison Albatros
de Trois-Rivières offre une formation gratuite sur le territoire du
Québec aux personnes désireuses de s'initier à l'accompagnement des
personnes mourantes.

Les centres d'hébergement et de soins de longue durée
(CHSLD) accueillent surtout des personnes âgées qui ne sont plus assez
autonomes pour vivre à leur domicile. La plupart des CHSLD n'offrent
aux personnes qui y décèdent que des soins de confort, car ils ne sont
pas en mesure de fournir les soins terminaux. Ils envoient à l'hôpital
les personnes en phase terminale dont l'état se détériore, à moins que
ces dernières n'aient exprimé au préalable le désir de ne pas être
réanimées ni hospitalisées. Certains CHSLD participent toutefois à des
programmes de soins palliatifs offerts dans d'autres établissements. De
leur côté, le Children's Hospital et l'hôpital Sainte-Justine de Montréal
ainsi que le Centre hospitalier de l'Université Laval ont mis au point
des soins palliatifs adaptés aux enfants.

Depuis 1989, le Québec offre des ressources spécifiques aux personnes atteintes du sida. La phase terminale du sida diffère de celle du cancer. «L'approche palliative [...] commence dès l'annonce de la séropositivité par une relation soignant-soigné approfondie, un soutien psycho-social intense» (Lamau, 1994b, p. 218). La douleur physique n'est pas le point central de la phase terminale du sida (Salamagne et Hirsch, 1992), bien qu'elle soit souvent sous-estimée (Lamau, 1994b). Les personnes atteintes de cette maladie terminale souffrent également de maladies dites opportunistes. D'où la nécessité de soins palliatifs adaptés.

En 1989 et 1990, le ministère de la Santé et des Services sociaux a créé des unités hospitalières de recherche, d'enseignement et de soins sur le sida (UHRESS) dans les cinq centres suivants : hôpital Sainte-Justine (qui a acquis une expertise dans la problématique mère-enfant) ; Hôtel-Dieu de Montréal ; Centre hospitalier de l'Université Laval ; Hôpital général de Montréal, Centre hospitalier thoracique de Montréal et hôpital Royal Victoria. On compte également plus d'une vingtaine de maisons d'hébergement pour les personnes en phase terminale du sida, dont la majorité à Montréal, et des agences indépendantes fournissent des services et des soins à domicile. On a aussi créé des groupes de soutien et des lignes d'écoute spécifiques pour les familles et les proches. Ces ressources ne sont toutefois pas homogènes dans l'ensemble du Québec.

Enfin, des centres de bénévolat complètent et soutiennent les services fournis par les organismes publics. De nombreuses ressources communautaires sont disponibles pour les personnes en fin de vie et leur famille : service d'aide et de soutien aux soins palliatifs à domicile, information et sensibilisation de la population sur le cancer et le sida, ligne d'écoute, visite des malades, aide aux travaux ménagers, service d'accompagnement-voiturage, repas et cuisines collectives, groupes de soutien pour personnes endeuillées, campagnes de collecte de fonds. L'une des belles réalisations du mouvement des hospices est d'avoir éveillé la compassion envers les malades et le désir d'entraide au sein de la communauté.

Limites et critique des soins palliatifs

Comme il fallait s'y attendre, le mouvement des soins palliatifs suscite des réserves et des critiques depuis ses débuts, Ce mouvement remet en question les valeurs des sociétés occidentales et pose un défi à la médecine traditionnelle sur laquelle pèse le soupçon de «déshumanisation». Avant de lui accorder quelque crédit, les milieux médicaux et hospitaliers ont dû reconnaître leurs limites face aux personnes en fin de vie. Ils ont dû également se convaincre que les soins palliatifs n'entretiennent aucune rivalité avec les soins classiques, mais constituent plutôt une solution de rechange quand guérir n'est plus possible.

On ne craint plus guère aujourd'hui que les personnes en fin de vie soient isolées et abandonnées dans des « mouroirs » (Couvreur, 1989). Une information efficace et trente ans d'expérience ont eu raison de ces appréhensions. Mais des réserves subsistent quant à la prise en charge des personnes en phase terminale dans des unités hospitalières ou des maisons spécialisées. On y voit un pis-aller. Les services de santé réguliers se déchargent sur les soins palliatifs de leurs responsabilités envers les personnes mourantes (Druet, 1987 ; Logue, 1994) plutôt que d'acquérir la compétence nécessaire pour les soigner et les accompagner jusqu'à la mort. Pendant ce temps, les programmes de formation et de recherche continuent d'accorder peu d'intérêt au traitement de la douleur et aux besoins spécifiques des personnes agonisantes, comme si les professions de la santé ne devaient pas un jour ou l'autre rencontrer la souffrance et la mort. Comment ces professions, notamment la médecine qui a toujours occupé une position dominante, apprendront-elles à travailler ensemble en renonçant aux structures hiérarchiques rigides (Couvreur, 1989) ?

L'OMS elle-même insiste pour « que le traitement de la douleur ne soit plus l'apanage des seuls services spécialisés mais fasse partie intégrante des prestations de l'ensemble des services de soins de santé, qu'il soit assuré au sein de la communauté et que tous ceux qui souffrent en bénéficient » (Rapin, 1989, p. 23). Idéalement, tous les services de santé devraient adopter une approche holistique, traiter la « douleur globale », quelle que soit la maladie en cause, et accompagner la vie qui s'achève. Bref, soins curatifs et soins palliatifs devraient être intégrés, « parce que, à long terme, nous désirons tous que le concept de soins palliatifs quitte les lieux réservés, telles les unités de soins, et ne reste pas associé à la phase terminale, mais soit disponible pour tous les patients, dès que nécessaire, au cours de l'évolution de la maladie » (Wouters et Deckers, 1992, p. 7). Cette « révolution » est difficile à prévoir à moyen terme. Elle nécessiterait d'abord que les milieux de la santé acceptent la mort. Les structures hospitalières et médicales devraient se concentrer davantage sur les personnes malades que sur les maladies (Druet, 1987) et placer « la qualité des soins aux mourants parmi les objectifs, les centres d'intérêt et les domaines d'investigation des équipes médicales » (Schaerer, dans Schaerer *et al.*, 1986, p. 211).

Rien ne justifie non plus que les soins palliatifs s'adressent en priorité, et parfois en exclusivité, aux personnes en phase terminale de cancer. On a beau invoquer le vieillissement de la population (Thibault, 1987), le cancer n'est pas la seule maladie qui accompagne le vieillissement. « Peu d'affections, comme autrefois la tuberculose, sont autant porteuses d'images de grandes douleurs, de perte d'autonomie, d'agonie longue et douloureuse ou de souffrance pour l'entourage » (Barrelet, 1992, p. 40). Que dire des personnes atteintes de maladies neurologiques ou dégénératives à évolution lente, qui handicapent, paralysent, font souffrir et contraignent de nombreuses personnes à mourir à petit feu, sans que des traitements curatifs puissent leur venir en aide ? Pourquoi ces personnes n'auraient-elles pas droit à la meilleure qualité possible de la vie qu'il leur reste ? Les services palliatifs se sont toutefois adaptés, du moins au Québec et au Canada, aux besoins des personnes atteintes du sida, dont la nature, l'évolution, les traitements et les circonstances sociales nécessitent des soins spécifiques (Santé et Bien-être social, Canada, 1989 ; Hôpital Mount Sinai / Casey House Hospice, 1995 ; Projet-Accès, Montréal, s.d.). Ils pourraient en faire autant pour l'ensemble des malades au stade terminal.

Il n'est pas sans intérêt de se demander également pourquoi la vie ne mériterait considération qu'au moment où elle s'achève. Pourquoi faut-il attendre qu'un être humain soit au seuil de la mort pour que les services de santé le traitent avec compassion et respectent sa dignité et sa liberté ? On se plaît à rêver, par exemple, qu'au prochain millénaire on suive les traces de Cicely Saunders en renonçant à isoler les personnes âgées dans des ghettos où il ne leur reste plus qu'à attendre la mort. Dans bien des cas, un accompagnement psychosocial et des soins de confort de nature « palliative » maintiendraient bien plus la qualité de la vie physique, affective, sociale et spirituelle des personnes âgées qui vivent au centre d'hébergement ou à leur domicile que la panoplie de médicaments qu'on leur administre systématiquement et parfois en quantité excessive.

Puisque seulement 10 % des personnes en phase terminale de cancer ont accès aux soins palliatifs, il semble opportun de s'interroger sur les facteurs sociaux, culturels et économiques susceptibles d'influencer la sélection dans les unités ou les centres spécialisés. Dans certains pays, le marché de l'offre et de la demande détermine les coûts des services de santé comme il le fait pour n'importe quel bien ou service. Seules les personnes qui en ont les moyens peuvent se les payer (Mesler, 1995). Mais on reproche également aux services de soins terminaux de faire une sélection en fonction de la connaissance et de l'adhésion à la philosophie des soins palliatifs des patientes et des patients. Ils auraient tendance, dans certains cas, à exclure systématiquement les malades difficiles : personnes atteintes d'incapacités cognitives et mentales, de démence grave ou violentes ; personnes très âgées qui souffrent de maux multiples ou de maladies chroniques. En général, le groupe des personnes âgées intéresserait peu les soins palliatifs (Logue, 1994).

La prétention d'éliminer complètement la douleur par des médicaments et drogues tout en maintenant la qualité de la vie des personnes en phase terminale de cancer ne convainc pas tout le monde. Une enquête menée par le National Institute on Aging, aux États-Unis, indique que les personnes mourantes ne sont libérées de leurs douleurs que la veille de leur mort dans six cas sur dix (Logue, 1994). Parfois, elles sont inconscientes dans la dernière semaine de leur vie à cause des sédatifs que nécessitent les douleurs aiguës (Miller, 1992). Que peuvent offrir les soins palliatifs à des personnes qui sont constamment sous sédation ? Au moins un apaisement qu'elles n'auraient pas autrement (Abiven, 1995).

Par ailleurs, des recherches américaines ont mesuré la qualité de la vie de malades au stade terminal de cancer appartenant à deux groupes distincts, l'un dans un service de soins palliatifs et l'autre dans un service de soins traditionnels. Elles n'ont trouvé aucune différence. La qualité de vie physique et émotionnelle des malades se révèle faible dans les cinq semaines précédant la mort et les interventions de type palliatif ne l'auraient pas modifiée (Logue, 1994). Évitons toutefois de « confondre douleur physique pouvant être soulagée par une pratique adaptée et souffrance qui touche à l'intime de l'individu. Les soins palliatifs permettent une prise en compte de cette souffrance, en l'aménageant par des conduites adaptées, mais ne peuvent en aucun cas la faire disparaître » (Bounon et Lassaunière, 1990, p. 22). On estime que « le contexte d'aujourd'hui génère plus de douleur et de souffrance qu'autrefois car tout est axé sur le soulagement de la douleur pour pallier les autres insuffisances que l'on a l'impression de régler par une médication continue » (Gélinas, 1993, p. 37).

Les soins palliatifs n'excluent pas toujours non plus les interventions agressives de nature curative. Il arrive qu'on utilise des procédés invasifs (incluant amputations et autres chirurgies), radiothérapie, chimiothérapie pour contrôler ou prévenir les symptômes, qui peuvent causer aux malades de l'anxiété, de l'inconfort et de la douleur (Logue, 1994). Il n'est pas certain non plus que ces soins contribuent à « démédicaliser » la mort et constituent toujours « une victoire de l'accompagnement sur le technicisme médical » (Higgins, 1990, p. 12). À la longue, on aurait tendance à reproduire dans la pratique palliative les modèles de soins curatifs traditionnels. Il y aurait un risque réel d'*acharnement palliatif.* L'acharnement palliatif est « le défaut de reconnaître les limites de l'intervention et surtout sa visée thérapeutique ou palliative […], c'est-à-dire le déséquilibre créé au détriment des bienfaits et au profit des inconvénients » (Lesage-Jarjoura, 1992, p. 157). On prodigue quantité de soins sans tenir compte de l'évolution de la maladie. Cet acharnement à soigner s'expliquerait en partie par la difficulté à laisser mourir la personne qu'on a prise en charge. Les soins palliatifs sont aussi suspects d'acharnement et de déni de la mort parce qu'ils prolongent parfois la vie et écartent les demandes d'euthanasie et de suicide assisté[7] (Miller, 1992 ; Logue, 1994).

---

7. Nous abordons ces sujets au chapitre suivant.

L'acharnement palliatif se manifeste également dans l'accompagnement psychosocial et spirituel. On constate « une inflation considérable sur une relation avec le malade où abondent les illusions de complétude, de négation de toute violence et de bonne mort, de gratification, d'enrichissement, ou bien la certitude de détenir l'arme absolue contre la tentation euthanasique, le désespoir, le désir de mort » (Higgins, 1990, p. 14). Les bénévoles notamment seraient « plus attirés par les patients avec qui ils pensent établir une relation qu'avec les sujets mutiques ou déments » (Thomas, 1993, p. 187). On néglige parfois les aspects cliniques au profit des aspects psychologiques, dans « des moments de déprofessionnalisation » face à la personne mourante « qui ne sont pas sans lien avec l'interférence d'un souci global, l'oubli d'une étiologie hypoglycémique d'une douleur par exemple, au profit de la composante anxieuse ou de la détresse morale » (Higgins, 1990, p. 14).

La représentation de la phase terminale comme un moment exaltant et sans douleur, où se vivrait une expérience transcendantale sans pareille, exerce une sorte de fascination (Kastenbaum, 1982 ; Bounon et Lassaunière, 1990 ; Brunet, 1993 ; Thomas, 1993). D'odieuse qu'elle apparaissait au point qu'on veuille la faire disparaître de l'existence humaine, la mort serait maintenant « belle ». « Après l'illusion du technique et le primat de l'émotionnel vient celle de l'esthétisme », commente Louis-Vincent Thomas, selon qui on « exhibe » exagérément le cadre fleuri, élégant et raffiné dans lequel s'achève la vie dans les services palliatifs terminaux. « La beauté du cadre n'a jamais suffi à interdire l'angoisse de l'équipe soignante ni celle de [l'être] promis irrécusablement à l'issue fatale » (Thomas, 1993, p. 188). Certes. Mais telle n'est pas sa raison d'être. Les médias ont souvent présenté une image idéalisée des unités ou centres de soins palliatifs. Dans l'ensemble, toutefois, les femmes et les hommes qui y travaillent, les malades, leurs familles et leurs proches y voient simplement un milieu humain, non pas un paradis terrestre (Pillot, 1990 ; Quenneville, dans Brunet, 1993 ; De Hennezel, 1995).

Le coût des soins palliatifs soulève lui aussi un débat. Des études tendent à démontrer que les soins coûtent aussi cher, et parfois plus, que les soins traditionnels prodigués aux personnes en phase terminale (Couvreur, 1989). D'autres soutiennent le contraire (Schaerer, dans Schaerer *et al.*, 1986). En France, à l'époque de la circulaire ministérielle, on estimait que la création d'unités de soins palliatifs ne serait pas nécessairement une source d'économie (Schaerer, dans Schaerer *et al.*, 1986). Mais ce n'est pas l'objectif du mouvement des hospices. Il semble établi, toutefois, que la réduction du temps d'hospitalisation grâce aux soins dispensés à domicile fait réaliser des économies qui compensent largement le personnel plus nombreux dont ont besoin les soins palliatifs (Couvreur, 1989).

En fait, les coûts varient en fonction de la composition des équipes, de la rigueur dans l'administration financière des programmes et des établissements, et du lieu où la personne malade reçoit les soins : à domicile, dans un établissement spécialisé ou à l'hôpital (Schaerer, 1986). Une équipe itinérante, par exemple, ne coûte que le salaire du personnel. La difficulté d'évaluer le rapport qualité-coût des soins palliatifs tient à ce que le bénéfice escompté est en partie subjectif : qualité de vie, soulagement de la douleur, confort physique et moral (Couvreur, 1989). Mais le débat sur les coûts des soins palliatifs restera sans issue si on le limite à son potentiel de rentabilité. Les soins palliatifs invitent les sociétés à un examen en profondeur de leurs valeurs et de leurs priorités. Le système de santé doit-il, par exemple, investir davantage dans une technologie du seul fait qu'elle soit nouvelle, dans toutes les chirurgies et les greffes du moment qu'elles sont praticables ? Doit-il encourager l'acharnement de survie ou soutenir la vie qui s'achève ? Pourquoi investir sur le prolongement de la vie lorsqu'on n'a pas réussi à améliorer la qualité de la vie qui nous est allouée ?

Les impératifs économiques peuvent faire dévier les soins palliatifs de leur philosophie et de leurs objectifs originaux. On sait par exemple que la majorité des gens souhaitent mourir à domicile plutôt qu'à l'hôpital (Couvreur, 1989 ; George et Jennings, 1993). Dans un contexte économique qui semble à tout jamais difficile, les soins à domicile ont la faveur des États, tel le Québec qui procède, ces années-ci, à une réforme en profondeur de son système de santé. L'État y voit une source d'économie en transférant une partie de ses responsabilités aux familles, sans égard aux coûts qui leur incombent (OMS, 1990, p. 63).

Les familles sont loin de recevoir l'aide matérielle, psycho-sociale et spirituelle que les soins palliatifs sont censés leur procurer. Selon l'OMS, « si une société encourage les soins à domicile, elle a aussi la responsabilité éthique de prendre soin aussi bien du malade que des soignants, membres de la famille. Une façon tangible d'appliquer cette philosophie serait de développer les services de soins à domicile et d'offrir une aide financière aux soignants » (OMS, 1990, p. 64). Les soins palliatifs à domicile ressemblent parfois moins à une prise en charge des malades et de leur famille, comme le voulait le mouvement des hospices, qu'à un service de dépannage qui pare au plus urgent. À certains endroits, aucun médecin n'assure les services d'urgence à domicile pendant le week-end et le personnel infirmier est réduit au minimum.

Enfin, le discours sur le respect de l'autonomie et de la volonté des malades en phase terminale laisse plusieurs questions en suspens. Au cours de leur vie, bien des personnes n'ont jamais été autonomes. Comment le deviendraient-elles quelques semaines, quelques mois avant leur mort (Logue, 1994) ? Sont-elles toujours en mesure d'exprimer leur volonté et de faire des choix à une étape aussi perturbante de leur existence ? Si tel est le cas, respecte-t-on vraiment toujours leur volonté et leurs choix ? Dans quelle mesure l'autonomie et la volonté des malades ne sont-elles pas subordonnées aux structures qui les accueillent ainsi qu'aux valeurs du milieu médical et de la société ?

Les limites ou les lacunes des soins palliatifs ne doivent pas faire oublier l'essentiel. On leur doit la maîtrise de la douleur, qui atténue la crainte de l'agonie et de la mort. Être libéré de la douleur est désormais un droit pour toute personne, quel que soit le mal dont elle souffre. C'est le mouvement des hospices également qui a « restauré dans ses droits la vérité. […] Et c'est là une victoire de l'humain sur le règne du semblant. C'est l'affirmation que *la vérité aide à mourir comme elle aide à vivre* » (Druet, 1987, p. 129). Les soins palliatifs ne sont pas une panacée. Notre époque, dont la compassion, le respect et l'amour ne sont pas les traits dominants, a beaucoup à faire avant que toutes et tous puissent vivre, apaisés et entourés, les derniers moments de leur existence et accueillir la mort comme une expérience inévitable. En ouvrant un chemin d'humanité dont nous ne pourrons plus nous détourner, «le mouvement des hospices représente une des plus belles réalisations de ce siècle» (Druet, 1987, p. 126). Il a redonné à la mort la place qui lui revient au cœur de la vie, c'est-à-dire celle d'un pont entre deux rives, et a offert une présence fraternelle aux êtres qui s'apprêtent à le franchir.

Lectures suggérées

1. M. de Hennezel, *La mort intime*, Paris, Robert Laffont, 1995.
2. C. Couvreur, *Les soins palliatifs*, Paris, MEDSI/McGraw-Hill, 1989.
3. B. Martino, *Voyage au bout de la vie*, Paris, Balland, 1995.
4. M.-L. Lamau, *Soins palliatifs. Origines, inspiration, enjeux éthiques*, Paris, Centurion, 1994.
5. D.J. Roy et C.-H. Rapin (dir.), *Les annales de soins palliatifs. Les défis*, Montréal, Centre de bioéthique, Institut de recherches cliniques de Montréal, Collection Amaryllis, 1992.
6. C. Saunders et M. Baines, *La vie aidant la mort. Thérapeutiques antalgiques et soins palliatifs en phase terminale*, Traduction de Michèle Salamagne, Paris, MEDSI, 1986.
7. Organisation mondiale de la santé, *Traitement de la douleur cancéreuse et soins palliatifs,* Rapport d'un comité d'experts de l'OMS, n° 804, Genève, OMS, 1990.
8. B.J. Logue, «When Hospice Fails: the Limits of Palliative Care», *Omega*, vol. 29, n° 4, 1994, p. 291-301.

Cheminement

I.   Décrivez les principes et la philosophie des soins palliatifs ainsi que le contexte dans lequel ils se sont développés.

II.   Selon vous, qu'est-ce qui distingue les soins palliatifs des soins réguliers prodigués aux personnes mourantes ?

III.   Quel rôle a joué le contrôle de la douleur dans le mouvement des hospices ? Qu'est-ce que la « douleur totale » ?

IV.   Quelles sont les limites des soins palliatifs et commentez les critiques qui leur sont adressées.

EXERCICE

Le 10 juin 1996, une femme a adressé, par l'entremise du quotidien *La Presse*, de Montréal, la lettre suivante au ministre de la Santé et des Services sociaux du Québec.

« Je viens de perdre mon mari des suites d'un cancer du poumon avec métastases aux os. Après deux séjours à l'hôpital X, on a prescrit à mon mari des traitements de radiothérapie à l'hôpital Y. Nous devions nous y rendre nous-mêmes en voiture. Après le premier traitement, les douleurs étaient si intenses que j'ai conduit mon mari à l'urgence de l'hôpital X où nous avons attendu quatre heures dans une chaise roulante. Pour votre information, le cancer des os est une maladie extrêmement douloureuse ; attendre quatre heures dans un fauteuil roulant est insupportable. Lorsque je demandais un lit pour mon mari, la préposée me répondait qu'elle n'avait que deux mains et qu'il fallait attendre.

« Par la suite, il a été hospitalisé et une ambulance les transportait tous les jours de l'hôpital X à l'hôpital Y. Cette ambulance est un camion construit pour le transport des marchandises ou des animaux, mais certainement pas pour un malade atteint d'un cancer des os. Pourquoi ces ambulances mastodontes... pour transporter un malade ? Est-ce pour économiser ?

« Finalement, on a hospitalisé mon mari aux soins palliatifs dans une chambre double. Comment se fait-il qu'il ne soit pas possible d'avoir une chambre privée lorsque nos jours sont comptés ? J'ai trouvé indécent de partager la douleur de perdre un être cher avec des personnes que l'on ne connaît pas. » (D.M., Montréal)

Écrivez à l'hôpital ou au ministre de la Santé et des Services sociaux pour appuyer la protestation de cette femme. En vous inspirant de ce chapitre et de la bibliographie suggérée, étayez votre appui par des arguments.

CHAPITRE 9

LA MORT DEMANDÉE

La plus volontaire mort, c'est la plus belle.
La vie dépend de la volonté d'autrui ; la mort de la nôtre...
Dieu nous donne assez de congé, quand il nous met en tel état
que le vivre nous est pire que le mourir.

(Michel de Montaigne, *Les Essais*, Tome I, 1580, Paris, Gallimard, 1966)

Professeur de physique à l'Université de Harvard, lauréat du prix Nobel en 1946, Percy Bridgman était atteint d'un cancer. À soixante-dix-neuf ans, il termine un index de ses écrits scientifiques, l'expédie à son éditeur et, le 20 août 1961, se tire une balle dans la tête. « Il est inadmissible, avait-il écrit dans une lettre d'adieu, que la société oblige un homme à s'infliger cela. Aujourd'hui est probablement le dernier jour où je serai en mesure de le faire » (Nuland, 1994, p. 192). Au cours d'une conversation avec un collègue, Bridgman avait émis l'opinion que « quand la fin est aussi inévitable qu'elle y paraît aujourd'hui, l'individu devrait avoir le droit de demander à son médecin de la provoquer directement » (Nuland, 1994, p. 193).

Qui peut décider de la mort, quand et au nom de quoi ? Cette question est vieille comme l'humanité. Toutes les époques et toutes les nations se la sont posée et y ont répondu en fonction de leurs valeurs, de leurs croyances et de leurs attitudes respectives devant la mort. La tradition judéo-chrétienne affirme que la vie humaine est sacrée parce que Dieu en est le créateur. Par conséquent, Lui seul peut en disposer. Le principe souffre toutefois des exceptions notables. On trouve moralement acceptable, par exemple, de tuer pour se défendre, en temps de guerre ou pour punir un crime (peine capitale en vigueur dans certains pays), et de donner ou d'exposer sa vie pour « une grande cause » : la patrie, la liberté, l'honneur ou Dieu (Congrégation pour la doctrine de la foi, 1980, dans Sarano, 1983).

Les sociétés sans écriture, notamment les sociétés nomades, avaient devant la mort une attitude fort différente de la nôtre. La nature, les esprits ou les dieux n'y détenaient pas le pouvoir exclusif d'en fixer le moment. On reconnaissait que l'être humain avait un rôle à jouer dans sa destinée. Il arrivait, par exemple, lors des déplacements annuels avec les troupeaux, qu'une personne malade ou très âgée veuille s'arrêter pour mourir. Le groupe discutait avec elle jusqu'à ce que se dégage un avis favorable ou défavorable à sa requête (Saucier, 1995).

Dans l'Athènes antique, un citoyen (il s'agissait d'un homme, les femmes n'ayant pas de statut civique) pouvait solliciter du Sénat la permission de mourir. Si le Sénat, après avoir délibéré sur les motifs de la demande, rendait une décision positive, un messager apportait une potion de ciguë au requérant qui en disposait au moment de son choix (Saucier, 1995). La recherche d'une « mort douce et sans souffrance », qu'on appelle aujourd'hui *euthanasie* (*eu* – , et du grec *thanatos* – mort), visait parfois un objectif social. Protestant – déjà ! – contre le recours abusif à la médecine, Platon ne préconisait-il pas que l'État se borne à soigner les personnes saines de corps et d'esprit et laisse mourir les autres. Les plus forts survivraient… (*République*, III, cité dans Verspieren, 1985, p. 143). Quelques siècles plus tard, Sénèque[1] conseillait à quiconque trouve la vie insupportable de se suicider ou de chercher la mort de la main d'autrui : « D'un coup de scalpel, disait-il, on ouvre la voie vers la grande liberté et avec une piqûre on trouve la sécurité » (*Lettres à Lucilius*, 1990, p. 105).

Le fait de devancer le temps de la mort était souvent relié au vieil âge. À Cos, l'île dont était originaire Hippocrate, auteur du célèbre serment que prêtent les médecins, on conviait des personnes âgées à un festin et on leur offrait une coupe remplie de poison. Dans l'Inde ancienne, on conduisait les gens âgés sur les bords du Gange et on les précipitait dans le fleuve après leur avoir empli la bouche de son limon sacré (Bréhant, 1976). Le film japonais *La ballade de Narayama* illustre une autre manière « douce » de prendre congé de la vie : une femme âgée, qui a longtemps préparé sa mort et estime le moment venu d'alléger le fardeau matériel et financier de sa famille, se fait conduire en silence par son fils dans la montagne sacrée où elle se laissera mourir seule, tranquillement (Marzouki, 1990).

---

1. Sénèque (4-65 ap. J.-C.), homme politique, écrivain et philosophe romain.

Chez les Germains et les Celtes, des coutumes destinées à « aider » les personnes malades, infirmes ou très âgées à se « libérer » de la vie se sont perpétuées jusqu'au XIXe siècle, dans certaines régions, pour des motifs d'ordre économique et social (Bréhant, 1976). Des pratiques euthanasiques subsistent encore au sein de populations d'Afrique australe (Des Aulniers, 1986). Le XVIe siècle a connu d'illustres partisans de la « mort douce » provoquée. Dans son essai *Utopia* (1516), Thomas More[2] ne demandait-il pas aux prêtres et aux magistrats d'exhorter les malades incurables à se suicider en raison de leur inutilité sociale ? (Barrère et Lalou, 1975). Au même siècle, Montaigne considérait comme Sénèque que le suicide est un choix légitime quand la vie est devenue pire que la mort.

C'est à Francis Bacon[3] qu'on attribue l'introduction en 1605 du terme *euthanasie* dans la langue moderne (Verspieren, 1985). « [...] L'office du médecin n'est pas seulement de rétablir la santé, écrivait Bacon, mais aussi d'adoucir les douleurs et souffrances attachées aux maladies ; et cela non pas seulement en tant que cet adoucissement de la douleur, considérée comme un symptôme périlleux, contribue et conduit à la convalescence, mais encore afin de procurer au malade, lorsqu'il n'y a plus d'espérance, une mort douce et paisible ; car ce n'est pas la moindre partie du bonheur que cette euthanasie [...]. » Bacon pensait que les médecins ne devaient épargner « aucun soin pour aider les agonisants à sortir de ce monde avec plus de douceur et de facilité. Or cette recherche, nous la qualifions de recherche sur l'euthanasie extérieure [...]. » (Bacon, cité dans P. Verspieren, 1985, p. 140-141). Sous la plume du philosophe, le terme *euthanasie* aurait désigné « la qualité des derniers moments de la vie » (Verspieren, 1985, p. 141). À la fin du XIXe siècle, ce terme commence à désigner également l'acte de donner la mort à des personnes en fin de vie. Au XXe siècle, on revendiquera l'euthanasie comme un droit.

---

2. Thomas More (1478-1535), homme politique et humaniste anglais. Canonisé par l'Église catholique.
3. Francis Bacon (1561-1626), homme d'État et philosophe anglais.

Définitions

Un ensemble de connaissances, de croyances, de valeurs et de principes religieux, moraux, médicaux, sociaux, juridiques et politiques ont inspiré une lexicographie sur la mort assistée qui n'a cessé d'évoluer depuis le siècle dernier. Dans ce chapitre, les définitions qui ont été proposées par le Comité sénatorial spécial sur l'euthanasie et l'aide au suicide serviront de repères (Voir l'encadré ci-contre. Sénat du Canada, 1995, p. 14-16).

L'euthanasie volontaire est l'acte de donner la mort par compassion, rapidement et sans douleur, à la demande d'une personne qui souffre d'une maladie incurable et évolutive ou qui anticipe une détérioration de son état (Curtin, 1995a). Le terme euthanasie ne s'applique qu'à un contexte de maladie et de pronostic de mort, que la mort soit immimente ou non (Roy *et al.*, 1995). L'euthanasie, c'est, par exemple, administrer une substance mortelle par injection ou par voie orale à une personne en phase terminale du sida, du cancer ou d'une sclérose latérale amyotrophique, et qui désire mourir.

On ne retient plus guère la distinction entre *euthanasie passive* ou par omission (interruption ou abstention de traitement) et *euthanasie active* ou par commission (acte de provoquer directement une mort rapide et indolore). Il existe, toutefois, une différence essentielle dans l'intention et dans l'agir entre « tuer » et « laisser mourir » (Dines, 1995). Dans un cas, on agit avec l'intention délibérée de hâter la mort, dans l'autre, on cesse toute tentative jugée inutile (Doucet, 1988). Si ce n'est pas la fin recherchée, on ne considère pas l'omission ou l'interruption d'un traitement qui peut entraîner la mort comme un acte d'euthanasie proprement dite. Il s'agit plutôt de laisser la maladie suivre son cours, et la personne peut ou vivre ou mourir (Whytehead et Chidwick, 1983 ; Dines, 1995). Le pape Pie XII s'est d'ailleurs prononcé en ce sens en évoquant le principe de proportionnalité (Déclaration pontificale, 1958, dans Whytehead et Chidwick, 1983).

Dans certains cas, des traitements imposés deviennent de l'acharnement thérapeutique, une pratique qu'on qualifie de « distorsion du mécanisme naturel de la mort » (Thibault, 1987, p. 22) et que les sociétés nord-américaines ne valorisent plus guère. La médecine et le

Quelques définitions

• **Capable ou apte** : qui est apte à comprendre la nature et les conséquences de la décision à prendre ainsi qu'à communiquer cette décision.

• **Incapable ou inapte** : qui est inapte à comprendre la nature et les conséquences de la décision à prendre ainsi qu'à communiquer cette décision.

• **Volontaire** : effectué conformément aux vœux d'une personne capable ou selon une directive préalable valide.

• **Involontaire** : effectué à l'encontre de la volonté d'une personne capable ou d'une directive préalable valide.

• **Non volontaire** : effectué sans que soit connue la volonté d'une personne capable ou d'une personne incapable.

• **Acharnement thérapeutique** : le fait d'administrer ou de maintenir, dans le but de prolonger la vie, des traitements inefficaces à guérir, disproportionnés par rapport aux effets attendus et qui peuvent entraîner des résultats indésirables.

• **Soins palliatifs** : concept de soins destinés à soulager la souffrance – physique, émotionnelle, psychosociale ou spirituelle – plutôt qu'à guérir. Ils ont pour objet le confort de la personne qui souffre.

• **Interruption de traitement de survie** : le fait de cesser un traitement susceptible de maintenir la patiente ou le patient en vie.

• **Abstention de traitement de survie** : le fait de ne pas entreprendre un traitement susceptible de maintenir la patiente ou le patient en vie.

• **Sommeil induit ou sédation complète** : le fait de rendre une personne totalement inconsciente en lui administrant des médicaments non susceptibles d'abréger sa vie.

• **Euthanasie** : acte qui consiste à provoquer intentionnellement la mort d'une personne malade pour mettre fin à ses souffrances.

• **Aide au suicide** : le fait d'aider une personne à se donner volontairement la mort en lui fournissant les renseignements ou les moyens nécessaires, ou les deux.

• **Consentement libre et éclairé** : accord volontaire d'une personne qui possède une capacité mentale suffisante, selon l'avis d'un médecin compétent, pour faire un choix rationnel quant aux options de traitement. Il suppose que la personne sait ce qu'il adviendra si le traitement est administré ou omis et qu'elle connaît les solutions de rechange possibles. Le consentement ne doit pas être vicié par la coercition, la contrainte ou une erreur.

droit distinguent également de l'euthanasie le traitement de la douleur terminale susceptible d'abréger involontairement la vie (OMS, 1990 ; Davis *et al.*, 1993). Dans les pays de culture judéo-chrétienne, la justification de cette distinction s'appuie notamment sur des directives de l'Église catholique romaine (Déclaration pontificale, 1958, dans Sarano, 1983). Par exemple, lorsqu'une équipe de soins palliatifs soulage la douleur des malades avec les moyens médicaux et légaux à sa disposition (ex. : la morphine) et qui peuvent abréger la vie d'une personne, cette équipe ne fait qu'accomplir son devoir professionnel. «C'est en partie parce qu'ils saisissent mal cette distinction que certains médecins, de crainte d'être poursuivis en justice pour avoir précipité la mort d'un patient, prescrivent à peine ce qu'il faut de médicaments pour soulager la douleur et les symptômes, sans jamais augmenter le dosage» (Roy *et al.*, 1995, p. 452).

L'aide au suicide, qu'on qualifie parfois d'auto-euthanasie, consiste à procurer à une personne malade l'information et les moyens nécessaires pour se donner la mort (Roy *et al.*, 1995). Aider une personne à se suicider, c'est, par exemple, lui prescrire une dose mortelle d'un médicament en lui expliquant comment en faire usage au moment de son choix. La participation d'un tiers ainsi que le contexte de maladie et de mort imminente dans lequel elle se pratique distinguent l'assistance au suicide, ou auto-euthanasie, du suicide accompli sans aide et dans des circonstances autres. On emploie parfois l'expression «mort médicalement assistée» pour désigner tant l'euthanasie volontaire que l'aide au suicide.

La société occidentale face à l'euthanasie

Dès l'aube du XXᵉ siècle, la question de l'euthanasie a fait l'objet de débats au sein des milieux médicaux et de la population. La plupart des gouvernements occidentaux ont eu à débattre de projets visant soit à légaliser (autoriser un acte ou une pratique par une loi), soit à décriminaliser (cesser de considérer un acte comme un crime) l'euthanasie et l'aide médicale au suicide. À ce jour, tous, excepté deux, ont rejeté résolument ces propositions. En Australie, à l'été 1996, l'État du Territoire du Nord a adopté une loi qui autorise l'euthanasie volontaire limitée dans certaines circonstances (*Le Soleil*, 1996). Quant aux Pays-Bas, ils ont assoupli leur législation depuis plusieurs années sans toutefois légaliser les pratiques euthanasiques.

En 1994, cependant, à la suite du rapport Remmelink, le gouvernement néerlandais a adopté par une faible majorité (37 contre 34 votes) une loi selon laquelle les médecins des Pays-Bas qui pratiquent l'euthanasie volontaire ne font pas l'objet de poursuite s'ils satisfont aux conditions suivantes : 1. La patiente ou le patient a toute sa conscience et connaît bien son état de santé. 2. Sa demande est inaliénable, délibérée et répétée. 3. Ses souffrances – physiques ou mentales – sont extrêmes et ne peuvent être soulagées, que cette personne soit en phase terminale ou non. 4. L'équipe soignante doit avoir essayé tous les traitements possibles ou la personne malade doit les avoir formellement refusés. 5. Seul un médecin peut pratiquer l'euthanasie après consultation avec une ou un collègue qui confirme sa décision. 6. Pour tout acte d'euthanasie, le médecin remplit un questionnaire de 60 questions et avise le coroner chargé d'examiner le corps de vérifier les faits et de remettre un rapport au procureur (Muller *et al.*, 1994 ; Van de Bunt, 1994 ; Lefebvre et Saint-Arnaud, 1995). Comme le montre le film *Chronique d'une mort demandée* (Nederthorst, 1994), l'autodétermination de la personne malade est au centre des décisions sur l'euthanasie.

Le Canada ne considère plus le suicide comme un crime. Toutefois, le Code criminel canadien interdit formellement de conseiller le suicide ou d'y aider, ainsi que d'administrer des substances délétères dans le but de provoquer la mort d'une personne, sous peine d'un emprisonnement maximal de quatorze ans, dans le premier cas, et d'une condamnation à perpétuité, dans le second (Sénat du Canada, 1995). L'euthanasie se pratique tout de même au Canada comme dans la plupart des pays développés, avec ou sans le consentement de la personne intéressée, consciente ou inconsciente (Takeo *et al.*, 1991 ; Courtas, 1993 ; Kuhse et Singer, 1993 ; Lamau, 1994a ; Muller *et al.*, 1994 ; Stevens et Hassan, 1994 ; Abiven, 1995). Ce serait faire l'autruche de prétendre le contraire, ont dit des médecins témoignant devant le comité spécial du Sénat canadien sur l'euthanasie et l'aide au suicide (Mullens, 1995). Au cours des dernières années, les tribunaux canadiens ont eu également à se prononcer sur des cas d'assistance non médicale au suicide et de « meurtre par compassion » (*mercy killing*) accomplis par des proches (Sénat du Canada, 1995).

Si la plupart des pays occidentaux condamnent en principe l'euthanasie et l'aide au suicide, ils ont tendance à se montrer indulgents pour les situations particulières et leurs tribunaux reconnaissent généralement des circonstances atténuantes lorsque la compassion motive les actes. La plupart du temps, les jurés refusent de condamner les actes d'euthanasie et d'assistance au suicide posés par des médecins, ou les juges imposent des sentences avec sursis ou des périodes de probation aux personnes qui sont reconnues coupables (Bréhant, 1976 ; Roy *et al.*, 1995 ; Sénat du Canada, 1995). Ainsi, bien que le Michigan ait adopté en 1994 une loi restrictive visant spécifiquement les activités du Dr Jack Kevorkian, qui a aidé de nombreuses personnes à se suicider, aucun jury n'a voulu, à ce jour, déclarer le médecin coupable (Mullens, 1995).

Les institutions juridiques évoluent dans un contexte moral, social, politique et économique donné. Depuis vingt-cinq ans, dans les démocraties libérales, le déclin de l'influence religieuse et morale a favorisé l'émergence d'un mouvement de promotion des droits individuels qui a conduit à l'adoption de chartes des droits et libertés. Le pluralisme moral et l'individualisme sont devenus des caractéristiques de notre époque. Les sociétés contemporaines valorisent le respect de la vie, l'autonomie, le choix libre, l'intégrité et la dignité de la personne. Les attitudes à l'égard de la mort ont évolué, elles aussi, et on revendique de nos jours le droit de contrôler sa propre vie, y compris le moment de sa mort (Doucet, 1988 ; Battin et Bole, 1993).

Les progrès scientifiques et technologiques, en particulier l'apparition de nouvelles techniques de réanimation et les greffes d'organes, posent sans cesse de nouveaux défis aux sociétés occidentales qui ont dû revoir, entre autres, les critères déterminant la mort. Pendant des siècles, l'arrêt de la respiration a signé la mort des êtres humains. De nos jours, on estime que la mort survient lorsque le cerveau ne fonctionne plus et que la conscience a disparu (Ziegler, 1975 ; Lamau, 1994b ; Roy *et al.*, 1995). Cependant, la science et la médecine moderne n'assument pas toujours les conséquences de ce changement. Ainsi, « un organisme biologique plutôt qu'un être humain est parfois prolongé »

(Doucet, 1988, p. 27), parce que les technologies avancées rendent possible le maintien d'une vie dont les capacités sont considérablement réduites ou nulles.

En 1975, le cas de Karen Ann Quinlan, une jeune femme plongée dans un coma profond irréversible et qu'un respirateur maintenait en vie, en a donné une illustration troublante. Après que les Quinlan eurent gagné une longue bataille devant les tribunaux pour qu'on laisse mourir leur fille et une fois le respirateur débranché, Karen Ann a vécu encore treize ans, inconsciente et alimentée par des tubes (Saint-Arnaud, 1995). Cet événement a mis en évidence la position précaire de l'individu face au contrôle que l'État et la médecine exercent sur la vie et la mort et il a stimulé la lutte amorcée dans les années 1960 contre l'acharnement de survie.

Le mouvement en faveur de l'euthanasie volontaire et de l'aide au suicide est né d'abord en réaction au paternalisme de la médecine et à l'acharnement thérapeutique. Ce paternalisme, selon lequel on ne discute pas la parole du médecin, qui connaît mieux que quiconque l'intérêt de la patiente ou du patient dont il attend obéissance, a subi dans les années 1970 et 1980 le triple assaut des organismes de défense des droits des malades, du mouvement féministe qui refusait aux médecins (des hommes pour la plupart) le droit de décider pour les femmes et, plus récemment, du militantisme des personnes atteintes du sida (Mullens, 1995).

Dans la plupart des pays développés, les tribunaux ont reconnu la primauté de l'autonomie des malades. Des lois ont confirmé l'autodétermination de la personne dans les décisions concernant sa santé et sa vie. Ces lois créent l'obligation, pour la profession médicale et les établissements de santé, d'obtenir le consentement libre et éclairé des malades dans les traitements et les soins (Mullens, 1995). L'article 11 du Code civil du Québec affirme : « Nul ne peut être soumis sans son consentement à des soins, quelle qu'en soit la nature, qu'il s'agisse d'examens, de prélèvements, de traitements ou de toute autre intervention. Si l'intéressé est inapte à donner ou à refuser son consentement à des soins, une personne autorisée par la loi ou par un mandat donné en prévision de son inaptitude peut le remplacer » (Sénat du Canada, 1995, p. A-40).

Ce n'est pas parce que les lois reconnaissent l'autonomie des malades qu'on la respecte d'emblée. Des médecins et des hôpitaux demandent souvent aux tribunaux de résoudre leurs dilemmes, de sorte qu'une question médicale devient parfois un problème juridique. La médecine et le droit se partagent de plus en plus le contrôle des conditions de la mort. On en trouve une illustration dans le cas de Nancy B., cette Québécoise de 25 ans, atteinte d'une atrophie musculaire causée par le syndrome de Guillain-Barré et clouée depuis deux ans et demi sur un lit à l'hôpital Hôtel-Dieu, à Québec. Son état était irréversible et, en 1991, la jeune femme a demandé qu'on débranche le respirateur qui la maintenait en vie. L'hôpital a porté la demande de Nancy B. devant le tribunal, qui a conclu que l'établissement devait y accéder parce que « nul ne peut être soumis sans son consentement à des soins, quelle qu'en soit la nature » (Sénat du Canada, 1995, p. A-73).

La technologie médicale avancée et les efforts de la médecine moderne pour prolonger la vie à n'importe quel prix ont fini par soulever l'indignation et par accroître chez les individus le désir de contrôler les décisions concernant leur vie et leur mort (Kuhse et Singer, 1993 ; Volant, 1995). Le concept de qualité de vie, qui est devenu un critère de décision dans les soins de santé, s'est appliqué en premier lieu à la condition des personnes malades chroniques et handicapées. Ce concept « affirme que si comme tout autre organisme biologique l'être humain est vivant, il est cependant une histoire personnelle dont le sens est celui qu'il lui donne » (Doucet, 1988, p. 27). De nos jours, on estime que la qualité de la vie prime sur sa durée. On revendique aussi la « qualité de la vie » pour le temps précédant la mort – le « mourir » (*dying*). Ainsi, il n'est pas rare que des malades choisissent de vivre moins longtemps au lieu d'accepter des traitements qui occasionnent plus de souffrances que la maladie elle-même (Saucier, 1995). La qualité de la vie est reliée au concept de « mort digne ».

On ne s'en remet plus de façon systématique à la seule médecine pour garantir des conditions de mort dignes des êtres humains. De plus en plus de personnes rédigent un testament biologique lorsqu'elles sont bien portantes pour faire connaître leur volonté au sujet des soins ou des traitements qu'elles désirent recevoir ou qu'elles refusent, advenant que, gravement malades, elles ne soient pas en mesure d'exprimer leurs choix. Ce document vise à prévenir toutes les formes d'acharnement thérapeutique. Au Québec, la personne qui le signe « demande que l'on ne la maintienne pas en vie par des moyens artificiels et disproportionnés, que des médicaments appropriés lui soient donnés afin de soulager efficacement ses douleurs, même si ceux-ci devaient hâter l'instant de sa mort » (Volant, 1992, p. 30). Elle peut également mandater une autre personne qui prendra les décisions appropriées en son nom advenant son inaptitude. Dans d'autres pays, en France et en Belgique par exemple, les associations pour le droit de mourir dans la dignité proposent un testament de vie dans lequel on peut demander l'euthanasie. Bien que ce testament n'ait pas valeur légale, il peut guider l'équipe soignante dans ses décisions (Van Weel, 1995).

Le vieillissement accéléré des populations est un autre facteur important qui a influencé l'évolution des attitudes devant la mort ainsi que la réflexion sur les conditions de l'agonie. L'espérance de vie a dépassé les prévisions, mais les années gagnées le sont souvent au détriment de leur qualité. En effet, si spectaculaires que soient les technologies de pointe, elles n'ont pas amélioré de façon probante la qualité de vie des populations, notamment celle des groupes âgés. On vit plus longtemps, mais on est aussi malade plus longtemps et plus gravement (Des Aulniers, 1986). De plus en plus d'adultes font face à des dilemmes parce qu'ils doivent prendre des décisions pour un parent inapte (Mullens, 1995) et on estime que la société pratique une forme d'euthanasie sociale des personnes âgées en les isolant de la commu-nauté (Ziegler, 1975).

Depuis vingt ans, les associations pour le droit à une mort digne (du genre de l'Association pour le droit de mourir dans la dignité ou *ADMD*, en France, de *Dying with Dignity* au Canada et de la *Hemlock Society*, aux États-Unis) ont proliféré. Parallèlement, les sondages d'opinions indiquent une majorité croissante en faveur de l'euthanasie et de l'assistance médicale au suicide dans la plupart des pays développés (Sénat du Canada, 1991 et 1995). En novembre 1992, à l'occasion d'un sondage Gallup, 77 % des Canadiennes et des Canadiens se déclaraient en faveur de l'euthanasie pour les personnes qui souffrent de maladies incurables et en font la demande formelle (Van Weel, 1995). Mais les sondages ne traduisent pas nécessairement une volonté de changement concret. Dans les États de Washington (1991) et de Californie (1992), par exemple, en dépit de sondages favorables, la population a rejeté la libéralisation de l'euthanasie et de l'aide au suicide lorsqu'on lui a offert l'occasion de se prononcer par référendum sur le sujet (Anderson et Caddell, 1993).

Les professions infirmière et médicale sont aussi très partagées sur ces questions. Des enquêtes menées dans plusieurs pays indiquent que de plus en plus d'infirmières et de médecins se montrent favorables à l'euthanasie ou à l'aide médicale au suicide pour certaines catégories de malades en phase terminale (Anderson et Caddell, 1993 ; Kuhse et Singer, 1993). Toutefois, la majorité continue de s'opposer à ces pratiques (Takeo *et al.*, 1991 ; Richardson, 1994 ; Curtin, 1995 ; Davis *et al.*, 1995 ; McInerney et Seibold, 1995). L'Association royale des médecins des Pays-Bas est le seul groupe professionnel au monde à se prononcer en faveur de l'euthanasie volontaire et de l'aide au suicide (Mullens, 1995). En 1994, les personnes déléguées au congrès annuel de l'Association médicale canadienne ont rejeté la proposition de leur association de demeurer neutre dans le débat sur l'euthanasie et de laisser les médecins agir selon leur conscience. Elles ont fait adopter en lieu et place une résolution qui incitait les médecins à exclure clairement de leur pratique la participation à des actes d'euthanasie (Lefebvre et Saint-Arnaud, 1995).

Toutefois, des médecins reconnaissent publiquement qu'ils pratiquent l'euthanasie ou aident des malades à se suicider. Depuis 1990, le Dr Jack Kevorkian, médecin américain à la retraite, a aidé près d'une quarantaine de personnes à mettre fin à leurs jours. Le Dr Timothy Quill (1991), quant à lui, a raconté comment il s'était rendu aux arguments de l'une de ses patientes qui avait refusé la chimiothérapie et craignait moins la mort que la détérioration et la perte de maîtrise de son corps que pouvait entraîner le traitement. Le Dr Léon Schwartzenberg, éminent cancérologue français, a eu maille à partir avec ses pairs et la justice parce qu'il a affirmé publiquement répondre à des demandes d'euthanasie. « J'ai fait le choix de cette forme d'assistance à personne en danger, exceptionnellement, très exceptionnellement, a-t-il déclaré. Je l'ai fait et j'ai écrit pour permettre à de jeunes médecins d'agir de la même manière, s'ils le veulent » (*Le Devoir*, 16 octobre

1995). En Allemagne, le Dr Julius Hackethal a procuré du cyanure de potassium à une patiente qui lui a demandé de l'aide pour se suicider et affirme que « le médecin doit placer son devoir moral au-dessus des contingences légales » (Martino, 1995, p. 210). Hackethal a filmé sa rencontre avec sa patiente pour se protéger d'éventuelles poursuites judiciaires au cas où l'on prétendrait que cette dernière n'était pas apte et lucide au moment de sa demande.

Dans ce débat public, les enjeux métaphysiques et spirituels de la mort ont depuis longtemps cédé la place aux enjeux médicaux, moraux, sociaux, politiques et économiques qu'on demande aux tribunaux de trancher. Dans quelle mesure la question du droit n'éclipse-t-elle pas celle du sens ? Dans quelle mesure, porté sur le plan juridique, le débat n'empêche-t-il pas la réflexion éthique ? « Aujourd'hui, face à une technologie capable de prolonger artificiellement la vie, la question éthique n'est pas de savoir si la mort est un droit que le malade peut revendiquer, mais plutôt de savoir si la mort librement choisie peut être un bien et non pas un mal » (Volant, 1995, p. 7). Voilà bien pourquoi il est quasi impossible, dans des sociétés pluralistes, d'atteindre un consensus sur l'euthanasie et l'aide au suicide : ce qui semble bien ou mal pour des personnes ne l'est pas forcément pour d'autres. Comme des poupées gigognes, le débat sur ces questions en cache d'autres où s'opposent principes, valeurs et croyances et où se côtoient réalité, hypothèses, appréhensions, de sorte que le discours sur l'euthanasie se conjugue surtout sur le mode conditionnel.

Les principes

Notre époque n'a pas inventé le concept de « bonne mort » ni celui de « qualité de vie ». Si l'on remontait jusqu'à ses origines, on découvrirait sans doute que le genre humain a toujours cherché à éliminer la souffrance et à améliorer ses conditions d'existence. Arrêtons-nous à quelque deux mille ans. Sénèque écrivait alors que « le sage pense toujours à la qualité de son existence et non à sa durée. Mourir plus tôt ou plus tard, quelle importance ? Bien mourir ou mal mourir, voilà l'important » (*Lettres à Lucilius*, 62 av. J.-C, Presses Pocket, 1990, p. 103). Mal mourir, pour Sénèque, c'était mourir dans la douleur inutile, la déchéance ou le déshonneur. L'être humain peut devancer le moment de sa mort *parce qu'il est un être libre*. Si son destin le lui permet, il cherchera une « sortie facile ». Sinon, il prendra la première occasion qui se présente « de briser ses liens et de s'échapper, [...] même si elle est nouvelle et sans précédent [...]. Quand on a du courage, on ne manque pas d'idées pour mourir » (*Lettres à Lucilius*, 1990, p. 107).

De nos jours, « bien mourir » revêt plusieurs significations. D'une part, il s'agit de mourir conscient, sans douleur, accompagné des êtres qu'on aime et d'une équipe soignante attentive, après avoir eu le temps de faire le point sur sa vie (Kübler-Ross, 1975, 1977 et 1994 ; Saunders, 1986 et 1994). D'autre part, « il faut mourir chez soi et non déraciné ; entouré de ses proches et non "livré aux mains étrangères" ; en paix et non soumis aux agressions techniques ; proprement, dignement, avant la déchéance ; pour soi et pour les autres » (Courtas, 1993, p. 273). La « bonne mort » renvoie également au concept de « qualité de la vie » qui découle de la dignité humaine. D'un point de vue éthique, mourir dignement signifie mourir sans qu'on s'acharne à prolonger sa vie biologique de quelques moments ou quelques heures, « alors que l'essentiel est de vivre ses derniers instants le plus pleinement, le plus consciemment et le plus courageusement possible. » C'est mourir « sans subir les douleurs atroces qui aliènent la conscience et empêchent de penser à quoi que ce soit et à qui que ce soit d'autre [...] et dans un environnement digne d'un être humain qui va vivre son heure de vérité » (Roy *et al.*, 1995, p. 431).

La dignité humaine ne repose pas seulement sur la capacité de penser et de connaître, comme l'affirmait Pascal[4], mais « elle est intrinsèquement liée à la capacité de l'être de faire respecter ses aspirations et ses désirs les plus chers » (Roy, 1992, p. 177). Respecter la dignité, c'est donc reconnaître l'autonomie de la personne, c'est-à-dire sa capacité de déterminer sa propre destinée. L'autonomie des malades est aujourd'hui la pierre angulaire des soins de santé. La tendance récente du droit au Canada favorise elle aussi une éthique fondée sur l'autonomie, la dignité et la qualité plutôt que sur la durée de la vie.

---

4. Blaise Pascal (1623-1662), mathématicien, physicien et philosophe français. *Les Provinciales* et les *Pensées* figurent parmi ses œuvres les plus connues.

La vie n'a pas une valeur absolue et ce n'est pas respecter la dignité de la personne de la maintenir à n'importe quel prix (Parker, 1993). Respecter la dignité, c'est donc reconnaître aussi que, pour certaines personnes, «il faut plus qu'un cerveau fonctionnel pour être un être humain à part entière et avoir une qualité de vie acceptable» (Roy *et al.*, 1995, p. 80).

Pour le courant d'opinion en faveur de l'euthanasie volontaire et de l'aide au suicide, qu'on pourrait qualifier de courant «autonomiste et qualitéiste», une «mort digne» ou «une bonne mort» implique plus que le rejet de l'acharnement thérapeutique et le respect de la volonté des malades dans l'administration des traitements et des soins. La personne malade est seule juge de la qualité de sa vie en phase terminale bien que les médecins en aient une connaissance objective (Thibault, 1987). Du moment qu'on lui reconnaît une liberté intrinsèque, on doit reconnaître à l'être humain le droit de faire des choix, y compris le choix de la mort. Le fait de choisir soi-même, de concert avec son médecin, l'heure de sa mort apparaît un «acte [qui] revêt une extraordinaire et bienfaisante dignité» (Ziegler, 1975, p. 184).

La demande d'euthanasie ou de suicide serait également une réaction légitime contre la dépossession de sa propre mort par la médecine organisée. «Ceux qui réclament le droit à l'euthanasie voudraient échapper à ce pouvoir décisionnel des médecins, éviter que cette euthanasie réclamée devienne imposée, et présider leur mort comme ils ont cru diriger leur vie. Ils voudraient s'assurer de la possible réappropriation de leur propre mort, et demeurer des sujets jusqu'à l'étape ultime de leur vie» (Fonty, 1987, p. 109). Le choix de sa mort apparaît donc comme «l'expression ultime de la liberté individuelle» (Mishara, 1995, p. 20) et on voudrait que le droit de choisir sa mort fasse partie officiellement des droits de la personne (Cruchon et Thibault, 1995). Plus encore, si on refuse de considérer la demande d'euthanasie ou d'aide au suicide des malades, non seulement on ne respecte pas leur autonomie, mais on ne respecte pas non plus la dignité humaine (Parker, 1993).

Le courant d'opinion opposé à l'euthanasie volontaire et à l'aide au suicide tient un tout autre discours qu'on pourrait qualifier de «vitaliste», en invoquant le caractère sacré de la vie, le rôle de la souffrance dans l'évolution de la personne et les risques d'abus découlant de la libéralisation de ces pratiques. La culture judéo-chrétienne, qui a modelé notre héritage moral, enseigne que la vie est sacrée parce qu'elle est un don de Dieu. Personne ne peut donc en disposer à son gré ni porter atteinte à celle d'autrui. Selon la Congrégation pour la doctrine de la foi, l'euthanasie et l'aide au suicide violent la loi divine et la loi naturelle que le commandement « Tu ne tueras point » a clairement énoncées (Khalid, 1995). La vie est aussi le premier des droits humains et il appartient à la société de le faire respecter. Aucune communauté ne saurait survivre si elle n'assure la protection de cette valeur fondamentale (Kowalski, 1993).

Le respect de la vie prime donc toute autre considération et l'autonomie individuelle ne saurait tenir lieu de guide ultime des actes. Un acte ne devient pas moral parce qu'il est un acte autonome (Latimer, 1992 ; Lickiss, dans Komesaroff *et al.*, 1995) et, par ailleurs, le simple fait de reconnaître que l'être humain a le droit de choisir sa mort ne lui garantirait pas nécessairement la protection de son autonomie (Kowalski, 1993). De plus, le principe de « qualité de vie » contredit l'égalité de toute vie, allègue-t-on. Les personnes bien portantes définissent la dignité et la qualité de la vie autrement que les malades (Olivier, dans Dicaire, 1995), mais quelle qu'elle soit, la vie de tous les êtres humains a une valeur égale et infinie (Simpson, 1992). Or, « un droit socialement reconnu de provoquer la mort [...] exprimerait un doute collectif sur la valeur de certaines vies » (Lamau, 1994a, p. 518).

Quant à la dignité de la mort, elle ne répond pas nécessairement à l'image d'une mort calme et indolore. « On peut mourir humainement, dignement, en criant de douleur » (Druet, 1987, p. 110). L'euthanasie volontaire n'abolira jamais « l'indignité finale de la mort elle-même » (Jonsen, 1993). Encourager les malades en phase terminale sur cette voie n'a rien de digne et ne les aiderait en rien à mourir dans la dignité. Au contraire, ce serait accepter la déshumanisation de la personne (Kowalski, 1993) et cela pourrait « enlever tout courage à qui lutte de toutes ses forces pour mourir dignement (Salamagne et Hirsh, 1992, p. 118), en renforçant le jugement négatif qu'une personne porte parfois sur la fin de sa vie. « Plus qu'un geste de délivrance que l'on offre, l'euthanasie devient alors un jugement que l'on porte, presque un verdict que l'on exécute » (Martino, 1995, p. 206).

C'est également l'idéologie « vitaliste » qui invoque contre la mort médicalement assistée le serment d'Hippocrate garant du rôle protecteur et salvateur de la médecine envers la vie (Latimer, 1992). Mais aux yeux de celles et de ceux qui revendiquent pour l'individu le droit de choisir sa mort, la médecine n'offre guère d'autres choix que souffrance et déchéance physique à certaines personnes en phase terminale. On atténuerait leur souffrance morale et leur sentiment d'une mort indigne en leur donnant le contrôle du stade final de leur vie (Battin et Bole, 1993). Le seul fait d'être en mesure de choisir leur mort pourrait les libérer de la peur et de la souffrance morale, et les inciter à vivre. En réalité, l'euthanasie serait une réponse de compassion et d'humanité donnée à des êtres qui souffrent.

Nous voici au cœur de la question. Au-delà des discussions de principes, c'est bien de souffrance qu'il s'agit lorsqu'une personne estime ne plus pouvoir vivre et demande qu'on l'aide à mourir. La tradition chrétienne a toujours attribué un rôle central à la souffrance dans le développement psychologique et spirituel de l'être humain, mais de nos jours une pluralité d'opinions se côtoient au sein des religions mêmes. L'Église catholique romaine reconnaît le besoin de compassion, mais elle place le respect de la vie au-dessus de tout (Kowalski, 1993). Le respect de la vie n'impose toutefois pas l'obligation d'accepter toutes les souffrances. « L'homme doit accepter et boire le calice de douleurs toutes les fois que Dieu le désire ; mais il ne faudrait pas croire que Dieu le désire toutes les fois que se présente une souffrance à supporter, quelles qu'en soient les causes et les circonstances », déclarait Pie XII, dans un texte qui rend légitime le recours à des traitements pouvant entraîner le double effet de soulager la douleur et d'abréger la vie (Durand, 1995, p. 41).

La souffrance ne relève pas seulement de solutions médicales, souligne-t-on, et une requête d'euthanasie ou d'aide au suicide offre l'occasion d'aider une personne à découvrir des dimensions nouvelles à son existence (Lickiss, dans Komesaroff *et al.*, 1995). Accepter l'euthanasie, ce serait au contraire ne pas croire en la possibilité d'évolution des êtres à travers la douleur physique et la souffrance morale (Salamagne, dans Salamagne et Hirsh, 1992). Si la souffrance apporte parfois des bienfaits, elle peut également n'avoir aucun sens, objecte-t-on (Van Weel, 1995). La souffrance causée par la maladie, par exemple, n'a pas la moindre utilité « sans compter qu'on peut mourir de douleur », et « aucune justification morale n'est nécessaire pour apaiser les souffrances de quelqu'un qui ne peut plus rien faire sur cette terre et va, dans un instant, la quitter à jamais » (Schwartzenberg, dans Schwartzenberg et Viansson-Ponté, 1977, p. 230 et 232). Pourquoi n'aurait-on pas pour la souffrance humaine autant de compassion que pour la souffrance animale (Schwartzenberg, dans Schwartzenberg et Viansson-Ponté, 1977 ; Thibault, 1987) ?

Du devoir de respecter la vie ou du devoir de compassion, lequel sauvegarde le mieux la dignité humaine ? « Le respect de la vie entre parfois en conflit avec le respect de la personne humaine » (Viansson-Ponté, dans Schwartzenberg et Viansson-Ponté, 1977, p. 247). La personne et sa vie ne sont pourtant pas des entités séparées et un être qui estime que sa vie n'a pas de sens et désire mourir dans la dignité mérite aussi le respect. Les soins professionnels, basés sur la compassion et le devoir d'humanité, devraient l'aider à mourir (Van Weel, 1995). La loi est faite pour les êtres humains et la compassion se place au-dessus de la loi, estime pour sa part l'Église méthodiste selon laquelle secourir les êtres souffrants par l'euthanasie ou l'assistance au suicide respecte la dignité de la vie humaine (Kowalski, 1993). N'est-ce pas parce qu'on aime et respecte la vie qu'on veut en préserver la qualité jusqu'à la fin (Schwartzenberg, 1985 ; Fonty, 1987) ?

Trop souvent, de part et d'autre, on débat de principes en oubliant qu'une personne est une histoire et qu'elle voit sa vie de façon globale, comme une unité narrative qui relie la naissance et la mort (Allmark, 1993). Si l'on cherchait à savoir quel sens les actes d'une personne ont *pour elle*, peut-être les jugements que l'on porte seraient-ils plus nuancés. L'intention confère du sens à un acte. Pour certaines personnes, le suicide peut être une bonne mort, la réalisation d'un objectif, un choix rationnel et honorable (Allmark, 1993). Par exemple, aider à se suicider une personne qui ne peut le faire seule peut être un acte de charité, d'amour et de courage (Schwartzenberger et Viansson-Ponté, 1977 ; Schwartzenberger 1985 et 1995 ; Allmark, 1993 ; Hoffman, 1995). Bien qu'illégal, cet acte représente alors un bien pour les deux personnes en cause (Allmark, 1993).

Toutefois, reconnaître à l'individu le droit de choisir sa mort dans certaines circonstances ne justifie pas l'adoption d'une politique nationale sur l'euthanasie volontaire et l'aide au suicide (Allmark, 1993 ; Kowalski, 1993 ; Cruchon et Thibault, 1995 ; Schwartzenberg, 1997). C'est parce qu'on appréhende de nombreux abus que, d'une part, on réclame des modifications aux lois et que, d'autre part, on s'y oppose.

Les appréhensions

Le courant contre la légalisation de l'euthanasie et de l'aide au suicide nourrit de nombreuses appréhensions, dont les plus importantes ont trait à la «pente glissante» (*slippery slope*) et aux abus de la part de la médecine et de la société. Quand une chose est légale, dit-on, elle devient facile. Au nom du principe de compassion ou du droit à une mort digne, on commencera par autoriser l'euthanasie et l'aide au suicide à la demande expresse de personnes capables de prendre des décisions libres et éclairées. Puis, on ne tardera pas à percevoir ce privilège accordé aux personnes aptes et conscientes comme un droit dont seront privées les personnes inaptes et inconscientes. Au nom du droit à l'égalité, il faudra donc étendre à ces dernières l'accès à des pratiques euthanasiques (Jonsen, 1993). De condition *sine qua non* du traitement, le consentement de la patiente ou du patient (ou de son porte-parole) deviendra non essentiel et on laissera le médecin seul juge de mettre ou non un terme à la vie de malades qui sont incapables de prendre des décisions (Jonsen, 1992 ; Genuis *et al.*, 1994).

La société pourrait même inciter les établissements et les médecins à étendre le processus aux êtres vulnérables (personnes âgées, personnes handicapées, malades mentaux, malades chroniques, personnes atteintes du sida, pauvres, groupes minoritaires, etc.) dont elle jugerait l'existence inutile et un trop lourd fardeau humain et financier (Ringerman et Koniak-Griffin, 1992 ; Lamau, 1994a). Rien n'exclut, non plus, la tentation de l'eugénisme, comme dans l'Allemagne nazie (Broussouloux, 1983 ; Couvreur, 1989 ; Salamagne et Hirsh, 1992 ; Davis *et al.*, 1993 ; Jonsen, 1993 ; Lamau, 1994a ; Abiven, 1995). Cinquante ans après la disparition d'Hitler, son ombre plane toujours… Avant et pendant la guerre de 1939-1945, Hitler a fait exterminer, outre six millions de Juives et de Juifs, quelque 275 000 adultes et enfants malades chroniques, handicapés physiques et déficients mentaux pour des motifs de « purification de la race » et ce, avec la collaboration complaisante de la plupart des médecins (Abiven, 1995 ; Mullens, 1995).

Cependant, il faut reconnaître que ces meurtres de personnes qui ne voulaient pas mourir ont peu à voir avec l'euthanasie et l'aide au suicide que demandent des malades en phase terminale. Le programme nazi représente justement ce que ne doit pas être l'euthanasie : une mort imposée par l'État et la médecine organisée, à l'encontre des intérêts de la personne, un processus qui fait fi du droit de l'individu au libre choix (Mullens, 1995 ; Roy et al., 1995). Mais, prévient-on, le racisme et la discrimination qui sévissent sous plusieurs formes ne nous permettent pas d'écarter complètement cette éventualité, car on ne saurait prévoir toute l'influence qu'ils peuvent exercer sur les comportements individuels et collectifs (Jonsen, 1993 ; Olivier, dans Dicaire, 1995 ; Roy et al., 1995).

Si on légalisait l'euthanasie, le nouveau contexte permissif constituerait en soi une incitation à des manipulations de toutes sortes (Battin, 1980). Les groupes les plus vulnérables pourraient se percevoir et être perçus différemment. La société pourrait même faire en sorte que les personnes âgées et les malades en phase terminale se considèrent comme un fardeau et choisissent d'abréger leurs jours (Battin, 1980 ; Van Weel, 1995), ce qui serait facile, étant donné que la médecine aurait le pouvoir de les y aider (Battin, 1980 ; Battin et Bole, 1993 ; Lamau, 1994a).

La société serait-elle portée à éliminer les situations qui motivent les demandes d'euthanasie et de suicide, si on légalisait ces pratiques ? (Mayo et Gunderson, 1993). On pourrait assister, dans le domaine social, à la détérioration de situations déplorables : la perte de rôle des gens âgés et la tendance à les confiner dans des établissements, les difficultés financières croissantes des marginaux et des pauvres (Battin et Bole, 1993), les préjugés à l'égard de groupes minoritaires, telles les personnes homosexuelles, toxicomanes, handicapées, déficientes mentales, immigrantes et autres (Eriksen et al., 1995 ; Olivier, dans Dicaire, 1995 ; Roy et al., 1995). Banaliser la mort en acceptant l'euthanasie et le suicide pourrait même avoir une incidence sur le meurtre et le suicide en général (Broussouloux, 1983).

La libéralisation de l'euthanasie et du suicide pour les personnes en phase terminale aurait probablement aussi un effet d'entraînement sur des personnes malades qui ne sont pas en fin de vie (Genuis *et al.*, 1994). Elles voudront peut-être éviter le stade final et allègueront que la société les prive de leur droit de se soustraire à une mort indigne (Jonsen, 1993). Des patientes et des patients pourraient désirer hâter leur mort afin de préserver les intérêts financiers de leur famille. La société pourrait-elle en venir à reconnaître le choix de mourir pour préserver les intérêts d'une tierce personne et les médecins devraient-ils exécuter cette demande (Mayo et Gunderson, 1993) ?

L'euthananasie ou l'aide au suicide pourrait devenir un instrument pour résoudre les cas médicaux difficiles, dérangeants et coûteux, et même un mode de gestion des services de santé dans un but économique non avoué. Déjà le système actuel ne répond pas adéquatement aux besoins de certains groupes de personnes à risque. Les malades et leur famille faisant partie de ces groupes pourraient choisir l'euthanasie ou le suicide parce que l'absence de ressources exerce une pression trop forte sur eux (Eriksen *et al.*, 1995). La possibilité d'une mort rapide et sans douleur deviendrait inévitablement une nécessité (Jonsen, 1992).

Toutefois, il faut reconnaître que les risques d'abus appréhendés existent déjà dans le contexte actuel pour les personnes malades en phase terminale que l'équipe soignante pourrait négliger au point qu'elles préfèrent hâter leur mort en interrompant leurs traitements (Mayo et Gunderson, 1993). En outre, la volonté des malades et de leur famille motive-t-elle toujours la décision médicale d'omettre ou d'interrompre un traitement ? Cette décision ne découle-t-elle pas parfois du souci de libérer des lits pour d'autres malades et de réaliser des économies (Mullens, 1995) ? Si une société en vient un jour à accepter l'euthanasie pour des motifs d'ordre économique, cela tiendrait au fait que cette société a perdu tout respect de l'humanité, et l'existence ou la non-existence de législation n'y changerait rien (Van Weel, 1995).

La société occcidentale est déjà engagée sur une « pente glissante », estiment d'autres voix extérieures aux courants d'opinions antagonistes, car l'euthanasie et l'aide au suicide, quoique illégales, se pratiquent couramment sans contrôle. C'est l'avis de membres minoritaires du Comité sénatorial spécial sur l'euthanasie et l'aide au suicide qui estiment que « les personnes vulnérables ont plus à craindre d'une aide médicale non réglementée à la fin de la vie que de changements législatifs assortis de sauvegardes appropriées » (Sénat du Canada, 1995, p. 75). Selon ces personnes, « insister sur le maintien du statu quo par peur du changement risque fort de causer plus de tort que des exemptions, réfléchies et soignement rédigées, à la disposition législative actuelle » (Sénat du Canada, 1995, p. 75). Elles proposent donc une décriminalisation partielle de l'euthanasie et de l'aide au suicide qui s'apparente à celle que connaissent les Pays-Bas (Sénat du Canada, 1995).

Mais infirmières, infirmiers et médecins craignent les conséquences négatives que pourraient avoir de tels changements sur leur relation avec les malades. L'indispensable lien de confiance entre patiente ou patient et médecin ne serait-il pas brisé (Simpson, 1992 ; Kowalski, 1993 ; Mayo et Gunderson, 1993) et le rôle des infirmières comme porte-parole des malades serait-il encore possible (Kowalski, 1993) ? Comment pourrait-on former les professions de la santé au traitement, aux soins des malades et au maintien de la vie si la médecine avait le rôle de donner la mort (Battin et Bole, 1993) ? Les médecins se sentiraient-ils toujours motivés d'acquérir la compétence dans le traitement de la douleur et l'aide aux personnes mourantes (Jonsen, 1993) ? Le débat sur l'euthanasie détourne déjà l'attention de la médecine et de la société de solutions plus acceptables pour la maladie terminale, comme les soins palliatifs dont il empêche le développement (Ringerman et Koniak-Griffin, 1992 ; Lamau, 1994a ; Ashby, 1995). Si l'euthanasie devenait légale, ne serait-on pas tenté de réduire davantage la recherche médicale en général, et en particulier celle qui se fait en soins palliatifs, de réorienter à d'autres fins les ressources médicales et institutionnelles qui procurent soutien émotionnel et social aux malades (Battin et Bole, 1993) ? On légitimerait alors la perception actuelle selon laquelle les soins aux personnes mourantes sont une affaire privée (Burgess, 1993 ; Lamau, 1994a).

Il existerait des risques plus graves encore. Le fait de détenir le pouvoir légal de tuer rend possible son utilisation selon ses préférences et ses jugements personnels (Kowalski, 1993 ; Anderson et Caddell, 1993). En outre, les croyances religieuses, les valeurs morales et les préjugés teintent les attitudes et les actes des médecins et des infirmières. On présume que des médecins pourraient manipuler des personnes très malades qui ne souhaitent pas mourir, car les protections les mieux intentionnées peuvent dériver (Mayo *et al.*, 1993). Ainsi, l'obligation de consulter un autre médecin ne constituerait pas une sauvegarde suffisante, car on peut consulter quelqu'un qui pense comme soi (Olivier, dans Dicaire, 1995). Toutefois, ici encore, les mêmes risques existent déjà dans le choix d'amorcer ou d'interrompre un traitement et la légalisation de l'euthanasie n'en serait pas la cause véritable (Parker, 1993). La légalisation ou la décriminalisation partielle de ces pratiques pourrait, au contraire, élever le niveau de responsabilité publique et professionnelle (Cassel et Meier, 1990), tout en protégeant les infirmières et les médecins d'éventuelles poursuites pour des motifs injustifiés (Ringerman et Koniak-Griffin, 1992).

Les demandes d'euthanasie

Il existe peu d'études menées auprès des personnes qui demandent l'euthanasie ou de l'aide pour se suicider. Peut-être cela tient-il en partie à l'opinion assez répandue selon laquelle « rêver d'une mort idéale, comme on rêve d'un amour idéal » est une préoccupation d'individus « bien portants », qui projettent sur les personnes mourantes leur perception de la dignité et de la qualité de vie et veulent la leur imposer (Olivier, dans Dicaire, 1995, p. 45). Quoi qu'on en pense, il existe des personnes malades qui désirent une mort rapide et sans douleur et elles représentent environ 10 % de celles qui souffrent de maladies terminales (Block et Billings, 1995). Qui sont ces malades qui veulent devancer l'heure de leur mort, et pourquoi ?

Des recherches réalisées aux Pays-Bas indiquent que si les patientes et les patients néerlandais veulent avoir la possibilité de demander l'euthanasie ou l'aide au suicide s'ils le jugent nécessaire, une faible proportion se prévaut de cette option. Selon des études récentes, 2,9 % de toutes les morts aux Pays-Bas sont associées à l'euthanasie : 1,8 % à l'euthanasie volontaire, 0,3 % à des suicides assistés et 0,8 % à des actes d'euthanasie sans requête explicite et persistante du patient (Block et Billings, 1994). Ces choix ont pour motifs la perte de dignité (57 % des cas), la douleur (46 %), l'inutilité de l'agonie (46 %), la dépendance (33 %) et la lassitude de vivre (23 %) (Van der Maas *et al.*, 1991). Chez les personnes atteintes de cancer, toutefois, la douleur ne compterait que dans 5 % des demandes d'euthanasie formulées (Block et Billings, 1994).

Par ailleurs, les risques de suicide se sont accrus entre 1971 et 1986 chez les malades souffrant de cancer, tant au Danemark qu'aux Pays-Bas (Block et Billings, 1995). Dans plusieurs pays, les personnes qui souffrent du sida ont un taux de suicide élevé : environ 35 % d'entre elles désirent mourir et 17 % ont tenté de se suicider (Block et Billings, 1995). Au Canada, une étude de l'université Simon Fraser, de Vancouver, la première du genre en Amérique du Nord, a révélé en 1994 que trente-quatre personnes malades sont mortes par euthanasie volontaire ou suicide médicalement assisté entre 1980 et 1993 (Van Weel, 1995).

Une enquête menée en Australie auprès d'infirmières et de médecins (Kuhse et Singer, 1993) indique que les malades qui réclament l'euthanasie ou l'aide au suicide sont des personnes victimes de cancer douloureux, d'accidents cardio-vasculaires, de maladies chroniques, de quadraplégie, d'arthrite sévère, de dépression et, enfin, des personnes qui se sentent seules et abandonnées. Les motifs de leur requête vont de douleurs persistantes et incontrôlables au souci de ne pas être un fardeau pour autrui, du caractère incurable de la maladie à l'infirmité reliée à l'âge et à la crainte que le processus de mort soit trop long. Plus que la mort, c'est donc la peur de la maladie, de la souffrance et de la déchéance qui hante les êtres humains (Cruchon et Thibault, 1995). Abréger ses jours apparaît alors la moins difficile des solutions (Schwartzenberg, 1985 et 1994) à des êtres qui craignent la perte de dignité (Boutin, 1994 ; Curtin, 1995b), l'anonymat et le non-respect de leurs désirs et de leurs volontés (Duquette, 1994 ; Ericksen *et al.*, 1995).

Les motivations des malades qui désirent une mort rapide et sans douleur font l'objet de nombreuses interprétations. La plupart de ces personnes ne souhaitent pas réellement mourir, allègue-t-on, mais plutôt se libérer de leurs souffrances. Elles demandent une aide pour faire face à la dépression, à l'anxiété devant l'avenir, à la peine, à la perte de contrôle, à la dépendance, à la douleur physique et au désespoir spirituel (Richard, 1991 ; Saunders, 1994 ; Abiven, 1995 ; Block et Billings, 1995). Leur requête exprime davantage le besoin d'augmenter la qualité de la présence que le désir de mourir (Olivier, dans Dicaire, 1995). Selon un point de vue moraliste, il est surtout question « de conjurer coûte que coûte l'épreuve stridente et tellement provocante de toute solitude humaine. Contre la solitude, la suppression de la vie ! » (Hirsh, dans Salamagne et Hirsh, 1992, p. 24).

La demande de mort traduit toujours une grande détresse faite de douleurs physiques et de la crainte d'une mort solitaire et angoissante, « mais surtout d'un doute torturant sur la valeur de sa propre vie » (Lamau, 1994a, p. 514) et sur l'importance que les autres lui accordent. « La demande d'euthanasie renvoie à la souffrance de sentir qu'on ne correspond plus à l'image que les autres ont de nous » (De Montigny et De Hennezel, 1990, p. 105) et à la souffrance de ne plus se sentir aimable (Salamagne, 1992). Pour plusieurs, le plus difficile à supporter est la perte de fonction, d'indépendance et de rôle (Saunders, 1994 ; Ashby, 1995). « Certains refusent en effet de vivre sachant que dans les années qui viennent, ils vivront dans un état plus ou moins avancé de démence, d'incapacité ou de handicap » (Roy et al., 1995, p. 465). Une personne malade ou mourante ne peut aujourd'hui répondre aux normes de performance et de productivité et a tendance à rechercher une mort à l'image de la seule manière de vivre que la société valorise : rapide et efficace (Olivier, dans Dicaire, 1995).

Mal informés sur leur droit de définir ce qui leur semble leur meilleur intérêt, des malades désirent également mourir parce qu'ils redoutent qu'on leur impose des traitements in extremis. Ils voudraient ne pas avoir à franchir l'étape précédant la mort (Ericksen et al., 1995). Le désir de mourir peut exprimer le besoin de conserver le contrôle de sa vie devant une détérioration anticipée, comme l'exprimait peu avant de se suicider un médecin québécois dans une lettre adressée aux journaux (Boutin, 1994). Certaines personnes demandent une aide pour mourir, car elles craignent de ne plus pouvoir se suicider elles-mêmes au moment voulu. Le suicide peut être également pour des personnes malades «comme une façon de contrôler ceux qu'elles perçoivent comme ne les traitant pas correctement» (Hoffman, 1995, p. 37).

On peut aussi vouloir mourir par altruisme (Hoffman, 1995), pour éviter un fardeau émotionnel et financier à sa famille et à son entourage et parce qu'on estime que les ressources pourraient être plus utiles à des personnes bien portantes (Boutin, 1994; Duquette, 1994). Certaines personnes subissent des pressions idéologiques, sociales et économiques, voire les pressions de leurs proches qui réclament qu'on mette fin à la souffrance d'un être cher (Ringerman et Koniak-Griffin, 1992). On juge parfois ces requêtes égoïstes : «Est-ce qu'on aime la personne ou est-ce que l'on s'aime soi et que l'on trouve la situation insupportable?» (Salamagne, dans Martino, 1995, p. 190). Ou encore, on estime qu'elles «relèvent plus de l'angoisse, de l'inexpérience et du sentiment d'inutilité dans lequel elles se sentent, que du désir clair d'une fin expéditive» (Abiven, 1990, p. 61). Quels qu'en soient la provenance et les motifs, une demande de mort constitue toujours une expérience difficile pour le personnel infirmier et médical qui la reçoit.

Les réponses au désir de mourir

Plusieurs infirmières et médecins, notamment dans le domaine des soins palliatifs, affirment ne pas recevoir ou recevoir rarement des demandes d'euthanasie (Sebag-Lanoë, 1986; Salamagne et Hirsh, 1992; Abiven, 1995). Ces demandes ne peuvent guère s'exprimer dans un contexte fermé ou même ouvertement hostile à cette pratique. Par contre, d'autres reconnaissent avoir accédé à de telles requêtes ou n'écartent pas cette éventualité, et insistent sur l'importance de l'écoute compatissante (Schwartzenberg, 1985; Fonty, 1987; Block et Billings, 1995; Parker, 1995).

Chaque fois que des malades en phase terminale expriment le désir de hâter le moment de leur mort, on devrait amorcer un dialogue et déployer tous les efforts possibles pour soulager ou atténuer leur détresse physique et psychologique (Block et Billings, 1994; Saunders, 1994). Il est préférable de ne banaliser aucune requête ni de s'enfermer dans des positions dogmatiques et rigides. L'attitude la plus favorable aux malades consisterait à « garder une écoute neuve face à chaque demande » (De Montigny et De Hennezel, 1990, p. 106), sans l'estimer *a priori* irrationnelle ou le résultat d'un désordre psychique, mental ou de personnalité (Ashby, 1995), ensuite, d'en évaluer toutes les implications avec la patiente ou le patient et de clarifier le désir qu'elle sous-tend (Lickiss, dans Komesaroff *et al.*, 1995).

L'investigation globale porte sur six points majeurs : la souffrance physique ; la souffrance psychologique ; la capacité de prendre une décision ; la souffrance sociale ; la souffrance existentielle / spirituelle et le dysfonctionnement dans la relation médecin-patient (Block et Billings, 1995). Une démarche clinique efficace donne priorité 1) d'abord, au contrôle adéquat des symptômes de la maladie ; 2) puis, aux difficultés de la patiente ou du patient dans ses relations avec sa famille, ses proches et l'équipe soignante ; 3) à ses problèmes psychologiques, deuil particulier, dépression, anxiété, désordres mentaux organiques et problèmes de personnalité ; et 4) au sens qu'elle ou il donne à sa vie et à sa souffrance. On sera ensuite en mesure soit de modifier ou d'améliorer le traitement (Block et Billings, 1994), soit de l'interrompre pour « donner une chance à la mort » (Lickiss, dans Komesaroff *et al.*, 1995, p. 595).

À l'instar de l'Organisation mondiale de la santé (OMS, 1990), des infirmières et des médecins affirment « qu'il n'existe [...] qu'une seule alternative à l'euthanasie, c'est l'application à la maladie terminale d'une thérapeutique palliative efficace » (Tavernier, 1992, p. 72). Les demandes d'euthanasie et d'aide au suicide indiqueraient des lacunes dans les traitements terminaux et dans l'accompagnement des personnes mourantes, notamment en ce qui a trait à l'attitude des médecins qui communiquent mal avec les malades, les informent mal sur leur maladie et sur les traitements, traitent mal leurs douleurs (Saunders, 1994 ; Hoffman, 1995 ; Ericksen *et al.*, 1995). Si l'on soulage la douleur et les inconforts, si l'on écoute le désarroi, si l'on donne des marques d'estime et d'attachement qui aident ces malades à modifier le jugement qu'ils portent sur eux-mêmes, le plus souvent, estime-t-on, la demande d'euthanasie ne sera pas réitérée (Sebag-Lanoë, 1986 ; Richard, 1991 ; Lamau, 1994a ; Saunders, 1994 ; Lickiss, dans Komesaroff *et al.*, 1995). En augmentant les ressources destinées aux soins palliatifs, qu'on pourrait alors offrir à l'ensemble des personnes mourantes, on éliminerait à la fois les demandes d'euthanasie et la nécessité de balises législatives (Latimer, 1992 ; Ringerman et Koniac-Griffin, 1992 ; Lamau, 1994a). Toutefois, si l'on parvenait à éliminer la douleur de 5 % à 10 % des malades en phase terminale qu'aucun médicament ne soulage actuellement (OMS, 1990), il faudrait encore se pencher sur les autres motifs pour lesquels de nombreux malades veulent hâter leur mort.

Il arrive même qu'on considère le milieu des soins palliatifs comme une sauvegarde contre la « tentation » de mourir. Les personnes malades savent qu'on n'y pratique pas l'euthanasie et qu'on ne donnera pas suite à leur demande : « Au fin fond d'elles-mêmes elles sentent que nous constituons peut-être leur dernier refuge pour ne pas être délivrées par euthanasie » (Salamagne, dans Salamagne et Hirsh, 1992, p. 49). On devrait savoir que même des personnes très malades et lourdement handicapées s'accrochent à la vie et que, en phase terminale, elles font un cheminement dont on pourrait les priver en mettant fin prématurément à leurs jours. L'équipe soignante ne leur volerait-elle pas leur mort, alors que son rôle est de les aider à trouver un sens à leur vie, à leur souffrance et à leur mort (Salamagne, dans Martino, 1995, p. 189) ?

Ce point de vue ne fait pas l'unanimité. Le sens qu'une personne malade donne à sa mort lui appartient ; « nous n'avons pas à lui en fabriquer un », affirment des personnes qui œuvrent dans le domaine même des soins palliatifs (De Montigny et De Hennezel, 1990, p. 109). Au nom de quoi les services de santé, y compris les soins palliatifs, suggéreraient-ils qu'ils sont capables de donner un sens et de la dignité à la vie d'une personne si cette dernière considère que cette vie est une perte irréparable (Ashby, 1995) ? « Quand les gens refusent ou arrêtent un traitement, cherchent activement à se suicider, c'est qu'ils ne trouvent plus de signification ou expérimentent ce qu'elles font comme n'ayant plus de sens. Il peut leur rester du travail à accomplir, mais s'il est accompli sans conviction et n'est plus en lien avec l'expérience qu'elles ont d'elles-mêmes, elles sont essentiellement mortes et le suicide [et l'euthanasie] leur apparaît comme une solution rationnelle » (Hoffman, 1995, p. 39).

On troque parfois «l'acharnement thérapeutique contre l'acharnement moral, c'est-à-dire la volonté de donner à tout prix un sens à l'épreuve, de la justifier, de l'imposer au lieu de contester cette trajectoire de la phase terminale» (De Montigny et De Hennezel, 1990, p. 109). L'acharnement moral impose «indûment, à un malade en phase terminale demandant l'euthanasie, une philosophie et une démarche médicale qui ne respectent pas ses dernières volontés» (Boisvert, 1992, p. 167). L'exagération dans les soins terminaux et dans la quête de sens peut conduire à l'acharnement palliatif, dont «l'idée même pointe du doigt l'absurdité "sourd à la raison" de la position éthique inflexible, qui se place davantage au service de la lettre que de l'esprit, qui se préoccupe plus encore du concept de la vie que de la personne qui *est* en vie, et qui vibre plus aux croyances religieuses du soignant qu'à celles du mourant» (Boisvert, 1992, p. 171).

Quant à l'opinion selon laquelle toute requête d'euthanasie est une demande déguisée pour des soins palliatifs, on la juge parfois simpliste et paternaliste (Synnott, 1993; Logue, 1994; Komesaroff *et al.*, 1995). D'abord, dans la plupart des cas où l'euthanasie apparaît comme une «solution», c'est à l'issue d'un long processus de prise de décision clinique qui a tenu compte des valeurs, de la volonté et des préférences des malades. On a négocié toutes les décisions tout au long de la maladie et offert tous les soins et les traitements palliatifs disponibles (Komesaroff *et al.*, 1995). Sue Rodriguez, une Canadienne atteinte de sclérose latérale amyotrophique, avait bénéficié de soins palliatifs de qualité pendant plus d'un an avant de demander, en vain, que la Cour suprême lui permette d'obtenir une aide médicale pour se suicider (Mullens, 1995). Certes, il arrive souvent que la personne reconsidère sa demande et change d'avis, ce que doit respecter l'équipe soignante. Malgré tout, certaines personnes veulent *réellement* mourir, et il est du devoir du médecin de répondre à leur désir (Parker, 1993).

Il y a une certaine sagesse à éviter de valider ses sentiments personnels comme si c'étaient des données scientifiques, sous peine d'en arriver à une sorte de «maccarthysme moral» qui ignore la complexité, la singularité et versatilité de la nature humaine. (Schwartzenberg, 1985; Parker, 1993; Synnott, 1993). Les soins palliatifs et l'euthanasie sont «deux formes différentes de la même tentative pour humaniser la mort » (Thibault, 1987, p. 107) qu'il ne convient pas d'opposer. Il serait préférable que l'équipe de soins demeure neutre devant les demandes d'aide au suicide ou d'euthanasie et respecte les décisions des malades, sans faire la morale ni imposer son point de vue (Logue, 1994 ; Ashby, 1995) : « Palliative care is a model of care, not a moral crusade, and should not be used as a strategic weapon in social debates » (Ashby, 1995, p. 597).

Des études se sont intéressées aux motivations des infirmières et des médecins qui ont pratiqué l'euthanasie à la demande des malades ou qui y sont favorables (Takeo *et al.*, 1981 ; Anderson et Caddell, 1993 ; Davis *et al.*, 1993 ; Kuhse et Singer, 1993 ; Richardson, 1994 ; Stevens et Hassan, 1994 ; McInervey et Seibold, 1995). Ces motivations vont de la compassion au respect de la liberté et de la volonté des malades à l'impuissance et aux motifs d'ordre administratif et financier (en France, par exemple, selon le Dr Maurice Abiven, 1995). L'euthanasie ou l'aide au suicide apparaît comme un « dernier recours » (Block et Billings, 1995), le « cadeau ultime » qu'un médecin peut faire à ses malades (Burgess, 1993), une « réponse de compassion » (Parker, 1993), un « geste de respect de la vie » (Fonty, 1987), une « assistance à personne en danger » ou la moins mauvaise des réponses à la détresse extrême (Schwartzenberg, 1985).

Tout en s'opposant à l'euthanasie à la *demande des malades* et à sa légalisation, d'autres justifient l'acte de plonger des malades dans l'inconscience pour soulager leurs douleurs (sommeil induit) ainsi que certaines euthanasies décidées par le médecin, notamment dans des cas d'agonies atroces comme une rupture imminente de carotide, certaines dyspnées terminales, qui feront mourir très péniblement le malade. Dans de telles situations, le devoir de conscience du médecin est de raccourcir cette agonie, « de transgresser la règle morale qu'il reconnaît pourtant comme impérative » (Abiven, 1995, p. 157).

Lorsqu'ils accomplissent ce qu'ils considèrent comme un devoir d'humanité, des infirmières et des médecins s'exposent à la réprobation parfois sévère de leurs pairs. On les accuse, notamment, de faire preuve d'une « non-connaissance profonde du mourant », de mal interpréter les demandes des malades et, par conséquent, de tuer des personnes qui ne veulent pas mourir (Salamagne, dans Martino, 1995). On prétend que la plupart des euthanasies sont pratiquées à tort, « soit par des gens qui veulent se débarrasser de malades qui constituent à leurs yeux un problème insoluble et n'ont en vue, même s'ils refusent de se l'avouer, que leur tranquillité et la bonne marche routinière de leur survie, soit alors par des gens qui s'illusionnent totalement sur ce que la personne qui réclame veut vraiment » (Martino, 1995, p. 212). Accéder à des demandes d'euthanasie manifesterait finalement une volonté de pouvoir : « C'est persister à vouloir être toujours et malgré tout le vainqueur : il s'agit là de "devancer", de "précéder" la mort. De lui contester d'une certaine manière le rôle de décider à notre place » (Salamagne, dans Salamagne et Hirsh, 1992, p. 45).

D'autres déplorent l'usage répandu du cocktail lytique[5] à l'insu des malades et de leurs proches, pour des motifs injustifiés (Verspieren, 1985 ; Lamau, 1994a ; Abiven, 1995), une pratique qui traduirait « le désarroi des médecins devant une situation dont ils ne sont plus maîtres » (Abiven, 1995, p. 152). Parfois, des motifs économiques sont en cause : les médecins veulent garder les ressources pour les personnes qui ont des chances de survie et sont convaincus de bien servir ainsi les intérêts collectifs (Abiven, 1995). C'est alors l'occasion de rappeler aux collègues le tout premier des grands principes qui devraient guider les disciples d'Esculape[6], le respect de la vie.

---

5. Le cocktail lytique a été mis au point dans les années 1950 par les professeurs H. Laborit et Huguenard en vue de provoquer une lyse temporaire (d'où son nom) du système nerveux autonome et réduire, voire supprimer, les effets nocifs de certains chocs septiques. Il est composé de trois médicaments qui induisent le coma, et qu'on injecte à des malades hospitalisés dont on trouve la mort trop lente. La mort survient en moyenne trois jours après l'administration de ce cocktail à une dose suffisante (Abiven, 1995). Lyse : destruction d'éléments organiques sous l'action d'agents physiques, chimiques ou biologiques.

6. Esculape, dieu romain de la médecine, assimilé à Asclépios, dieu de la médecine chez les Grecs.

Un débat inachevé

Aucune question, excepté celle de l'avortement où s'opposent les mêmes principes et les mêmes valeurs (respect de la vie *vs* autonomie, intérêts collectifs *vs* intérêts individuels), n'a déchiré aussi profondément la société occidentale que l'euthanasie. Il semble impossible de baliser les chemins de la vie et de la mort de manière à tenir compte autant de la réalité que des principes, et ce, parce que la réflexion sur le sujet s'alimente à des valeurs et à des croyances multiples et opposées. Le nœud du problème réside peut-être dans la tendance inhérente à la nature humaine de contrôler l'existence d'autrui. La rectitude philosophique ne fait pas le poids devant la réalité plurielle, et l'absolutisme dans les principes ne rend pas compte du destin singulier d'un être qui obéit à ses aspirations profondes et cherche sa vérité.

« Revendique la propriété de ton être [...]. Pour la mort plus que pour aucune autre affaire, nous devons suivre notre conviction intime », conseillait Sénèque en l'an 62. Est-il possible aux femmes et aux hommes de notre époque d'agir ainsi, quand la société tient un discours tonitruant sur la liberté et la responsabilité de la personne dans la conduite de sa vie, mais lui accorde bien peu de latitude et de confiance quant à la manière dont elle désire les exercer? De nombeux codes d'éthique et avis juridiques ont éclipsé la conscience individuelle, qui pouvait servir de phare, et une nuée de spécialistes imposent aujourd'hui leur vision du bien individuel et du bien collectif. Dans le cas de la souffrance et de la mort, des juges, des femmes et des hommes politiques, des infirmières, des médecins, des moralistes, des anthropologues possèdent-ils un tel bagage de sagesse et d'intégrité qu'ils puissent déterminer ce qui est meilleur pour les personnes qui y font face? Qui a le droit d'évaluer la justesse du point de vue d'un autre au sujet de sa propre vie et de sa propre mort?

La liberté individuelle, pour souveraine qu'elle soit, n'est pas absolue, souligne-t-on, et l'éthique personnelle entre parfois en conflit avec les valeurs collectives. C'est pourquoi on ne doit pas nécessairement institutionnaliser une action moralement acceptable dans des cas particuliers et dans certaines conditions, comme l'aide au suicide ou l'euthanasie (Saint-Arnaud, 1995). Si notre société choisit de ne pas légaliser ces pratiques, le fait que des actes « illégaux » soient tout de même posés sans contrôle justifierait une réglementation de l'aide médicale en fin de vie afin de protéger la population de l'acharnement palliatif (Boisvert, 1992) et contre les abus possibles. À tout prendre, peut-être y a-t-il moins de risques à garantir à chaque être humain la liberté de choix devant la mort que de laisser la médecine ou l'État en décider uniformément pour tout le monde. Sur cette question fondamentale, le *statu quo* ne sert ni les malades, ni les professionnelles et professionnels de la santé qui se retrouvent plus souvent qu'ils le souhaiteraient déchirés entre leur devoir de compassion et des obligations légales ambiguës.

Lectures suggérées

1. P. Allmark, « Euthanasia, dying well and the slippery slope », *Journal of Advanced Nursing*, vol. 18, 1993, p. 1178-1182.

2. P. Deschamps, « L'euthanasie doit-elle être légalisée ? », *Frontières* (printemps 1990), vol. 3, n° 1, p. 41-43.

3. A.R. Jonsen, « Living with Euthanasia : A Futuristic Scenario », *The Journal of Medicine and Philosophy,* vol. 18, p. 241-251.

4. P.A. Komesaroff *et al.*, « The Euthanasia Controversy. Decision-making in Extremes Cases », *The Medical Journal of Australia,* vol. 162 (juin), p. 595-597.

5. A. Mullens, *Leadership moribond en matière d'euthanasie,* Bourse Atkinson, Colombie-Britannique, Canada, 1995.

6. D. Roy *et al.*, *La bioéthique, ses fondements et ses controverses*, Montréal, Éditions du Renouveau pédagogique, 1995.

7. H. Van Weel, « Euthanasia : Mercy, Morals and Medicine », *The Canadian Nurse/L'infirmière canadienne*, sept. 1995, p. 35-40.

8. P. Verspieren, *Face à celui qui meurt*, Paris, Desclée de Brouwer, 1985.

9. E. Volant, « Quand la mort devient un bien », *Frontières* (printemps-hiver 1995), vol. 8, n° 1, p. 6-10.

10. Sénat du Canada, *De la vie et de la mort*, Rapport. Juin 1995, Ottawa, Gouvernement du Canada.

11. L. Schwartzenberg, *Requiem pour la vie*, Paris, Le Pré aux Clercs, 1985.

CHEMINEMENT

I.   Définissez l'euthanasie volontaire et l'aide au suicide par rapport à l'interruption de traitement et aux soins palliatifs.

II. Résumez les arguments pour et contre l'euthanasie en mettant en relief les grands principes qui s'affrontent.

III. Quels sont les principaux motifs de demander l'euthanasie ou une assistance médicale au suicide, et les interprétations qu'on en donne ?

IV. Quelle démarche propose-t-on dans ce chapitre devant une demande l'euthanasie ou d'aide au suicide ? Commentez.

V.   Pourquoi des médecins accèdent-ils à une demande d'euthanasie ?

VI. Quelles seraient les solutions alternatives à l'euthanasie et au suicide des malades ?

EXERCICES

I. **Vidéofilm.** Dans le vidéofilm *Chronique d'une mort demandée* (voir la référence dans la bibliographie générale), on peut suivre, aux Pays-Bas, le cheminement de la demande d'euthanasie d'un homme malade, jusqu'à l'accomplissement de l'acte par le médecin. Après avoir visionné le film :

a) Comment qualifiez-vous l'attitude générale des médecins ? celle du malade ? celle de son épouse ?

b) Retracez dans le film quelques-unes des conditions à la pratique de l'euthanasie que la loi des Pays-Bas impose aux médecins.

c) Décrivez ce que vous ressentez et pensez à la suite du visionnement de ce film.

II. **Histoire vraie.** À 42 ans, Sue Rodriguez souffre depuis plusieurs années de sclérose latérale amyotrophique (SLA ou maladie de Lou Gehrig). Selon le pronostic, elle cessera progressivement de marcher, de parler, d'avaler et de respirer, jusqu'à ce que la mort survienne de deux à quatorze mois plus tard. La phase terminale de sa maladie la laissera lucide et consciente de son état, mais totalement dépendante d'autrui et de différents appareils de survie. Mme Rodriguez ne souhaite pas mourir tant qu'elle peut profiter de la vie, mais elle se rend compte que la dégradation de son état l'empêchera, au moment voulu, de mettre fin à ses jours sans l'aide d'un tiers. Elle demande à la Cour suprême du Canada de l'autoriser à obtenir une aide médicale pour se suicider. Plus précisément, elle réclame « qu'un médecin qualifié soit autorisé à mettre en place des moyens technologiques qu'elle pourrait utiliser, quand elle perdrait la capacité de jouir de la vie, pour se donner elle-même la mort au moment qu'elle choisirait » (Sénat du Canada, 1995, p. 54). Divisée, la Cour suprême du Canada rejette par une faible majorité la demande de Sue Rodriguez, qui meurt en février 1994, dans des circonstances encore obscures. On sait que quelqu'un a aidé Sue Rodriguez à mourir, mais on ignore comment : aide au suicide ou euthanasie ?

En vous inspirant des renseignements sur cette histoire contenus dans le rapport du Sénat (1995), dans l'ouvrage de D. Roy *et al.*,

« La bioéthique, ses fondements et ses controverses », des articles de journaux de l'époque ou d'autres articles de la bibliographie :

a) Exposez et discutez les arguments majoritaires et minoritaires des membres de la Cour suprême du Canada.

b) Expliquez ce que vous pourriez faire dans le cadre de votre pratique infirmière, médicale, psychosociale ou psychothérapeutique si une personne vous demandait d'être l'intermédiaire d'une requête d'euthanasie ou de suicide auprès de son médecin.

III. **Débat public.** En 1994, à six mois d'intervalle, M. Ovilda Duquette et le Dr J. Raphaël Boutin, deux Québécois très malades, se sont suicidés après avoir adressé des lettres aux journaux pour expliquer leur geste. Il s'ensuivit, entre le 21 mai 1994 et le début de l'année 1995, un débat nourri dans les quotidiens *Le Devoir* et *La Presse* de Montréal. Vous pourriez analyser ce débat pour votre travail de session.

a) Exposez d'abord les motifs invoqués par les deux hommes, en soulignant ce qu'ils ont en commun et ce qui les distingue.

b) Analysez ensuite les opinions favorables et défavorables au geste des deux hommes, en y dégageant, si c'est possible, les principes qui sous-tendent ces opinions.

c) Enfin, expliquez ce que révèle ce débat sur l'état de l'opinion publique face à l'euthanasie et l'aide médicale au suicide.

CHAPITRE 10

MOURIR DU MAL DE VIVRE

On ne choisit pas toujours sa route
Ni même le moment du départ
On n'efface pas toujours le doute
La vieille peur d'être en retard
Et la vie est si fragile

(Luc de La Rochellière, « Si fragile », 1991)

À un moment ou l'autre de leur histoire, la plupart des êtres humains font face à des situations qui les incitent à se demander si la vie vaut la peine d'être vécue. La grande majorité répondent par l'affirmative, non sans savoir qu'ils détiennent le pouvoir de mettre fin à leurs jours.

Sénèque n'écrivait-il pas que « le seul motif que nous ayons de ne pas nous plaindre de la vie, c'est qu'elle ne retient personne » ? (*Lettres à Lucilius*, en l'an 63 de notre ère). On peut même trouver dans cette pensée un certain réconfort, voire une raison de vivre : la possibilité de mettre un terme à une existence pénible donne le sentiment de maîtriser sa destinée.

Chaque jour, des femmes et des hommes de tous les âges et de tous les milieux franchissent l'étroite passerelle qui relie l'être et le néant. Pourquoi eux et pas nous ? Quelles raisons avons-nous de vivre, qui ne suffisent pas à raccrocher ces personnes à l'existence ? Est-ce de nous savoir capables de les imiter qui explique à la fois la fascination et le vertige que nous éprouvons devant ces morts volontaires ? Notre époque n'a pas inventé le suicide. De tout temps et en tout lieu, des gens se sont donné la mort dans des circonstances et pour des raisons diverses : échapper à des ennemis, exécuter une sentence (tel Socrate), obéir à des maîtres ou aux dieux, interrompre une vie marquée par le désespoir, la maladie ou la souffrance, accomplir un rituel (tel le *seppuku* ou suicide rituel japonais), protester contre une situation politique. On ne manque pas de motifs de prendre congé de la vie, disait encore Sénèque.

Au fil des âges, on a considéré le suicide comme un acte immoral, un péché mortel, un signe de faiblesse et de lâcheté ou, au contraire, de force et de courage, un symptôme de maladie mentale, une option découlant de la liberté intrinsèque, un droit fondamental et une expérience humaine. Platon voyait dans le suicide un acte contre Dieu, dont nous serions la propriété, Aristote, un geste antisocial, Kant[1], une forme d'homicide de soi «par lequel un être humain se supprime en tant que sujet moral et détruit les conditions nécessaires à l'exercice de sa liberté» (Bergeron et Volant, 1992, p. 36). La plupart des religions considèrent le suicide comme une faute grave et les gouvernements civils ont promulgué des lois qui ont renforcé l'interdit religieux (Baudry, 1991). Le Canada n'a décriminalisé la tentative de suicide qu'en 1972 (Groupe d'étude sur le suicide au Canada, 1994).

Il n'est guère possible aujourd'hui de considérer le suicide comme un simple comportement individuel, privé et isolé. Il s'agit d'un acte social, qui met directement en cause l'ensemble de la société et suscite un questionnement sur ses raisons mêmes d'exister (Baudry, 1991). On se suicide dans divers milieux, à différents âges, davantage en vieillissant, plus chez les hommes que chez les femmes. Mais depuis les années 1970, en Occident, c'est chez les jeunes de 15 à 24 ans, auxquels nous consacrons la majeure partie de ce chapitre, que le taux de suicide croît le plus rapidement. Pour mettre ce phénomène en perspective, il peut être utile de définir certains concepts, de décrire le processus suicidaire et le développement propre à l'adolescence et de comparer le suicide chez les jeunes et chez des groupes d'âge et de pays différents.

Définitions

La définition que le sens commun attribue au suicide, à savoir l'acte de se donner volontairement la mort, ne fait pas l'unanimité. D'une part, il conviendrait de parler plutôt de *suicides*, parce que «le suicide est un par les conséquences, il est multiple par les facteurs et les sens»

---

1. Emmanuel Kant (1724-1804), philosophe allemand, auteur entre autres de *Critique de la raison pure* (1781) et de *Critique de la raison pratique* (1788).

(Baechler, 1981, p. 81). D'autre part, le suicide serait un symptôme aux multiples facettes (Colt, 1992) ou « un comportement plutôt qu'un acte, car il est rare qu'il se limite au moment précis où il s'accomplit » (Baechler, 1981, p. 77). L'expression « se donner la mort » ne serait pas davantage appropriée : certains décès causés par une tierce personne ou par des facteurs extérieurs seraient en réalité des morts recherchées plus ou moins consciemment, donc des suicides (Choquet, 1988 ; Ladame, 1991 ; Baudry, 1991 ; Holinger *et al.*, 1994).

Deux tendances ont cours au sujet du caractère intentionnel du suicide. L'une veut que ce geste soit posé par une personne consciente qu'il entraîne la mort ; l'autre suggère que le suicide est l'acte même de se donner la mort, peu importe l'intention et la connaissance des conséquences de son acte qu'a la personne qui s'enlève la vie (D'Amours et Kiely, 1986 ; Association québécoise de suicidologie ou AQS, 1990). Cependant, la plupart des études sur le sujet reconnaissent que le suicide est une réponse à une situation jugée intolérable. Une personne cherche à se suicider parce qu'elle vit une situation qui l'oblige à prendre position et à trouver une issue. Le suicide lui apparaît comme un moyen de régler un problème lorsque tous les autres ont échoué (Baechler, 1981).

Paradoxalement, le suicide ne serait pas un mouvement volontaire vers la mort, mais « la manifestation d'une "volonté de vivre" contrecarrée » (Levine, 1991, p. 284), la tentative de se défaire d'une émotion, d'une douleur, qu'on ne peut plus supporter (Shneidman, 1985). La personne qui se suicide ne voudrait pas mourir, mais mettre fin à un mal-être qui l'empêche de vivre comme elle l'entend (Haim, 1969). L'acte de se suicider traduirait le désespoir et la détresse (Barker, 1986) ou, au contraire, « [...] une espérance, peut-être folle et déviée, qui s'adresse à la grande région inconnue au-delà de la mort [...] ; l'homme se tue parce qu'il ne peut et ne veut pas désespérer » (Landsberg, 1993, p. 125). Tout compte fait, le suicide a probablement le sens que son auteur veut lui donner... Pour les fins de cette analyse, le terme *suicide* désigne « tout cas de mort qui résulte directement ou indirectement d'un acte positif ou négatif, accompli par la victime elle-même, et qu'elle savait produire ce résultat » (Durkheim, 1981, p. 5).

La littérature scientifique qualifie de suicide *réussi, complété* ou *réalisé* l'acte dont l'issue est la mort (AQS, 1990). Elle parle de *suicide symbolique* lorsqu'une personne nourrit des rêves de suicide ou menace de se suicider sans toutefois passer à l'acte (Baechler, 1981). La *tentative de suicide* définit toute situation dans laquelle une personne a manifesté un comportement susceptible de mettre sa vie en danger, sans toutefois atteindre cet objectif. Les *idées suicidaires* traduisent un ensemble de pensées, de désirs et de fantasmes qui portent à croire que la personne veut se donner la mort (Charron *et al.*, 1984). Enfin, l'expression *idéations suicidaires*, souvent employée comme synonyme d'idées suicidaires, désigne plus précisément la *formation* et l'*enchaînement* de ces idées.

Une école de pensée voit deux phénomènes distincts dans la tentative de suicide et le suicide réussi. La tentative de suicide indiquerait le désir d'améliorer l'environnement et la condition de la vie (Samy, 1988). Souvent, elle représente un cri de désespoir ou un appel à l'aide de personnes qui se sentent isolées ou dans une impasse intérieure et qui ne peuvent exprimer leur douleur autrement (Stillion *et al.*, 1992). Le suicide réussi exprimerait un véritable désir de mourir, qu'une expérience de vie douloureuse et une grande détresse émotionnelle ont fait naître. Les conduites suicidaires seraient, quant à elles, des mécanismes inconscients de survie pour surmonter des états dépressifs (D'Amours et Kiely, 1986). Un autre point de vue situe plutôt le geste suicidaire dans un continuum dont le degré varie de léger à grave. En général, ce seraient davantage les moyens et les circonstances extérieures qui distinguent les tentatives de suicide des suicides réalisés (Barker, 1986). Plus les moyens employés ont un potentiel létal élevé, plus la tentative de suicide risque de se solder par un suicide réussi.

On qualifie de *suicidaire* la personne qui manifeste des idées ou des idéations suicidaires, et de *suicidante*, la personne qui a fait une ou des tentatives de suicide (AQS, 1990), ou qui envisage sérieusement de se suicider (Volant, 1988). Les comportements suicidaires font partie d'un ensemble de comportements ou de conduites extrêmes, à risque ou autodestructrices, tels l'abus de drogues, d'alcool ou de médicaments, la sexualité sans protection (avec le risque du sida), la conduite automobile dangereuse (Ratté et Bergeron, 1994), l'automutilation ou les sports à haut risque (Baudry, 1991). On donne quelquefois à ces conduites extrêmes le nom de « parasuicides » pour les distinguer des tentatives de suicide et du suicide (Shneidman, 1985).

Théories explicatives

Depuis Durkheim (1897), la recherche scientifique a élaboré diverses théories explicatives du suicide que l'on peut regrouper en quatre modèles complémentaires : sociologique, psychologique, biologique et biopsychosocial ou écologique (Charron *et al.*, 1984). À l'origine du modèle sociologique, le célèbre chercheur Émile Durkheim estime inévitable un certain pourcentage de suicides dans tout groupe, l'augmentation du taux de suicide indiquant le mauvais état du groupe (Haim, 1969). Pour lui, les facteurs sociaux jouent un rôle prépondérant dans la genèse du suicide. Une société suffisamment réglementée favorise l'intégration des forces sociales (cohésion) et, par conséquent, la réduction des conduites suicidaires. À l'inverse, le taux de suicide d'une population tend à s'accroître dans une société désintégrée ou déréglementée (désorganisation sociale). La famille constitue un élément intégrateur majeur.

La perspective psychologique relie le suicide à la personnalité individuelle et à l'environnement familial. Outre l'école psychanalytique, qui inscrit les comportements suicidaires notamment dans les tensions entre des pulsions de vie et de mort inconscientes, l'approche psychologique met l'accent sur certains traits communs à un grand nombre de personnes suicidaires : des relations interpersonnelles difficiles, une faible estime de soi et un manque de confiance profond dans les autres et dans la vie, la recherche d'attention (Charron *et al.*, 1984) et l'incapacité de communiquer ses besoins et ses émotions (Shafii *et al.*, 1985 ; AQS, 1990). Selon ce point de vue, des psychopathologies comme l'alcoolisme, la dépression, la schizophrénie et la psychose maniaco-dépressive sont parfois associées au suicide (Hendin, 1991).

La perspective biologique établit une relation entre le suicide, l'organisme humain et des facteurs environnementaux physiques : biorythmie, climatologie, morphologie, activité bio-électrique, biochimie du cerveau. On n'a toutefois pas démontré cette relation de façon concluante (Charron *et al.*, 1984). Par ailleurs, des études ont établi la présence de bas niveaux de sérotonine, une substance qui agit comme médiateur du système nerveux central, dans certains états de dépression qu'on associe souvent aux comportements suicidaires (Blumenthal et Kupfer, 1988 ; Shaffer *et al.*, 1988 ; Hendin, 1991). Des problèmes de santé (maladies chroniques, handicaps physiques) et des facteurs génétiques peuvent aussi conduire à des idées et à des gestes suicidaires (Holinger *et al.*, 1994 ; Gagné, 1995).

Le modèle biopsychosocial ou écologique se fonde sur l'analyse systémique, qui propose une approche explicative globale du phénomène suicidaire, le voyant « comme le résultat d'une *interaction* entre l'homme et son milieu » (Charron *et al.*, 1984, p. 362). Ce modèle analyse les conduites suicidaires dans leur contexte, en tenant compte des composantes environnementales telles la qualité de vie, la situation économique, l'accessibilité des services de santé et des services sociaux et les ressources communautaires. Selon cette théorie, une personne réagit selon ses caractéristiques biologiques et psychologiques aux événements qui surviennent dans son environnement. Par exemple, chez une personne qui possède une faible estime de soi, la perte d'un être cher, d'un emploi ou des conditions familiales et socio-économiques difficiles peuvent créer un problème existentiel grave, dont l'issue résultera à son tour d'une interaction entre l'individu et son milieu.

Processus suicidaire

Une approche psychologique relie le processus suicidaire au concept de crise. L'être humain tend à maintenir un état d'équilibre (principe d'homéostasie) et, pour ce faire, il dispose de mécanismes ou de stratégies d'adaptation qui lui permettent en général de tenir l'anxiété en échec et de traverser sans trop de dommages la plupart des situations stressantes inhérentes à la condition humaine (AQS, 1990 ; Séguin, 1991).

Il arrive, toutefois, qu'une situation (deuil, chômage, etc.) provoque un stress particulièrement élevé que les stratégies habituelles ne permettent pas de maîtriser. Alors, l'anxiété et la vulnérabilité s'accroissent. La personne suicidaire a tendance à porter un jugement négatif sur sa situation et elle éprouve un sentiment d'échec qui accroît la tension que, bientôt, elle ne peut plus éliminer (Séguin, 1991). L'équilibre homéostasique devient précaire, puis se rompt : c'est ce qu'on appelle un *état de crise* (AQS, 1990). La crise est donc une rupture d'équilibre, un état de désorganisation où apparaissent des difficultés d'ordre physique (insomnie, perte d'appétit, etc.) et psychologique (anxiété, panique, détresse, etc.). Une personne *en crise* peut retrouver son équilibre si elle acquiert de nouvelles stratégies d'adaptation. Sinon, l'étau se resserre et elle se retrouve dans une impasse. Le processus suicidaire s'inscrit dans la recherche de solutions à une situation qui semble bloquée et il comporte généralement quatre étapes : de l'idéation à la tentative, la première tentative, la récidive et la chronicisation (Forget, 1990).

Les idéations suicidaires apparaissent de façon sporadique dès qu'une personne vulnérable commence à chercher des solutions à sa situation. Le suicide lui semble alors vaguement *une solution parmi d'autres* pour mettre fin à sa souffrance et à sa détresse. À ce stade, elle n'a généralement rien planifié. Peu à peu, les idées suicidaires s'imposent à elle et le suicide devient à ses yeux *le seul moyen* de régler ses problèmes. Elle envoie à son entourage des messages directs ou indirects sur ses intentions et envisage mentalement des méthodes concrètes d'atteindre son but.

Si rien ne vient changer la situation, le désir de mourir se « cristallise ». La décision de mettre fin à ses jours se précise et un scénario d'action s'élabore : où, quand, comment se suicider (Hanigan, 1990 ; Séguin, 1991). La personne suicidaire continue néanmoins d'adresser des messages à son entourage. Elle éprouve une détresse psychologique extrême et le suicide lui paraît à présent *l'unique solution*. À cette étape, le processus est encore réversible : contre toute attente, la personne suicidaire peut trouver elle-même un autre moyen de sortir de l'impasse, ou bien son entourage peut capter ses messages et lui venir en aide. Dans le cas contraire, elle passe à l'acte, et cet acte peut lui être fatal.

Si cette personne survit, elle demeure dans un état de vulnérabilité extrême *qui requiert une intervention immédiate*. En l'absence d'intervention efficace, le risque de récidive est élevé. Le processus suicidaire recommence alors : idéations sporadiques, puis continues, cristallisation, et à nouveau passage à l'acte. Mais cette fois, il se déroulera plus rapidement, les messages seront plus flous, parfois faussés (par exemple, la personne peut donner l'impression que la crise est résolue, alors qu'une autre tentative de suicide se prépare), et la méthode employée sera généralement plus violente (AQS, 1990). On note souvent une progression dans le potentiel létal des moyens employés, ce qui accroît le risque de mortalité à chaque tentative.

À moins d'un retournement de situation peu courant, la personne suicidante s'enlise, en l'absence d'une intervention efficace, dans un état de désespoir qui peut la conduire à faire des tentatives de suicide en série. Elle a intégré le comportement suicidaire comme moyen d'adaptation aux pertes, aux tensions ou aux frustrations de son existence. C'est ce phénomène qu'on appelle la *chronicisation* (AQS, 1990). À cette étape, seule une intervention professionnelle globale (incluant une approche sociale, psychothérapeutique et médicale, et parfois l'hospitalisation) a quelque chance de briser le cercle suicidaire. Ce genre d'intervention échoue parfois.

Le processus suicidaire est donc un processus de désorganisation et de déstabilisation, qui ne survient pas soudainement, n'importe comment et dans n'importe quelle condition, sans lien avec les événements de la vie (Shneidman, 1985). Il s'installe peu à peu dans un terrain fragilisé pendant des années par un travail d'«érosion» (Hicks, 1990). Ce qui est «érodé», c'est la capacité de surmonter la colère, le stress, la frustration, le désappointement, la contrariété, de mettre en branle des stratégies adaptées aux circonstances. La crise suicidaire proprement dite dure en général de six à huit semaines, mais elle peut aussi se prolonger pendant des mois, voire des années (état chronique). Elle se déroule sur fond d'ambivalence entre la vie et la mort, une ambivalence qui est plus prononcée chez les jeunes suicidaires que chez les adultes (Berman, 1988).

À l'adolescence, le processus suicidaire se déroule souvent dans un laps de temps plus court : impulsifs, les jeunes sont aussi plus vulnérables aux facteurs « précipitants », c'est-à-dire aux situations ou aux événements qui accélèrent le processus (Hicks, 1990). Même s'ils peuvent se suicider sur une impulsion, les jeunes ne se transforment tout de même pas instantanément de personne non suicidaire en personne à haut risque. Bien avant de passer aux actes, la grande majorité ont donné plusieurs signes de leur intention (Hanigan, 1990 ; Hicks, 1990). Les signaux verbaux sont les plus fréquents et les plus clairs. Ils prennent la forme de déclarations sur le désir de mort, parfois directes (« Ah, j'aimerais mieux mourir ! »), parfois indirectes (« Lorsqu'une personne meurt, elle ne souffre plus. » « Je ne serai plus bien longtemps un embarras pour vous. »).

Les signes comportementaux se manifestent par des conduites à risque, des changements soudains dans la personnalité et l'agir, l'irritabilité et l'agressivité excessive, les larmes fréquentes, l'incapacité de se concentrer, la tendance à se culpabiliser et à se dévaloriser, ainsi que l'incapacité de prendre des décisions simples. Si l'adolescente ou l'adolescent met de l'ordre dans ses affaires, sans motif apparent, et donne des objets de valeur (stéréo, bijoux, animal domestique, etc.) en exprimant le désir qu'on s'occupe de ses biens après sa mort, une tentative de suicide peut être imminente. *Il faut toujours prendre très au sérieux une tentative de suicide même si on peut être porté à croire que la personne a voulu simplement attirer l'attention.* Cette façon d'attirer l'attention, si c'est le cas, exprime clairement un besoin d'aide. La prochaine tentative sera peut-être fatale.

Une autre approche situe le processus suicidaire à l'adolescence dans une dynamique entre valeurs et ressources personnelles, qui se construit à partir de l'évaluation que la jeune personne fait d'elle-même, et de ses rapports avec l'entourage et la société. Les valeurs, personnelles ou empruntées, sont tout ce qui donne un sens à la vie, tandis que les ressources comprennent les qualités et les aptitudes personnelles, les relations familiales, le réseau des amies et amis, le travail, la qualité de vie, les biens matériels, etc. (Gratton, 1996). S'il existe une « connexion » entre valeurs et ressources, l'adolescence se déroule sans perturbations majeures. « En d'autres mots, un jeune qui réussit à identifier ce qui donne un sens à SA vie (ses valeurs), qui possède les ressources et qui arrive à les mobiliser pour vivre en

fonction de ce à quoi il aspire ne devrait pas être attiré par le suicide »
(Gratton, 1996, p. 36). Le danger de se suicider survient lorsque se brise
le lien entre valeurs et ressources et que se creuse un « vide d'être ».
Le suicide devient alors « une réponse d'être à une difficulté d'être »
(Gratton, 1996, p. 38).

Le suicide est un acte humain qui s'inscrit dans le processus
de développement propre à chaque être et à chaque période de la vie
(Stillion *et al.*, 1992). L'adolescence n'est pas en soi un facteur de risque,
mais elle est une période plus vulnérable aux soubresauts de l'existence.

L'adolescence

L'adolescence n'est pas l'âge de la parfaite insouciance ni celui des
conflits et des drames obligés, comme le veulent les stéréotypes. Des
études ont montré que la majorité des adolescentes et des adolescents
traversent cette étape sans crise majeure. Seulement de 10 % à 15 %
connaîtraient des problèmes sérieux (Claes, 1995 ; Cloutier, 1995). Une
étude québécoise menée en 1991 auprès de 5 500 élèves du secondaire
suggère que « 85 % des jeunes d'aujourd'hui se sentent relativement
bien dans leur peau ; ils se disent très ou plutôt heureux ; ils sont
satisfaits ou très satisfaits des rapports qu'ils entretiennent avec leurs
parents et ils sont plutôt ou très satisfaits d'eux-mêmes » (Cloutier et
Legault, 1991). Ce qui n'empêche pas les médias de propager une
image négative des jeunes en général : désespérés, violents, dangereux
et sans avenir (Claes, 1992).

En transit entre l'enfance et l'âge adulte, l'adolescence n'est
toutefois pas une étape facile à vivre en raison des transformations
nombreuses, rapides et intenses qu'elle entraîne sur tous les plans.
Les changements physiologiques et les caractéristiques sexuelles
façonnent, en s'affirmant, l'apparence physique et l'image de soi. Sur
le plan cognitif, la pensée formelle ou abstraite se développe. L'adolescence est capable d'imaginer et d'idéaliser des mondes irréels, d'où
sa fréquente déception lorsqu'elle se frotte à la réalité. Cet âge, qui se
croit invulnérable, affiche aussi un égocentrisme prononcé (Stillion
et al., 1992).

L'élaboration de l'identité, l'intégration des rôles sociaux et l'apprentissage de l'autonomie caractérisent cette période de la vie. Les relations parents-adolescents connaissent un réaménagement important marqué par des conflits, généralement mineurs (Claes, 1995). Apprendre à résoudre les conflits et les tensions inhérentes aux relations humaines constitue une tâche primordiale de l'adolescence. Les jeunes changent fréquemment d'humeur et d'état d'âme. Se rapprochant davantage de leurs pairs, ils s'éloignent de leurs parents sans toutefois s'en détacher. L'intimité personnelle et l'indépendance émotive se construisent chez eux de façon progressive. L'image de soi se précise, ils adoptent des rôles, créent des relations d'amitié et amorcent des rapports privilégiés avec l'autre sexe (Cloutier, 1994).

Dans leur recherche d'identité, les jeunes s'identifient non seulement à leur groupe social, mais à des personnages publics, des vedettes de la musique ou du cinéma et à des causes. C'est à travers les expériences et les erreurs que le sens de l'identité se développe et se structure et que la personnalité s'affirme (Stillion *et al.*, 1992). Les filles et les garçons qui émergent de l'adolescence avec un fort sentiment d'identité personnelle sont bien préparés pour créer des relations affectives et intimes fondées sur la confiance et l'égalité. Les jeunes qui n'ont pas résolu la question de leur identité sont incapables d'établir des relations significatives : ils se retirent en eux-mêmes, s'isolent socialement, se « déconnectent » de leur environnement, ce qui crée un terrain favorable aux idéations suicidaires (Stillion *et al.*, 1992). Des adolescentes et des adolescents se révèlent incapables de s'identifier à leur groupe social et vivent dans la marginalité (itinérance, gangs, drogues, prostitution, etc.).

Selon une perspective humaniste, les êtres humains sont inéluctablement engagés dans un processus de recherche de sens et de but à la vie et cette recherche est particulièrement intense à l'adolescence. Les jeunes font des rêves, se fixent des objectifs et font des choix (sexuels, scolaires, sociaux, etc.) qui détermineront leur avenir. S'ils en sont incapables, ils ont tendance à développer des sentiments d'inutilité, de désespoir, d'agressivité et de dépression (Stillion *et al.*, 1992). Ils éprouvent un « vide existentiel, un sentiment de vide intérieur et d'absence de raison de vivre. Ce n'est pas ce qui cause le suicide, mais la jeune personne a plus de chance de surmonter des périodes suicidaires si elle a une raison de vivre (Frankl, 1988).

La société moderne favorise-t-elle le développement normal de l'adolescence et lui facilite-t-elle le passage à l'âge adulte ? La période de l'adolescence s'est allongée, couvrant maintenant de dix à douze ans de la vie, et les jeunes sont donc plus longtemps dépendants, en particulier sur le plan financier, des parents et de la société. L'accès au statut d'adulte se fait plus tard, cependant que les jeunes font face très tôt à un ensemble de situations et de changements rapides que n'ont pas connus les générations antérieures : pluralisme, profusion de choix, confusion des valeurs, manque d'enracinement, etc. Ils conquièrent plus tôt diverses formes d'autonomie, notamment la liberté sexuelle, subissent l'attrait des drogues et les pressions du marché de la consommation, et ils expérimentent plus fréquemment les pertes, en particulier les pertes reliées à la famille (divorces, mésententes, etc.).

De nos jours, les jeunes nourrissent moins qu'autrefois l'idéal d'un monde meilleur et l'illusion de changer celui dans lequel ils vivent (Stillion et al., 1992). Plus que tout autre groupe, ils subissent les fluctuations des systèmes économiques (chômage, pauvreté, etc.), qui suscitent chez eux un fort sentiment d'insécurité. Ils sont soumis à la compétition féroce des sociétés modernes qui leur créent une obligation de performance sans leur en offrir les moyens. Ces jeunes n'ont pas toujours acquis la maturité et la préparation nécessaires pour relever les défis de la vie moderne. Débordés par leurs propres problèmes, les adultes se montrent parfois incapables de leur apporter une aide efficace (Hicks, 1990). En suscitant beaucoup de stress et de souffrance, ce contexte influe sur le processus de développement et rend les jeunes plus vulnérables aux comportements autodestructeurs. Il n'est sans doute pas étranger à l'augmentation sensible des taux de suicide et des tentatives de suicide chez les jeunes de 15 à 24 ans dans plusieurs pays développés, comme l'indiquent les données statistiques.

Réalité statistique

Les données statistiques sont des indicateurs utiles pour évaluer l'importance et l'évolution d'un phénomène sur une période donnée. Il convient toutefois d'en faire un usage prudent. On estime généralement que le nombre de suicides et de tentatives de suicide est sous-estimé de 10 % à 15 % dans la plupart des pays occidentaux (AQS, 1990 ; Holinger *et al.*, 1994), en raison surtout de sa sous-déclaration par les familles et des méthodes d'identification et de classement des décès qui varient selon les époques, les pays et les régions (AQS, 1990 ; Males, 1991). Au Québec, on ne dispose que des données des centres hospitaliers pour établir la fréquence des tentatives de suicide, dont la majorité ne sont pas traitées dans les hôpitaux généraux (Charron *et al.*, 1984). Quant aux idées suicidaires dans la population, les données disponibles permettent seulement d'en connaître l'importance approximative.

En dépit de ces limites, les statistiques représentent un instrument indispensable pour l'étude des tendances. Plus que des informations chiffrées générales, ce qu'indique « le travail statistique, c'est la *liaison* d'un acte individuel avec un ensemble social, le « lien existant entre un acte " individuel " et une formation sociale, et l'impos-sibilité de penser l'un sans l'autre » (Baudry, p. 190). Dans cette section, à moins d'indication contraire, les données statistiques concernant le Canada et le Québec proviennent du rapport du Groupe d'étude sur le suicide au Canada (1994), qui s'appuie essentiellement sur la base de données sur la mortalité, de Statistique Canada, et sur des recherches menées ici et à l'étranger[2].

Au Canada, qui compte une population de vingt-huit millions et demi de personnes, chaque année près de 3 500 personnes se donnent la mort (Groupe d'étude sur le suicide au Canada, 1994). Le tiers de ces personnes résident au Québec, où vit près du quart de la population canadienne. En 1992, 1,9 % de tous les décès au Canada et 2,5 % au Québec étaient attribuables au suicide. Tous âges confondus, de trois à quatre fois plus d'hommes que de femmes se suicident. En revanche,

---

2. À partir des statistiques présentées dans ce rapport, nous avons également effectué certains calculs qui n'étaient pas donnés tels quels.

les femmes réalisent en moyenne trois fois plus de tentatives de suicide que les hommes, des rapports similaires à ce qu'on observe dans plusieurs pays développés (Colt, 1992 ; Pritchard, 1992 ; Holinger *et al.*, 1994). La situation semble toutefois différente dans des pays de culture orientale, par exemple en Inde et en Asie de l'Est, où ce sont les femmes qui réalisent la majorité des suicides (Shaffer, 1988).

Les taux de suicide (nombre de décès par suicide calculé sur 100 000 personnes) dans la plupart des groupes d'âge ont augmenté de façon presque constante entre 1963 et 1992. Au cours de la période, le taux de suicide dans la population a presque doublé au Canada (de 7,6 à 13,0) et plus que triplé au Québec (de 4,8 à 17,6). Cette augmentation est attribuable principalement aux taux de suicide masculins (20,7, au Canada, et 27,9 au Québec, en 1992). Chez les femmes, le taux de suicide a plus augmenté au Québec (de 2,9 à 7,5, sommet de 8,5 en 1983) qu'au Canada (de 3,8 à 5,5, sommet de 7,2 en 1977 et 1978). C'est surtout à *l'augmentation des taux de décès par suicide chez les adolescentes de 15 à 19 ans* (de 0,8 à 7,4), chez les femmes de 20 à 24 ans (de 2,4 à 7,8) et chez celles de 40 à 44 ans (de 5,5 à 13,6) qu'on attribue la croissance du suicide féminin au Québec.

Depuis les années 1970, le taux de suicide pour l'ensemble de la population au Canada et au Québec a toujours égalé ou dépassé celui des États-Unis. La progression accélérée des taux de suicide (âges et sexes confondus) dans les années 1970 est particulière au Québec (Charron *et al.*, 1984), et plus rapide chez les jeunes de 15 à 24 ans. Certaines études relient ce phénomène au contexte sociopolitique québécois (Gratton, 1995). On observe également une légère tendance à la hausse du suicide chez les jeunes de 10 à 14 ans, tandis que le suicide chez les moins de 10 ans est plutôt rare. Depuis trente ans, le Canada a enregistré dans ce groupe dix-huit décès par suicide (dont treize impliquant des garçons), tous après 1970. Quatre de ces enfants résidaient au Québec. *C'est dans le groupe des jeunes hommes âgés de 20 à 24 ans, dont le taux de suicide avait connu un sommet en 1978* (taux de 43,3), *qu'on observe l'augmentation la plus spectaculaire* (taux de 9,5 à 41,4).

Aux États-Unis, le suicide et l'homicide constituent 30 % de l'ensemble des morts chez les 15 à 24 ans (Holinger *et al.*, 1994). Le suicide est la troisième cause de mortalité chez les jeunes de 15 à 19 ans, après les accidents et les homicides, et la seconde, après les accidents, pour les 20 à 24 ans (Colt, 1992). Cinq fois plus d'hommes que de femmes se suicident dans ce dernier groupe en comparaison du ratio de trois pour une dans l'ensemble de la population. Au Canada et au Québec, le suicide est la seconde cause de décès chez les garçons et la quatrième chez les filles de 15 à 19 ans (Groupe d'étude sur le suicide au Canada, 1994).

On a observé que *les taux de décès par suicide augmentent avec l'âge à partir de 15 ans*. Aux États-Unis, en Australie et au Canada, notamment, les taux de suicide à l'adolescence s'accroissent en fonction de la proportion des 15 à 24 ans dans l'ensemble de la population (Holinger *et al.*, 1994). Certaines études attribuent toutefois l'augmentation des taux de suicide à des changements majeurs dans les méthodes de classement des décès (Males, 1991), un facteur qui ne suffirait pas, cependant, à expliquer l'augmentation sensible des taux de suicide chez les jeunes du Québec depuis les années 1970 (Charron *et al.*, 1984).

Au cours des trente dernières années, *les taux de suicide ont presque toujours été plus élevés chez les personnes de 45 à 65 ans que chez celles des autres groupes*. Ils ont connu une hausse sensible au Québec et décliné dans l'ensemble du Canada. Lorsqu'on prétend que les jeunes se suicident plus que les autres groupes, on confond deux phénomènes. Les jeunes ne se suicident pas plus que les adultes, mais c'est la jeune population (femmes et hommes de 15 à 24 ans) qui enregistre la plus importante *augmentation du taux de suicide,* et ce, au Canada, aux États-Unis ou dans plusieurs pays européens.

En juxtaposant diverses données (Fichier des décès du Bureau de la statistique du Québec, 1993 ; Groupe d'étude sur le suicide au Canada, 1994 ; Holinger *et al.*, 1994), on cerne plus précisément la position des jeunes du Québec. Parmi les vingt pays que Holinger et ses collègues ont comparés pour l'année 1990, la Finlande occupait le premier rang (30,8), le Mexique et la Grèce le dernier (3,1), le Canada, le quatrième (14,8) et les États-Unis le sixième (12,9) pour ce qui est des taux de suicide des jeunes de 15 à 24 ans. Si l'on incluait le Québec parmi les pays comparés, il occuperait le deuxième rang avec un taux de 18,6. En trente ans, le taux de décès par suicide au Québec s'est multiplié par neuf chez les filles et par huit chez les garçons de 15 à 19 ans, et il est trois fois plus élevé chez les femmes de 20 à 24 ans et quatre fois et demie chez les hommes du même groupe d'âge.

Pour la seule année 1993, mille trois cent treize personnes se sont suicidées au Québec, soit trois par jour, et ce nombre comptait quatre fois plus d'hommes que de femmes. Deux cent quinze de ces suicides ou 16,3 % sont attribuables aux jeunes de 15 à 24 ans (sept fois plus de garçons que de filles) qui représentent environ 15 % de la population québécoise totale. Le taux de suicide s'élevait à 18,3 dans le groupe des 15 à 19 ans et à 26,6 dans le groupe des 20 à 24 ans. Chez les jeunes hommes de 20 à 24 ans seulement, ce taux a atteint 45 par 100 000 habitants, un taux que dépasse uniquement, et très légèrement, le taux enregistré chez les hommes de 45 à 49 ans (taux de 45,7). Il faut toutefois noter que presque tous les groupes d'âge de la population masculine ont connu en 1993 des taux de suicide élevés (Bureau de la statistique du Québec, 1993).

Les tentatives de suicide et la fréquence des idées suicidaires représentent d'autres indicateurs utiles pour évaluer la situation. Le nombre de tentatives par rapport au nombre de suicides réussis est beaucoup plus élevé chez les jeunes que dans les groupes plus âgés, notamment parce que l'ambivalence devant la mort est plus fréquente chez les jeunes en général (Hicks, 1990). Des études américaines font état de dix tentatives de suicide en moyenne chez les adultes pour un suicide réussi ; à l'adolescence, le rapport serait de vingt pour un (Colt, 1992). Les quatre cinquièmes des jeunes filles et garçons qui se suicident ont fait auparavant une ou plusieurs tentatives (Shaffer *et al.*, 1988). Au Québec, où une personne sur dix a pensé sérieusement à se suicider au cours de sa vie, ce sont les hommes et les femmes de 15 à 24 ans qui indiquent la plus forte prévalence d'idéations suicidaires (AQS, 1990). En France, on estime que le rapport idées suicidaires / tentative de suicide est de quatorze pour les adolescents et de douze pour les adolescentes (Choquet, 1988).

Au Canada et au Québec, aussi bien qu'aux États-Unis et en France, les trois quarts des tentatives de suicide chez les jeunes se produisent au domicile familial (Tousignant *et al.*, 1984 ; Brent, 1995). On a tracé le profil suivant des adolescentes et des adolescents québécois qui font des tentatives de suicide : leur âge moyen est de 15,7 ans ; il y a deux filles pour un garçon ; 70 % sont étudiantes ou étudiants ; ils proviennent de familles biparentales dans 90 % des cas ; ils utilisent presque toujours l'intoxication médicamenteuse ; le tiers de ces jeunes n'en sont pas à leur première tentative ; 15 % des filles et 50 % des garçons ont besoin de soins intensifs après leur tentative de suicide (Barker, 1986).

Dans la population canadienne en général, les hommes se suicident principalement au moyen d'une arme à feu ou d'explosifs et les femmes par empoisonnement médicamenteux ou autre. La pendaison vient au second rang pour les deux sexes. Les armes à feu sont également le moyen préféré de 45 % des garçons et de 18 % des filles de moins de vingt ans qui se suicident (Groupe d'étude sur le suicide au Canada, 1994). L'usage de cette méthode violente et au potentiel létal élevé explique peut-être que les hommes réussissent plus souvent leur suicide que les femmes (Comité de la santé mentale du Québec, 1983).

Au Québec, les moyens que les hommes utilisent pour s'enlever la vie sont, dans l'ordre, la pendaison, les armes à feu et l'intoxication médicamenteuse, alors que les femmes ont recours à l'intoxication médicamenteuse, la pendaison, les armes à feu et la chute (AQS, 1990). Les jeunes hommes québécois privilégient les armes à feu, comme d'ailleurs les jeunes des États-Unis, où la majorité des suicides des adolescents sont attribuables à ce moyen (Shaffer et al., 1988). Par contre, la surdose de drogues ou de médicaments, de loin la méthode la plus fréquemment employée dans les tentatives de suicide, est la cause d'un petit nombre de suicides réussis. En Suisse et en France, trois jeunes sur quatre tentent de se donner la mort avec des médicaments qu'ils trouvent dans la pharmacie familiale ou qu'on leur a prescrits peu avant leur geste suicidaire (Ladame, 1991).

Facteurs associés au suicide

Le suicide est un phénomène complexe, mais il n'est pas un acte d'autodestruction bizarre et incompréhensible (Shneidman, 1987). Ce comportement humain est généralement l'aboutissement logique d'une situation qui a évolué pendant une certaine période (Hicks, 1990). Il n'existe pas une explication unique pour tous les suicides, ni pour un suicide particulier. La littérature scientifique emploie, de préférence à « causes », les expressions « facteurs associés », « facteurs de risque », « facteurs précipitants » et « événements déclencheurs » lorsqu'elle traite des raisons qui poussent une personne à s'enlever la vie. Ces facteurs ou éléments sont biologiques, psychologiques, cognitifs, culturels et sociaux (ou environnementaux). En général, c'est la rencontre de plusieurs éléments, et non un seul facteur isolé, qui crée un terrain propice aux idées ou aux gestes suicidaires (Colt, 1992).

Le suicide chez les jeunes a des facteurs en commun avec d'autres problèmes psychosociaux : grossesse à l'adolescence, décrochage scolaire, chômage, itinérance, délinquance, violence physique et abus sexuel dans la famille ou dans les rapports amoureux, etc. « Le malheur ne frappe pas au hasard ; il s'installe et se fortifie en terrain fertile. La qualité du milieu familial et de son environnement en particulier constitue un facteur déterminant du télescopage des problèmes. L'abus de drogues et d'alcool, le décrochage scolaire et les conduites délinquantes précèdent souvent les tendances suicidaires » (Tousignant et al., 1994, p. 115).

Une autopsie psychologique[3] de jeunes de 12 à 19 ans a révélé que 85 % d'entre eux avaient manifesté des idées suicidaires avant leur suicide, comparativement à 18 % des jeunes d'un groupe contrôle. Plus de la moitié des victimes avaient menacé de se suicider, 40 % avaient fait des tentatives, 70 % abusaient de drogues ou d'alcool, 70 % avaient un comportement antisocial et 65 % une personnalité inhibée (Shafii et al., 1985). D'autres études identifient les facteurs de risque suicidaire suivants : problèmes psychiatriques, désordres affectifs, troubles de comportement, abus de drogues et d'alcool, accès facile à des armes à feu à la maison (Brent et al., 1988 ; Gagné, 1995), troubles

---

3. Une « autopsie psychologique » est une enquête rétrospective sur une personne qui s'est suicidée pour connaître son style de vie, ses pensées, ses sentiments et les comportements manifestés dans les semaines qui ont précédé sa mort. Les moyens utilisés par cette procédure comprennent les entrevues avec les proches, une revue de tous les documents qui décrivent la personne décédée et un postmortem (Gagné, 1995 ; Shaffer et al., 1988).

d'apprentissage, anxiété excessive, tendance au perfectionnisme, détresse devant le changement, image de soi détériorée (Shaffer *et al.*, 1988 ; Levy et Deykin, 1989).

Une étude québécoise identifie certains facteurs de risque et éléments déclencheurs de comportements suicidaires chez les jeunes : problèmes d'apprentissage présents depuis l'enfance ; dépression accompagnée de troubles du sommeil, de l'appétit, de la concentration ; fatigue ; problèmes de santé ; mauvaise relation avec les parents ; querelles fréquentes et agressions physiques entre parents et enfants ; alcoolisme dans la famille ; perte ou menace de perte d'un parent ou d'une relation ; faible estime de soi ; relations interpersonnelles pauvres, retrait et isolement social (Forget, 1990). Par ailleurs, des deuils non résolus ou des traumatismes qui peuvent remonter à l'enfance sont parfois à l'origine d'idées et de gestes suicidaires à l'adolescence (Rapin, 1987).

Les nombreux changements sont des éléments majeurs dans la vie des jeunes suicidaires. On estime que les adolescentes et les adolescents suicidaires ont subi quatre fois plus de changements dans les six mois précédant une tentative de suicide que n'importe quel autre groupe de jeunes en difficulté (délinquants, psychotiques, etc.). « Il y a des changements, des brisures dans leur vie, des séparations (de personnes ou de lieux) et toutes ces turbulences s'accompagnent de plus de turbulences intérieures, ce qui empêche la construction d'une prévisibilité intérieure » (Samy, 1988, p. 36), source du sentiment d'identité. Ces jeunes vivent dans la discontinuité, la rupture permanente, de nombreuses pertes qu'ils ne sont pas préparés à assumer. La souffrance leur devient intolérable lorsqu'ils ne peuvent lui donner un sens, et le suicide devient une issue.

Le genre n'est pas en soi un facteur de risque, bien que les garçons réussissent plus souvent leur suicide que les filles et que ces dernières fassent davantage de tentatives. Les moyens utilisés par les uns et les autres peuvent expliquer en partie ces écarts. De plus, « Si les filles souffrent plus de problèmes familiaux que les garçons, il est normal qu'elles fassent plus de tentatives : quoi qu'il en soit, les différences s'estompent autour de 18 ans. Par ailleurs, si l'abus de drogues et d'alcool ainsi que l'accessibilité des armes sont plus élevés chez les garçons – deux facteurs étroitement associés au suicide réussi –, cela suffit à expliquer l'inversion des ratios entre les sexes » (Tousignant *et al.*, 1994, p. 115). Il faut souligner également que les filles sont plus souvent victimes d'inceste et d'autres abus sexuels et affectifs qui bouleversent leur existence.

Les études n'accordent pas la même importance aux différents facteurs de risque et aux événements précipitant les crises suicidaires. Les unes attribuent un rôle prédominant aux facteurs psychiatriques et psychopathologiques, les autres, aux facteurs relationnels et socioculturels. Plutôt que de s'exclure, les facteurs psychopathologiques et sociaux semblent se combiner à des événements déclencheurs ou à des circonstances « précipitantes » (perte d'emploi, deuil, peine d'amour, échec scolaire, intoxication, accès facile aux moyens de se tuer, etc.) pour créer un terrain propice aux conduites suicidaires (Shaffer *et al.*, 1988).

Facteurs psychopathologiques et biologiques

De nombreuses études affirment que la grande majorité des jeunes qui ont des comportements suicidaires présentent des troubles psychiatriques sérieux (Blumenthal et Kupfer, 1988 ; Holinger *et al.*, 1994 ; Brent, 1995 ; Garel, 1995 ; Maranda, 1995). D'autres suggèrent que plusieurs jeunes suicidaires ont des problèmes émotionnels passagers et, s'ils sont souvent tristes ou déprimés, ils ne souffrent pas de maladie mentale proprement dite (Shneidnam, 1987 ; Hicks, 1990).

Il y aurait prévalence des désordres psychiatriques parmi les personnes qui se suicident et prévalence des troubles de la personnalité chez celles dont les tentatives de suicide échouent (Holinger *et al.*, 1994). L'incidence d'expériences maniaco-dépressives ou schizophréniques serait plus faible et les troubles psychotiques plus fréquents chez les jeunes qui ont des idées suicidaires ou qui tentent de s'enlever la vie que chez les jeunes qui réussissent leur suicide (Shaffer *et al.*, 1988 ; Hicks, 1990). On estime que les conditions de vie, les circonstances sociales et les traumatismes personnels jouent un plus grand rôle dans les tentatives de suicide que dans les suicides complétés (Holinger *et al.*, 1994), et que les intentions des jeunes suicidés sont différentes de celles des jeunes suicidaires : ces derniers voudraient simplement transmettre un message.

Des recherches québécoises départagent en deux groupes, selon la nature des problèmes, les filles et les garçons qui se sont suicidés. Au moment de leur suicide, la moitié d'entre eux avaient des problèmes qui nécessitaient des traitements psychiatriques et l'autre moitié traversaient des crises situationnelles sans antécédents suicidaires ou psychiatriques (Hanigan *et al.*, 1986). Par contre, une analyse des dossiers des 355 adolescentes et adolescents qui se sont suicidés entre le 1er janvier 1989 et le 31 décembre 1992 conclut que « les adolescents se suicident majoritairement au Québec parce qu'ils sont malades, et la détresse psychologique que l'on peut observer chez eux dans les jours qui précèdent le décès apparaît être le reflet de la maladie plutôt que la cause elle-même du geste suicidaire » (Gagné, 1995, p. 378).

En général, on s'accorde sur le fait que les personnes déprimées se montrent plus vulnérables que les autres aux idées et aux intentions suicidaires. Mais les points de vue sont partagés quant à la difficulté de reconnaître les états dépressifs chez les jeunes (Hicks, 1990 ; Hendin, 1991 ; Bégin, 1995). En s'attachant au mythe de la « crise normale de l'adolescence », un courant de pensée suggère qu'il est difficile d'établir un diagnostic de psychopathologie parce qu'on ne peut départager les symptômes cliniques des caractéristiques de cette période de la vie. Un autre courant nie la présence de dépression à l'adolescence : les symptômes s'exprimeraient par d'autres manifestations d'évitement de la tristesse (troubles de comportement, délinquance, plaintes somatiques). Par conséquent, une faible minorité des jeunes qui souffrent de troubles psychopathologiques bénéficient des services professionnels (Bégin, 1995 ; Claes, 1995).

Le potentiel létal des comportements suicidaires est plus élevé chez les adolescentes et les adolescents déprimés qui consomment de l'alcool et des drogues que chez les jeunes déprimés qui n'en consomment pas. Dans la mesure où l'abus de ces substances contribue à détériorer la fonction psychosociale des jeunes, la situation de détresse s'accroît. Toutefois, c'est la détresse sociale elle-même qui conduit parfois à cet abus, alors plus une conséquence que la cause du problème (Levy et Deykin, 1989). Des facteurs biologiques peuvent également intervenir.

Par exemple, on a observé chez les jeunes qui sont suicidaires, agressifs ou impulsifs la présence significative d'un faible niveau de sérotonine, facteur neurochimique lié à la dépression (Blumenthal et Kupfer, 1988 ; Hendin, 1991).

Des problèmes de santé physique créent un terrain propice au développement d'idées et de conduites suicidaires. Au Canada comme dans des pays comparables, environ 10 % des jeunes ont une santé physique déficiente. Il semble que les jeunes suicidaires souffrent plus que les autres jeunes de problèmes de santé physique (Côté *et al.*, 1990). Plusieurs jeunes suicidés avaient consulté un médecin dans la semaine ou le mois précédant leur geste (Hanigan, 1990 ; Hicks, 1990). Une enquête québécoise sur les habitudes de vie d'étudiantes et d'étudiants indiquait que la mauvaise santé était dans ce groupe le deuxième facteur de risque suicidaire apparent le plus important, après la séparation des parents (Tousignant *et al.*, 1984). En France et aux États-Unis, pas moins de 30 % à 40 % des jeunes suicidaires se disent en mauvaise santé (Tousignant *et al.*, 1994).

Bien qu'on associe parfois des facteurs génétiques au suicide, on n'a pas démontré ce lien de façon concluante (Comité de la santé mentale du Québec, 1983 ; Groupe d'étude sur le suicide au Canada, 1994). Il est possible, cependant, que des familles transmettent des attitudes qui influencent le comportement suicidaire de certains de ses membres, par exemple l'incapacité de dominer son impulsivité (Groupe d'étude sur le suicide au Canada, 1994), une faible estime de soi et un sentiment de défaite devant la vie. Il s'agit alors d'attitudes et de comportements appris, non de facteurs génétiques.

Facteurs relationnels

Des études suggèrent la primauté de facteurs relationnels dans les gestes suicidaires à l'adolescence. « Le problème de la mort voulue, désirée, est une question essentiellement relationnelle. [...] Dès l'instant où il y a effondrement du côté relationnel, on tombe dans l'absurde. La vie devient absurde » (Samy, 1988, p. 36). La pathologie d'ordre relationnel à l'origine des gestes suicidaires « renvoie le plus souvent à un processus d'autonomisation et d'individuation insatisfaisant, quelles qu'en soient les raisons : vulnérabilité individuelle, complexité familiale, histoire traumatique antérieure » (Garel, 1995, p. 413).

Les problèmes relationnels les plus courants chez les jeunes suicidaires ont trait à la famille, et en particulier aux rapports parents-adolescents. Les idéations suicidaires commencent à se former dès l'enfance (Tousignant *et al.*, 1988) et on peut souvent prévoir dès la période postnatale les difficultés que les enfants rencontreront dans l'avenir. Il s'agit parfois d'enfants non « planifiés » ni désirés ou dont les parents sont incompétents (Tousignant *et al.*, 1988). « Les adolescents qui mettent leur vie en danger, qui parient leur vie, sont des êtres qui, au fond d'eux-mêmes, souhaitent désespérément être voulus, être désirés par leurs parents » (Samy, 1988, p. 36).

On a identifié de nombreux facteurs familiaux de risque suicidaire : un climat familial perturbé ; la mésentente entre les parents ; les relations conflictuelles entre parents et enfants ; la violence physique, verbale et psychologique ainsi que les abus sexuels ; le comportement suicidaire d'un membre de la famille ; l'absence de maturité et de fréquents accès de colère chez l'un ou les deux parents ; l'indifférence ou l'absence du père ; certains désordres psychopathologiques antérieurs (dépression, toxicomanie, alcoolisme) ; le décès d'un parent ou d'un autre membre de la famille (Haim, 1969 ; Shafii *et al.*, 1985 ; Hanigan, 1990 ; Brent, 1995). L'ambivalence parentale (présence simultanée de sentiments opposés ou conflictuels) a également une incidence sur les agissements suicidaires chez les jeunes (Samy, 1995).

Aux États-Unis, on estime que 70 % des jeunes qui ont fait une tentative de suicide viennent de familles divorcées (Colt, 1992). Selon d'autres recherches, le facteur de risque réside davantage dans la mésentente et un climat familial malsain que dans la séparation ou le divorce des parents (Tousignant *et al.*, 1994). Lors d'un sondage réalisé en février 1989, dans lequel 4 % des trois cents jeunes filles et garçons de 14 à 18 ans interrogés disaient avoir fait une tentative de suicide au cours de leur existence, les problèmes avec les parents figuraient au premier rang des motifs invoqués. Les problèmes scolaires, les problèmes avec un ami ou une amie, un sentiment général de rejet et un état de « déprime » étaient les autres motifs mentionnés (Hanigan, 1990).

Facteurs socioculturels et groupes à risque

Les facteurs socioculturels comprennent « un sentiment général de désespoir, un effritement des valeurs ou des structures sociales, l'attitude permissive de la société à l'égard du suicide, la couverture médiatique des suicides réalisés par des personnes connues, l'absence de réseau de soutien social, l'exemple donné par un modèle de rôle ou un pair qui se suicide, le chômage et un milieu où le risque de suicide est plus élevé en raison, par exemple, d'une facilité d'accès aux armes à feu » (Santé et Bien-être social Canada, 1994, p. 13).

Certains sous-groupes sont davantage à risque, notamment les filles et les garçons happés par le phénomène de l'itinérance. On a remarqué une forte incidence de dépression et de tentatives de suicide chez les jeunes de la rue (Colt, 1992). Au Canada, plus du tiers de ces jeunes ont envisagé de se suicider. « Ce sont surtout des filles engagées dans la prostitution qui ont manifesté cette tendance et qui, en général, expriment le plus de désarroi et de solitude » (Charbonneau, 1995, p. 403). Les élèves de niveau secondaire, et plus encore ceux de niveau collégial (Tousignant *et al.*, 1984), sont un autre groupe à risque élevé (Tousignant *et al.*, 1988 ; Colt, 1992). Des études américaines suggèrent que 2 % à 10 % des élèves du secondaire (la majorité des filles) ont fait au moins une tentative de suicide. Chaque semaine, au Québec, il survient environ une tentative de suicide dans la population étudiante d'une école polyvalente de grande taille (Tousignant *et al.*, 1988). La grossesse à l'adolescence est également un important facteur de risque suicidaire. Aux États-Unis, les taux de suicide sont sept fois plus élevés chez les mères adolescentes que chez les adolescentes sans enfant (Colt, 1992).

Les jeunes de la communauté autochtone au Canada et de la communauté noire aux États-Unis sont des groupes vulnérables (Holinger *et al.*, 1994). L'enquête Santé-Québec (1992) a mis en lumière l'importance de la détresse psychologique de la population du Nunavik, région arctique du Québec habitée par les Inuit. Les jeunes de 15 à 24 ans présentent un taux de détresse trois fois plus élevé que celui des adultes de 45 ans et plus (Dufour, 1994). Ils songent six fois plus souvent au suicide que les femmes et les hommes plus âgés et les garçons posent quatre fois plus de gestes suicidaires que les filles. Ces dernières vivent cependant le plus haut taux de détresse, associé à des activités sexuelles non consenties et au statut de célibataire. Les jeunes filles célibataires envisagent le suicide 17 fois plus souvent que leurs aînées et que leurs mères (Dufour, 1994).

Les tabous associés à la fois au suicide et à la sexualité camouflent une autre situation qui touche un certain nombre de jeunes. Chaque année, aux États-Unis, de 500 à 1 000 décès par pendaison, qu'on classe comme des suicides, sont attribuables à un comportement auto-érotique que peu d'études mentionnent (Bosworth, 1985 ; Hicks, 1990). Cette pratique sexuelle presque exclusivement masculine et extrêmement dangereuse, parfois appelée en anglais « chinese mastur-bation », consiste à se passer autour du cou une corde avec un nœud coulant ajustable afin de diminuer l'apport d'oxygène au cerveau, ce qui est censé accroître le plaisir de la masturbation. Les jeunes hommes font l'apprentissage de cette technique auprès de leurs pairs ou dans la pornographie. Ils ne sont pas toujours conscients de l'extrême sensibilité de la région de la carotide qui nourrit le cerveau. Une pression dans cette région peut entraîner une perte de conscience et la mort par asphyxie. Ces jeunes « faux suicidés » ne sont ni déprimés, ni défavo-risés, ni atteints de troubles psychiatriques. Ils savent généralement que cette pratique comporte des risques, c'est d'ailleurs ce qui les motive, mais ils n'en mesurent pas le danger réel (Hicks, 1990). Lever le tabou et informer les jeunes des risques de cette pratique contribuerait à prévenir des décès.

L'orientation homosexuelle est dans certains cas un facteur associé au comportement suicidaire. Dans la population en général, les risques de tentatives de suicide sont six et deux fois plus élevés chez les homosexuels et les lesbiennes que dans des groupes témoins composés d'hommes et de femmes hétérosexuels (Groupe d'étude sur le suicide au Canada, 1994). Chaque année, aux États-Unis, environ 30 % des tentatives de suicide chez les jeunes sont attribuables à de jeunes « gais » et lesbiennes (Gibson, 1992) qui présentent les mêmes facteurs de risque que l'ensemble des jeunes vulnérables. Toutefois, les attitudes négatives, voire hostiles, de la famille et de la société envers l'homosexualité, l'absence de modèles homosexuels et lesbiens positifs, ainsi que des ressources professionnelles déficientes aggravent les conséquences de ces facteurs (Gibson, 1992).

La condition socio-économique tient une place non négligeable dans la genèse des conduites suicidaires. Des études ont suggéré une relation entre la baisse du produit national brut (PNB) et la hausse des taux de suicide dans certaines populations (Holinger *et al.*, 1994). D'autres ont observé, sur des périodes données, une corrélation entre l'augmentation des taux de chômage et de suicide chez les jeunes de 15 à 24 ans (Legault, 1991). Il s'agit du chômage comme condition de vie plutôt que du choc qu'entraîne la perte soudaine d'un emploi (Tousignant *et al.*, 1994). Selon l'enquête Santé-Québec (1987), les idées suicidaires sont plus fréquentes chez les personnes de 18 à 29 ans de statut social moyen que chez les personnes du même âge très défavorisées, mais ces dernières posent beaucoup plus d'actes suicidaires (Legault, 1991).

L'accès facile à des moyens létaux, en particulier les armes à feu, constitue un autre facteur important. La très grande majorité des jeunes n'auraient pas réellement des intentions autodestructrices et seraient très ambivalents devant la mort (Hicks, 1990). Or, « [...] dans le moment de rupture que constitue la tentative de suicide, où chancellent les facultés d'éprouver normalement la réalité, l'adolescent se suicidera avec ce qu'il a sous la main » (Ladame, 1991, p. 9). Si c'est une arme à feu, l'entourage n'aura pas le temps de secourir la personne suicidante. La tentative de suicide peut alors être fatale ou laisser cette personne handicapée (Brent *et al.*, 1988 ; Rosenberg *et al.*, 1991). Le fait d'entreposer l'arme sous clé diminue à peine le risque (Brent, 1995).

Enfin, l'adolescence est une période sensible aux effets d'imitation et de « contagion » qui surviennent à la suite du suicide d'un ou d'une amie, de camarades de classe, de parents, de personnalités publiques, notamment des vedettes rock aimées des jeunes (Stillion *et al.*, 1992). Des émissions télévisées d'information ou de fiction, des reportages de journaux et des livres spécialisés décrivant en détail des suicides réussis ont entraîné, dans les deux semaines suivant leur diffusion, une vague de gestes suicidaires chez les jeunes d'un secteur donné (Shaffer *et al.*, 1988). C'est surtout la façon dont les médias présentent le phénomène suicidaire qui peut devenir un facteur précipitant (Kessler *et al.*, 1988). Des études contestent ou minimisent cependant ces effets d'imitation et de « contagion », alléguant que les émissions télévisées et les écrits ne peuvent influencer que des jeunes qui ont déjà quelque prédisposition au suicide, et non l'ensemble des jeunes (Berman, 1988 ; Holinger *et al.*, 1994). Si c'était le cas, le sort de ces personnes vulnérables ne vaudrait-il pas la peine qu'une société s'abstienne de courir un tel risque ?

Une solution : prévention et intervention rapide

Prévenir le suicide à l'adolescence, c'est réduire le nombre de suicides à tout âge de la vie. En effet, un grand nombre des adultes qui se suicideront dans les années à venir se recruteront parmi les jeunes d'aujourd'hui qui ont des idées suicidaires et qui font des tentatives de suicide (AQS, 1990 ; Holinger *et al.*, 1994 ; Brent, 1995). On estime qu'entre 1 000 et 2 000 jeunes pour chaque tranche de 100 000 âgés aujourd'hui de 18 ans se suicideront d'ici cinquante ans (Tousignant *et al.*, 1984 ; Holinger *et al.*, 1994).

La *prévention* a pour but d'aider les jeunes à surmonter le stress psychologique et situationnel qui peut les conduire au suicide (Hicks, 1990). On prévient les crises suicidaires en agissant sur les facteurs de risque ou les situations critiques, en améliorant les conditions de vie des jeunes et en réduisant les conditions socio-économiques qui leur sont défavorables (Groupe d'étude sur le suicide au Canada, 1994). L'*intervention* consiste à interrompre le processus suicidaire déjà amorcé ou à empêcher une tentative de suicide imminente. C'est l'ensemble des initiatives de prise en charge immédiate des états suicidaires et des mesures à plus long terme, tels les soins, le traitement médical et le soutien psychosocial. La *postvention* comprend des mesures de soutien pour les personnes qui ont fait des tentatives de suicide, leur entourage et les gens en deuil d'une personne suicidée. La postvention a également pour objectif de recueillir de l'information au moyen des autopsies psychologiques qui permettent de reconstituer les circonstances sociales et psychologiques d'un suicide.

Démystifions d'abord la notion de prévention. La prévention du suicide n'est pas seulement l'affaire des spécialistes. En général, toute personne renseignée sur les facteurs de risque et les signaux lancés par une personne suicidaire est capable d'une intervention minimale auprès d'une adolescente ou d'un adolescent suicidaire. Lorsqu'on soupçonne une personne de nourrir une intention suicidaire, la meilleure approche consiste à lui demander, avec affection mais sans détour, si elle a déjà pensé à se suicider (Hicks, 1990). Si elle confirme notre soupçon, on essaiera de faire une évaluation rapide du degré de risque que présente la situation. Quelques questions clés peuvent nous y aider : La personne a-t-elle élaboré un plan ? Si oui, à quel point ce plan est-il précis ? La méthode envisagée est-elle mortelle ? Dans quelle mesure est-elle accessible ? Les ressources pour aider cette personne sont-elles proches d'elle ? Plus le plan est précis, plus la méthode est mortelle et accessible et plus les ressources sont éloignées, plus le risque est grand (Miller, 1984). On tiendra compte, s'il y a lieu, des tentatives de suicide antérieures, de leur degré de dangerosité, du moment où elles se sont produites et des risques d'une rechute. Cette intervention immédiate peut empêcher la jeune personne de mettre à exécution son plan d'autodestruction, et nous donner le temps de la diriger vers les ressources appropriées (Hicks, 1990).

À plus long terme, un processus de prévention implique un ensemble de stratégies, tels des méthodes de diagnostic efficaces et le traitement rapide des psychopathologies ; le dépistage scolaire ; la formation des personnes influentes (parents, médecins de pratique générale, infirmières, personnel enseignant et psychosocial, ministres du culte, responsables des activités de loisir, etc.) à reconnaître les comportements autodestructeurs chez les jeunes (Rosenberg *et al.*, 1987) ; l'apprentissage des jeunes eux-mêmes à déceler les signaux suicidaires chez leurs pairs (Hicks, 1990) ; l'enseignement de techniques de résolution de problèmes aux jeunes et à leurs parents ; la limitation de l'accès aux armes à feu, du nombre d'ordonnances médicales et des lieux à risque (Brent *et al.*, 1988 ; Shaffer *et al.*, 1988).

Une mesure préventive parmi les plus urgentes consiste à sensibiliser les institutions (écoles, hôpitaux, services sociaux, centres de loisirs, gouvernements, etc.) au fait que l'accroissement de la population adolescente entraîne l'augmentation du nombre de jeunes vulnérables ou à risque (Shaffer *et al.*, 1988 ; Holinger *et al.*, 1994). Plus il y a de jeunes qui aspirent à poursuivre des études et à travailler alors que les places sont limitées, plus le risque suicidaire est élevé. Des écoles de plus petite taille favoriseraient un meilleur encadrement et la participation à des activités parascolaires diversifiées, en offrant une atmosphère qui renforce davantage le sentiment de bien-être, stimule l'estime de soi et l'attention chez les jeunes (Holinger *et al.*, 1994).

On n'insistera jamais trop sur le dépistage précoce des signes de dépression, de violence familiale, d'abus sexuels et de toxicomanie, éléments qui accompagnent souvent les idées et les conduites suicidaires. De plus, le milieu scolaire pourrait mettre davantage à contribution les recherches récentes sur le développement émotionnel des êtres humains pour aider les jeunes à identifier, comprendre et communiquer leurs émotions et leurs sentiments. L'école peut aussi remplir une fonction éducatrice auprès des parents (Hicks, 1990). Enfin, une enquête maison annuelle dans les écoles secondaires et les collèges permettrait de recueillir des indices sur les états dépressifs, les idées suicidaires, la violence et les autres abus auxquels les jeunes sont exposés (Holinger *et al.*, 1994).

Les programmes de prévention devraient s'étendre aux membres de diverses professions qui côtoient les jeunes en dehors du milieu scolaire : milieux de la santé et des loisirs, médias, organismes humanitaires, groupes d'intervention dans le domaine de l'itinérance, etc. (Blumenthal et Kupfer, 1988). Les services de santé et les services sociaux sont les plus visés. Ce sont malheureusement les secteurs les plus durement touchés par les contraintes budgétaires et la réduction du personnel spécialisé dans l'intervention et la prévention auprès des jeunes à risque. Les politiques à courte vue qui privent les jeunes de soutien social et psychologique ne contribuent pas à réduire les taux de suicide dans ce groupe et dans la population en général (Holinger *et al.*, 1994).

Bien qu'il ne puisse combler les lacunes des institutions publiques, le réseau communautaire joue un rôle indispensable dans toute société. Les centres de prévention du suicide et les lignes télé-phoniques spécialisées (du genre de Tel-Aide et Tel-Jeunes au Québec) auraient contribué à réduire d'environ 1,75 sur 100 000 par an le taux de suicide chez les jeunes femmes blanches américaines (Holinger *et al.*, 1994). L'existence d'un réseau qui se consacre à la sensibilisation de la population et à la mise sur pied de services d'intervention et d'entraide peut servir de base à un programme de postvention (Hicks, 1990). Il serait également nécessaire de mettre à contribution les milieux d'affaires, en les incitant à embaucher plus de jeunes, non seulement pendant les vacances estivales, mais à longueur d'année (Holinger *et al.*, 1994).

La façon la plus efficace de prévenir le suicide chez les jeunes demeure de leur assurer dès l'enfance un environnement sain, affectueux, compréhensif et valorisant, qui leur permette non pas d'éviter les problèmes, mais d'acquérir les habiletés nécessaires pour les résoudre. Cela suppose que la famille occupe une place centrale dans les programmes de prévention et d'intervention précoce qui couvrent l'ensemble des difficultés psychologiques, relationnelles, sociales et économiques (Hicks, 1990). C'est dans la famille que s'élaborent la confiance en soi et le sentiment de sécurité, sorte de remparts contre les effets négatifs de la contrariété, de l'échec, de la perte, de la déception, du désespoir et de la souffrance. La pauvreté et la monoparentalité, lorsqu'elles sont associées, préparent parfois le terrain à de graves problèmes à l'adolescence. Des services de garde, un soutien financier suffisant, des services psychosociaux et un réseau d'entraide pourraient aider les familles.

Les plus fines analyses n'expliqueront jamais tout à fait pourquoi une personne décide de s'enlever la vie. Il subsistera toujours une part d'ombre dans la mort volontaire, reflet sans doute du mystère de l'être humain. Le suicide des jeunes nous bouleverse. Serait-il, comme on le prétend, la « faillite » de la culture occidentale (Samy, 1988) ? Peut-être les jeunes se suicident-ils faute de pouvoir donner un sens au monde dans lequel ils vivent. Une bonne façon de prévenir le suicide chez les jeunes pourrait bien être de nous interroger collectivement sur les valeurs que nous leur proposons.

Lectures suggérées

1. L.D. Bender et B. Leone, *Suicide, Opposing Viewpoints*, San Diego, Greenhaven Press, Inc., Opposing Viewpoints Series, 1992.

2. Groupe d'étude sur le suicide au Canada, *Le suicide au Canada*. Mise à jour du Rapport de 1987, Gouvernement du Canada, Santé et Bien-être social Canada, Division de la santé mentale, Direction générale des services et de la promotion de la santé, 1994.

3. D. Bégin, «Témoignage d'un parent», *PRISME*, vol. 5, n° 4, automne 1995, p. 290-399. «Avertir un adulte des propos suicidaires d'un ami, ce n'est pas le "stooler"...», Montréal, *La Presse*, 21 janvier 1995.

4. D. Brent, «Facteurs de risque associés au suicide à l'adolescence : revue des recherches», *PRISME*, vol. 5, n° 4, automne 1995, p. 360-374.

5. *Frontières*, «Le suicide, vertige aux confins...», vol. 1, n° 2, automne 1988.

6. M. Tousignant, M.-F. Bastien et S. Hamel, «Prévenir le suicide chez les jeunes : une offensive à plusieurs volets», *Revue québécoise de psychologie*, vol. 15, n° 2, 1994, p. 113-127.

7. R. Boutet (réal.), *Le spasme de vivre*, long métrage, coproduction Les productions Vent d'Est et l'Office national du film du Canada, 1991.

CHEMINEMENT

I.   Définissez : suicide, parasuicide, idéations suicidaires, personne suicidante.

II.   Expliquez le processus suicidaire en général et les particularités qu'il présente à l'adolescence.

III. Expliquez les principaux facteurs de risque suicidaire chez les jeunes de 15 à 24 ans et dites quels sont les groupes les plus vulnérables.

IV. Quelles sont les caractéristiques de l'adolescence en général qui rendent cette période plus propice aux idées et aux gestes suicidaires ?

V.   Depuis les années 1970, comment les taux de suicide chez les jeunes de 15 à 24 ans et chez les groupes adultes ont-ils évolué ?

VI. Quelles mesures devraient faire partie d'un programme général de prévention du suicide chez les jeunes ?

EXERCICES

I. Après avoir lu les deux textes de Doris Bégin mentionnés plus haut, répondez aux questions suivantes (environ cinq pages) :

   a) Relevez les signes précurseurs d'une tentative de suicide imminente chez le jeune Thomas.

   b) Quels étaient les symptômes pathologiques manifestes dans le comportement de l'adolescent ?

   c) Repérez les indices de détérioration de l'image de soi chez Thomas.

   d) Quel a été le diagnostic des médecins après le suicide de Thomas ?

   e) Aurait-on pu prévenir le suicide de Thomas ? Commentez.

II. En regardant le film de Richard Boutet *Le spasme de vivre*, essayez de répondre aux questions suivantes (environ 5 pages) :

   a) Quels étaient les facteurs associés et les éléments déclencheurs des tentatives de suicide de : 1) Line, 2) Jacinthe, 3) Stéphane, 4) Julie, 5) Stéphanie ? ainsi que du suicide de 1) Pierre, 2) du frère de Sylvain, 3) de Stéphane.

   b) Qui a vécu un effet de « contagion » suicidaire ? Qui a été poussé à un geste suicidaire par l'attitude culpabilisante de son entourage ? Qui s'est suicidé sur une impulsion à la suite d'un malentendu ? Quelle personne décrit sommairement le processus suicidaire ?

   c) Comment expliquez-vous la tentative de suicide d'Éric ?

   d) Un mot exprimant une condition *sine qua non* d'aider une personne suicidaire revient à plusieurs reprises dans le film. Quel est-il ? Expliquez pourquoi l'attitude que traduit ce mot joue un rôle primordial dans la prévention et l'intervention auprès des jeunes suicidaires.

III. Jeu de rôle (travail de groupe). Lisez d'abord le texte de Célyne Muloin, « TEL-JEUNES : acteur de première ligne dans la problématique du suicide chez les jeunes », *PRISME*, vol. 5, n° 4, automne 1995, p. 530-535.

Vous travaillez pour un organisme qui offre un service d'écoute téléphonique aux jeunes. Un jour, un garçon de 16 ans, Luc, vous appelle : son amie, Sylvie, âgée de 14 ans, menace de se suicider car elle vient d'apprendre qu'elle est enceinte. Elle craint le rejet de ses parents et l'abandon de Luc. Au téléphone, une intervenante ou un intervenant interroge l'adolescent afin de trouver dans l'entourage de Sylvie une personne adulte capable de la détourner de son intention, en attendant une intervention à plus long terme. Imagez le scénario. Au choix : faire une présentation jouée ou un exposé écrit.

CHAPITRE 11

UNE MORT STIGMATISÉE

L'Amour et la Mort sont frères :
la destinée les mit au monde ensemble.

(Giacomo Leopardi, écrivain italien, 1798-1837)

T outes les époques ont interprété à leur manière le lien qui unit Éros et Thanatos, mais peut-être aucune n'a-t-elle ressenti la cruauté de cette union autant que la nôtre. De nos jours, le frère de l'amour porte le nom de SIDA. C'est un frère ennemi. Il n'a pas encore quitté l'adolescence que, déjà, son pouvoir mortifère a dressé l'humanité entière contre lui.

Entre ce soir et demain soir, près de 8 500 personnes dans le monde contracteront le virus d'immunodéficience humaine (VIH). Cela représente six personnes à la minute (Thibaudeau, 1996a). À moins qu'on ne réussisse à éliminer le VIH entre temps, la majorité mourront d'ici une douzaine d'années d'une forme maligne de l'infection par le VIH, le syndrome d'immunodéficience acquise (SIDA). Si les nouveaux médicaments à l'essai depuis peu tiennent leurs promesses, l'espérance de vie d'une minorité de ces personnes, c'est-à-dire celles qui vivent dans les pays développés et qui ont les moyens de se les payer, sera prolongée. Ces personnes à qui on annoncera la mort longtemps d'avance pourraient être notre fille ou notre fils, notre sœur ou notre frère, notre mère ou notre père, notre amie ou ami, notre partenaire, notre nièce ou notre neveu, notre voisine ou notre voisin, ou nous-même. Le VIH ne respecte pas de frontières temporelles, affectives, familiales, sexuelles, culturelles, sociales, économiques, politiques ou géographiques. Toutefois, ce virus ne frappe pas au hasard ni tout le monde indistinctement, et il est tout à fait possible de s'en protéger.

Dans les pays développés, l'épidémie a touché d'abord et surtout des hommes homosexuels, puis des groupes ethniques minoritaires et des toxicomanes. Pendant longtemps, on a associé le sida à un style de vie jugé socialement inacceptable (Lea, 1994) et on a laissé entendre que le VIH n'atteignait pas, sinon de façon marginale, la «population en général», une expression qui désigne la population hétérosexuelle blanche (Lindhorst, 1988). «Ce n'est qu'avec un assez grand retard que les médecins reconnurent la possibilité de la transmission par des rapports hétérosexuels» (Grmek, 1989, p. 144). Certes, les milieux scientifiques, politiques et médiatiques n'ont pas souscrit à la théorie selon laquelle un virus choisit ses victimes sur la base de l'orientation sexuelle ou de l'origine ethnique, d'autant plus qu'ils savaient, dès l'apparition du VIH, que n'importe qui ayant des rapports sexuels non protégés pouvait y être exposé (Lindhorst, 1988 ; Grmek, 1989 ; Sontag, 1993). En sacrifiant la vérité à la peur et aux préjugés collectifs, ils ont rassuré un moment la «population en général» mais, ce faisant, ils ont contribué à la propagation du VIH et au retard dans la prévention, tout en renforçant le stigmate qui frappe le sida et les personnes qui en meurent (Campbell, 1990 ; Hall, 1992).

Que le sida touche des personnes d'âge, de sexe, d'orientation sexuelle, de race, d'ethnie et de milieu différents, c'est toujours une tragédie, une perte irréparable pour elles-mêmes, leurs proches, leur communauté d'appartenance et la grande famille humaine. Cependant, l'injustice, la haine et l'exclusion qui accompagnent une expérience en accentuent le caractère tragique. Population homosexuelle ou hétérosexuelle, personnes pauvres ou riches, enfants ou adultes, femmes ou hommes, groupes de couleur ou de race blanche, pays en développement ou pays développés, tout le monde ne vit pas le sida de la même manière (Kübler-Ross, 1988 ; Tessier et Bruneau, 1990 ; Panos, 1991). Cette épidémie révèle l'état des sociétés, plus que ne l'a fait tout autre événement de ce siècle, en mettant en relief la discrimination systémique qu'elles pratiquent à l'égard de certains groupes et qu'elles parviennent habituellement à faire oublier en dehors des crises.

L'histoire d'une panique alimentée

Les maladies appellent souvent les métaphores (Hall, 1992). La peste, le choléra, la tuberculose, le cancer, la syphilis ont eu les leurs. La principale métaphore associée au sida est le «fléau» ou la «peste», qui suggère une maladie frappant un groupe spécifique, parfois comme une punition de la colère divine (Hall, 1992 ; Sontag, 1993). Dans l'histoire, toutes les épidémies ont suscité la peur, le désir d'isoler les malades, de mettre en quarantaine les personnes soupçonnées de propager la maladie, le réflexe de vouloir « dresser des barrières pour se prémunir de la contamination réelle ou imaginaire par les étrangers » (Sontag, 1993, p. 8). Le cancer a suscité la crainte d'environnements « polluants » ; le sida provoque la peur d'individus « polluants » (Hall, 1992). En leur temps, d'autres maladies ont-elles alimenté les fantasmes, les symboles, les préjugés, les peurs irrationnelles et l'intolérance autant que le sida en seulement quinze ans, à tel point que les personnes qui souffrent de cette maladie sont contraintes au silence et à la réclusion comme si elles avaient commis un crime ?

L'origine inconnue du VIH, sa transmission par les sources mêmes de la vie – le sang et le sexe –, le fait qu'on ne puisse pas guérir le sida, qu'il emporte des êtres jeunes et qu'il ait touché d'abord des personnes jugées « hors normes » (Hall, 1992) expliquent que l'épidémie ait traumatisé des populations, provoqué des débats moraux et politiques, et nourri l'intolérance. La lutte contre le sida n'est plus seulement un défi scientifique, mais une question de droits humains (Thibaudeau, 1996a ; Viau, 1996), tant au sein des sociétés industrialisées, qui se posent souvent en gendarmes des droits universels sur la planète, que des sociétés en développement. « Le sida est devenu un problème socio-politique majeur, une pomme de discorde pour les groupes religieux, un champ de bataille pour les chercheurs ambitieux, et la plus grande démonstration de la cruauté de l'homme envers ses semblables » (Kübler-Ross, 1988, p. 4). Il est aussi l'enjeu d'intérêts financiers considérables.

Pour les personnes, les groupes et les populations opprimés, le sida est une source d'oppression systématique de plus (Juhasz, 1993). La stigmatisation du sida est si forte qu'elle influence jusqu'à la qualité des soins de santé, parce que les milieux médical et hospitalier ont adhéré aux préjugés, à la peur et à l'attitude d'exclusion de la société (Jourdan-Ionescu et La Robertie, 1989 ; Siminoff *et al.*, 1991 ; Hall, 1992), des attitudes qui ont quelque lien avec l'homophobie enracinée dans les mœurs (Ionescu et Jourdan-Ionescu, 1989 ; Scherer *et al.*,

1989 ; Kerr *et al.*, 1990). En présentant le sida comme une «maladie d'homosexuels», les milieux scientifiques et politiques ont minimisé l'importance de l'épidémie et tardé à investir dans la recherche et les services (Hall, 1992 ; Scharf et Toole, 1992), ce qui a obligé la communauté homosexuelle à se mobiliser pour convaincre les autorités de prendre la situation au sérieux.

En réalité, on n'a considéré le sida comme un problème social que le jour où il a touché des vedettes, comme Rock Hudson, et que l'opinion publique, effrayée, a commencé à s'agiter (Lindhorst, 1988 ; Siminoff *et al.*, 1991). Le sida est apparu alors comme une menace aux traditions, aux valeurs, aux normes sociales et morales (Hall, 1992). On a craint que les hommes homosexuels ne transmettent la maladie à la «population en général» (Lindhorst, 1988), comme on a accusé l'Afrique et Haïti d'avoir «exporté» le virus aux États-Unis (Grmek, 1989). Le sida a acquis le statut de problème national et international le jour où l'on s'est rendu compte que l'infection se répandait au sein de la population hétérosexuelle (Lindhorst, 1988 ; Grmek, 1989 ; Hall, 1992 ; Sontag, 1993). On a alors pointé de nouveaux boucs émissaires, les prostituées et les toxicomanes, perçus comme «déviants» avant séropositifs (Siminoff *et al.*, 1991). L'épidémie du VIH a pourtant rejoint la «population en général» en même temps, peut-être même avant qu'elle se manifeste chez ces sous-groupes (Grmek, 1989).

En effet, des diagnostics rétrospectifs basés sur des observations lors de décès survenus entre 1977 et 1981 permettent de conclure que plusieurs personnes hétérosexuelles sont mortes du sida bien avant qu'on identifie les premiers cas d'infection chez des hommes homosexuels américains (Grmek, 1989). En Afrique centrale, dans les années 1960 et 1970, des centaines de personnes sont mortes d'un type de pneumonie, *Pneumocytis Carinii*, qu'on associera fréquemment au sida (Lindhorst, 1988 ; Grmek, 1989). En Irlande, une femme, médecin, de race blanche et hétérosexuelle, qui ne se droguait pas et n'était jamais allée aux États-Unis, est morte en 1977 dans des conditions semblables à celles des hommes homosexuels américains (Grmek, 1989). En 1981, des publications scientifiques refusent de publier un article documenté sur cette femme. Les organismes de santé publique et le milieu médical excluent ce cas «par définition» (le sida n'est-il pas la «maladie des gays» et de quelques autres marginaux ?), jusqu'à ce qu'on puisse publier en 1983 des observations sur des personnes hétérosexuelles séropositives d'origine américaine (Grmek, 1989). En outre, des milliers de femmes et d'hommes infectés par du sang contaminé ont pu, sans le savoir, transmettre le VIH à leurs partenaires, tant hétérosexuels qu'homosexuels. En effet, on sait depuis 1983 que le VIH a contaminé les banques de sang, mais on n'entreprend des programmes de dépistage qu'au cours de l'année 1985. On refuse aussi de publier l'histoire de cas de ces personnes (Grmek, 1989). On estime que le tiers des hémophiles européens et les trois quarts des hémophiles américains ont contracté le VIH (Grmek, 1989).

L'approche qui consiste à cibler des communautés ou des groupes «à risque» sème la confusion entre l'identité sexuelle ou sociale des personnes et les modes de transmission du VIH, en suggérant que les homosexuels, les drogués et les prostituées sont «à risque» en tant que groupe, indépendamment de leurs pratiques individuelles (Patton, 1993). Par ailleurs, cette approche laisse croire aux femmes et aux hommes hétérosexuels qu'ils sont à l'abri de l'infection du VIH s'ils ont des comportements sociaux et sexuels «acceptables» (Grmek, 1989 ; Sontag, 1993). L'appellation «public en général» désigne encore dans les médias les personnes qui n'ont pas le sida et celle de «groupes à risque», les groupes marqués du stigmate. On a créé la catégorie de «victimes innocentes» pour les hémophiles et les enfants séropositifs, sous-entendant que les autres personnes atteintes par le virus sont responsables de leur état (Lea, 1994).

Personne ne connaît avec certitude le trajet que l'épidémie a emprunté, de quelques hommes homosexuels à l'ensemble de la population hétérosexuelle. Selon certains, «la prostitution des toxicomanes bisexuels fut dans plusieurs pays l'une des voies par laquelle le virus passa des réseaux homosexuels à la population générale» (Grmek, 1989, p. 262). Une fois la transmission hétérosexuelle du virus reconnue, pendant longtemps on a voulu ignorer qu'elle touchait dans une proportion écrasante les sociétés en développement, et dans une proportion croissante les pays développés (Siminoff *et al.*, 1991), un choix politique qualifié de «génocide passif» (Hall, 1992). Cette contrefaçon de la vérité a eu des conséquences dramatiques dans le monde, mais en particulier pour certains pays en développement. En effet, comment ces pays auraient-ils pu reconnaître d'emblée qu'une soi-disant « maladie de gays » identifiée dans des pays riches les atteignait durement ? En outre, la crainte d'exacerber le racisme occidental a contribué à nier que le sida était pourtant en train de décimer des régions entières (Grmek, 1989).

Les populations féminines du monde ont aussi souffert de la politique de l'autruche que pratiquent les milieux politiques et médicaux. On a continué de laisser croire que les femmes, elles, étaient à l'abri de l'infection, si elles ne s'adonnaient ni à la drogue ni à la prostitution, longtemps après avoir reconnu que ce sont *certains comportements individuels*, et non l'orientation sexuelle ou la marginalité sociale, qui représentent des situations à risque de contracter le VIH. Comment s'étonner que la majorité des femmes, aujourd'hui encore, ne se sentent pas concernées par le sida (Tessier et Bruneau, 1990 ; Carovano, 1994) ? Ce chapitre s'intéresse en seconde partie au sida chez les femmes, mais voyons d'abord l'histoire naturelle et les profils épidémiologiques du VIH.

Histoire naturelle du VIH

Le VIH ou le *virus d'immunodéficience humaine* avait déjà emporté des milliers de personnes à l'échelle de la planète lorsqu'on l'a identifié officiellement, en 1983, comme le responsable d'une affection mortelle, le sida ou *syndrome de l'immunodéficience acquise*. Un syndrome est un ensemble de symptômes, manifestations ou signes cliniques causés par la présence d'un virus dans l'organisme. Un virus est un agent infectieux ou un microbe composé de particules extrêmement petites, qui survivent et se multiplient en parasitant une cellule vivante. Le VIH est un *rétrovirus* : à l'inverse des autres virus qui puisent leur matériel génétique directement dans l'ADN ou acide désoxyribonucléique, il s'incorpore au matériel génétique de l'ARN ou acide ribonucléique et le transcrit dans la cellule en ADN au moyen d'une enzyme appelée *transcriptase inverse* (Montagnier, 1989).

Trois conditions doivent être réunies pour que le virus se transmette d'une personne à une autre : l'une des personnes doit être porteuse du virus ; un véhicule (sperme, sécrétions vaginales, sang) doit transporter le virus et, enfin, il doit exister une porte d'entrée dans le corps, par exemple les muqueuses, une plaie, une lésion (Bruneau et Tessier, 1990). On appelle facteurs de risque ou comportements à risque les situations qui réunissent ces trois critères. Dans l'état actuel de la recherche, on ne connaît que trois modes de transmission du VIH : le contact sexuel ; la transmission par voie sanguine et la transmission mère-enfant au cours de la période périnatale. Par voie sexuelle, le virus pénètre les muqueuses vaginales ou ano-rectales. L'infection peut se transmettre par le sang lorsqu'une personne s'injecte des drogues avec des aiguilles contaminées ou lorsqu'elle reçoit une transfusion sanguine et des produits sanguins contaminés. La transmission périnatale peut survenir pendant la grossesse, à l'accouchement ou au cours de l'allaitement (Bergeron, 1995). En laboratoire, on a détecté le VIH dans le sang, le sperme, les sécrétions vaginales, la salive, le lait maternel, les larmes, l'urine et la moelle épinière, mais on a démontré que *seuls* le sang, le sperme, les sécrétions vaginales et le lait maternel peuvent transmettre le virus (Henrion, 1988 ; Nuland, 1994).

L'infection par le VIH produit des effets de deux ordres : une détérioration progressive du système immunitaire, qui accroît la vulnérabilité de l'organisme aux infections virales, bactériennes et fongiques, aux protozoaires ainsi qu'à certaines néoplasies, et une détérioration du système nerveux avec dégradation mentale, convulsions et changements moteurs et sensitifs (Tobin *et al.*, 1993). En plus d'augmenter la vulnérabilité à d'autres infections, le VIH accélère les autres maladies transmises sexuellement et favorise l'apparition de certains types de cancer (Bergeron, 1995). Le suivi clinique par le décompte des cellules CD4 permet d'évaluer le degré d'immuno-déficience (cellules CD 4 par MM^3) chez les personnes asymptomatiques (Nokes, 1994 ; Steben *et al.*, 1994).

Le VIH infecte des lymphocytes et d'autres cellules par les récepteurs CD4. Lorsque le virus pénètre dans une cellule, soit qu'il se multiplie rapidement et que ses copies vont infecter d'autres cellules, soit que ses gènes s'incorporent dans les chromosomes des cellules hôtes où ils peuvent se cacher longtemps avant de se manifester (Dupuis *et al.*, 1995). À l'extérieur des cellules, les « radars » du système immunitaire décèlent le VIH et fabriquent des anticorps contre lui. Les anticorps sont une substance sécrétée par les lymphocytes B en réaction à l'agression de l'organisme par des antigènes (Montagnier, 1989). La présence des anticorps contre le VIH dans le sang d'une personne indique que cette dernière est *séropositive*.

En général, les tests sanguins ne détectent pas tout de suite le VIH, car la séropositivité ne se manifeste pas nécessairement au moment de la contamination. À l'étape de la *primo-infection*, le virus demeure latent de quelques semaines à quelques mois : il est toutefois transmissible par le sperme, les sécrétions vaginales ou le sang, d'où la nécessité de se protéger ou de protéger ses partenaires. Dans la majorité des cas, l'infection à VIH se manifeste d'abord par des symptômes semblables à ceux d'une grippe (fièvre, toux, etc.). Puis, la personne séropositive connaît une *phase asymptomatique,* c'est-à-dire que, pendant des mois, voire des années, elle ne présente aucun signe clinique ou biologique indiquant la présence d'un virus ou d'une maladie. Divers malaises apparaîtront éventuellement, puis des complications sérieuses associées à une détérioration du système immunitaire, souvent à une baisse importante des lymphocytes T4 ou CD4 révélée par les tests sanguins, confirmeront que la personne a atteint le stade du *sida* (Hôpital Mount Sinaï / Casey House Hospice, 1995). Le terme sida désigne donc une maladie aussi bien qu'un syndrome.

Des recherches récentes et de nouveaux tests de dépistage ont montré qu'en dépit des apparences le virus est actif et se reproduit («réplique») à toutes les étapes de son évolution. Immédiatement après l'infection, en effet, le VIH envahit le système sanguin à des millions d'exemplaires par millilitre. Dans la phase asymptomatique, le système immunitaire nettoie le virus du sang. Le VIH se retrouve alors emprisonné dans les ganglions lymphoïdes, qui lui servent de repaire et où il effectue un insidieux travail de sape. Lorsque les ganglions et le système immunitaire lui-même cèdent, le virus envahit de nouveau le sang, le sida s'installe, puis c'est la mort à plus ou moins brève échéance (Radio-Canada, 1996).

Le VIH présente une variété de visages : sous-type A en Afrique, sous-type B en Amérique du Nord et en Europe, sous-type C en Inde et sous-type E en Thaïlande. Ces sous-types se divisent à leur tour en plusieurs embranchements, ce qui accroît la difficulté de mettre au point un vaccin efficace à la fois pour toutes les formes du virus (Radio-Canada, 1996). À ce jour, toutes les personnes atteintes du sida à un stade avancé sont décédées. Il semble que certaines souches de VIH soient moins virulentes que d'autres, ce qui explique qu'une faible minorité des personnes séropositives ne développent pas le sida avant quinze ou vingt ans, parfois davantage. En Australie, par exemple, un groupe de personnes séropositives depuis longtemps sont toujours asymptomatiques (*Le Devoir* et la *Presse canadienne*, 1996).

En général, la période de latence du VIH (c'est-à-dire avant qu'apparaissent les symptômes du sida) est en moyenne d'une douzaine d'années chez les femmes et les hommes adultes, moindre chez les enfants. Elle peut être plus courte dans les pays en développement qui ne peuvent offrir aux personnes séropositives des interventions précoces et des traitements coûteux. Au stade du sida, la survie dépend de la gravité des affections concomitantes ou maladies qu'on appelle *opportunistes* car, d'habitude, elles ne sont pas pathogènes chez les personnes en santé (Dupuis *et al.*, 1995). La survie moyenne d'une personne adulte souffrant du sida est de deux ans et demi à trois ans dans les pays riches et de moins d'un an dans les pays pauvres (Thibaudeau, 1996a). La situation pourrait s'améliorer sous peu, grâce à la recherche pharmaceutique qui a franchi des pas de géant au cours des cinq dernières années.

Jusqu'ici, le médicament de pointe contre l'évolution du virus était l'AZT (zidovudine), un antiviral puissant et efficace qui présente toutefois des effets toxiques (Nokes, 1994). On a découvert récemment que la combinaison de trois médicaments antiviraux (AZT, 3TC et un inhibiteur de protéases) peut diminuer considérablement la *charge virale* ou quantité du virus dans le sang (RadioCanada, 1996 ; Viau, 1996 ; Malavoy, 1997). En administrant la triple thérapie le plus tôt possible après l'infection, on espère stabiliser la maladie et prolonger de plusieurs années la survie des personnes séropositives, et même éliminer le virus éventuellement (Radio-Canada, 1996). La triple thérapie a aussi donné des résultats encourageants dans des cas où la maladie est à un stade très avancé. Toutefois, on ne connaît pas encore tous ses effets secondaires indésirables. La prudence est de rigueur avant de crier victoire sur le VIH.

Mais d'autres découvertes autorisent l'espoir. On savait que le VIH, en s'introduisant dans l'organisme humain, doit ouvrir deux portes avant de s'y installer à demeure. On connaissait depuis longtemps la première, des cellules CD4. On a maintenant découvert le second récepteur cellulaire du virus, le CKR-5 (Radio-Canada, 1996). Une mutation génétique qui affecte ce second récepteur rend imperméables au VIH certaines personnes présentant des comportements à risque, par exemple des contacts sexuels non protégés. La porte du gène CKR-5 se trouve pour ainsi dire verrouillée chez les personnes présentant deux copies de la mutation (homozygotes), alors que les personnes détentrices d'une seule copie (hétérozygotes) ne développent le sida que quinze ans, ou plus, après l'infection (Thibaudeau, 1996c). Au Canada, une infirmière ontarienne âgée de 45 ans, qui croit avoir été infectée par des produits sanguins à la suite d'une rupture de grossesse extra-utérine en 1981, n'a montré jusqu'ici aucun symptôme rattaché au sida (*Le Devoir* et la *Presse canadienne*, 1996).

La triple thérapie et la découverte d'un gène défectueux permettent de prolonger la vie et conduiront peut-être à la découverte d'un vaccin. À l'heure actuelle, de nombreuses expériences se déroulent à cette fin en laboratoire (Radio-Canada, 1996). Plusieurs groupes de recherche s'intéressent à la thérapie génique qui « consiste à introduire un gène codant pour une protéine antivirale dans les cellules cibles du VIH, c'est-à-dire les lymphocytes possédant le récepteur CD4 et les macrophages du système immunitaire » (Malavoy, 1997, p. 12). On nourrit l'ambition de guérir un jour les personnes atteintes du sida, mais la prévention demeure à l'heure actuelle la seule garantie contre le VIH qui connaît, à l'échelle planétaire, une progression exponentielle que personne n'avait prévue.

Le VIH-SIDA dans le monde

L'épidémie du VIH-sida évolue si rapidement que, aussitôt publiées, les données statistiques ne reflètent plus la réalité. En outre, dans plusieurs pays, de nombreux cas d'infection ne sont pas déclarés, ni même diagnostiqués. Depuis son apparition, il y a une quinzaine d'années, le VIH a touché environ vingt-huit millions de personnes dans le monde (Frank, Statistique Canada, 1996). C'est l'équivalent de la population du Canada. Près de huit millions de ces personnes souffrent ou ont souffert du sida, et 5,8 millions d'entre elles en sont mortes, dont 1,3 million en 1995 seulement (Thibaudeau, 1996a). On estime qu'environ 42 % de ces personnes sont des femmes (Frank, Statistique Canada, 1996 ; Thibaudeau, 1996a).

Le VIH a infecté trois millions d'enfants. Au début de 1996, un million d'entre eux vivaient encore, dont 85 % en Afrique. Plus de 10 % des personnes infectées par le VIH et près de 35 % des personnes décédées du sida depuis le début de l'épidémie sont des enfants (Frank, Statistique Canada, 1996). Depuis l'apparition du VIH, la transmission mère-enfant s'effectue principalement par voie périnatale et par transfusion sanguine ou de produits sanguins. Il n'existe pas de données officielles sur les enfants devenus séropositifs à cause de la prostitution qui s'accroît à un rythme effarant dans le monde, notamment dans les régions où, de plus en plus, le tourisme sexuel réclame des enfants vierges. On estime à un million le nombre d'enfants engagés de gré ou de force dans la prostitution (RDI, 1997).

Presque 69 % des personnes qui vivent avec le sida se retrouvent en Afrique, 16 % aux États-Unis, 9 % dans les Amériques (excluant les États-Unis), 6 % en Europe et 1 % dans le reste du monde (Ghadirian, 1995). Dans les pays industrialisés, le nombre de personnes infectées augmente d'environ 2 % par an, alors qu'à l'échelle planétaire il a augmenté de 10 % dans la seule année de 1995. Chez certaines populations africaines, par exemple, la prévalence[1] de l'infection s'élève à quatre personnes sur dix, ce qui signifie que 40 % de la population est séropositive (Ghadirian, 1995). L'ONU estime qu'environ 3,1 millions de nouveaux cas d'infection par le VIH seront déclarés en 1996. À la fin de ce millénaire, le nombre de cas cumulatifs d'infection depuis le début de l'épidémie pourrait dépasser les 50 millions et le nombre de cas de sida les 20 millions (Ghadirian, 1995 ; Radio-Canada, 1996). Le plus gros de la pandémie (90 %) atteindra les pays en développement et le continent le plus touché pourrait alors être l'Asie.

---

1. Prévalence : nombre de cas de maladie, ou de tout autre événement médical, enregistré dans une population déterminée, et *englobant aussi bien les nouveaux cas que les anciens*.

La prévalence de l'infection chez les femmes et les hommes ainsi que le ratio femmes-hommes augmentent sans cesse quoique de façon différente selon les régions. En 1995, une femme sur 700 et un homme sur 75 ont contracté le VIH en Amérique du Nord, une femme sur 500 et un homme sur 135 en Amérique du Sud, et une femme sur 1 400 et un homme sur 200 en Europe. Le ratio femme-homme est de 1/1 en Afrique et de 1/1,5 en Asie (Ghadirian, 1995). À l'heure actuelle, en Amérique du Nord comme dans les pays en développement, l'épidémie progresse à un rythme plus rapide chez les femmes que chez les hommes, bien qu'un plus grand nombre d'hommes contractent le VIH depuis son apparition. On prévoit que les femmes représenteront plus de la moitié des nouveaux adultes séropositifs dans le monde au tournant de l'an 2000 (Florence *et al.*, 1994), et la majorité d'entre elles vivront dans les pays en développement (Ghadirian, 1995).

Aux États-Unis, où l'incidence[2] du sida est l'une des plus fortes des pays industrialisés (Frank, Statistique Canada, 1996), il y aurait de dix à vingt personnes séropositives pour un cas de sida, un ratio qui peut être plus élevé dans certains pays en développement. Néanmoins, on observe aux États-Unis un ralentissement de l'épidémie, en particulier chez les hommes homosexuels. Les nouveaux cas d'infection dénombrés dans la population américaine sont passés à 40 000 en 1995 contre 100 000 quelques années plus tôt (Frank, Statistique Canada, 1996). On note la même tendance en Australie et en Nouvelle-Zélande, tandis que le taux d'infection se stabilise dans les pays du Nord de l'Europe, dans certaines régions d'Afrique et chez certains groupes de la population en Thaïlande, le pays asiatique qui affiche le taux le plus élevé d'adultes séropositifs (Thibaudeau, 1996a).

La propagation du VIH se fait principalement par contact hétérosexuel dans les pays en développement et par contact homosexuel dans les pays industrialisés (Henrion, 1988 ; Panos, 1991). À l'échelle du monde, le VIH se transmet dans 75 % à 85 % des cas au cours d'une relation sexuelle non protégée, et les trois quarts du temps il s'agit de relations hétérosexuelles. La transmission par des rapports

---

2. Incidence : nombre de cas de maladie apparus *pendant une période de temps donnée* au sein d'une population.

homosexuels représente de 5 % à 10 % de tous les cas d'infection dans le monde, mais on lui attribue plus des trois quarts des cas d'infection dans les pays occidentaux industrialisés. Elle connaît toutefois une régression légère, mais continue, chez les hommes homosexuels (Ghadirian, 1995). Depuis son apparition, l'épidémie ne cesse de croître dans les populations hétérosexuelles, et depuis quelques années elle progresse également chez les personnes utilisatrices de drogues intraveineuses et chez celles qui ne présentent pas de risque connu. L'injection de drogues avec des aiguilles contaminées provoque de 5 % à 10 % des infections dans le monde, la majorité en Europe et en Amérique.

Au Canada

Au Canada, le nombre des personnes diagnostiquées séropositives est en hausse. On estime à 45 000 le nombre de personnes qui ont contracté le virus depuis le début de l'épidémie, dont environ 10 % sont des femmes. En comparaison, au début des années 1990, les femmes représentaient 14 % des personnes séropositives en Europe (Hankins et Handley, 1992) et 11 % aux États-Unis (Minkoff *et al.*, 1991). À la fin de 1994, 16 000 personnes avaient souffert du sida, parmi lesquelles près de 10 000 étaient mortes à la fin de 1995 (Frank, Statistique Canada, 1996). On prévoit que l'infection fera de 3 000 à 5 000 nouvelles victimes canadiennes en 1996. L'Ontario (42 %), le Québec (29 %) et la Colombie-Britannique (18 %) viennent en tête pour la proportion des cas de sida déclarés chez des adultes canadiens. C'est cependant en Colombie-Britannique que le taux d'incidence était le plus élevé en 1995 (75 cas pour 100 000 personnes, contre 73 en Ontario et 69 au Québec).

Les femmes et les hommes canadiens séropositifs sont de plus en plus jeunes. Leur âge médian était de 32 ans avant 1982. Il est passé à 27 ans dans les années de pointe de la première épidémie (1983-1984) et à 23 ans entre 1985 et 1990. Les femmes séropositives sont plus jeunes que les hommes. À la fin de 1994, les hommes âgés de 30 à 49 ans représentaient 72 % de la population masculine séropositive, tandis que 68 % des femmes étaient âgées de 20 à 39 ans au moment du diagnostic du VIH. En 1993, le sida s'avérait la troisième cause de décès, après le suicide et les accidents d'automobile, chez les hommes canadiens de 20 à 44 ans, et il figurait parmi les dix principales causes de décès dans la population féminine. Quant aux enfants de moins de 15 ans, ils représentaient 0,01 des cas de sida déclarés, pour un nombre total de 115 enfants (Frank, Statistique Canada, 1996).

Le principal facteur de risque est le contact homosexuel et bisexuel pour les hommes canadiens (81 % des cas) et la relation hétérosexuelle pour les femmes canadiennes (64 % des cas). Bien que les relations homosexuelles demeurent le contexte de risque le plus important dans l'ensemble du pays, la proportion des cas de sida attribuables à ce facteur est en baisse depuis 1987. Les femmes qui contractent le sida par des relations hétérosexuelles représentent une faible proportion (5,6 % en 1994) de l'ensemble des cas de sida rapportés, mais cette proportion est à la hausse (Frank, Statistique Canada, 1996). En 1994, le Comité sur les questions sociales et sexuelles de la Société des obstétriciens et gynécologues du Canada estimait que l'incidence de l'infection chez les femmes avait augmenté de 10 % (Montpetit, 1994).

Comme en Amérique du Nord et en Europe, l'importance des drogues injectables parmi les facteurs de risque augmente sans cesse au Canada (de 1 % en 1987 à 6 % en 1994), tandis que diminue l'importance des transfusions de sang et de produits sanguins (de 6 % à 2 %). En 1995, on attribuait aux drogues injectables 15 % des infections chez les femmes et 3 % chez les hommes, et aux transfusions et produits sanguins, 14 % des infections chez les femmes et 3 % chez les hommes (Frank, Statistique Canada, 1996). Beaucoup plus de femmes séropositives que d'hommes ne présentent aucun facteur de risque, indice, selon les spécialistes, que plusieurs femmes ignorent le style de vie de leur conjoint ou partenaire (Montpetit, 1994). Quant aux enfants séropositifs, les trois quarts (76 %) ont contracté le virus par voie périnatale, les autres par des produits sanguins (24 %).

Au Québec

À ses débuts, l'épidémie a suivi un parcours quelque peu différent au Québec par rapport à l'ensemble de l'Amérique du Nord. Dans un premier temps, elle a touché, par ordre chronologique, les personnes originaires des pays endémiques (Haïti, pays africains) où la transmission se produit essentiellement par des contacts hétérosexuels, puis les hommes homosexuels / bisexuels et, ensuite, les personnes utilisatrices de drogues injectables. Le Québec a ensuite connu trois vagues secondaires liées à la transmission par le sang et les produits sanguins, à la transmission hétérosexuelle et à la transmission périnatale (Remis *et al.*, 1996).

Du début de l'épidémie à la fin de 1992, le VIH a infecté près de 12 400[3] personnes (Remis *et al.*, 1996) au Québec. Environ 75 % d'entre elles vivent sur l'île de Montréal. La Direction de la santé publique de Montréal-Centre estime à 5 800 le nombre cumulatif de cas de sida déclarés dans l'ensemble du Québec au 30 septembre 1996. Quatre-vingt-dix pour cent sont des hommes, dont environ 70,9 % sont homosexuels ou bisexuels (Thibaudeau, 1996b). La proportion des personnes ayant contracté le virus par transmission homosexuelle était de 75 %, de 1986 à 1994 (Remis *et al.*, 1996) ; on peut conclure que l'infection régresse dans la communauté homosexuelle. Depuis le début de l'épidémie, le sida est la première cause de décès chez les *hommes montréalais de 20 à 49 ans*, et représente 27 % de l'ensemble des décès survenus dans ce groupe (Thibaudeau, 1996b). Dans Montréal centre-ville, en 1993, le sida était la première cause de décès *chez les femmes des groupes d'âge 20 à 29 ans et 30 à 39 ans* (Remis *et al.*, 1996). D'ailleurs, dans l'ensemble du Québec, les personnes âgées de 20 à 49 ans présentent le taux d'incidence cumulative du sida le plus élevé depuis le début de l'épidémie, un taux dix fois plus important chez les hommes que chez les femmes.

De 1992 à 1993, le nombre de décès causés par le sida au Québec a augmenté de 19 %, une hausse plus marquée chez les femmes (32 %) que chez les hommes (18 %). Comme les hommes, les femmes de Montréal sont beaucoup plus touchées que les autres Québécoises. Le nombre de décès attribuables au sida chez les femmes a augmenté de 83 % dans Montréal-Centre, tandis qu'il diminuait de 25 % chez l'ensemble des Québécoises. En 1993, chez les femmes âgées de 20 à 49 ans vivant dans le centre-ville de Montréal, on a enregistré quatre

---

3. On estime que ce nombre est inférieur à la réalité étant donné la sous-déclaration et les délais dans la déclaration.

fois plus de décès attribuables au sida que l'année précédente. Le taux de mortalité a connu une augmentation plus faible chez les hommes séropositifs du même groupe d'âge (Remis *et al.*, 1996).

Environ 10 % des personnes qui vivent avec le sida au Québec sont des femmes, mais au début de l'épidémie leur proportion était plus grande, soit 20 % de 1979 à 1985 et 10,6 % en 1986-1987. On attribue cette diminution au fait que les personnes originaires de pays endémiques, nombreuses au Québec, sont beaucoup moins touchées aujourd'hui qu'elles ne l'étaient au début des années 1980. La concentration au Québec de personnes provenant de ces pays expliquerait également que près de la moitié (49 %) des femmes canadiennes vivant avec le sida se retrouvent au Québec et que la proportion de personnes infectées par contact hétérosexuel est supérieure, au Québec, à celle observée dans le reste du Canada (Frank, Statistique Canada, 1996 ; Remis *et al.*, 1996).

Comme en Amérique du Nord et ailleurs dans le monde, le risque de décès par le sida augmente avec l'âge, et plus rapidement chez les femmes que chez les hommes. En outre, les hommes survivent au sida plus longtemps que les femmes, en raison de plusieurs facteurs que nous verrons plus loin. Pour la période du 1er janvier 1979 au 31 décembre 1994, la *survie médiane* des personnes vivant avec le sida était de 15 mois chez les hommes et de 11 mois chez les femmes (Remis *et al.*, 1996). On observe des écarts semblables aux États-Unis (Kaspar, 1989).

Dans la population québécoise, les principaux modes de transmission hétérosexuelle demeurent, dans l'ordre, les contacts sexuels avec des personnes originaires de pays endémiques, surtout d'un homme séropositif à une femme, les contacts sexuels avec des personnes faisant usage de drogues injectables et, pour les femmes, les contacts sexuels avec des hommes bisexuels. Le nombre d'enfants québécois infectés, principalement par voie périnatale, est demeuré relativement stable depuis le début de l'épidémie. Avant la fin de 1993, le VIH a infecté 107 enfants québécois de moins de 15 ans et, au 15 mars 1995, cinquante et un d'entre eux avaient développé le sida. Les cas de transmission mère-enfant rapportés au Québec représentent les deux tiers de tous les cas déclarés au Canada. Quoique très faible, le *taux d'incidence* cumulative[4] du sida chez les enfants est sept fois plus élevé au Québec que dans l'ensemble du Canada. La survie médiane des enfants au stade du sida atteint neuf mois, comparativement à quatorze mois chez les adultes (Remis *et al.*, 1996).

Si l'on veut décrire succinctement le profil de l'épidémie du VIH à l'échelle du monde, on peut dire que « la physionomie du sida devient plus jeune, plus noire et plus féminine » (Kaspar, 1989). Les chiffres font prendre conscience de l'ampleur du problème de santé auquel l'humanité est confrontée, mais ils ne disent rien de la souffrance des personnes séropositives et de leurs proches. Une souffrance provoquée non seulement par la maladie et l'imminence de la mort, mais aussi par le stigmate qui s'y rattache (Hall, 1992 ; Durham, 1994 ; Reidy et Taggart, 1995). De nombreuses publications décrivent l'épidémie du sida dans la communauté homosexuelle, mais peu se sont intéressées au sida des femmes, qui reste une réalité occultée.

Une histoire méconnue : le sida chez les femmes

Près de la moitié des personnes séropositives dans le monde sont des femmes. Si les prévisions se confirment, au tournant du millénaire le nombre cumulatif de femmes atteintes du VIH-sida depuis l'apparition de l'épidémie aura dépassé celui des hommes. L'Organisation mondiale de la santé (OMS) estime, en effet, que plus de femmes sont susceptibles de contracter le sida dans les années 1990 que dans la décennie précédente (Carovano, 1994).

La grande majorité des femmes séropositives ou atteintes du sida dans le monde ont de 20 à 45 ans (Carovano, 1994). La littérature scientifique les définit comme une « catégorie en âge de procréer » (Hankins et Handley, 1992). En général, les femmes contractent le virus de cinq à dix ans plus tôt que les hommes et plus du quart des cas de sida féminins déclarés surviennent chez des femmes âgées de 20 à 29 ans (Carovano, 1994). Aux États-Unis, « la femme type atteinte du sida

---

4. Le nombre d'enfants morts du sida depuis le début de l'épidémie par tranche de 100 000 enfants dans la population générale.

a entre 20 et 30 ans, période de la vie caractérisée par une relation stable, une promotion professionnelle, une bonne formation, ainsi que par la procréation» (Nokes, 1994, p. 429), mais à l'échelle mondiale le profil diffère. On estime en effet qu'environ 70 % des femmes récemment contaminées dans le monde sont âgées de 15 à 24 ans (CISD, 1995). Le premier contact sexuel des adolescentes pourrait bien être à risque élevé, car il se produit souvent sans protection et avec un homme plus âgé qui a ou a eu des partenaires multiples, un facteur qui accroît le risque d'infection (Grmek, 1989 ; Carovano, 1994 ; CISD, 1995).

Bien que l'épidémie du VIH touche principalement les personnes jeunes ou dans la force de l'âge, la prudence s'impose avant de faire du sida une «maladie de jeunes». On pourrait toutefois considérer le jeune âge comme un facteur de risque additionnel. Dix pour cent des femmes américaines diagnostiquées séropositives ont 65 ans et plus (Shayne et Kaplan, 1991). En raison des stéréotypes sur les liens entre l'âge des femmes et leur vie sexuelle active, les recherches épidémiologiques négligent les très jeunes femmes et les plus âgées, bien qu'elles ne soient pas moins «à risque» que les autres femmes. Par exemple, la première femme diagnostiquée séropositive au Mexique en 1985 était une mère de famille, âgée de 52 ans et femme au foyer. Son seul comportement «à risque» avait consisté à avoir des relations sexuelles non protégées avec son mari (Carovano, 1994).

Aux États-Unis, le taux d'incidence de séropositivité au sein de la population féminine a doublé en un an et le sida représente la sixième cause de mortalité chez les femmes âgées de 25 à 44 ans (Semple *et al.*, 1993). Le sida était déjà en 1986 la principale cause de décès chez les femmes new-yorkaises âgées de 24 à 34 ans (Shayne et Kaplan, 1991), et il l'est devenu dans les années 1990 chez les femmes âgées de 20 à 40 ans vivant dans des endroits aussi différents que les principales villes d'Afrique sub-saharienne, d'Europe de l'Ouest (Hankins et Handley, 1992) et le centre-ville de Montréal (Remis *et al.*, 1996).

Comportements ou situations à risque

Les femmes partagent avec les hommes les modes de transmission du VIH, c'est-à-dire la transmission sexuelle ou sanguine, mais les facteurs de risque chez les unes et les autres présentent certaines caractéristiques liées à la biologie, aux habitudes de vie et au contexte culturel.

Dans l'ensemble des pays industrialisés, la majorité des cas de sida chez les femmes sont liés à la toxicomanie, directement par l'échange d'aiguilles contaminées, ou indirectement par des contacts sexuels avec un partenaire utilisateur de drogues injectables ou UDI (Kaspar, 1989 ; Nokes, 1994). Le problème est plus aigu chez les femmes vivant dans les grands centres urbains et chez des minorités socio-économiques ou ethniques aux prises avec des problèmes de chômage, de racisme, de pauvreté et de violence (McCoy et Inciardi, 1993). Les femmes et les hommes utilisateurs de drogues injectables (UDI) représentent aujourd'hui les principaux agents de transmission du VIH à la population hétérosexuelle ainsi qu'aux nouveau-nés (Shayne et Kaplan, 1991). L'importance des drogues injectables comme facteur de risque augmente aussi chez les femmes du Québec. La transmission par intraveineuse figure au premier rang des modes d'infection chez les femmes séropositives du centre-ville de Montréal (Remis *et al.*, 1996).

À l'échelle mondiale, toutefois, la première source d'infection à VIH chez les femmes est nettement le contact hétérosexuel (Hankins et Handley, 1992), d'ailleurs la seule catégorie de transmission où le nombre de femmes séropositives dépasse celui des hommes (McCoy et Inciardi, 1993 ; Brown *et al.*, 1994 ; Norman *et al.*, 1995). Il en va ainsi au Québec où les femmes représentent les trois quarts (75 %) des personnes qui ont contracté le VIH par contact hétérosexuel (Remis *et al.*, 1996). La proportion de femmes hétérosexuelles séropositives augmente plus rapidement que la proportion d'hommes hétérosexuels dans la même situation. Aux États-Unis, où le nombre de cas féminins de sida a augmenté de 34 % de 1989 à 1990 (Hankins et Handley, 1992), la proportion attribuable aux contacts hétérosexuels a doublé entre 1982 et 1992 (McCoy et Inciardi, 1993).

Les femmes courent plus de risque d'infection lors des relations hétérosexuelles (coïto-vaginales ou recto-anales) parce que plus d'hommes sont séropositifs (Shayne et Kaplan, 1991) et que la transmission du virus est beaucoup plus facile d'un homme à une femme que l'inverse (Smeltzer, 1992 ; Lea, 1994). On a trouvé, en effet, une concentration du VIH beaucoup plus grande dans le sperme que dans le liquide vaginal (Henrion, 1988). Pendant le rapport coïto-vaginal, les lymphocytes ou les macrophages infectés du liquide séminal transportent le VIH à l'intérieur de la muqueuse vaginale. «Les barrières au niveau du col, telles que les diaphragmes ou les éponges spermicides, n'empêchent pas le contact du sperme infecté avec les parois vaginales. Le retrait avant l'éjaculation est inefficace, dans la mesure où le VIH est présent dans le liquide clair précédant souvent l'éjaculation. La douche après le rapport sexuel peut faciliter le passage du sperme infecté dans l'utérus ; il convient donc de déconseiller cette pratique » (Nokes, 1994, p. 434).

Les jeunes filles sont particulièrement vulnérables à la transmission sexuelle du virus : leur col non encore parvenu à son plein développement et la faible production de mucus vaginal leur procurent une barrière moins efficace contre le VIH (CISD, 1995). Les rapports orogénitaux non protégés (fellation, cunnilinctus) avec ou sans éjaculation (dans le cas de la fellation) peuvent aussi comporter des risques (Panos, 1991), surtout « s'ils se terminent par une éjaculation intrabuccale, le sperme venant en contact avec la muqueuse qui peut être le siège de petites lésions variées » (Henrion, 1988, p. 40).

Ce sont les relations sexuelles anales qui comportent les risques les plus élevés pour les femmes comme pour les hommes (Kaspar, 1989 ; Tessier et Bruneau, 1990 ; Voeller, 1991 ; Hankins et Handley, 1992). Le VIH traverse moins facilement la muqueuse vaginale que la muqueuse rectale, plus mince et plus fragile, et dans laquelle existent des cellules porteuses d'un récepteur pour le VIH, qui pourraient s'infecter et transporter l'infection dans les cellules des ganglions lymphatiques (Henrion, 1988). Dans les pays industrialisés, environ 30 % des femmes ont expérimenté la pénétration anale au cours de leur vie (Kaspar, 1989 ; Reinisch et al., 1990), et dans des cultures où la virginité est une condition pour trouver un mari et un statut social, de nombreuses jeunes filles ont des rapports sexuels anaux (Panos, 1991). Les programmes de prévention et d'éducation ne tiennent pas toujours compte de cette réalité, parce qu'on associe encore les rapports sexuels anaux à une sexualité déviante ou à des méthodes de contraception primitives. Des femmes « ordinaires », des femmes « bien » ne sont pas censées s'adonner à de telles pratiques... On n'en parle donc pas (Kaspar, 1989).

Les contacts sexuels avec des hommes bisexuels constituent une situation à risque élevé pour les femmes (Tessier et Bruneau, 1990). On la considère même comme la plus dangereuse (Henrion, 1988), les femmes ignorant en général que leur(s) partenaire(s) est(sont) bisexuel(s) (Henrion, 1988 ; Kaspar, 1989). À la fin des années 1980, les Centers for Disease Control (CDC), les bureaux américains de surveillance des maladies dont les données servent de référence médicale dans le monde entier, ont estimé que les femmes partenaires d'hommes bisexuels ou d'hommes UDI représentent les groupes de personnes séropositives qui augmentent le plus rapidement (Lindhorst, 1988). Certaines publications mentionnent explicitement la bisexualité féminine parmi les facteurs de risque dans les rapports sexuels lesbiens, mais non la bisexualité masculine comme facteur de risque dans les rapports hétérosexuels (Steben *et al.*, 1994), laissant aux lectrices et aux lecteurs le soin de deviner que ce facteur est compris dans l'expression « partenaire à risque ».

Plusieurs femmes monogames et qui ne consomment pas de drogues intraveineuses n'imaginent pas qu'elles puissent courir des risques, tout simplement parce qu'elles n'imaginent pas que leur conjoint ou partenaire puisse avoir des habitudes de vie différentes des leurs. Les femmes ont tendance à ne pas interroger leur partenaire à ce sujet, et même si elles le font, il n'est pas certain qu'elles obtiennent toujours la vérité (Shayne et Kaplan, 1991). Dans une étude menée auprès d'un large groupe d'hommes toxicomanes UDI, 83 % disaient avoir plusieurs partenaires, 15 % des rapports homosexuels, 38 % des rapports hétérosexuels anaux et 73 % n'avaient jamais utilisé de préservatifs (Nokes, 1994). Une revue de plusieurs études sur le comportement sexuel réalisées au cours des cinquante dernières années (Reinisch *et al.*, 1990) révèle « qu'un homme hétérosexuel sur cinq à un sur trois disait avoir déjà eu des contacts homosexuels. [Ces études] révélaient également qu'environ 70 % des clients des prostitués hommes ou femmes étaient des hommes mariés, que les trois quarts des homosexuels masculins avaient eu des rapports sexuels avec des hommes hétérosexuels et qu'un homme homosexuel sur cinq avait eu six partenaires hétérosexuels ou plus. Enfin, un homme hétérosexuel sur six avait expérimenté la pénétration anale » (Gaudreau, 1991, p. 24).

On estime que les contacts sexuels entre femmes comportent moins de risque que les autres modes de transmission sexuelle du VIH (Kaspar, 1989; Panos, 1991). Cependant, les femmes lesbiennes peuvent contracter le VIH comme tout le monde si elles adoptent des comportements à risque, c'est-à-dire si elles ont des rapports sexuels non protégés avec une personne dont elles ignorent le sérostatut ou si elles partagent des aiguilles contaminées (Manthorne, 1990; Steben et al., 1994). Au Canada et aux États-Unis, on a enregistré des cas de séropositivité et des décès attribuables au sida chez des femmes lesbiennes (Kaspar, 1989; Manthorne, 1990). Il est difficile, cependant, de savoir jusqu'à quel point l'infection du VIH s'est propagée dans la communauté lesbienne, car les données officielles ne tiennent pas compte de l'orientation sexuelle des femmes séropositives (Kaspar, 1989). Par ailleurs, le statut de «déviantes», que les femmes lesbiennes avaient déjà avant l'épidémie du VIH, ainsi que l'homophobie qui s'est étendue à elles au cours des dernières années incitent leur communauté au silence (Winnow, 1992). Par conséquent, on connaît mal leurs besoins spécifiques et les programmes de prévention ont tendance à les ignorer.

Les femmes lesbiennes s'exposent à contracter le VIH lors de contacts sexuels oraux particulièrement si l'une des partenaires est menstruée, mais également s'il y a échange de sécrétions vaginales. Elles doivent se protéger lors de contacts vaginaux ou anaux avec les mains ou les doigts, qui peuvent porter une blessure invisible, ou si elles partagent des objets au cours de la relation sexuelle (Bruneau et Tessier, 1990; Nokes, 1994). Les femmes lesbiennes peuvent contracter le VIH si elles ont ou ont eu des rapports sexuels avec des hommes hétérosexuels ou bisexuels, ou avec des femmes bisexuelles ou lesbiennes présentant des facteurs de risque (Kaspar, 1989; Gaudreau, 1991). Dans le recensement d'études sur le comportement sexuel mentionné précédemment (Reinisch et al., 1990), 80% des cent trente-cinq femmes lesbiennes interrogées déclaraient avoir eu des contacts sexuels avec des hommes et des femmes au cours de la dernière année. Les deux tiers d'entre elles mentionnaient des relations sexuelles incluant la pénétration anale avec des hommes hétérosexuels et des hommes bisexuels (Gaudreau, 1991).

Hétérosexuelles ou lesbiennes, les femmes sont également susceptibles de contracter le VIH lors d'une insémination artificielle

(Henrion, 1988 ; Richardson, 1989 ; Bruneau et Tessier, 1990 ; Nokes, 1994), d'une transfusion sanguine ou de produits sanguins ainsi que de tatouages sur la peau (Steben *et al.*, 1994). En 1989, on estimait que 10 % des femmes américaines séropositives avaient contracté le virus par transfusion sanguine (Grmek, 1989). Les mesures de dépistage adoptées au cours des dernières années réduisent sensiblement ce risque. La prostitution, le viol et autres agressions sexuelles à l'intérieur comme à l'extérieur de la famille représentent également des situations à risque élevé (CISD, 1995).

Au Canada, les facteurs de risque identifiés chez les femmes séropositives sont le comportement sexuel (64 %), la transfusion sanguine ou de produits sanguins (16 %) et l'utilisation de drogues injectables (11 %) (Steben *et al.*, 1994). On n'a identifié aucun facteur de risque chez les autres 9 %, mais on estime vraisemblable que le mode de transmission ait été les relations hétérosexuelles pour la majorité d'entre elles, ce qui fait augmenter la proportion de cas de sida féminins déclarés qui ont pour origine les contacts hétérosexuels. En dépit de cette réalité, la majorité des femmes ne se perçoivent pas dans des situations à risque (Tessier et Bruneau, 1990 ; Carovano, 1994). « Mais que faudra-t-il dire pour faire comprendre aux femmes qu'elles sont à risque ? Et qu'une fois infectées, la partie qu'elles auront à jouer pour survivre est souvent plus dure que celle des hommes atteints ? » (Tessier et Bruneau, 1990, p. 26). Il faut peut-être commencer par dire la vérité aux femmes, sans omettre les raisons culturelles et politiques qui leur rendent « la partie plus dure », et s'adresser directement à elles comme à des personnes qui ont une vie sexuelle autonome et non à des membres anonymes de la « population en général » ou à des personnes qui ne vivent qu'en fonction d'autrui : des mères, des épouses, des partenaires.

Manifestations cliniques du VIH-sida

« Women Don't Get AIDS : They Just Die from It. » « Les femmes ne contractent pas le sida, elles ne font qu'en mourir », disait un slogan publicitaire du groupe ACT-UP publié en 1991 à l'occasion de la Conférence internationale sur le sida qui se tenait à Florence, en Italie (Taylor-Brown, 1992). ACT-UP voulait attirer l'attention sur le fait que de nombreuses femmes meurent du sida avant même d'avoir reçu un diagnostic de séropositivité (Kaspar, 1989), parce que les critères du diagnostic sont incomplets et que les milieux médicaux et gouvernementaux minimisent l'importance de l'infection au sein de la population féminine. Invisibles, les femmes séropositives sont isolées, privées des traitements et des soins appropriés à leur état, et un grand nombre d'entre elles dans le monde se voient condamnées à une mort précoce.

Les femmes et les hommes séropositifs partagent une grande partie des symptômes et infections reliés au VIH et au sida. Cependant, certaines manifestations apparaissent plus souvent et de façon plus ou moins sévère chez les unes ou chez les uns, et d'autres sont propres aux femmes. Les symptômes les plus fréquents chez les adultes vivant avec le VIH sont les suivants : anorexie, perte de poids, fatigue, faiblesse généralisée, sueurs nocturnes, douleurs musculaires, articulaires, aux gencives, à la bouche, à l'œsophage, etc.), incontinence (urine ou selle), essoufflement, confusion, nausée, malaise gastro-intestinal, vomissement, toux, troubles de sommeil, perte visuelle, éruptions cutanées, diarrhée ou constipation, œdème, dysphagie (difficulté à avaler), ulcères buccaux, fièvre, troubles respiratoires, troubles psychologiques, crises convulsives, anxiété, dépression, agitation (Steben *et al.*, 1994 ; Ferris *et al.*, 1995). Les maladies ou infections associées au VIH-sida que l'on cite le plus souvent sont la pneumonie à *Pneumocystis carinii* (PPC), le *candida* (buccal, œsophagien, vaginal), l'herpès simplex, le zona, la tuberculose et autres troubles pulmonaires, la méningite, le cytomégalovirus (rétinite, entérocolite), l'encéphalite. Les principales néoplasies sont le sarcome de Kaposi, la dysplasie du col et le cancer cervical, le cancer ano-génital et le lymphome non hodgkinien (Ferris *et al.*, 1995).

Des études rétrospectives indiquent que les facteurs qui définissent le plus souvent le sida chez les femmes sont la candidose œsophagienne, la candidose vaginale et la pneumonie par *Pneumocystis carinii* (Nokes, 1994). Plusieurs problèmes gynécologiques accompagnent tous les stades du VIH chez près de la moitié des femmes séropositives (Hankins et Handley, 1992) et les infections génitales et péri-anales par herpès sont les plus fréquentes (Henrion, 1988 ; Nokes, 1994). Une maladie inflammatoire persistante, l'herpès simplex, la candidose vaginale, le cytomégalovirus, le papillomavirus ou une néoplasie peuvent indiquer la présence d'une infection par VIH concomitante (Minkoff et DeHovitz, 1991 ; Hankins et Handley, 1992 ; Semple *et al.*, 1993 ; Steben *et al.*, 1994) lorsque « l'une de ces manifestations se caractérise par une sévérité inhabituelle, une résistance au traitement ou des rechutes fréquentes » (Nokes, 1994, p. 441).

Il faut considérer l'hypothèse d'une infection par le VIH si le test de Papanicolaou (« Pap test » ou cytologie) présente des anomalies. Les femmes séropositives montrent une prévalence élevée d'anomalies cytologiques et cervicales (Minkoff et DeHovitz, 1991 ; Semple *et al.*, 1993). Des recherches récentes signalent la fréquence du cancer cervical invasif (CCV) chez les femmes séropositives, souvent à un stade avancé, avant qu'on établisse un diagnostic officiel de VIH (Hankins et Handley, 1992 ; Chiasson *et al.*, 1996). Le test de Papaniacolaou ne suffit pas, toutefois, à détecter avec certitude les anomalies des voies génitales inférieures, c'est-à-dire du col, de la vulve et de la région péri-anale (Hankins et Handley, 1992). Les maladies inflammatoires pelviennes (endométrite, salpingite, abcès tubaires et péritonites pelviennes) devraient alerter la patiente et son médecin. Ces maladies présentent des symptômes comme une douleur aiguë bilatérale, la fièvre, des frissons, des écoulements vaginaux purulents, des menstruations irrégulières, une sensation de malaise, des nausées, des vomissements (Henrion, 1988 ; Nokes, 1994). Comme chez les hommes, certaines femmes séropositives ne présentent aucun symptôme et ont des résultats de laboratoire normaux.

Les femmes qui ont contracté d'autres maladies transmises sexuellement sont plus vulnérables à l'infection par le virus d'immunodéficience humaine (Henrion, 1988 ; Nokes, 1994). L'herpès génital, le chancre mou, les condylomes, la syphilis, la gonorrhée et une infection à chlamydia augmentent le risque de transmission du VIH durant l'activité sexuelle, quand ils n'en sont pas les manifestations cliniques (Weiss *et al.*, 1993 ; Steben *et al.*, 1994). Le sarcome de Kaposi et les problèmes du système nerveux central sont plus rares chez les femmes que chez les hommes atteints du sida (Kaspar, 1989), mais celles qui en souffrent meurent plus tôt que les hommes (Hankins et Handley, 1992). Ce sarcome se retrouve plus souvent chez les femmes infectées par un partenaire bisexuel que chez les autres femmes séropositives et on pense qu'il peut se transmettre par voie sexuelle (Panos,

1991 ; Nokes, 1994). La présence de la candidose œsophagienne et de l'herpès simplex est plus élevée chez les femmes que chez les hommes (Hankins et Handley, 1992). La gravité et l'évolution des symptômes énumérés ci-dessus peuvent varier d'une population à l'autre. En Afrique, par exemple, depuis le début de l'épidémie, la diarrhée et l'amaigrissement rapide auraient entraîné la mort de 80 % des femmes décédées du sida avant qu'elles présentent d'autres signes cliniques (Panos, 1991).

Il semble donc exister un modèle clinique féminin du VIH-sida, commun à la grande majorité des femmes séropositives dans le monde et lié principalement à leur condition gynécologique (Scharf et Toole, 1992). Cette réalité n'a pas empêché les Centers for Disease Control (CDC) de définir les manifestations et symptômes du VIH et du sida à partir d'observations faites quasi exclusivement auprès d'hommes homosexuels et bisexuels nord-américains (Lindhorst, 1988 ; Hankins et Handley, 1992 ; Scharf et Toole, 1992 ; Norman et Dumois, 1995). Depuis les années 1980, les CDC ont révisé ces définitions à quelques reprises, sans pourtant y inclure certaines maladies gynécologiques typiques chez les femmes séropositives, en particulier la candidose vaginale sévère, qui précède souvent le muguet buccal (Durham, 1994 ; Nokes, 1994).

Des femmes ont suivi en vain pendant des mois des traitements pour des candidoses vaginales avant qu'on les diagnostique séropositives (Nokes, 1994), parce que certains médecins sont incapables de reconnaître les premiers symptômes de l'infection à VIH chez les femmes. En dépit des problèmes persistants que leurs patientes rencontrent, l'idée n'effleure pas ces médecins qu'elles puissent avoir contracté le VIH (Campbell, 1990 ; Tessier et Bruneau, 1990). Ils (ou elles) n'abordent pas le sujet avec leurs patientes et leur proposent encore moins un dépistage. « Quand un homosexuel de race blanche se rend chez le médecin et qu'il présente certains symptômes, on lui fait passer le test, alors que les mêmes symptômes présentés par une femme ne seront pas pris en considération » (Panos, 1991, p. 75). La profession médicale a intégré elle aussi le profil stéréotypé nord-américain du sida « maladie de gays » et autres marginaux (Norman et Dumois, 1995), ainsi que l'idée selon laquelle des femmes qui se conforment aux normes et aux rôles définis par la société n'ont pas de comportements sexuels à risque (Campbell, 1990).

Cette attitude a des conséquences sérieuses pour l'ensemble des femmes. D'abord, le nombre de femmes séropositives se trouve presque toujours sous-estimé (Durham, 1994). La majorité des femmes séropositives découvrent leur sérostatut par hasard, lors d'un don de sang, pendant leur grossesse ou à la naissance de leur enfant (Berlinguet, 1988 ; Patton, 1993 ; Nokes, 1994). Aux États-Unis, les trois cinquièmes des femmes séropositives ont découvert leur état le jour où l'on a diagnostiqué le virus chez leur enfant (Carovano, 1994). En outre, de nombreuses femmes dans le monde reçoivent un diagnostic à un stade avancé de la maladie (Hankins et Handley, 1992 ; Scharf et Toole, 1992).

Sans diagnostic ou avec un diagnostic à un stade avancé d'immunodéficience et de détérioration clinique, les femmes séropositives ne peuvent bénéficier d'interventions précoces, ni des mêmes traitements et soins que les hommes (Panos, 1991 ; Hankins *et al.*, 1992 ; Semple *et al.*, 1993). Elles ne peuvent participer à certains programmes de santé, n'ont pas accès aux nouveaux médicaments contre le sida et sont exclues des essais cliniques qui contribuent parfois à prolonger la survie et à améliorer la qualité de la vie des malades (Scharf et Toole, 1992 ; Lea, 1994). Dans ces conditions, peut-on s'étonner que les femmes survivent moins longtemps que les hommes au sida ? (Kaspar, 1989 ; Panos, 1991 ; Semple *et al.*, 1993). Plusieurs meurent avant même que la médecine diagnostique la maladie selon les critères officiels (Taylor-Brown, 1992), ce qui fut le cas de la moitié des femmes américaines décédées du sida en 1992 (Scharf et Toole, 1992). La pauvreté, l'ostracisme social, les valeurs culturelles, les stéréotypes discriminants, l'inégalité systémique entre les femmes et les hommes sont d'autres facteurs qui exercent une influence sur la survie des femmes séropositives (Panos, 1991).

Facteurs influant sur la survie

On ne peut pas attribuer aux seules lacunes du diagnostic et à leurs conséquences cliniques le fait que les femmes atteintes du sida connaissent une survie plus courte que celle des hommes séropositifs. L'ignorance de la condition féminine et l'indifférence aux besoins de santé des femmes chez l'*establishment* médical, les attitudes négatives de la société à l'égard des femmes séropositives et les problèmes psychologiques qu'elles engendrent, l'absence d'information et de conseils appropriés à leur état influencent également la survie de ces femmes (Florence *et al.*, 1994). Il faut aussi prendre en considération le peu de recherches sur le sida chez les femmes, l'exclusion des femmes séropositives de la majorité des essais cliniques, leur environnement et leurs conditions générales d'existence et, enfin, le choix d'avoir ou non un enfant.

En général, les recherches et les essais cliniques ne tiennent pas compte des données culturelles. D'une certaine façon, l'ensemble des études sur le sida distorsionnent l'histoire de cette maladie parce qu'elles se concentrent presque exclusivement sur des hommes homosexuels et des toxicomanes originaires d'Amérique et d'Europe, alors que près de la moitié des personnes séropositives dans le monde sont des femmes dont la grande majorité vivent dans des pays en développement. « Trop souvent le concept de collaboration Nord/Sud signifie que c'est le Nord qui définit le problème avant de "descendre" ensuite dans le Sud "en safari" pour collecter des données » (Panos, 1991, p. 78). On ne peut non plus éluder le fait que les seuls critères masculins orientent les décisions et les priorités. Selon le Dr Jonathan Mann, de l'OMS, l'absence des femmes jusqu'aux plus hauts niveaux de décision invalide toute recherche et toute éducation sur leurs besoins propres (Panos, 1991).

Comme les recherches cliniques sur les femmes séropositives ou atteintes du sida sont peu nombreuses, on ne dispose pas de données suffisantes sur l'histoire naturelle et la progression du VIH chez les femmes, ses manifestations spécifiques et les traitements appropriés, de même que les effets des médicaments disponibles (Hankins et Handley, 1992 ; Norman et Dumois, 1995). On ne recrute pas de patientes en nombre suffisant pour établir un tableau exhaustif des facteurs qui influencent l'évolution du VIH dans la population féminine. Jusqu'à récemment, la plupart des rapports scientifiques décrivaient seulement des femmes parvenues à un stade avancé de la maladie (Hankins et Handley, 1992). On possède toutefois des évaluations rétrospectives et une abondante documentation scientifique sur les cas féminins de sida, mais elles ne font pas l'objet d'une large diffusion.

On sait que les traitements expérimentaux retardent en général le processus de dégénérescence et prolongent la survie des personnes qui y participent. Plus tôt le traitement est administré, plus il est efficace (Norman et Dumois, 1995), en particulier dans le cas d'une pneumonie à *Pneumocystis carinii*, plus fréquente chez les femmes séropositives que chez les hommes (Tessier et Bruneau, 1990). Or, jusqu'à récemment, les recherches et les essais cliniques n'incluaient pratiquement que des hommes (Kaspar, 1989 ; Norman et Dumois, 1995). L'observation clinique qui en résulte ne fait référence qu'à la biologie masculine. On ne sait donc pas grand-chose des effets comparés des traitements contre le VIH chez les femmes et chez les hommes et on se contente souvent de définir les besoins des femmes séropositives et les soins qu'on leur destine en extrapolant à partir de ceux des hommes (Hankins et Handley, 1992).

Pour justifier l'exclusion des femmes des recherches cliniques et des traitements expérimentaux, on a d'abord invoqué le petit nombre de femmes séropositives et la difficulté de les rejoindre, puis les différences hormonales et de taille entre hommes et femmes… (Kaspar, 1989). Il faut chercher ailleurs les véritables causes de cette exclusion. Aux États-Unis, où se réalisent une grande partie des recherches cliniques sur le sida, la majorité des femmes séropositives ou atteintes du sida sont noires ou d'origine hispanique et la plupart ont contracté le virus à cause de leur propre toxicomanie ou de celle de leur partenaire. Or, les Noirs et les Hispaniques, les femmes, les toxicomanes et les enfants sont nettement sous-représentés parmi les personnes choisies pour les essais de nouveaux médicaments (Panos, 1991). On exclut généralement les toxicomanes parce qu'on les juge non fiables, et les femmes, afin de protéger le fœtus dans l'éventualité d'une grossesse. À cause du risque potentiel de malformations du fœtus que les médicaments à l'essai pris pendant la grossesse peuvent entraîner, longtemps on a exclu *a priori* de la majorité des programmes expérimentaux les femmes en âge de procréer, ou bien on les a «incitées fortement» à se faire stériliser avant d'y participer (Manthorne, 1990 ; Panos, 1991). Enfin, les essais cliniques demandent beaucoup de disponibilité, que les responsabilités familiales et domestiques des femmes ne leur laissent pas toujours, et imposent des frais de déplacement et de garderie que plusieurs ne peuvent assumer.

Le contexte général de la vie des femmes séropositives a un rapport avec leur survie plus courte que celle des hommes. Parce que le sida attire la stigmatisation sociale, il inspire un sentiment d'isolement plus grand, plus de stress et de détresse que d'autres maladies mortelles (Hall, 1992), ce qui affecte la santé mentale (Lamping *et al.*, 1992). On n'a qu'à penser que, quinze ans après l'apparition du VIH, les personnes séropositives sont encore obligées de se cacher et de se taire parce qu'elles craignent le rejet sous diverses formes. La situation maritale, les responsabilités familiales, la disponibilité des ressources personnelles et sociales ainsi que les conditions socio-économiques influencent l'évolution des symptômes du sida et des maladies opportunistes (Semple *et al.*, 1993).

La pauvreté limite l'accès aux soins de santé et crée un terrain favorable à l'évolution rapide du sida et des maladies opportunistes. On sait en effet que les femmes pauvres ont souvent une condition physique plus fragile que les autres et que leur système immunitaire se trouve déjà affaibli par la malnutrition et l'absence de soins médicaux (Kaspar, 1989). Dans plusieurs pays, y compris en Amérique du Nord, le double stigmate de pauvreté et sida incite plusieurs femmes séropositives à retarder les consultations médicales (Lea, 1994; Semple *et al.*, 1993). Faute de gardienne ou de moyen de transport, certaines ne se présentent pas à leur rendez-vous à l'hôpital ou à la clinique (Norman et Dumois, 1995).

Les responsabilités familiales et domestiques s'alourdissent, lorsqu'on souffre du sida, surtout si l'on pourvoit seule aux besoins de la famille et qu'on ne dispose ni d'assurances ni d'économies personnelles, ce qui s'avère le lot de la grande majorité des femmes séropositives dans le monde. Souvent, la seule raison de vivre de ces femmes est leurs enfants (Norman et Dumois, 1995) et, pour les protéger, elles sont prêtes à tout accepter, y compris l'isolement social et la solitude affective. Malgré leur fatigue, elles choisissent donc de taire leur état le plus longtemps possible afin de conserver un emploi (Berlinguet *et al.*, 1988; Semple *et al.*, 1993) et de soustraire leurs enfants à l'ostracisme qu'ils pourraient rencontrer à l'école ou ailleurs. Annoncer sa séropositivité et ses conséquences à ses enfants représente un stress considérable et provoque parfois des problèmes de comportements graves chez ces derniers (Semple *et al.*, 1993). Dans certains cas, les mères séropositives voudront éviter ou retarder la prise en charge des enfants par les services sociaux (Lea, 1994). Mais pour la plupart, l'une des plus grandes sources de stress consiste à trouver des ressources qui prennent en charge leurs enfants lorsqu'elles sont hospitalisées (Berlinguet *et al.*, 1988) ou lorsqu'elles mourront (Semple *et al.*, 1993). En 1987, un journal de Floride a publié l'appel désespéré d'une mère séropositive qui souhaitait trouver, avant de mourir, une famille ou une institution pour son bébé atteint du sida. Les nombreux établissements auxquels elle s'était adressée lui avaient tous refusé une place pour son enfant (Kübler-Ross, 1988).

La perception de leur rôle dans le bien-être de la famille peut aggraver l'état de santé des femmes séropositives. En effet, une construction sociale et psychologique fait des femmes des soignantes pour leur entourage, un rôle plus difficile à assumer lorsqu'un conjoint ou un enfant souffre également du sida. Certaines femmes séropositives ont l'impression de mal assumer ce rôle, comme si elles ne se reconnaissaient pas le droit d'être malades (Lea, 1994). Aussi essaient-elles de maintenir une routine familiale normale, de conserver un réseau social et de persévérer dans leur rôle. Elles se donnent ainsi l'illusion d'être en santé et mettent sur le compte de leurs tâches familiales et du stress la fatigue chronique et la perte de poids qui accompagnent l'infection à VIH. Cette confusion entre capacité de prendre en charge la famille et santé incite parfois à ignorer les autres symptômes du VIH, comme les vaginites récurrentes, un problème commun à de nombreuses femmes, séropositives ou non, qui tardent souvent à consulter parce qu'elles se sentent mal à l'aise lors des examens gynécologiques (Lea, 1994).

En plus de vivre les nombreux deuils et pertes qui accompagnent le sida, les femmes séropositives doivent également composer avec tous les événements de la vie d'une femme qui sont sans lien avec la séropositivité, mais que cette dernière rend plus lourds : conflit avec les adolescents, parfois avec le conjoint, difficulté d'obtenir une aide domestique, nécessité de rassurer les enfants qui doivent envisager de devenir orphelins, chagrin que cause parfois l'abandon de leur famille, d'un conjoint ou d'un partenaire, d'amies ou d'amis (Semple *et al.*, 1993). Comme tout le monde, les femmes séropositives ne savent pas toujours définir leurs besoins émotionnels et affectifs et, comme le veut la socialisation des femmes, elles ont tendance à se préoccuper davantage des besoins des autres. En général, elles ne reçoivent pas le même niveau de soutien de leurs partenaires que les hommes placés dans la même situation (Kaspar, 1989).

La culture hétérosexiste ne favorise pas non plus, chez les couples dont la femme est séropositive, le soutien mutuel, les soins et le partage des responsabilités que l'on retrouve souvent chez les couples homosexuels. Lorsque leur état se détériore, les femmes malades du sida ont tendance à retourner dans leur famille où ce sont en général les mères qui prennent en charge fille et petits-enfants (Kübler-Ross, 1988 ; Kaspar, 1989). Stéréotypes sociaux et sexuels obligent, ce sont en majorité des femmes qui prennent en charge les hommes et les femmes malades du sida. Des mères, des sœurs, des grands-mères, des épouses, des partenaires et des amies quittent leur emploi, travaillent à mi-temps ou s'imposent un double horaire pour prendre soin d'une personne malade (Lea, 1994). Dans les hôpitaux, les centres d'hébergement, les CLSC et les autres services de santé, ce sont encore en majorité des femmes qu'on retrouve sur la ligne de front comme soignantes ou accompagnatrices des personnes qui vont mourir (Kaspar, 1989).

Les réseaux d'aide et de soutien pour les femmes séropositives et pour celles qui les prennent en charge sont parfois inexistants, souvent insuffisants. De nombreuses femmes ne se sentent pas à leur place dans des groupes mixtes où l'on discute des problèmes des « gays » ou des toxicomanes. « Le SIDA des femmes donne violemment à entendre et à voir leur solitude et surtout l'absence de structures adéquates où elles pourraient trouver accueil, chaleur, entraide, présence et réconfort. Contrairement aux Haïtiens, aux hémophiles, aux homosexuels ou aux toxicomanes, ces femmes n'ont pas le sentiment d'appartenir à une bande ou à une communauté ni de faire partie d'un mouvement social » (Saint-Jarre, 1989, p. 53). Un dernier facteur joue un rôle significatif dans la survie des femmes atteintes du sida : la grossesse.

Séropositivité et grossesse

Souvent, les femmes apprennent en même temps qu'elles sont enceintes et séropositives (Tessier et Bruneau, 1990 ; Hankins et Handley, 1992). Le choix de mener à terme ou non leur grossesse, sans pression ni culpabilisation, leur appartient, et quel que soit ce choix, elles ont le droit de recevoir conseils et soutien (Richardson, 1989 ; Chartier et Matot, 1991). Il arrive que des femmes se sachant séropositives décident d'avoir un enfant. Le désir de maternité commun à la majorité des femmes, les croyances religieuses, des facteurs culturels, l'influence positive du conjoint, l'absence des enfants auprès de la mère, la négation de la maladie et l'absence de symptômes dans la famille figurent parmi les facteurs qui peuvent influencer positivement l'intention d'avoir un enfant (Panos, 1991 ; Levasseur *et al.*, 1992).

Les risques de transmission du virus à l'enfant sont de 30 % à 50 % (Henrion, 1988 ; Kaspar, 1989). La transmission mère-enfant s'effectue principalement par voie sanguine à travers le placenta (Henrion, 1988), soit au stade précoce de l'infection, soit à un stade avancé de la maladie (Panos, 1991 ; Levasseur *et al.*, 1992). Le fait que les enfants de mères séropositives ne contractent pas tous le VIH laisse supposer que certaines femmes ont des anticorps neutralisants qui préviennent ou limitent l'infection placentaire (Nokes, 1994). La séropositivité peut influencer l'évolution de la grossesse et l'état de santé de la mère, surtout si cette dernière présentait déjà des symptômes au moment de la conception (Henrion, 1988 ; Nokes, 1994). Des facteurs comme la pauvreté et la consommation de drogues nuisent parfois davantage à une grossesse normale que le virus lui-même.

Les organismes de santé américains ont enregistré au moins vingt cas (non publiés) de femmes séropositives décédées pendant la grossesse ou un an après l'accouchement (Quinson *et al.*, 1996). Toutes ces femmes avaient souffert de complications obstétricales, d'où l'importance de diagnostiquer tôt le VIH chez les femmes et le stade de l'infection. Des traitements et des soins précoces peuvent éviter ou atténuer les problèmes pendant la grossesse, que plusieurs mères séropositives vivent sans plus de problèmes que des mères séronégatives. Des recherches récentes semblent toutefois indiquer que l'AZT employé comme prophylactique au cours de la grossesse peut augmenter la quantité de VIH dans le sang de la mère, et la charge virale continuerait de croître après l'accouchement (Quinson *et al.*, 1996).

On peut philosopher longtemps sur le choix des femmes séropositives d'avoir un enfant. Pour le comprendre, il faut être capable de considérer la situation du point de vue des femmes et tenir compte d'un ensemble de facteurs personnels, culturels et sociaux. Dans toutes les sociétés du monde, devoir renoncer à la fécondité biologique représente le deuil le plus douloureux pour la majorité des femmes (Saint-Jarre, 1989 ; Chartier et Matot, 1991). Le projet d'avoir un enfant existait chez certaines bien avant qu'elles deviennent séropositives, et les femmes asymptomatiques ont du mal à imaginer qu'un virus puisse anéantir leur rêve (Levasseur *et al.*, 1992).

Chez certaines femmes séropositives, l'enfant désiré ou accepté apparaît un moyen de valorisation, un symbole de l'estime de soi, l'occasion de participer à la vie (Henrion, 1988 ; Chartier et Matot, 1991 ; Panos, 1991), de « racheter » pour ainsi dire le stigmate dont le sida les afflige. Les femmes toxicomanes et séropositives, par exemple, peuvent voir dans la grossesse l'une des rares occasions de se sentir valorisées (Richardson, 1989 ; Levasseur *et al.*, 1992), un moyen de réintégrer la « normalité » : la maternité représente l'expression de l'estime de soi, une preuve d'amour pour leur conjoint ou un symbole d'une relation de couple accompli (Levasseur *et al.*, 1992). L'enfant à naître peut alors représenter un incitatif à la réhabilitation.

Pour plusieurs femmes, l'enfant devient un moyen de survivre à sa propre vie (pérennité), de laisser des traces, un héritage, « un investissement sur l'avenir et [...] une puissante force de motivation de vie » (Panos, 1991, p. 85), la seule raison de vivre (Levasseur *et al.*, 1992). Mais le désir d'enfant peut apparaître également « comme un désir de conformité sociale, d'intégration dans le groupe », et l'enfantement, comme « une exigence sociale qui, si elle n'est pas remplie, condamne à l'exclusion et à la perte de la définition sociale de soi » (Chartier et Matot, 1991, p. 43). Dans certaines cultures, une femme sera blâmée davantage si elle n'a pas d'enfant que si elle donne naissance à un enfant séropositif. Aussi, un taux de transmission périnatale de 50 % apparaît-il un risque acceptable aux yeux de plusieurs (Panos, 1991). Dans certains groupes, « la grossesse est vécue comme une façon de s'affirmer face à la pauvreté, à la toxicomanie, au racisme et, peut-être, à la perte d'autres enfants placés dans des familles ou enlevés par le sida », dit Janet Mitchel, obstétricienne au Harlem Hospital de New York (Panos, 1991, p. 84). On a d'ailleurs observé que séparer une femme séropositive de son enfant peut la pousser à en avoir un autre (Levasseur *et al.*, 1992).

La survie et la qualité de vie des femmes séropositives s'inscrivent également dans un contexte commun à l'ensemble des femmes dans le monde : l'inégalité systémique, quelle que soit la culture, de la position des femmes par rapport à celle des hommes dans toutes les sphères de l'existence. Dans quelle mesure, par exemple, les rapports de pouvoir entre les sexes peuvent-ils influencer la situation des femmes atteintes du VIH-sida ? Deux pistes retiennent à cet égard notre attention : la tendance des milieux officiels à occulter la réalité du sida chez les femmes et les obstacles à la prévention.

Invisibilité des femmes et double standard

Les milieux scientifiques et les gouvernements des pays industrialisés obéissent à une logique mathématique : ils interprètent les données épidémiologiques, entreprennent les recherches, attribuent les budgets et planifient les services en fonction du nombre de personnes diagnostiquées séropositives (Scharf et Toole, 1992). Puisque le VIH a touché principalement des hommes blancs en Amérique et en Europe, depuis son apparition, on s'est comporté et on se comporte encore souvent comme si, « par définition », des femmes ne pouvaient contracter le VIH (Tessier et Bruneau, 1990 ; Patton, 1993). Le sida des femmes est invisible. L'infection à VIH a donc évolué dans l'ombre et sans obstacle, presque dans la clandestinité, chez la moitié de la race humaine, pendant qu'on mettait tout en œuvre pour l'empêcher de progresser chez l'autre moitié.

L'hétérosexisme, qui domine dans toutes les cultures, assure l'invisibilité des femmes séropositives aux plus hauts niveaux de décision. En 1988, l'Organisation mondiale de la santé (OMS) a publié des lignes directrices *officielles* sur le contrôle de la propagation du VIH entre les prostitués des deux sexes et leurs clients, et ce six mois avant de soumettre à une commission sur le statut de la femme un avis *non officiel* sur l'infection des populations féminines (Patton, 1993). Cinq ans plus tard, l'OMS créait des postes pour l'étude de la transmission du VIH chez des groupes spécifiques : les prostitués des deux sexes, les hommes qui ont des rapports homosexuels ou bisexuels, les jeunes et « la population en général » (représentant surtout les hommes hétérosexuels). L'OMS n'a affecté personne à l'étude de la propagation du VIH dans la population féminine (Patton, 1993).

Dès le début des années 1980, les épidémiologistes savaient pourtant qu'une proportion importante, peut-être la majorité, des hommes séropositifs dans le monde avaient des rapports sexuels avec des femmes et que de nombreuses femmes avaient contracté le VIH de partenaires masculins utilisateurs de drogue injectable (UDI). Ils ont néanmoins continué d'éluder le fait que les contacts sexuels de la vie courante, c'est-à-dire avec un partenaire régulier ou un conjoint, pouvaient exposer les femmes à l'infection (Patton, 1993). Aujourd'hui encore, la majorité des programmes de prévention ne s'adressent toujours pas aux femmes comme à des personnes potentiellement à risque, mais comme à des personnes qui peuvent contaminer les autres (les hommes, les enfants), et les programmes de santé tiennent rarement compte des conditions de vie et des besoins spécifiques des femmes malades du sida (Panos, 1991 ; Shayne et Kaplan, 1991).

Dans les pays occidentaux, le racisme a pu contribuer à la reconnaissance tardive de la vulnérabilité des femmes à l'infection par le VIH. Au début de l'épidémie, la majorité des femmes séropositives des pays développés provenaient de minorités ethniques (aux États-Unis, des femmes noires, hispaniques) ou de pays endémiques (Lindhorst, 1988 ; Panos, 1991). Or, la recherche, les services de santé et les publications scientifiques des pays industrialisés n'ont jamais porté un bien grand intérêt aux femmes pauvres ni à celles des minorités ethniques et des pays en développement, qui sont souvent les mêmes, ainsi que les plus menacées par l'épidémie (Shayne et Kaplan, 1991). Dès l'identification du virus, on a orienté l'éducation et la prévention surtout vers les « yuppies », sans tenir compte des ravages que le VIH faisait dans les pays en développement (Kaspar, 1989). L'ethnocentrisme, le racisme « ordinaire » et l'hétérosexisme combinés ont façonné un discours sur le sida qui, jusqu'à récemment, semblait s'adresser à un « club sélect » d'hommes blancs, de classe moyenne et de pays riches : « [...] l'essentiel de l'analyse de la situation, de la prise de décision, des actions et du contrôle dans le domaine de la prévention et du traitement du sida a tendance à refléter des concepts occidentaux et appliqués par des organisations essentiellement masculines » (Panos, 1991 p. 120).

Lorsque les programmes de recherche et de prévention sur le VIH-sida s'écartent provisoirement du modèle épidémiologique prédominant dans les pays industrialisés (homme homosexuel de race blanche), ils se concentrent sur des sous-groupes, tels les toxicomanes et les prostituées, et plus récemment les enfants séropositifs. Rarement s'intéressent-ils à l'ensemble des femmes susceptibles d'être vulnérables à l'infection par le fait même d'avoir une vie sexuelle active (Hall, 1992). En quinze ans, on a organisé une seule conférence internationale sur l'infection du VIH et le sida chez les femmes et elle s'intitulait «Les effets du sida sur les mères et les enfants» (Scharf et Toole, 1992).

L'abondante littérature scientifique sur le VIH et le sida reflète un intérêt mitigé pour l'histoire de vie des femmes séropositives et les recherches psychosociales sur les personnes atteintes du sida sont peu nombreuses (Scharf et Toole, 1992). On ne peut pourtant aider les femmes malades du sida si on n'écoute pas leur histoire, comme on l'a fait pour les hommes homosexuels (Florence *et al.*, 1994; Lea, 1994). Lorsque les programmes de recherche, d'information et de prévention s'*intéressent* aux femmes, ils les représentent plus souvent comme des vecteurs ou agents de transmission du virus que comme sujettes à l'infection (Hankins et Handley, 1992; Scharf et Toole, 1992). En général, ils les circonscrivent dans des rôles qui les placent dans une position de responsabilité envers autrui : partenaires, mères, prostituées, soignantes (Carovano, 1994). Lorsqu'ils s'*adressent* aux hommes hétérosexuels, les programmes ont plutôt tendance à évoquer leurs habitudes de vie, leurs besoins, les risques qu'ils courent, non ceux qu'ils font courir. Ils se concentrent rarement, sinon jamais, sur les responsabilités et les rôles qui lient les hommes à leur entourage (Patton, 1993). Les données médicales dont on dispose sur les femmes séropositives ou atteintes du sida proviennent donc de partenaires d'hommes infectés, de mères d'enfants séropositifs, de prostituées accusées de contaminer leurs clients, d'épouses au foyer présumées victimes passives ou d'extrapolations à partir d'observations faites chez les hommes. Rarement proviennent-elles de femmes séropositives qui ont une vie sexuelle autonome (Hankins et Handley, 1992; Scharf et Toole, 1992; Carovano, 1994).

Une telle orientation de la recherche et du discours n'est pas neutre. Le message que l'on transmet, consciemment ou non, est «Good Girls don't get HIV» (Taylor-Brown, 1992, p. 96). Les «good girls» sont les mères et épouses, dont la sexualité est sous le contrôle d'un homme, tandis que les « bad girls » sont celles qui ont une vie sexuelle libre. Le discours traditionnel sous-entend que les femmes sont protégées si elles adoptent des comportements sexuels « acceptables » (ou si l'on préfère : les femmes n'ont qu'à adopter des comportements « acceptables » et elles seront protégées). Cette duperie repose principalement sur le mythe selon lequel les femmes s'intéresseraient à la sexualité seulement à des fins de procréation (les « bonnes filles ») ou à des fins commerciales (les « mauvaises filles »), plutôt que pour le plaisir qu'elle leur procure, comme les hommes (Patton, 1993). Un mythe utile, voire indispensable, à la justification et au maintien du double standard, des rapports de pouvoir et de la déresponsabilisation masculine dans le domaine hétérosexuel.

On peut ignorer les populations opprimées jusqu'à ce que leur comportement commence à affecter leurs oppresseurs (Kaspar, 1989), ce qui fournit un prétexte pour renforcer le contrôle sur elles. En mettant l'accent de façon disproportionnée sur la prostitution et la grossesse et en minimisant les risques auxquels s'exposent les femmes dans leurs rapports sexuels en général, les études sur le VIH-sida renforcent la dichotomie « bonnes filles »/« mauvaises filles » et trahissent une préoccupation implicite : la protection des hommes et de leur descendance. C'est moins pour leur protection que pour celle du fœtus que les femmes reçoivent des conseils et des mises en garde si elles désirent avoir un enfant avec un partenaire qui présente des facteurs de risque (Carovano, 1994). Et c'est avant tout, voire exclusivement, pour la protection de la clientèle masculine que les organismes de santé s'intéressent aux prostituées depuis l'apparition du VIH (Kaspar, 1989 ; Patton, 1993 ; Carovano, 1994).

Dans l'histoire humaine, les femmes qui assument leur liberté sexuelle ont souvent représenté une menace pour la population masculine. « On voit les femmes comme une menace particulière aux traditions, normes et valeurs d'une société lorsqu'elles sont en position de contaminer des hommes par une maladie mortelle ou lorsqu'elles ne remplissent pas comme il convient leur rôle reproducteur » (Lindhorst, 1988, p. 57. Traduction libre). La situation des prostituées s'avère des plus révélatrices du double standard et de la prépondérance des intérêts masculins dans le domaine hétérosexuel.

Dès le début de l'épidémie du VIH, les prostituées se sont trouvées parmi les personnes les plus vulnérables à l'infection (Henrion, 1988), mais les programmes de prévention insistent plus sur le risque que courent les clients que sur le rôle de ces derniers dans la propagation du virus (Panos, 1991). On élude les risques considérables auxquels les clients, qui imposent leurs habitudes sexuelles, exposent les prostituées (Kaspar, 1989 ; Shayne et Kaplan, 1991 ; Carovano, 1994). On ne recule devant rien pour protéger la clientèle : on met des prostituées séropositives en prison et on impose à d'autres des tests de dépistage du VIH (Kaspar, 1989). Dans certains pays, on les oblige à détenir une « carte de non-sidéenne », et si leur clientèle leur transmet le VIH on les remplace par des femmes en santé (Panos, 1991).

Les épidémiologistes et les organismes de santé considèrent généralement les prostituées comme des « réservoirs d'infection » plutôt que comme des personnes dignes de protection qui peuvent avoir besoin de services et de soins. Les problèmes et les besoins des prostituées séropositives enceintes ou mères d'un enfant séropositif (Campbell, 1990 ; Carovano, 1994) ne sont pas des sujets d'étude assez prestigieux pour qui veut briller dans les publications et les colloques internationaux. Les mythes sur la sexualité féminine, la commodité du double standard et de la dichotomie mère / putain permettent-ils seulement d'envisager que des femmes puissent être à la fois mères et prostituées, et que des prostituées puissent avoir une vie sexuelle autonome ?

Quoi qu'en pense l'opinion publique, ce n'est pas parce que les prostituées ont plusieurs partenaires sexuels qu'elles se retrouvent en situation de contracter le VIH (Shayne et Kaplan, 1991). C'est plutôt parce que leurs clients détiennent le pouvoir d'imposer leurs comportements sexuels et qu'un grand nombre imposent des rapports sexuels sans protection. En réalité, les prostituées font partie des premières personnes qui ont adopté des pratiques sexuelles sûres. La grande majorité des prostituées américaines utilisent régulièrement le condom dans leurs rapports avec des clients, mais elles se montrent moins vigilantes dans leurs rapports avec leur conjoint ou leur partenaire régulier (Kaspar, 1989 ; Shayne et Kaplan, 1991 ; Carovano, 1994).

On a accusé les prostituées d'être à l'origine de la migration du virus d'un terrain homosexuel à un terrain hétérosexuel et on les accuse encore de propager le VIH dans la «population en général». Il est vraisemblable qu'il se trouve certains maillons entre des hommes homosexuels et des prostituées hétérosexuelles, et les hommes clients à la fois de la prostitution féminine et masculine n'en sont pas exclus (Grmek, 1989). Par ailleurs, si des prostituées transmettent le VIH à leurs clients, n'est-ce pas parce que ces derniers ne se protègent pas? Pourquoi en blâmeraient-ils les prostituées plutôt que d'assumer les conséquences de leur comportement?

Il est commode de diriger la peur et les préjugés de la population vers des boucs émissaires. Cela permet tout d'abord de détourner l'attention du rôle d'agents infectieux que jouent certains hommes et de conforter la clientèle de la prostitution, dont la majorité se compose d'hommes mariés (Gaudreau, 1991), dans le sentiment de répondre en toute innocence à leurs «besoins naturels» (Carovano, 1994). Accuser les prostituées de propager le sida permet également de prendre des mesures pour protéger les clients, mais pas les prostituées elles-mêmes, de laisser croire que le reste de la population hétérosexuelle est à l'abri de l'infection (Panos, 1991) et d'occulter la réalité de la majorité des femmes séropositives, ces «good girls» infectées la plupart du temps par des hommes (conjoints, partenaires sexuels, toxicomanes, bisexuels, parfois clients de la prostitution). L'identification de boucs émissaires détourne finalement l'attention de la principale cause d'infection par le VIH, c'est-à-dire le refus «obstiné» des hommes «ordinaires» d'utiliser le condom (Patton, 1993).

Cibler des sous-groupes, en l'occurrence les prostituées et les mères séropositives, permet aussi de conscrire la sexualité des femmes à des domaines sous contrôle. On peut aussi faire diversion de la discrimination systémique que les femmes connaissent dans toutes les sociétés et que l'épidémie du VIH met en relief et, même, accentue (Shayne et Kaplan, 1991). Dans le monde, les deux tiers des femmes vivent dans la pauvreté, une condition qui en réduit plusieurs à la prostitution, engendre la malnutrition et limite l'accès à l'information, à l'éducation et aux soins de santé (Lindhorst, 1988; McCoy et Inciardi, 1993). Dépendantes sur le plan économique, un grand nombre de femmes ont également peu de pouvoir ou aucun pouvoir dans leurs relations, y compris les relations sexuelles, et elles reçoivent peu de soutien dans leur rôle de soignantes (Tessier et Bruneau, 1990; Scharf et Toole, 1992).

Enfin, les femmes séropositives n'ont pas de réseau organisé ni de porte-parole capable de défendre leurs droits comme en ont les hommes homosexuels. Pour plusieurs d'entre elles, il est encore difficile, même dans des pays riches comme les États-Unis ou le Canada, de trouver des médecins, obstétriciens ou obstétriciennes, gynécologues, sexologues et autre personnel de la santé sensibles à leur situation, compétents dans ce domaine, et qui *veuillent* leur dispenser les soins dont elles ont besoin (Shayne et Kaplan, 1991). Lorsque le discours officiel sur le sida occulte la réalité des femmes séropositives, il condamne ces dernières au silence et à l'isolement, et il expose l'ensemble des femmes à l'infection par le VIH en leur laissant croire que leur vie sexuelle ne comporte aucun risque (Taylor-Brown, 1992). En outre, il voue à l'échec les efforts de prévention et de contrôle de la propagation du virus dans la population hétérosexuelle. En effet, comment faire participer des personnes à des programmes de prévention et d'éducation si elles n'ont pas conscience d'être vulnérables ?

Des obstacles à la prévention

Les individus n'ont pas de contrôle sur les banques de sang ou de sperme gérées par les institutions privées ou publiques, mais ils ont le pouvoir de se protéger dans les situations qui comportent les risques les plus élevés d'infection par le VIH : la consommation de drogues injectables et les rapports sexuels. Dans le premier cas, il suffit de ne pas partager des aiguilles susceptibles d'être contaminées. Quant à la transmission sexuelle du VIH, on peut s'en protéger par l'abstinence, la monogamie chez les deux partenaires séronégatifs, l'utilisation de préservatifs ou l'adoption de pratiques sexuelles plus sûres que les relations sexuelles avec pénétration.

Les populations hétérosexuelles n'ont pas cessé de voir dans le sida la « maladie des autres » et elles ont encore tendance à se croire invulnérables à la transmission du VIH par les contacts sexuels. Par exemple, on a mené de nombreuses campagnes d'information et de prévention pour inciter les personnes utilisatrices de drogues injectables (UDI) à employer des aiguilles propres, sans insister en même temps sur la nécessité d'adopter des comportements sexuels protégés (Patton, 1993). Or, on sait que la consommation de drogues ou d'alcool, qui a des effets inhibiteurs, peut accroître la probabilité de s'engager dans des comportements sexuels à risque (McCoy et Inciardi, 1993). En outre, «on trouve plus fréquemment des hommes consommateurs de drogues qui ont cessé de partager des aiguilles que des hommes qui utilisent des condoms, ou même des partenaires sexuels partageant des drogues injectables qui utilisent des aiguilles propres, mais n'adoptent pas des pratiques sexuelles sûres. On pourrait qualifier cette situation de génocide» (Patton, 1993, p. 171. Traduction libre).

Lorsqu'il est question de sexualité protégée, les femmes et les hommes ont tendance à se conformer à leurs rôles respectifs (Dupras *et al.*, 1991 ; Sacco *et al.*, 1993). La plupart du temps, les femmes se soucient davantage des sensations, des préoccupations et de la protection de leurs partenaires que des leurs (Sacco *et al.*, 1993). Elles ont donc tendance à privilégier des comportements qui ne dérangent pas les habitudes des hommes (Carovano, 1994). Si un couple hétérosexuel parle de sida, c'est généralement la femme qui aborde le sujet et c'est elle, le cas échéant, qui passe le test et assume le rôle de « mauvaise fille », s'il est positif, même si elle n'a pas été infectée la première (Kaspar, 1989). «Les hommes s'inquiètent plus du sida, mais ils s'en protègent moins que les femmes» (Bourgon *et al.*, 1991). Ce ne sont donc pas eux qui proposent ou exigent le condom (Bourgon *et al.*, 1991 ; Sacco *et al.*, 1993 ; Weiss *et al.*, 1993). N'ont-ils pas l'habitude de laisser les femmes assumer les responsabilités dans le domaine sexuel et, en exigeant peu d'eux, les sociétés ne les confortent-elles pas dans cette attitude irresponsable ? Dans les années 1960, on a imposé aux femmes le fardeau de la contraception, et c'est encore à elles qu'on impose aujourd'hui la tâche de faire accepter le préservatif à leurs partenaires (Weiss *et al.*, 1993). Les femmes sont investies de la responsabilité de protéger les hommes, les enfants à naître et de se protéger elles-mêmes, mais tout dépend de la bonne volonté de leurs partenaires...

Qu'il faille négocier sa sécurité dans sa vie sexuelle met en évidence le rapport de pouvoir qui existe entre les sexes. Dans bien des cas, les femmes ne sont tout simplement pas en position de négocier (Worth, 1989 ; Weiss *et al.*, 1993). Pour ce faire, il faut détenir un certain pouvoir et avoir une solide confiance en soi (Richardson, 1989 ;

Hankins et Handley, 1992), et trente ans de «libération sexuelle» n'ont pas beaucoup augmenté le pouvoir de la majorité des femmes dans ce domaine comme dans les autres sphères de leur vie (Kaspar, 1989 ; Tessier et Bruneau, 1990 ; Hankins et Handley, 1992 ; Carovano, 1994 ; Kline *et al.*, 1994). La dépendance sur les plans affectif et économique, l'analphabétisation, le manque d'information et la pauvreté chronique chez de nombreuses femmes dans le monde ne les placent pas en position de «négocier» quoi que ce soit.

Dans tous les coins du globe, les hommes influencent de façon disproportionnée la décision d'utiliser ou non un préservatif (Kline *et al.*, 1994) et certaines femmes se font l'écho de leurs arguments. Elles justifient leur résistance au condom (ou celle de leur partenaire) tantôt par la crainte de perdre le plaisir, tantôt par l'inconfort que produit une barrière artificielle dans les contacts intimes. D'autres invoquent l'irritation vaginale et urinaire que le condom peut provoquer ou craignent qu'il ne se rompe (Panos, 1991). Les relations conflictuelles entre conjoints, l'abus de drogues, les normes sociales et les attentes personnelles exercent également un effet négatif sur l'utilisation du préservatif (Kline *et al.*, 1994).

Bien des femmes ont peur d'être jugées ou soupçonnées de relations multiples, redoutent l'hostilité, la violence ou l'abandon de leur partenaire ou conjoint si elles osent suggérer des moyens de se protéger lors des rapports sexuels (Richardson, 1989 ; Shayne et Kaplan, 1991). Elles craignent qu'on les blâme du sentiment d'inaptitude que certains hommes ressentent devant des femmes qui s'écartent des rôles traditionnels en prenant l'initiative sur le plan sexuel (Richardson, 1989). Combien se sentent impuissantes et désemparées devant le refus de collaborer de leurs partenaires masculins (Nokes, 1994) et achètent la paix au risque de leur vie ? Certains hommes voient leur identité et leur virilité mises en cause par l'utilisation du condom (Richardson, 1989 ; Campbell, 1990 ; Panos, 1991), qui représenterait même l'équivalent de la castration aux yeux de certains (Patton, 1993). Ainsi, la prévention contre le VIH chez les femmes hétérosexuelles dépend souvent de l'identité sexuelle des hommes avec qui elles ont des relations (Richardson, 1989 ; Patton, 1993).

Pour contourner l'obstacle que représente la résistance des hommes en matière de comportements sexuels protégés, on a suggéré aux femmes les moyens de contraception traditionnels sur lesquels elles ont le contrôle. Or, diaphragmes, capes cervicales ou éponges avec spermicides ne protègent que le col, et de façon aléatoire, contre le VIH (Bruneau et Tessier, 1990). Bien qu'ils « vaillent mieux que rien », les mousses, crèmes et spermicides ne protègent pas davantage et ils causent souvent des irritations (Nokes, 1994). On vante également les avantages du condom féminin. Fabriqué en polyuréthane ou en latex, le préservatif féminin ressemble à un étui souple, muni de deux anneaux flexibles. Il s'insère à l'aide d'un applicateur. On insère d'abord l'anneau de la partie fermée dans le vagin et on l'immobilise sous l'os pubien, comme un diaphragme. L'anneau de l'autre extrémité, plus important, couvre les lèvres et la base du pénis lors du contact sexuel (Nokes, 1994).

Le préservatif féminin suscite des questions quant à son efficacité (Panos, 1991), son confort et sa pertinence (Bureau et Tessier, 1990). Tout d'abord, il ne protégerait que les rapports sexuels coïto-vaginaux alors que, de l'avis général, les rapports anaux comportent beaucoup plus de risques. De plus, « [n'y] aurait-il [pas] lieu de s'interroger sur la possibilité pour les femmes d'éprouver du plaisir lors de relations sexuelles en raison de la conception de cet attirail ? » (Bureau et Tessier, 1990, p. 188). On se demande également si le condom féminin ne contribue pas à diminuer la responsabilité des hommes et à accroître celle des femmes (Bureau et Tessier, 1990). Démissionne-t-on devant la déresponsabilisation masculine comme on l'a fait dans le domaine de la contraception ?

Les obstacles aux comportements sexuels protégés proviennent souvent de normes culturelles et de croyances religieuses. Dans certaines cultures, l'usage du condom est un sujet si délicat que le réclamer entraînerait la déchéance d'une femme (Shayne et Kaplan, 1991). On associe le condom à la promiscuité, à la prostitution, à des rapports extraconjugaux, et les pratiques sexuelles non traditionnelles à des habitudes homosexuelles ou à des modes de contraception primitifs (Panos, 1991).

Comment des femmes pourraient-elles se trouver en position de suggérer, négocier ou imposer le préservatif dans les régions du monde où l'on préconise la soumission des femmes aux hommes et où l'on respecte à la lettre certains discours religieux qui condamnent la contraception «artificielle» (Campbell, 1990)? Que peuvent, par exemple, des femmes catholiques africaines lorsqu'elles entendent le pape Jean-Paul II condamner l'usage du condom? Que peuvent des femmes soumises à des lois qui leur dénient le droit à l'éducation et à la libre expression ou qui accordent aux hommes (fils, frère, mari, père) le pouvoir de vie et de mort sur elles?

Enfin, la prévention du sida basée essentiellement sur des moyens qui empêchent la procréation place de nombreuses femmes dans une position intenable. Dans certaines cultures, en effet, l'identité et la valeur des femmes sont liées à la maternité (Carovano, 1994) et la position sociale des hommes au nombre de femmes et d'enfants qu'ils ont. Dans ce contexte, le préservatif, qu'il soit féminin ou masculin, ne représente pas une solution. Offrir des moyens de contraception, pour toute protection contre le sida, à des femmes pour qui la maternité est la seule possibilité d'obtenir une identité et un statut social, et parfois de survivre, revient à ne pas leur donner du tout de protection (Carovano, 1994).

Pouvoir des femmes et responsabilisation des hommes

L'épidémie du VIH nous rappelle que la clé de la prévention, quel que soit le domaine, réside dans le comportement (Mann, 1994). Il semble que les campagnes de prévention n'ont guère eu d'effets sur les comportements sexuels, sauf chez les «gays» (Gaudreau, 1991 ; Panos, 1991 ; Mann, 1994). La prévention a commencé bien tard, il est vrai, dans la population hétérosexuelle, renforçant la perception que cette dernière n'était pas «à risque». En revanche, la communauté homosexuelle s'est sentie tout de suite concernée et motivée parce que les messages s'adressaient directement à elle (Charbonneau, 1990) et que ses leaders d'opinion se sont engagés activement dans la promotion de comportements sexuels sûrs (Gaudreau, 1991).

Si la prévention du VIH chez les homosexuels donne des résultats, c'est surtout parce que les deux partenaires se comportent en égaux et se sentent responsables d'assurer leur propre protection et celle de l'autre (Patton, 1991 ; Segal, 1992). Les «gays» ont intégré leurs nouveaux comportements sexuels à leur identité, tandis que chez les couples hétérosexuels, l'un des partenaires voit son identité sexuelle menacée par l'idée même d'une sexualité protégée et oblige l'autre à négocier sa sécurité (Segal, 1992). La domination masculine pourrait bien représenter le principal facteur de risque pour les femmes hétérosexuelles et, pour que les stratégies de prévention soient efficaces, il faudra tenir compte de cette situation et viser à responsabiliser les hommes dans le domaine sexuel. « [...] n'est-ce pas un moment privilégié pour modifier les rapports de genre dans un des lieux les plus fondamentaux, où l'ancrage est des plus intériorisés, et ainsi devenir un moment privilégié pour agir en faveur d'une transformation sociale » (Drolet, 1990, p. 79) ?

On devra d'abord faire l'effort de connaître l'histoire des femmes comme on a appris celle des « gays » (Florence *et al.*, 1994) et se fixer pour objectif de leur donner le contrôle de leur vie et de leur sexualité. Le déni est un obstacle au changement. Aussi faudrait-il reconnaître explicitement que les femmes sont vulnérables au VIH surtout parce qu'elles sont actives sexuellement et cesser d'enfermer leur vie sexuelle dans les catégories « procréation » et « commerce » (Carovano, 1994).

Un message général ou anonyme risque bien souvent de ne pas être entendu. Aussi pourrait-on adresser certains messages spécifiquement aux femmes (Charbonneau, 1990), intégrer la prévention du sida à l'éducation sexuelle, se centrer sur l'érotisme féminin et favoriser l'érotisation des comportements sexuels sûrs (Gaudreau, 1991). Il semble que les individus se sentent davantage concernés par la prévention et enclins à adopter des comportements sexuels plus responsables si on leur donne le choix de passer un test de dépistage, peu importe le résultat (Gaudreau, 1991). En offrant à tout le monde la possibilité de subir ce test, on atteindrait les personnes qui ne se sentent pas à risque, en particulier les femmes qui ont des partenaires réguliers et celles qui ont des partenaires occasionnels durant ou entre des relations stables (Gaudreau, 1991).

La sexualité se vit dans un contexte social et économique. Il est utopique de chercher à accroître le pouvoir des femmes dans le domaine sexuel sans s'attaquer en même temps aux obstacles sociaux et économiques qui perpétuent, d'une part, les inégalités entre les différentes régions du monde et, d'autre part, celles entre les femmes et les hommes (Carovano, 1994). La dépendance affective et économique des femmes se révèle un obstacle à toute évolution dans la plupart des pays du monde. Idéalement, « les femmes doivent prendre leur place, s'affirmer, revendiquer et négocier les conditions dans lesquelles leurs rapports avec les hommes vont se passer » (Charbonneau, 1990, p. 276). Mais une démarche de prévention peut-elle réussir si elle ignore le principal foyer de résistance ? « Tant que les hommes ne seront pas traités comme des individus responsables au lieu d'enfants attardés devant être séduits ou cajolés pour accepter de changer de comportement, la promotion du "sexe à moindre risque" ne trouvera guère d'écho » (Panos, 1991, p. 132). L'acquisition de pouvoir chez les femmes ne sera donc fructueuse que si elle s'accompagne d'une plus grande responsabilisation des hommes dans le domaine sexuel. Des démarches difficiles, parce qu'elles impliquent un profond changement de valeurs et de mentalité chez les unes et les autres, mais des démarches nécessaires.

Enfin, en surmontant la peur, qui naît de l'ignorance et qui engendre une souffrance inutile, les collectivités découvriront que la responsabilité, la compassion et la solidarité ont plus de pouvoir que la domination, l'exclusion et la stigmatisation contre l'épidémie du VIH.

Lectures suggérées

1. J.H. Flasberud et P.J. Ungvarsi, *HIV/SIDA, Le guide pour soigner*, Paris, Bayard, 1994.

2. M. Reid et M.-É. Taggart (dir.), *VIH/SIDA. Une approche multidisciplinaire*, Montréal, Gaëtan Morin éditeur, 1995.

3. Panos Institut, *SIDA. Triple menace pour les femmes*, Paris, Éditions L'Harmattan, 1991.

4. C. Squire (dir.), *Women and AIDS. Psychological Perspectives*, London/Newbury Park/New Delhi, Sage Publications, 1993.

5. J. Manthorne, *Les femmes canadiennes et le sida, au-delà des statistiques/Canadian Women and AIDS, Beyond the Statistics*, Montréal, Les Éditions Communiqu'Elles, 1990.

6. C.A. Hankins et M. Handley, «HIV Disease and AIDS in Women: Current Knowledge and a Research Agenda», *Journal of Acquired Immune Deficiency Syndromes*, vol. 5, nᵒ 10, 1992, p. 957-967.

7. B. Kaspar, «Women and AIDS: A Psycho-Social Perspective», *Affilia*, vol. 4, nᵒ 4, hiver 1989, p. 7-22.

8. A. Lea, «Women with HIV and their Burden of Caring», *Health Care for Women International*, vol. 15, 1994, p. 489-501.

9. S.J. Semple *et al.*, «Identification of Psychobiological Stressors Among HIV-Positive Women», *Women & Health,* vol. 20, nᵒ4, 1993, p. 15-36.

10. L.A. Siminoff *et al.*, «Stigma, AIDS and quality of nursing care: state of the science», *Journal of Advanced Nursing*, vol. 16, 1991, p. 262-269.

11. T. Lindhorst, «Women and AIDS: Scapegoats or a Social Problem», *Affilia*, vol. 3, nᵒ 4, hiver 1988, p. 51-59.

12. E. Norman et A.O. Dumois, «Caring for Women With HIV and AIDS», *Affilia*, vol. 10, nᵒ 1, printemps 1995, p. 23-35.

Cheminement

I. Définissez : VIH, sida, et donnez les grandes lignes de l'histoire naturelle du VIH.

II. Modes de transmission : a) Quels sont les modes de transmission du VIH ? b) le principal mode de transmission à l'échelle du monde ? c) en Amérique ? d) chez les femmes dans le monde, en Amérique et au Québec ?

III. Définissez les facteurs de risque dans la transmission sexuelle du VIH et donnez des exemples. Quel facteur présente le risque le plus élevé tant pour les femmes que pour les hommes ?

IV. Expliquez pourquoi les femmes sont plus vulnérables que les hommes à la transmission sexuelle du VIH lors des rapports sexuels coïto-vaginaux.

V. Donnez les principales manifestations biologiques et cliniques du sida chez les femmes.

VI. Quels aspects de la condition féminine peuvent alourdir l'existence des femmes atteintes du sida ? Expliquez.

EXERCICES

I.   Le VIH est transmissible, mais il possible de s'en protéger. Expliquez comment (1 page).

II. « Mais que faudra-t-il dire pour faire comprendre aux femmes qu'elles sont à risque ? Et qu'une fois infectées, la partie qu'elles auront à jouer pour survivre est souvent plus dure que celle des hommes atteints ? » (Dr Dominique Tessier et Dr Anne Bruneau). En vous documentant (voir ce chapitre, les lectures suggérées et la bibliographie générale), répondez à ces questions sous forme d'essai ou de lettre à une amie (10 à 12 pages).

III. Expliquez les facteurs qui ont contribué à rendre invisibles les femmes atteintes du VIH et du sida (4 pages).

IV. Après avoir exposé les motifs pour lesquels les femmes séropositives survivent moins longtemps que les hommes, suggérez des solutions (5 pages).

V.   « Dans la propagation du VIH, le principal facteur de risque pour les femmes pourrait bien être la domination masculine dans les domaines social et sexuel. » Commentez (2 pages).

VI. En vous inspirant du texte ci-dessous, appliquez le modèle conceptuel de Neuman à une histoire de cas que vous aurez imaginée (5 pages).

La pertinence du modèle conceptuel de Neuman pour la science infirmière : un exemple en rapport avec la progression du SIDA

Le modèle de Betty Neuman a initialement pris forme en 1972 dans les écrits scientifiques qui occupent le champ de la science infirmière. On retrouve une première version de ce modèle décrite dans un texte intitulé : A model for teaching total person approach to patient problems (Neuman et Young, 1972). Avec le temps, Neuman a raffiné son modèle et en a présenté les nouveaux termes dans des articles publiés en 1974 et en 1980 (Neuman, 1980).

En 1982, Neuman publie l'essentiel de ce modèle dans un ouvrage intitulé The Neuman Systems Model : Application to Nursing Education and Practice. En 1989, elle introduit deux nouveaux concepts : la variable spirituelle et l'environnement créé. Les concepts centraux sont présentés ici, de même que les principales propositions théoriques. Le modèle est ensuite mis au service d'applications cliniques en rapport avec le sida, une maladie qui survient à la suite de l'affaissement du système immunitaire d'une personne infectée par le virus d'immunodéficience humaine (VIH).

Le modèle des systèmes de Neuman concerne autant l'individu qu'une famille, un groupe, une communauté, voire un programme ou une problématique (Piazza et al., 1992). Dans cette perspective, la personne est perçue comme un système ouvert où s'affrontent deux principaux éléments : le stress et la réaction au stress.

Neuman décrit le système d'une cliente ou d'un client comme un tout complexe, unique et multidimensionnel, où interagissent cinq types de variables : physiologique, psychologique, socioculturelle, développementale et spirituelle. De plus, elle représente ce système qui peut être la personne même comme une série de cercles concentriques entourant une structure de base. Cette structure, ou noyau central, est constituée de facteurs essentiels à la survie, éléments innés et protégés par une ligne flexible de défense, une ligne normale de défense ainsi que des lignes de résistance (voir plus loin le schéma).

La population en général reconnaît de plus en plus l'importance de la variable spirituelle dans le fonctionnement humain. La plupart des infirmières et des infirmiers connaissent intuitivement les effets de cette variable sans nécessairement en tenir compte de façon consciente dans leurs interventions. Le modèle de Neuman leur fournit le cadre nécessaire à l'intégration de la variable spirituelle dans leur pratique.

/...

Neuman conçoit la personne comme une entité où se cristallisent à la fois les caractéristiques propres au genre humain et ce qui rend unique chaque individu, en incluant les expériences passées et présentes. De manière plus précise, chaque système d'individu est différent bien que, dans l'ensemble, ces systèmes aient des caractéristiques communes. Ainsi, chacun possède des facteurs internes de protection appelés *lignes de résistance*, garantes de son équilibre et de sa stabilité (mécanismes homéostatiques). Les *lignes de résistance* contribuent à stabiliser le système lorsqu'un ou des stresseurs ont pénétré sa *ligne normale de défense,* successivement ou tous à la fois.

La *ligne normale de défense* représente ce que la personne est devenue avec le temps en fonction de ses antécédents, y compris son degré d'intelligence, son attitude à l'égard de la vie, ainsi que sa manière de composer avec la réalité courante, voire son niveau de bien-être général.

À l'instar des autres lignes protectrices, la *ligne flexible de défense*, la plus souple de toutes, permet au système de prévenir la pénétration de stresseurs. Elle se module en fonction de l'interaction des stresseurs environnementaux et des différentes variables propres à chaque système de client ou de cliente (physiologique, psychologique, socioculturelle, développementale et spirituelle). Elle peut être élargie et renforcée par l'apprentissage de nouvelles conduites propices à une meilleure santé et à une meilleure protection du système. L'alimentation, le repos, de même que l'activité physique et sociale, en font partie. Une plus grande distance entre la ligne flexible de défense et la ligne normale de défense assure une meilleure protection, alors que l'inverse est aussi vrai. Les lignes de protection du système s'inter-influencent en cas d'agression et, lorsque leur efficacité permet de contrer le stresseur, le retour à la normale, voire à un niveau supérieur d'équilibre, rappelle un peu les mécanismes d'un accordéon.

Même si le modèle de Neuman ne la définit pas ainsi de façon explicite, l'idée de santé correspond davantage à un continuum qu'à une condition statique avec, à un pôle, une situation d'équilibre optimale et, à l'autre, la mort, étape finale de la maladie. La santé correspond à un état de stabilité optimale de la personne. Le bien-être équivaut à une situation d'harmonie entre le système global d'une personne, les différentes parties de ce système ainsi que ses sous-composantes. Lorsque le niveau d'énergie requis pour lutter contre un stresseur demeure supérieur à celui dépensé, on parle de néguentropie.

À l'inverse, l'entropie ou la maladie survient lorsque l'énergie requise pour contrer un stresseur épuise les réserves disponibles et induit

/...

une instabilité dans le système. Les stresseurs peuvent avoir pour origine la personne elle-même, son environnement ou ses rapports avec autrui (facteurs intra-, extra- ou interpersonnels). Ainsi, l'environnement comprend des composantes internes et externes susceptibles à la fois de générer des tensions et de les surmonter. Pour Neuman, l'environnement est de trois types, soit interne, externe ou créé.

Pour ce qui est de l'environnement interne ou externe au système, les termes parlent d'eux-mêmes. L'environnement créé représente, quant à lui, la mobilisation inconsciente de l'ensemble des variables du système propres à une personne (physiologique, psychologique, socioculturelle, développementale et spirituelle) produite à l'encontre d'un ou de plusieurs stresseurs.

Lorsque l'organisme est touché, il y a *réaction*. La réaction se définit en quelque sorte comme le résultat de l'instabilité du système. Mais lorsque les lignes de défense parviennent à contrer l'agression, il y a *reconstitution*. C'est alors le retour à la santé, soit un niveau optimal de bien-être. Dans le cas contraire, la situation risque de se dégrader et de mener ultimement à la mort.

L'environnement créé constitue donc l'expression symbolique de l'entièreté de la personne. Il renferme les deux types d'environnements, interne et externe, et il a pour fonction primaire d'offrir un bouclier protecteur ou une arène sûre à l'individu menacé ou perturbé. L'environnement créé implique un échange d'énergie entre les environnements interne et externe. Il est donc dynamique et, bien qu'il se mette inconsciemment en œuvre, l'individu peut en rendre compte consciemment, inconsciemment, ou les deux à la fois.

Il devient alors nécessaire, pour les personnes chargées d'intervenir, d'évaluer l'environnement créé de manière à comprendre s'il augmente ou diminue l'état de bien-être de la personne. L'intervenant ou l'intervenante doit d'abord être en mesure d'évaluer l'environnement créé, l'effet produit, de même que ce qu'il devrait ou pourrait idéalement être. Dans le contexte d'un rapport thérapeutique, il devient possible d'éveiller la conscience des personnes quant aux potentialités de l'environnement créé en rapport avec leur état de santé dans une perspective de prévention. C'est là l'essence même d'une toute nouvelle approche en science infirmière qui consiste non pas à soigner des malades, mais à sauvegarder la santé.

L'intervention infirmière peut s'effectuer à trois niveaux de prévention : primaire, secondaire et tertiaire.

/...

Prévention primaire

Cette intervention précède toute réaction du système à des stresseurs. Elle a pour effet d'assister la personne dans le renforcement de sa ligne de défense flexible (éducation, évitement ou élimination de facteurs de risque ou, encore, renforcement de la résistance par l'alimentation, le repos, l'hydratation ou l'attitude à l'égard du stress). La prévention primaire constitue une intervention puisque le stresseur peut être connu sans qu'une réaction au stresseur soit nécessairement apparue. La prévention primaire produite sous la forme d'une intervention peut contribuer à élargir la distance présente entre la ligne flexible et la ligne normale de défense, en améliorant du coup le niveau de bien-être de la personne et en renforçant la stabilité de son système.

Prévention secondaire

Ici, l'intervention se fait après le phénomène de réaction, soit après l'apparition des symptômes. Il s'agit alors de renforcer les lignes de résistance par des stratégies destinées à renverser des réponses inadéquates. L'intervention vise alors le retour à une stabilité minimale.

Prévention tertiaire

Elle apparaît lorsqu'un ou des stresseurs menacent l'équilibre fondamental de la personne et que toutes les ressources disponibles sont mises à contribution pour préserver la stabilité et renforcer les lignes de résistance du système. Elle consiste en outre à maximiser la stabilité du système et à faciliter le processus de reconstitution. Ce stade d'intervention implique également le soutien qui succède au rétablissement minimal de la stabilité du système et vise à le maintenir.

En quelques mots, santé et stabilité sont synonymes en ce qu'ils représentent la condition par laquelle toutes les parties et les sous-parties d'un système total coexistent en harmonie (Fawcett, 1989). La rupture de l'harmonie réduit l'état de bien-être d'une personne. La maladie survient lorsque des facteurs de stress parviennent à pénétrer la ligne flexible et la ligne normale de défense du système d'une personne. La santé et le bien-être deviennent donc une question de degré et d'écart par rapport à un idéal d'équilibre et de stabilité. On parle alors de la santé et de la maladie en fonction d'un continuum propre à chaque personne plutôt que d'en traiter selon un modèle dichotomique.

Le modèle de Neuman est intéressant à plus d'un titre. En se décentrant de l'idée de maladie, il permet d'abord de tenir compte de la situation de personnes dont les problèmes de santé limitent les activités courantes et qui s'estiment néanmoins en forme et bien dans leur

/...

peau. Ce modèle tient compte également du fait que la personne peut atteindre un niveau supérieur de bien-être après une période trouble ; on peut en faire le constat en comparant le nouvel équilibre à la situation qui précède l'introduction d'un stresseur.

Dans cette optique, le personnel infirmier a pour mandat de soutenir les personnes avec lesquelles il entretient un rapport professionnel afin qu'elles atteignent, conservent, retrouvent, voire dépassent un niveau de bien-être jugé optimal. Pour ce faire, il doit disposer de l'information nécessaire à la planification de ses interventions.

Le diagnostic infirmier implique donc l'acquisition de données pertinentes permettant d'identifier, de classer et d'évaluer les interactions dynamiques entre les diverses variables (physiologique, psychologique, socioculturelle, développementale et spirituelle) propres à une personne, les stresseurs ainsi que les réactions du système à ces stresseurs. L'investigation fournira ainsi des éléments de réponses quant à la perception de stresseurs intra-, inter- ou extrapersonnels. En rassemblant ces éléments d'information dans le contexte d'une évaluation en profondeur, la personne qui établit un diagnostic infirmier doit tenir compte du sens que ces stresseurs prennent aux yeux de la personne en observation. Cette dernière participe donc activement à l'examen de son propre état. Celui ou celle qui observe et agit doit cependant être en mesure de reconnaître les valeurs et les croyances qui guident ses propres interventions.

Histoire de cas

Guylaine a 39 ans. Elle est architecte et a déjà été très active sur le plan professionnel. Il y a quelques années, elle a appris qu'elle avait contracté le virus du sida, après une consultation pour des symptômes qui ne lui étaient pas du tout familiers, comme une fatigue extrême, une transpiration abondante et une enflure soudaine des ganglions lymphatiques. Guylaine a réalisé après coup que ces symptômes constituaient la réponse à l'intrusion du virus dans son organisme et à l'activation des lignes de résistance destinées à protéger la ligne normale de défense de son système lourdement ébranlé par l'entrée du VIH dans ses cellules. L'omnipraticienne consultée lui avait fait subir une série de tests, dont un test de dépistage du VIH. Elle a donc eu la responsabilité d'en transmettre le résultat à Guylaine, ce dont elle s'est acquittée avec beaucoup d'humanité, au cours d'un tête-à-tête et non d'une conversation téléphonique, comme cela se produit souvent. La délicatesse et le doigté de l'omnipraticienne ne changeaient cependant pas le fait que Guylaine devrait comprendre ce qui s'était passé et apprendre à vivre avec cette nouvelle réalité. Son seul tort aura peut-être été d'aimer un

/...

homme infidèle, de qui elle n'a pas exigé l'utilisation du condom, puisqu'elle lui faisait entièrement confiance.

Comme il était désormais trop tard pour faire de la prévention primaire et pour changer ses pratiques sexuelles de manière à éviter l'infection, il lui restait à aborder franchement la question avec son partenaire. Dans un moment de détresse intense et dans un effort d'autodéfense, Guylaine a eu le réflexe tout à fait sain de faire appel à son réseau familial et amical, non moins terrorisé par l'apparition de cette nouvelle maladie, inéluctablement associée à la mort. Elle a également informé ses collègues de travail des véritables raisons de ses nombreuses visites médicales qui l'amenaient à s'absenter fréquemment.

Fort heureusement, Guylaine a trouvé le soutien auquel on s'attend de ses proches dans les coups durs, la tolérance escomptée dans son milieu de travail, bref les conditions indispensables à des interventions efficaces qui visent à éliminer les symptômes et à ramener l'équilibre. Guylaine demeure sans doute extrêmement vulnérable, mais le sachant et l'acceptant, elle peut davantage, par le moyen d'une prévention tertiaire, renforcer et entretenir les lignes de défense de son organisme. Autant les personnes qui assurent le suivi de sa santé que celles qu'elle côtoie dans la vie courante, et qui ont à cœur son bien-être, l'appuient dans cette entreprise. Outre une forte volonté de se tirer d'affaire et un goût de vivre indéfectible, c'est sans doute cette chaleur qui lui a permis de passer au travers des préjugés et du mépris rencontrés aussi bien dans les cliniques médicales que sur la place publique. La qualité des rapports interpersonnels, rappelle Neuman, a autant d'importance qu'une saine alimentation et que des périodes de repos adaptées au niveau d'activité.

Le compagnon de vie de Guylaine, avec qui elle a cohabité pendant un certain nombre d'années, n'était peut-être pas aussi bien armé et entouré. Peut-être n'avait-il pas non plus le même souci d'affronter la réalité, à défaut de pouvoir la changer. Quoi qu'il en soit, il a porté ce fardeau seul, jour après jour, en se mentant à lui-même, feignant la bonne humeur et cachant son état aux gens qu'il fréquentait. Il n'est pas étonnant que son état de santé se soit détérioré très rapidement et qu'il ait vécu la dépression quelque temps avant la mort. En plus de mener son propre combat contre la maladie, Guylaine a dû soutenir cet être cher au déclin de sa vie tout en accueillant la famille de ce dernier qui apprenait, à travers cette douloureuse expérience, à le connaître vraiment.

Après une période intense de déplacements et de deuil, Guylaine s'est jetée dans le travail, d'abord parce qu'elle avait du temps à rattraper et ensuite parce qu'elle préférait s'occuper. Ces excès ont à

/...

nouveau mis à l'épreuve ses lignes de résistance et ont ouvert la voie à de nouveaux symptômes. Après une nouvelle série d'analyses qui se sont déroulées dans un climat d'acceptation où elle s'est sentie accueillie comme une personne inquiète, en attente de réponses à ses doutes et du retour de sa stabilité, la situation s'est peu à peu rétablie avec du repos et un menu équilibré. Guylaine sait qu'elle mourra un jour, comme tout le monde, mais elle a de nombreux projets et aspire à ce qu'on la laisse vivre une vie qu'elle aime et qui le lui rend bien. Une ombre au tableau, pourtant : Guylaine a beaucoup de mal à imaginer qu'elle puisse un jour être à nouveau engagée dans une relation amoureuse avec un homme. Dans ce domaine, elle se sent souillée, empoisonnée, comme éteinte de l'intérieur.

Le modèle de Neuman a beaucoup à apporter dans le contexte où l'on dispose d'un plus grand savoir quant au stresseur majeur que représentent le VIH et le syndrome d'immunodéficience acquise (SIDA) qui lui est lié. En dépit de ses limites, ce modèle a le mérite de tenir compte de l'environnement créé et de la variable spirituelle dans la démarche de reconstitution d'une personne aux prises avec des symptômes, que ces symptômes soient ou non directement associés à la présence de ce virus dans l'organisme. En effet, comme le VIH représente une menace permanente à l'équilibre du système immunitaire, il est indispensable face à une quelconque agression de maîtriser rapidement les symptômes et de renforcer les lignes de protection du système en tenant compte des angoisses de la personne affectée, vu le pronostic habituel. Cette attitude est valable si l'on souhaite, comme le propose le modèle de Neuman, favoriser un niveau optimal de bien-être dans les interventions auprès d'une personne qui a besoin d'assistance.

Une fois la stabilité de départ recouvrée, sinon un meilleur équilibre, des stratégies de prévention tertiaire peuvent être mises en œuvre de manière à éviter le retour de symptômes qui pourraient constituer une menace sérieuse pour le bien-être fondamental d'une personne. On sait par expérience que plus le coup porté s'approche de la ligne normale de défense, plus la voie de la reconstitution est longue et périlleuse.

Le message de Neuman est un message d'espoir dans le cas de la transmission du VIH et de la progression du sida qui lui est associé, à la condition, évidemment, de centrer nos énergies sur le soutien aux personnes qui souffrent plutôt que sur les peurs que ce virus et son action soulèvent en chacun et en chacune de nous.

MODÈLE DES SYSTÈMES DE NEUMAN

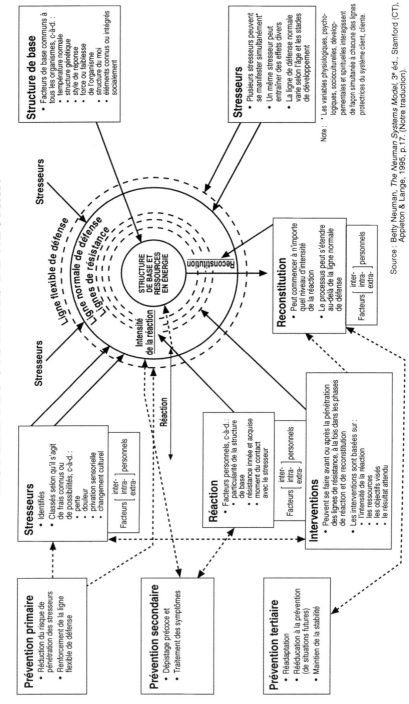

Structure de base
- Facteurs de base communs à tous les organismes, c.-à-d. :
  - température normale
  - structure génétique
  - style de réponse
  - force ou faiblesse de l'organisme
  - structure du moi
  - éléments connus ou intégrés socialement

Stresseurs
- Plusieurs stresseurs peuvent se manifester simultanément*
- Un même stresseur peut entraîner des effets divers
- La ligne de défense normale varie selon l'âge et les stades de développement

Note : * Les variables physiologiques, psychologiques, socioculturelles, développementales et spirituelles interagissent de façon simultanée à chacune des lignes protectrices du système client, cliente.

Source : Betty Neuman, *The Neuman Systems Model*, 3e éd., Stamford (CT), Appleton & Lange, 1995, p.17. (Notre traduction).

Ligne flexible de défense
Ligne normale de défense
Lignes de résistance
Intensité de la réaction
STRUCTURE DE BASE ET RESSOURCES EN ÉNERGIE
Reconstitution
Réaction
Stresseurs

Reconstitution
- Peut commencer à n'importe quel niveau d'intensité de la réaction
- Le processus peut s'étendre au-delà de la ligne normale de défense

Facteurs [inter- / intra- / extra-] personnels

Stresseurs
- Identifiés
- Classés selon qu'il s'agit de frais connus ou de possibilités, c.-à-d. :
  - perte
  - douleur
  - privation sensorielle
  - changement culturel

Facteurs [inter- / intra- / extra-] personnels

Réaction
- Facteurs personnels, c.-à-d. :
  - particularité de la structure de base
  - résistance innée et acquise
  - moment du contact avec le stresseur

Facteurs [inter- / intra- / extra-] personnels

Interventions
- Peuvent se faire avant ou après la pénétration des lignes de résistance, à la fois dans les phases de réaction et de reconstitution
- Les interventions sont basées sur :
  - l'intensité de la réaction
  - les ressources
  - les objectifs visés
  - le résultat attendu

Prévention primaire
- Réduction du risque de pénétration des stresseurs
- Renforcement de la ligne flexible de défense

Prévention secondaire
- Dépistage précoce et
- Traitement des symptômes

Prévention tertiaire
- Réadaptation
- Rééducation à la prévention (de situations futures)
- Maintien de la stabilité

CHAPITRE 12

DE L'AUTRE CÔTÉ DE LA VIE

Nous connaissons la vérité
non seulement par la raison,
mais encore par le cœur.

(Blaise Pascal, *Discours X-XI*, 1657)

Avec d'infinies précautions et une affection quasi filiale, le jeune médecin vient d'annoncer à une femme très âgée et tout à fait lucide que l'heure de sa mort ne saurait tarder. Il s'enquiert de ses dernières volontés et de ses désirs les plus chers. «J'ai peur», souffle la vieille dame. «J'ai peur», répète-t-elle à sa fille, quelques instants plus tard. «De quoi avez-vous peur?» «…» Ce n'est pas la douleur physique qui inquiète cette femme : elle lui est depuis longtemps familière. Ce n'est pas non plus le processus de la mort, que la thanatologie appelle «le mourir» : il y a des mois qu'elle le sent s'installer dans son corps et elle en a vu la progression s'accélérer au cours des dernières semaines. Est-ce l'acte de mourir lui-même, le saut dans l'inconnu, qui effraie la vieille dame? Pensive, le regard tourné vers l'intérieur, elle finit par murmurer : «Qu'est-ce qu'il peut bien y avoir de l'autre bord…».

Quel sort nous attend après la mort? une autre vie ou le néant? des retrouvailles ou une infinie solitude? C'est une question qui hante depuis toujours le genre humain. De tout temps et en tout lieu, les religions ont cherché à donner un sens à la mortalité et à atténuer les conséquences d'un événement générateur de souffrance et d'angoisse. L'élaboration d'une vie postmortem, dont on a parfois fait un dogme, participe de ce besoin d'espérance et donne une légitimité au désir d'immortalité ancré dans le cœur humain. Mais on a beau échafauder des théories sur le commencement et la fin du monde, s'inventer des dieux à sa ressemblance et de futurs royaumes à l'image de ses désirs, l'incertitude demeure et, avec elle, l'angoisse. Ou bien on pense régler la question une fois pour toutes en décrétant que la désintégration du corps met un terme à la vie, ou bien on refuse de croire que la conscience humaine disparaît sans laisser de traces. Nous entrons dans l'univers fascinant des croyances et des réalités transcendantes.

En vérité, qui peut savoir ce qu'il y a après la mort ? Qui sait si l'être humain, incapable d'accepter sa finitude, ne s'invente pas quelque autre vie ? « Abolir la mort, c'est notre phantasme qui se ramifie dans toutes les directions : celui de survie et d'éternité pour les religions, celui de vérité pour la science, celui de productivité et d'accumulation pour l'économie » (Baudrillard, 1976, p. 221). Peut-être pourrions-nous dire comme Cicéron : « Et, si je me trompe sur l'immortalité de l'âme, c'est de bon cœur. Tant que je vivrai, je refuserai toujours qu'on me prive de cette "erreur" qui m'est si douce » (1995, p. 89). La recherche d'une vie après la mort serait-elle « une fuite en avant vers l'au-delà comme une résolution de l'ensemble des problèmes vécus dans l'en-deçà » (Des Aulniers, 1996, p. 36) ? Ou bien, serait-ce « la crainte qu'il n'y ait rien après la mort ou, ce qui revient au même, la vanité de l'image qu'on peut se faire de cet après, qui nous prépare à désirer l'au-delà » (Dufresne, 1990, p. 27) ?

L'existence humaine offre bien des occasions d'oublier la mort et de déjouer la peur que l'incertitude de notre destinée nous inspire. Mais cette préoccupation nous rattrape au moment ultime et il n'est plus possible de se défiler. À l'instant de mourir, en effet, la destinée après la mort devient une préoccupation majeure, sinon la seule qui importe, et l'angoisse croît à mesure que l'heure de vérité approche. On a besoin plus que jamais d'une oreille sympathique et d'un cœur grand ouvert, ce qu'on ne trouve pas toujours, car le personnel médical et infirmier se sent souvent désemparé devant des préoccupations d'ordre métaphysique. En général, la dimension spirituelle de la personne ne fait pas partie des diverses formations dans le domaine de la santé, ni des plans de services médicaux et de soins infirmiers. Pour donner du sens à la vie et à la mort, notre époque hyper-réaliste s'en remet volontiers à la science et à la technologie. La spiritualité est devenue suspecte, voire plus taboue que la sexualité (Jovanovic, 1993).

Nous allons pourtant l'aborder sans faux-fuyants. La spiritualité n'est plus l'affaire des seules religions, et le fait qu'elle révèle un « savoir intuitif, expérimental, subjectif, initiatique » (Savard, 1990, p. 4) plutôt que scientifique ne lui enlève pas sa vérité. À l'heure actuelle, nous ne savons de la vie après la mort que ce que nos croyances nous inspirent. Pourtant, un grand nombre de femmes, d'hommes et d'enfants réanimés *in extremis* prétendent en savoir davantage. Pour ces personnes, les croyances sont la connaissance (Kübler-Ross, 1988). Ils auraient « voyagé » dans un au-delà, sorte de paradis perdu dont ils gardent un souvenir nostalgique, et leurs récits alimentent depuis vingt ans la réflexion, les débats et nos fantasmes d'immortalité. Ces récits ne surprennent, toutefois, que dans la mesure où on a oublié les visions de la vie après la mort que toutes les grandes traditions culturelles, philosophiques et religieuses ont proposées à des époques et en des lieux différents.

En quête d'immortalité

Toutes les traditions ont vu la mort comme un événement inéluctable, sans pourtant renoncer à la vaincre... Elles ont élaboré une typographie d'une vie postmortem dont la mort, avec ses rites et ses épreuves initiatiques, serait le « passage » (Morin, 1976 ; Denis, 1977). Dans la tradition mésopotamienne, l'épopée de Gilgamesh, roi mythique, symbolise la quête d'immortalité. L'échec de Gilgamesh à vaincre la mort incite les peuples de la Mésopotamie (approximativement le territoire de l'Irak actuel) à se résigner à la condition mortelle et à se désintéresser de l'au-delà. Il leur semble préférable de profiter au maximum de la vie terrestre (Crépon, 1989). On ne revient pas de l'Arallou, l'au-delà mésopotamien. C'est un lieu sans châtiment, sans paradis ni résurrection, où l'on mène une existence sans supplices ni réconfort. Pour atteindre ce lieu, « l'ombre » (le « double », en Égypte) doit accomplir un voyage semé d'embûches dont les rites funéraires sont censés l'aider à sortir indemne, sinon elle revient hanter les vivants (Crépon, 1989). Ce qui n'est pas sans rappeler nos histoires de fantômes.

L'Égypte ancienne, quant à elle, se montre fort préoccupée d'assurer le bonheur dans l'au-delà à l'âme immortelle. Après avoir longtemps réservé la survie postmortem au pharaon, elle l'étend à l'ensemble du peuple. Le *Livre des morts* égyptien (vers les VIIe et VIe siècles avant notre ère), considéré comme l'un des plus vieux écrits de l'humanité, contient un ensemble de prières et de formules destinées à soutenir les êtres qui ont atteint le royaume des morts (Walker et Serdahely, 1990). Ce royaume, sur lequel règne Osiris, est un lieu physique situé à l'Ouest et divisé en régions hiérarchisées. Dans cet autre monde, les personnes défuntes retrouvent la mémoire, la parole et la capacité de se mouvoir, et elles reconnaissent leurs proches décédés. Si l'on a eu une existence terrestre convenable (Crépon, 1989), une vie remplie de joie et de bonheur perpétuel peut commencer lorsque l'âme entre dans la Salle du Jugement d'Osiris (Walker et Serdahely, 1990).

La Grèce ancienne nous a laissé plusieurs visions de la vie après la mort. L'au-delà homérique, par exemple, est un univers triste et silencieux, sans paradis ni immortalité de l'âme, une « espèce d'exil anonyme » semblable à l'au-delà mésopotamien (Bureau, 1996). Les personnes défuntes ne survivent que dans le souvenir, dans la mémoire de leur descendance. Les mystères d'Éleusis tiennent une place importante dans la religion d'Athènes. Seules les personnes qui y sont initiées peuvent connaître la béatitude dans le royaume des morts (Crépon, 1989). Pour Socrate et Platon, l'âme est immortelle. Les deux philosophes se représentent l'au-delà comme un lieu de lumière où l'on se réunit et discute avec des connaissances, un endroit que l'âme quitte ensuite pour revoir sa vie et recevoir son jugement (Rawlings, 1987 ; Walker et Serdahely, 1990). Dans son livre *La République*, Platon relate que la conscience d'un soldat mort au champ de bataille quitte le corps terrestre au moment de sa mort physique, erre dans les environs, puis réintègre le corps immédiatement avant la crémation (Walker et Serdahely, 1990). La doctrine platonicienne de la transmigration des âmes suggère l'existence d'un lieu intermédiaire où les personnes qui ont commis des crimes peuvent se racheter (équivalent du purgatoire chrétien), l'existence d'un dieu unique (Démiurge ou Créateur) ainsi que la réincarnation des âmes (Crépon, 1989).

La tradition chrétienne, la plus connue en Occident, puise ses enseignements dans la Bible, dont plusieurs passages suggèrent une survie après la mort physique. La mort et la Résurrection du Christ sont la pierre angulaire du christianisme. L'eschatologie chrétienne enseigne que l'âme est immortelle et que les corps ressuscitent à la fin des temps (Lagrange, 1989). L'au-delà chrétien comporte des lieux ou états – ciel,

purgatoire, enfer – qui correspondent au genre de vie menée sur terre
et au mérite de la personne décédée (Thomas, 1994). On se représente
le ciel comme un lieu de bonheur, de paix et d'amour, où l'âme connaît
la présence divine, et l'enfer, comme un endroit horrifiant, avec des
personnages hideux et menaçants (les démons), où l'âme se trouve
privée de la vue de Dieu. Le purgatoire est un lieu intermédiaire où l'âme
se purifie avant d'accéder à Dieu et au ciel. La doctrine chrétienne ne
décrit pas les conditions et les modalités de ce « passage » dans un
nouveau monde, sauf le rôle qu'y tient Jésus (Thomas, 1994). Les
épîtres de l'apôtre Paul mentionnent un processus de revue de vie et
de jugement que préside un Dieu juste (Walker et Serdahely, 1990).
Le christianisme primitif admettait une forme de réincarnation de
l'âme, mais au VIᵉ siècle les autorités pontificales ont décrété que cette
croyance était hérétique (Van Eersel, 1986).

L'islam, religion enseignée par Mahomet et qui s'appuie
sur le Coran, affirme également l'existence d'une autre forme de vie
après la mort, un retour vers le Dieu Créateur. Cette tradition voit dans
l'au-delà des mondes invisibles hiérarchisés – un paradis à huit niveaux
et un enfer à sept – auxquels correspond la hiérarchie des êtres. L'âme
se dirige vers le niveau qui correspond à son degré de perfection (During,
1989). Les mondes supérieurs sont réservés aux âmes évoluées. Après
la mort du corps, l'âme survit dans un lieu intermédiaire (*barzarkh*) en
attendant la résurrection des corps et le Jugement dernier où toutes les
âmes comparaîtront pour ensuite aller soit au paradis, soit en enfer
(Bureau, 1996). Le Jugement se déroule non seulement selon le principe
de la justice, comme dans la doctrine chrétienne, mais également selon
le principe de la clémence divine : chaque faute est comptée comme une
seule faute, tandis que chaque acte bon est rétribué jusqu'à dix fois sa
valeur. L'islam officiel rejette la métempsycose ou transmigration des
âmes, mais cette croyance demeure répandue chez les peuples islamiques
(During, 1989).

L'Inde a légué à l'humanité deux des plus grandes traditions
philosophiques et religieuses, l'hindouisme et le bouddhisme, qui s'inspirent des Vedas, des Upanishads et de la Bhagavad Gita, des textes
sacrés parmi les plus anciens (Long, 1977). Les peuples védiques voient
dans la vie après la mort un royaume surnaturel éloigné du monde

terrestre. Ils ne manifestent ni peur ni angoisse devant la mort et implorent la grâce de Yama, le dieu des morts, censé être le premier mortel « à entrer dans l'autre monde ». Des textes védiques parlent d'une renaissance et d'une seconde mort, qui serait le sort de ceux qui n'accomplissent pas les sacrifices exigés au cours de leur vie. Des textes plus tardifs manifestent un certain scepticisme quant au bien-être permanent après la mort, ainsi que la crainte de refaire sans cesse l'expérience de la mort (Long, 1977). L'inspirateur des croyances hindouistes, Krishna, renouvelle les doctrines védiques en les appuyant sur l'idée de la Trinité, de l'immortalité de l'âme et de ses renaissances successives (Denis, 1977).

L'hindouisme affirme l'existence d'un principe caché, immortel et immuable sous le mouvement de l'univers, principe qui est la nature même de la vie et dont le corps mortel est le véhicule (Long, 1977) : le *soi*. Pour se libérer de la mort, ce soi « empirique » doit découvrir son identité avec le Soi absolu, l'Un, le Brahmane suprême, à la fois existence et néant, naissance et mort (Herbert, 1989). Le vrai soi intérieur, l'*atman*, diffère du soi « empirique ». Il peut échapper aux lois de la renaissance et de la mort en rejoignant le Brahmane ou le Divin, et accéder ainsi à l'immortalité ou Béatitude suprême. L'état de Brahmane exprime l'état de perfection spirituelle et de rares personnes très évoluées peuvent l'atteindre dès ici-bas (Herbert, 1989).

La théorie du karma, l'une des croyances indiennes les plus connues en Occident, enseigne que les actes d'une vie influencent la renaissance dans une autre vie. Cependant, le résultat de ces actes dépend moins de leur nature que des motivations morales et spirituelles de la personne qui les pose. Le fait de renoncer au fruit de ses actions, de développer un esprit d'équanimité face à la douleur et au plaisir, à la victoire ou à la défaite, et de s'en remettre au Divin ou Seigneur pour effacer les effets de ses actes, tout cela peut racheter une personne de la condamnation à renaître (Long, 1977). « L'état d'être » (ou de non-être) dans lequel nous entrons en mourant dépend de l'état d'esprit dans lequel nous nous trouvons immédiatement au moment de la mort et détermine le nombre et la nature des vies futures (Herbert, 1989). L'être humain tient donc entre ses mains sa destinée postmortem et la mort, passage nécessaire, offre une occasion de se libérer de l'obligation des renaissances. Selon la Bhagavad Gita, la victoire sur la mort et l'immortalité sont possibles par l'identification avec un Dieu d'amour personnel et omniscient, Vishnu (qui prend la forme de Krishna).

Le bouddhisme marque une étape majeure dans l'évolution de la philosophie indienne. Bouddha (560-483 av. J.-C.), dont les principaux enseignements sont conservés dans les Soutras, « apparaît comme un Christ ou un Socrate de l'Orient » (Morin, 1976, p. 253). Pour Bouddha, tant que l'amour ne régnera pas sur le monde, les êtres humains seront condamnés à revenir sans cesse dans un corps physique (Denis, 1977). Si l'on cultive l'idée de l'*impermanence*, on peut se libérer de la souffrance et de la mort. Le véritable Éveil, c'est d'accepter sereinement l'évidence que tout change, tout passe, tout meurt et que, par conséquent, rien ne mérite notre confiance absolue et notre attachement (Long, 1977, p. 99). La mort est une illusion : elle est mort de l'ego et fusion dans le Grand Tout immortel. L'enfer, c'est le remords et l'absence d'amour, le purgatoire est partout où se rencontrent la forme et la matière, et le Nirvana, que Bouddha a atteint, « c'est la conquête, par l'âme, de la perfection » et la fin des renaissances terrestres (Denis, 1977, p. 33). Le désir du Nirvana n'exprime donc pas « l'instinct de mort », mais l'aspiration à l'accomplissement total de l'être par une sorte de fusion cosmique qui mettrait fin aux renaissances, donc à la mort elle-même. Contrairement à l'hindouisme, le bouddhisme ne reconnaît pas l'existence d'un Soi unique, suprême, permanent, et ne souscrit pas à l'immortalité de l'âme (Long, 1977).

Les récits des personnes rescapées de la mort s'apparentent de façon singulière aux bardos du bouddhisme tibétain décrits dans le *Livre des morts tibétain* ou *Bardo Thödol* (Ring, 1991 ; Atwater, 1992) dont *Le Livre tibétain de la vie et de la mort*[1] (Sogyal Rinpoché, 1993)

---

1. Sogyal Rinpoché, *Le Livre tibétain de la vie et de la mort*, Paris, Éditions de la table ronde, 1993. À moins d'indication contraire, les renseignements contenus dans cette section proviennent de cet ouvrage. Rinpoché est le titre donné aux maîtres spirituels au Tibet. En citant l'auteur, nous indiquerons son nom complet. L'ouvrage *Qui meurt ?* de Stephen Levine, un pratiquant bouddhiste américain de longue date, illustre également la philosophie bouddhiste tibétaine (voir bibliographie générale).

représente une adaptation. Avant d'aborder les expériences de mort imminente qui passionnent et intriguent l'Occident depuis vingt ans, il vaut la peine de s'attarder à cet enseignement.

Pour le bouddhisme tibétain, c'est la conscience «à son niveau ultime de subtilité» qui renaît tant que la personne n'a pas liquidé la totalité de son karma ni atteint la nature essentielle de l'esprit devenu pure Conscience (Sogyal Rinpoché, 1993). L'aspiration profonde des bouddhistes, rappelons-le, est de mettre fin au cycle des vies et des morts en permettant à la « nature de bouddha» de se manifester en soi. Le terme bouddha désigne ici toute personne éveillée et ouverte à son potentiel de sagesse. En tibétain, le corps est « ce qu'on laisse derrière soi », comme un bagage. La mort résulte d'abord de la dissolution externe des sens et des éléments (eau, terre, feu, air, espace) qui forment et maintiennent le corps, puis de la dissolution interne des états de pensée et des émotions à leurs niveaux grossier et subtil.

Le bouddhisme tibétain voit dans la vie et la mort «une série de réalités transitoires constamment changeantes, appelées bardos» (Sogyal Rinpoché, 1993, p. 32), sorte d'états intermédiaires entre la mort et la nouvelle naissance. La mort constitue le plus puissant et le plus significatif de ces bardos. Le *bardo du moment de la mort*, qui ne dure que quelques secondes pour la plupart des gens, davantage pour les personnes dont la conscience est plus évoluée, représente l'occasion de libération par excellence. À l'instant de la mort, on a l'impression de revenir à un état originel en se libérant de trois «poisons» : la colère, le désir et l'ignorance. L'esprit ordinaire et ses illusions disparaissent, et la base de notre nature absolue, appelée Claire Lumière ou Luminosité fondamentale, se révèle alors. Mais si on ne reconnaît pas la Luminosité fondamentale ou si on ne peut se fondre en elle, alors on entre dans *le bardo lumineux de la dharmata* où on possède *un corps de lumière*. Comme les autres bardos, celui-là comporte des possibilités d'éveil et de libération, et les royaumes des bouddhas, déités masculines et féminines qui ont des formes humaines, peuvent y apparaître spontanément.

On pénètre ensuite dans le *bardo karmique du devenir ou de la renaissance* ; l'esprit y possède une grande clarté et une mobilité illimitée. Toutefois, il s'oriente dans des directions que seul le karma passé détermine. L'être prend alors un corps mental, avec tous ses sens.

Il n'a pas conscience d'être mort et il essaie de communiquer avec les personnes qu'il voit continuer de vivre. Dans le bardo du devenir, la personne défunte *revit toutes les expériences de sa vie* et *sa conscience est sept fois plus aiguë* que pendant la vie terrestre. Les souffrances réapparaissent, accompagnées des états de pensée liés à l'ignorance, au désir et à la colère. Le jugement se déroule au sein de notre propre esprit : *nous sommes à la fois la personne qui juge et la personne jugée*, et la séquence du jugement montre que les conséquences des actions, des pensées et des paroles passées peuvent s'étendre aux vies futures (Sogyal Rinpoché, 1993).

On pourrait comparer le bardo du devenir à une sorte de « salle d'attente » où la conscience se prépare à établir le contact karmique avec les futurs parents. Seules y échappent les personnes qui ont mené une vie positive guidée par la pratique spirituelle, celles qui connaissent immédiatement après leur mort une bonne renaissance et celles qu'une vie négative et préjudiciable à autrui conduit directement dans le lieu de leur prochaine naissance (Sogyal Rinpoché, 1993). La toute-puissance de la pensée caractérise l'être parvenu au bardo du devenir. L'esprit y expérimente une sensibilité exacerbée qu'il peut utiliser pour se libérer. Les royaumes des bouddhas n'y apparaissent pas spontanément comme dans le bardo du dharmata. L'être erre, solitaire, et éprouve la nostalgie d'un corps physique et la souffrance de ne pouvoir en retrouver un autre. Certaines personnes restent prisonnières de ce bardo et deviennent des esprits ou des fantômes.

L'objectif ultime de la conscience est de se libérer totalement du karma et de mettre fin définitivement aux réincarnations. Mais comment éviter de renaître, sinon comment orienter sa prochaine naissance ? Selon l'enseignement tibétain, on ne peut que choisir le monde humain *si l'on veut progresser sur le plan spirituel et aider autrui,* car c'est le seul qui garantit des conditions propices à un tel progrès (Sogyal Rinpoché, 1993). La plupart du temps nous n'avons pas le choix, car la puissance de notre karma nous entraîne inexorablement vers le lieu de notre naissance. Tout espoir n'est pas perdu, toutefois, puisque l'aspiration et la concentration intenses peuvent ou bien nous faire renaître dans les royaumes des bouddhas (pour les êtres les plus évolués) ou bien nous diriger vers une famille qui favorisera notre progrès spirituel et notre libération.

À mesure qu'approche le moment de renaître, le désir d'un corps matériel augmente et l'être commence à le chercher. Le karma, qui n'a pas cessé d'exercer sa tutelle, le dirige vers ses futurs parents envers lesquels il ressentira spontanément soit un fort attachement, soit une forte aversion. Des signes, en particulier une forte attirance pour certains mondes, l'avertissent que la renaissance est imminente. Mais le désir intense d'une forme physique peut l'inciter à suivre n'importe quelle force et à renaître prématurément dans des corps non appropriés à son évolution ou dans des mondes indésirables. On sort du bardo du devenir lorsqu'on se réincarne à l'occasion d'une union sexuelle. L'esprit expérimente à nouveau, *et en accéléré*, les phases de dissolution et de Luminosité fondamentale qu'il a connues au moment de la mort. « Ainsi la vie commence-t-elle, comme elle se termine, par la Luminosité fondamentale » (Sogyal Rinpoché, 1993, p. 391).

Les expériences de mort imminente

Il y a de cela plusieurs années, Patrick Gallagher, anthropologue et professeur d'université aux États-Unis, connut une expérience inusitée à la suite d'un grave accident de la route qui le plongea dans un coma profond pendant plusieurs semaines (Ring, 1991). Gallagher éprouva d'abord la sensation d'être mort, puis, sans ressentir la moindre crainte, il se vit flotter avec aisance au-dessus de son corps inerte. Bientôt, il prit conscience de la vitesse vertigineuse avec laquelle il flottait et volait, ce qui lui procurait une sensation de grande liberté et une joie intense. Gallagher aperçut soudain devant lui une zone sombre semblable à un tunnel dans lequel il pénétra avec une joie décuplée. Son regard fut attiré, à l'extrémité de ce tunnel, par une lumière circulaire semblable au coucher de soleil le plus extraordinaire qu'il ait vu. Il se dirigea vers elle à vive allure. « Cette lumière avait l'air incroyablement chaleureuse [...], son éclat était impressionnant, d'une beauté majestueuse avec sa couleur jaune-orangé, mais on aurait dit un lieu où il faisait bon vivre... Et elle amplifia encore la sensation de joie que me procurait le fait de voler », raconte-t-il (Ring, 1991, p. 52).

Gallagher avait l'impression que le temps n'existait pas et, une fois au bout du tunnel, il sentit qu'il changeait d'état. Son environnement s'était complètement transformé. Il pouvait voir, au sein de la lumière illuminant ce lieu, des objets et de nombreuses personnes, dont son père mort vingt-cinq ans auparavant. Il émanait de ces personnes et de la lumière elle-même « une absolue compassion à l'égard de toute chose… L'amour paraissait la règle principale à laquelle chacun automatiquement se conformait.» Gallagher éprouva une intense émotion et une grande libération en comprenant que «rien n'existait en dehors de l'amour… Cet amour, ce sentiment d'amour qui rayonnait dans toutes les directions, semblait la seule réalité» (Ring, 1991, p. 52). Il commençait à se croire dans l'éternité lorsqu'il se sentit poussé à revenir vers sa femme et ses enfants. Il ne se souvient pas comment il a repris conscience.

Une fois rétabli, Patrick Gallagher constata que son expérience se poursuivait indépendamment de sa volonté : il éprouvait un sentiment d'amour inconditionnel et de compassion pour autrui comme il n'en avait jamais éprouvé auparavant. «Aujourd'hui, confia-t-il, j'ai beaucoup moins de difficulté à aimer tout le monde que je n'en avais avant à aimer une seule personne» (Ring, 1991, p. 157). La vie de Gallagher changea de façon radicale. L'essentiel devint à ses yeux de vivre le moment présent et de s'intéresser aux autres. Il se détacha peu à peu de sa profession et de la vie matérielle au point de quitter son poste, et il se mit à faire de l'auto-stop à travers les États-Unis, partageant la vie des gens qu'il rencontrait. Des années plus tard, Gallagher a conservé un souvenir intact de son expérience qu'il décrit comme « quelque chose qui semble grandir tout le temps. Elle vous met sur des pistes ; vous les empruntez et elles se révèlent prodigieuses. Du coup, vous menez une vie de loin plus intéressante qu'avant» (Ring, 1991, p. 167-168). À ses yeux, la transformation que cette expérience a provoquée dans sa vie est de nature spirituelle et s'apparente à la spiritualité bouddhiste.

Des millions de personnes dans le monde ont vécu des expériences semblables à celle de Patrick Gallagher. La littérature scientifique appelle ce phénomène «expériences de mort imminente» (EMI), «near-death experiences» (NDE), «expériences au seuil de la mort», «états proches de la mort», «états de conscience altérés» (Bertrand, 1990), et les personnes qui le vivent, des «experiencers», «expérienceurs», «rescapés» ou «témoins». Les expériences de ce genre ne sont pas propres à notre époque. Outre le *Livre des morts* égyptien, la *République* de Platon et le *Bardo Thödol*, de nombreux textes religieux anciens, des récits du Moyen Âge, la vie des mystiques et certains rites d'initiation font référence à des expériences similaires (Walker et Serdahely, 1990 ; Bertrand, 1990 ; Atwater, 1992 ; Mercier, 1992). Des personnages historiques, tels Carl Jung, Thomas Edison, Elizabeth Browning, Ernest Hemingway (Rawlings, 1980), et les œuvres d'écrivains comme William Shakespeare, Léon Tolstoï, Edgar Allan Poe, Charles Dickens, Katherine Anne Porter et Victor Hugo ont témoigné de phénomènes semblables (Walker et Serdahely, 1990).

Les EMI semblent plus répandues de nos jours. La science a donné une nouvelle définition de la mort clinique et des techniques de réanimation perfectionnées ramènent à la conscience des personnes qui seraient décédées dans les conditions du début du siècle. Aujourd'hui, on considère que le processus de mort est irréversible non plus au moment de l'«arrêt complet et définitif de toutes les fonctions vitales», mais à l'arrêt de *certaines* fonctions. Les nouveaux critères de la mort clinique sont la non-réceptivité et la non-réponse, l'absence de mouvements respiratoires, l'absence de réflexes et un encéphalogramme plat. Ces critères ne sont pas étrangers aux conditions nécessaires aux prélèvements et aux transplantations d'organes (Ziegler, 1975 ; Crépon, 1989).

Aux États-Unis, un sondage Gallup réalisé à l'échelle nationale au début des années 1980 indiquait qu'au moins 5 % de la population américaine, soit une personne sur vingt, avait connu une expérience de mort imminente (Gallup, 1982). On évalue entre 30 % et 40 % la proportion des personnes réanimées ou déclarées cliniquement mortes qui ont vécu une EMI (Sabom, 1983 ; Van Eersel, 1986 ; Moody, 1989 ; Ring, 1991). Presque toutes ces personnes se souviennent, des années plus tard, de tout ce qu'elles ont vu et ressenti au cours de cette expérience (Sabom, 1983 ; Ring, 1991 ; Morse et Perry, 1994). Les récits d'EMI frappent par «leur étonnante convergence, le fort pouvoir de transformation de l'état proche de la mort sur ceux qui l'ont vécu et, enfin, la ressemblance qui existe entre le contenu de ces expériences et celui de certains types d'expériences mystiques» (Bertrand, 1990, p. 48).

Les EMI sont des expériences spontanées et indépendantes de la volonté. Il n'en existe pas deux identiques et toutes ne transforment pas la vie de façon aussi radicale que celle de Patrick Gallagher. Mais la plupart comportent une structure commune que le psychiatre Raymond Moody, le premier, a dégagée des récits d'une centaine de personnes (*La vie après la vie*, 1977). Les expériences de mort imminente comportent un ou plusieurs des éléments suivants : sérénité, sensation de bien-être et de détachement ; impression ou certitude d'être mort ; décorporation ou sortie du corps ; traversée d'un tunnel, perception de bruits divers ; rencontre avec des personnes connues (amies, amis, parents décédés) ; vision d'une lumière chaude et vive, dont la couleur peut varier ; rencontre ou perception d'un Être de lumière ; vision panoramique de la vie ou revue de vie ; frontière au-delà de laquelle le retour ne sera plus possible ; désir intense de demeurer dans ce lieu, et retour (Moody, 1977 ; Bertrand, 1990 ; Ring, 1991 ; Jourdan, 1994).

En étudiant les expériences de mort imminente survenues à la suite d'un accident, d'une maladie ou d'une tentative de suicide, le psychologue Kenneth Ring (1982 et 1991) identifie cinq stades dans l'EMI : 1) un sentiment de paix, de sérénité, sans aucune douleur ; 2) la séparation du corps physique ou décorporation, la personne se voyant flotter au-dessus de son corps et observant ce qui se passe dans la pièce ; 3) l'entrée dans l'obscurité ou dans un tunnel, où il lui arrive de revoir sa vie et de rencontrer des guides ; 4) la vision, au bout du tunnel, d'une lumière ou source lumineuse qui irradie l'amour et la chaleur ; 5) l'entrée dans la lumière avec le sentiment d'être enveloppé d'amour et, parfois, la rencontre possible de personnes chères décédées ou de personnages religieux, la vision de paysages idylliques et l'audition de musique (Ring, 1982 ; Serdahely, 1992a). Toutes les EMI ne comportent pas ces cinq stades, dont par ailleurs l'ordre peut varier. Les trois derniers stades correspondent à ce que Ring appelle l'« expérience centrale » de l'EMI, qui se caractérise entre autres par un éveil spirituel. Le tiers des personnes qui rapportent une EMI auraient connu une expérience transcendante ou mystique (Greyson, 1992). Pour certaines personnes, un col de montagne ou une rivière remplace le tunnel, mais cette vision conserve la même valeur de *transition symbolique* (Kübler-Ross, 1988).

De son côté, le Dr Bruce Greyson regroupe les EMI selon leurs composantes dominantes : la composante *cognitive*, où l'essentiel de l'expérience de mort imminente consiste à acquérir une connaissance ou une information sur soi ou sur l'univers ; la composante *affective*, où l'accent est mis sur les sensations, par exemple la sensation d'un amour inconditionnel ou l'absence de douleur ; la composante *paranormale*, qui implique des expériences non ordinaires, comme la sortie du corps et certains phénomènes psychiques (précognition, clairvoyance et télépathie) ; enfin, une composante *transcendantale* qui se caractérise par une transformation spirituelle profonde et l'intime conviction que seuls importent dans la vie le détachement matériel et l'amour inconditionnel d'autrui (Greyson, 1983 ; Serdahely, 1992a).

La plupart des personnes qui ont vécu une expérience de mort imminente sont profondément convaincues de l'existence d'un Dieu et d'une vie après la mort (Freeman, 1985 ; Atwater, 1992). Souvent, elles décrivent cet « au-delà » comme un lieu de liberté totale, sans limites de temps et d'espace, et elles identifient Dieu à la lumière ou à « l'Être de lumière » rencontré au cours de leur expérience. Parfois, elles ont ressenti seulement une « présence » sans forme, qui leur semblait familière, comme du « déjà vu », et elles l'appellent la Source de vie. Cette « présence » leur a inspiré le désir de fusion (Ring, 1991). Plusieurs ont expérimenté la transmission directe par la lumière d'une énergie et de l'amour et ont ressenti une sorte d'immersion de l'individualité dans le Divin. D'autres ont reçu une connaissance universelle et ont compris instantanément tous les événements du monde, peu importe l'époque et le lieu où ces événements se sont déroulés. Ces personnes étaient alors capables de voir le passé, le présent et l'avenir dans une même dimension. Il leur semblait que le temps n'existait pas (Ring, 1991).

La majorité des expériences au seuil de la mort comportent une vision panoramique et une auto-évaluation de la vie. Sans qu'un seul mot soit prononcé, la « présence » vous demande ce que vous avez fait de votre vie, ce que vous avez entrepris pour aider et faire avancer l'espèce humaine. La personne se juge elle-même, comme dans le bardo du devenir du bouddhisme tibétain, elle identifie ses manquements et s'accorde le pardon ainsi qu'à autrui. En revoyant l'ensemble de leur vie, parfois en une seule séquence, parfois en une succession de séquences, la plupart du temps en couleurs et en trois dimensions, certaines personnes revivent les événements et éprouvent les émotions comme si elles s'y trouvaient à nouveau (Ammar, 1996). Elles voient ces événements de tous les points de vue à la fois, les comprennent de façon instantanée et se découvrent une conscience claire, précise, globale. Elles font face aux conséquences de leurs actes, ressentent les peines et les blessures qu'elles ont infligées à autrui et, ainsi, constatent « l'interdépendance des consciences » (Ammar, 1996). Ce qui rappelle, encore une fois, le bardo du devenir.

Au cours de leur expérience, des personnes reçoivent une information privilégiée sur leur vie future et celle de leurs proches, sur l'avenir de l'humanité et même sur le sens de la destinée humaine. Elles comprennent, par exemple, que la vie réside dans la conscience et que cette dernière survit après la mort physique. D'autres découvrent qu'elles ont été envoyées sur terre pour apprendre à aimer et pour développer les relations humaines les plus harmonieuses possibles (Ring, 1991). Dans certains cas, « la présence » leur a demandé de ne pas révéler l'information reçue ou de la transmettre seulement à un moment déterminé. Il n'est pas rare que ces personnes se sentent investies d'une mission particulière lorsqu'elles reviennent à la santé et cherchent à se dévouer pour les autres (Ring, 1991).

À la stupéfaction du personnel médical et infirmier, certaines personnes réanimées sont fort déçues, et parfois en colère, de se retrouver vivantes, et elles passent des commentaires sur ce qui s'est déroulé dans la pièce alors qu'elles étaient inconscientes (Freeman, 1985 ; Irwin et Bramwell, 1988). Elles peuvent décrire dans les moindres détails les vêtements des personnes présentes et rapporter fidèlement leurs conversations. Certaines ne voulaient pas quitter le lieu d'amour et de paix dans lequel elles ont pénétré en sombrant dans l'inconscience, mais « la présence » leur a fait comprendre, en leur montrant des êtres aimés ou d'une autre façon, que leur mission sur terre n'était pas achevée. Elles ont alors pris la décision de « revenir ». La réintégration du corps physique et le contact avec la réalité terrestre peuvent se révéler très difficiles (Ring, 1991 ; Ammar, 1996).

La structure des expériences de mort imminente est la même chez les enfants et chez les adultes, mais les contenus des récits diffèrent quelque peu. Dans les récits des enfants, on ne retrouve pas la revue de vie, la perception modifiée de l'espace-temps, la sensation d'être mort, la présence de perceptions extrasensorielles et la description des mondes transcendants (Ammar, 1996). Le sentiment d'intégralité corporelle, c'est-à-dire la sensation d'un corps sans ses limites, ses malaises et ses handicaps antérieurs à l'expérience, est toutefois présent chez les enfants comme chez les adultes (Kübler-Ross, 1988). L'expérience du tunnel comporte parfois des variantes. Serdahely (1989) a étudié le cas d'un garçon de sept ans qui avait failli se noyer. À son entrée dans le tunnel, ce ne sont pas des parents ou des camarades qui ont accueilli et consolé l'enfant, mais deux de ses petits animaux domestiques morts avant l'accident. Les travaux d'analyse effectués à partir des récits d'adultes qui ont vécu une EMI dans leur enfance « confirment que, ni les années écoulées, ni la répétition du récit, ni la transformation de l'esprit de l'adulte, ne modifient le contenu ou la structure du récit d'une EMI survenue dans l'enfance », mais « ces résultats restent [...] à confirmer par des enquêtes non biaisées » (Ammar, 1996, p. 32).

Fascinée par les récits qui rassurent et confortent l'être humain dans son désir d'immortalité, la recherche a mis du temps à s'intéresser aux EMI négatives et aux aspects les moins spectaculaires de certaines expériences transcendantes. Si le nombre des EMI négatives est restreint (Moody, 1977 ; Sabom, 1983 ; Ring, 1991) ou sous-estimé (Irwin et Bramwell, 1988), l'une des raisons en est probablement qu'on ne trouve que ce que l'on cherche. Il semble, en effet, qu'on ne pose pas toujours les questions qui permettent d'identifier les personnes qui ont expérimenté une grande détresse et non un amour infini, dans l'obscurité et non dans une lumière attirante (Atwater, 1992 ; Greyson et Bush, 1992). Devant le battage publicitaire dont les EMI paradisiaques font l'objet, on comprend le silence des femmes et des hommes qui ont vécu cette expérience comme une descente aux enfers.

Les expériences de mort imminente positives et négatives comportent, à quelques détails près, plusieurs éléments communs (impression de décorporation, perception accrue, entrée dans un tunnel, contact avec une force transcendante ou la lumière, etc.), mais leur qualité affective diffère sensiblement (Atwater, 1992). La principale différence réside dans la nature du « royaume » où l'on croit être entré lors d'une EMI et dans les sensations qu'on y a éprouvées. Le « royaume » d'une EMI négative n'est pas un espace céleste, lumineux, où règnent la beauté, la paix et l'amour inconditionnel. C'est souvent un endroit ressenti comme infernal, semblable soit à une caverne sombre, brumeuse et effrayante, soit à un lac de feu ou de soufre, sur lequel règnent des démons ou des personnages effrayants (Irwin et Bramwell, 1988 ; Greyson et Bush, 1992) contre lesquels il faut défendre sa vie (Atwater, 1992), ou bien semblable à un espace visqueux et répugnant, ou à un endroit aride, laid, sans vie, silencieux et menaçant. Certaines personnes rescapées y ont entendu des cris perçants, d'autres y ont éprouvé une sensation de froid glacial, ont perçu le danger et la violence, et ont même vu la torture.

Le tunnel apparaît souvent comme une pente descendante (Irwin et Bramwell, 1988) et certaines personnes éprouvent la sensation de tomber dans le vide (Atwater, 1992). Parfois, on y voit une lumière d'abord attirante, qui s'atténue ou disparaît aussitôt qu'on y entre, une expérience qui provoque douleur, angoisse et peur. On rapporte également une lumière engourdissant les sens, un paysage dominé par le brouillard, la grisaille ou les nuages, ainsi qu'une atmosphère très lourde. Comme la source lumineuse dans les EMI positives, les ténèbres semblent parfois vivantes (Irwin et Bramwell, 1988). Le jugement dernier, vécu comme une expérience éprouvante, remplace l'amour inconditionnel et le sentiment de compassion.

Des recherches montrent que les mêmes éléments d'une EMI peuvent se vivre comme expérience positive ou négative : par exemple, la lumière au bout du tunnel paraît invitante à certaines personnes et terrifiante à d'autres. En outre, la moitié des EMI étudiées dans certains travaux de recherche ont commencé par une expérience de type infernal et se sont transformées en expérience paisible et harmonieuse. On croit qu'en général une personne ne peut se souvenir que de la partie lumineuse et rassurante de l'expérience proche de la mort (Rawlings, 1980 ; Atwater, 1992). Ces phénomènes demeurent inexpliqués. Peu d'enfants rapportent un lieu infernal semblable à celui que décrivent certains adultes (Atwater, 1992), mais quelques récits comportent des expériences négatives, comme des visions effrayantes du maître, de la maîtresse ou de camarades de classe (Ammar, 1996).

Quant aux facteurs qui influencent l'apparition des EMI, « [...] il apparaît qu'il est possible de retrouver des EMI quels que soient l'âge, la culture, le niveau d'éducation, le milieu social, le lieu de résidence, les convictions religieuses, les croyances, la religiosité, les expectatives quant à la mort et la survie après la mort, la connaissance préalable des EMI, les antécédents personnels et familiaux somatiques et psychologiques, les causes ayant déterminé l'état physique et psychologique au cours de l'expérience (maladie, accident, suicide...), les conditions extérieures (NDE de guerre, en situation chirurgicale...), les éventuelles intoxications éthyliques ou toxiques, l'utilisation de médicaments » (Ammar, 1996, p. 32).

Les expériences au seuil de la mort sont donc universelles. Les traits majeurs des EMI (lumière, couleurs saturées, paix, harmonie et beauté extraordinaire) prévalent autant chez des personnes aux croyances chrétiennes, hindoues, juives que musulmanes (Osis et Haraldson, 1982 ; Freeman, 1985 ; Blackmore, 1993). Toutefois, des facteurs culturels influencent le contenu de ces expériences (Kübler-Ross, 1988). Ainsi, en dépit des thèmes communs, des expériences survenues en Inde, au Vietnam, en Chine ont des contenus différents des récits occidentaux, ce qui n'exclut pas que toutes les expériences de mort imminente aient une origine commune (Ammar, 1996). Nous examinerons plus loin quelques hypothèses concernant cette origine.

Les répercussions des EMI

Le personnel médical et infirmier joue un rôle déterminant dans l'intégration des expériences de mort imminente parce qu'il est le premier confident des personnes réanimées. Souvent, il n'est pas préparé à entendre les récits étranges des malades, qu'on lui a appris à considérer comme des hallucinations. Les personnes rescapées de la mort ne peuvent pourtant intégrer leur expérience de façon positive sans une écoute dépourvue de jugement et la validation de cette expérience par un regard extérieur (Serdahely, 1992a). Il faut d'abord que l'intervenante ou l'intervenant se sente à l'aise à l'égard de croyances métaphysiques ou spirituelles et évite d'imposer les siennes (Serdahely, 1992a). Là où règne l'incertitude, la modestie, l'ouverture et le respect de l'autre doivent prévaloir. Nonobstant ses valeurs et ses croyances personnelles, le personnel de la santé doit accepter que les EMI *sont la réalité* pour les personnes qui les vivent et qu'elles entraînent des bouleversements et des transformations *réels* dans leur existence (Greyson et Harris, 1987).

La majorité des personnes qui vivent une expérience de mort imminente se découvrent une attitude positive à l'égard de la vie, voient s'atténuer ou même disparaître complètement la peur de la mort et disent éprouver un sentiment de liberté qu'elles n'ont pas connu auparavant (Sabom, 1983 ; Greyson, 1992). Elles se connaissent et s'acceptent mieux, sont moins sensibles à l'opinion d'autrui, éprouvent davantage de confiance en soi et ont l'impression que leur identité véritable leur a été révélée (Ring, 1991). En outre, elles ont moins de tendances suicidaires que les personnes qui ont frôlé la mort sans vivre une EMI, un phénomène attribuable au fait que l'expérience transcendante donne un sens à la destinée humaine (Greyson, 1993).

Des transformations majeures, parfois radicales, se manifestent dans le domaine des valeurs personnelles. Les personnes qui ont connu une expérience proche de la mort rapportent des changements, tels « un sens accru du prix de la vie ordinaire, de la beauté des relations et des sentiments humains, de la majesté de la nature » (Ring, 1991, p.154), le rejet du matérialisme comme sens de la vie, le détachement réel des biens matériels, l'amour inconditionnel et la compassion pour autrui, ainsi que le désir d'être utile à l'humanité (Flynn, 1986 ; Moody, 1988 ; Newsome, 1988 ; Ring, 1991). Plusieurs se sentent si concernés par le sort d'autrui qu'ils changent de profession afin d'être en position de l'aider (Freedam, 1985).

Certaines personnes sortent d'une EMI avec une sensibilité accrue à l'électricité, les sens plus aiguisés et le sens de la synchronicité (Jourdan, 1994). D'autres sont guéries de malaises physiques, psychologiques ou psychiques qui affectaient leur vie depuis des années (Mercier, 1992, p. 1994). Des recherches signalent des aptitudes psychiques, tels la clairvoyance, la prémonition, la précognition, la télépathie et le don de guérison chez un certain nombre de personnes ayant vécu une expérience de mort imminente (Sutherland, 1989 ; Morse et Perry, 1994 ; Ammar, 1996). Ces aptitudes s'avèrent parfois embarrassantes. Ainsi, une femme qui avait vécu une EMI a trouvé fort désagréable de ne pouvoir s'empêcher, pendant une année entière, de lire les pensées d'autrui et de connaître les événements à venir (Ring, 1991). D'un point de vue bouddhiste, ces expériences paranormales peuvent représenter un obstacle au progrès spirituel parce qu'elles sont des illusions, stimulent l'ego et détournent de l'objet réel de la recherche, c'est-à-dire de la Réalité transcendante (Ring, 1991). C'était aussi l'opinion de Sri Aurobindo[2], l'un des grands philosophes indiens du XXe siècle (Herbert, 1989), et de Jean de la Croix[3], un docteur de l'Église au XVIe siècle (Bertrand, 1994).

L'EMI provoque chez un certain nombre de personnes une prise de conscience qui les pousse à s'engager dans «une recherche intentionnelle de ce qu'on pourrait appeler une conscience élargie» (Ring, 1991, p. 171) et dans un processus de développement spirituel intense (Mercier, 1995 et 1996). En général, la spiritualité des «experiencers» adopte un point de vue universaliste qui transcende les séparations entre les religions (Sabom, 1983; Freeman, 1985). Mais elle semble se rapprocher davantage de la spiritualité orientale que de la spiritualité occidentale, bien que les personnes ayant vécu une expérience de mort imminente identifient généralement l'«Être de lumière» dont ils ont fait la rencontre au Dieu de leur propre culture (Ring, 1991; Bertrand, 1996). Si ces personnes montrent volontiers une certaine ouverture à l'idée de réincarnation, elles n'y adhèrent pas nécessairement (Ring, 1991). Il ne faut pas croire, cependant, que tout leur est donné et que la transformation est instantanée. Si l'expérience aux confins de la mort a semé des germes, il faut ensuite les faire croître (Ring, 1991). «En spiritualité, il n'existe aucun raccourci» (Bertrand, 1994, p. 270).

---

2. Sri Aurobindo (1872-1950), philosophe et maître spirituel indien qui a cherché à établir une synthèse religieuse universelle. Il a fondé à Pondichéry (1926) un ashram dont l'importance est reconnue dans le monde entier. Ses principaux écrits: *La Vie divine, La synthèse des Yoga, Commentaire de la Bhagavad Gita*. Mirra Alfassa (1878-1973), surmonée la «Mère», compagne et successeure d'Aurobindo à Pondichéry, a développé des idées semblables dans une œuvre monumentale en treize volumes, l'*Agenda* (1951-1968).

3. Jean de la Croix (1542-1591), docteur de l'Église. Après Thérèse d'Avila, il fut l'âme de la réforme des carmels espagnols. Il a écrit de nombreux poèmes et des traités.

Pendant longtemps, on a cru que les expériences de mort imminente avaient seulement des effets positifs sur la vie des personnes qui les vivent. Aujourd'hui encore, on ne soupçonne pas toujours les difficultés d'adaptation ou de réadaptation que connaissent ces personnes (Serdahely, 1992a). Il faut des mois, voire des années, pour intégrer tous les éléments d'une EMI (Atwater, 1992), qu'elle soit positive ou négative, et peu de personnes y parviennent seules (Mercier et Vivian, 1995). « Il faut en imputer d'abord la responsabilité aux premières conditions d'intégration qui sont rarement remplies : auto-reconnaissance de la normalité et de la réalité de l'expérience et validation extérieure. Le modèle de réalité dominant l'en empêche encore largement » (Mercier, 1994, p. 262). L'accent mis sur les aspects spectaculaires et transcendantaux des EMI peut empêcher certaines personnes de solliciter l'aide qui leur serait nécessaire (Greyson et Harris, 1987).

Une EMI positive n'est pas synonyme de transformation transcendante. On retrouve des personnes traumatisées par une EMI positive, alors que d'autres voient leur vie transformée et améliorée par une EMI de type infernal (Atwater, 1992). Les personnes qui n'acceptent pas qu'on les ait réanimées, les adultes qui ont connu une EMI non intégrée dans leur enfance et celles qui ont vécu cette expérience à la suite d'une tentative de suicide rencontrent des difficultés d'adaptation (Irwin et Bramwell, 1988). Les expériences déplaisantes ou effrayantes suscitent une grande angoisse ou la hantise de l'enfer. Certaines personnes sont, en effet, aussi convaincues de l'existence de l'enfer que d'autres le sont de l'existence du ciel. Elles gardent le silence sur leur expérience, surtout si leur environnement a tendance à valoriser les EMI positives, parce qu'elles craignent d'être blâmées ou jugées (Irwin et Bramwell, 1988 ; Atwater, 1992).

La majorité des personnes revenues d'une EMI qualifiée de positive ne sont pas exemptes de problèmes. Songeons quel choc peut représenter la traversée d'une lumière brillante dans un univers inconnu où l'on rencontre des êtres étranges, même s'ils sont plutôt bien-veillants (Atwater, 1992). Une telle expérience, qui aurait l'effet d'un séisme et exercerait entre autres fonctions celle de « tueuse d'ego », est à l'origine d'une grande vulnérabilité chez plusieurs « experiencers »

(Mercier, dans Mercier et Vivian, 1995, p. 252). Certaines expériences qu'on estime positives laissent un profond sentiment de détresse, qui entre en conflit avec les croyances et les attitudes nouvelles et traduit des difficultés d'intégration (Mercier, 1992).

Les difficultés qui se rencontrent après une expérience de mort imminente sont multiples : état dépressif, colère, difficulté d'accepter le « retour », de concilier l'EMI avec ses croyances religieuses, ses valeurs et son style de vie antérieur ou encore ceux des proches ; repli sur soi ; identification excessive avec l'expérience et insécurité devant ce que l'entourage attend d'une personne qui a vécu une EMI (Greyson et Harris, 1987 ; Irwin et Bramwell, 1988). Des problèmes interpersonnels accompagnent ces états ou en découlent : inaptitude à communiquer aux autres la signification et l'impact de l'expérience vécue ; sentiment d'exclusion ou de séparation des personnes qui n'ont pas vécu une expérience semblable ; difficultés d'intégrer les changements aux attentes de la famille et des proches ; incapacité de maintenir les rôles de la vie courante qui ne signifie plus la même chose après une EMI ; difficulté d'accepter les limites et les lacunes des relations humaines (Greyson et Harris, 1987 ; Chanonat, 1996).

Certaines personnes gardent longtemps le souvenir d'un retour douloureux dans un corps devenu trop petit (Perron, 1996). D'autres craignent qu'on les ridiculise, les rejette ou les perçoive comme des êtres psychotiques ou hystériques. Elles s'interrogent parfois sur leur équilibre mental ou encore craignent que leur famille le fasse ; souvent, elles préfèrent taire leur expérience au prix d'une grande solitude (Greyson et Harris, 1987). Ce qui semble le plus difficile aux personnes qui « reviennent » d'une expérience aux confins de la mort, c'est de retrouver un monde limité, tourmenté et sans amour, après avoir connu une paix indescriptible, une liberté absolue, et surtout un amour inconditionnel (Ring, 1991 ; Perron, 1996 ; Chanonat, 1996) et d'une qualité qui a moins à faire avec l'avoir qu'avec l'être (Newsome, 1988). Il n'est pas rare que la vie de couple s'en trouve perturbée et que les conjoints finissent par se séparer (Ring, 1991).

La famille et les proches ne sont pas toujours en mesure de comprendre les personnes qui ont vécu une EMI, ni les nouvelles valeurs qu'elles se découvrent (Moody, 1988 ; Serdahely, 1992a). Ils les croient parfois sous l'influence de forces occultes, ou bien ils les placent sur un piédestal. Influencés par la publicité sur les EMI positives, ils nourrissent parfois à leur égard des attentes irréalistes, par exemple, des pouvoirs de guérison ou de prédiction, ou encore, une tolérance surhumaine dans des situations inacceptables. Si ses attentes sont déçues, l'entourage adopte souvent une attitude de rejet (Greyson et Harris, 1987). Les enfants qui vivent une expérience proche de la mort connaissent des effets semblables à ceux qu'on a observés chez les adultes (Ammar, 1996). Étant donné qu'il leur est plus difficile de conceptualiser leurs pensées et leurs sentiments, leurs problèmes peuvent passer inaperçus et se manifester sous diverses formes à l'âge adulte (Irwin et Bramwell, 1988).

Quelques interprétations

Les expériences de mort imminente suscitent l'étonnement et donnent lieu aux interprétations les plus diverses. Les EMI sont-elles des rêves d'un genre inusité ou des états hallucinatoires résultant d'un traumatisme ou de l'effet de médicaments ? Sont-elles des projections de l'inconscient, des états de conscience modifiés ou une authentique expérience transcendante ? Que nous disent ces expériences de la mort et de la vie après la mort ? Faut-il leur donner un sens symbolique ou y voir la réalité ?

Tout d'abord, les expériences dites de mort imminente ne sont pas propres aux états proches de la mort. On retrouve en effet des récits d'expériences similaires chez des mystiques comme Catherine de Sienne[4], Jean de la Croix et Thérèse d'Avila[5] (Mercier, 1992 ; Jovanovic, 1993 ; Bertrand, 1994), dans toutes les traditions spirituelles : yoga, méditation, soufisme, chamanisme, hindouisme, bouddhisme … (Grosso, 1991 ;

---

4. Catherine de Sienne (1347-1380), mystique italienne, du tiers ordre de Saint-Dominique. Elle raconte ses visions et ses extases dans le *Dialogue de la Divine Providence*, des lettres et des poèmes.

5. Thérèse d'Avila (1515-1582), carmélite et mystique espagnole. Outre son autobiographie spirituelle, *Le livre de la vie*, elle a écrit d'autres ouvrages de spiritualité. Elle et Jean de la Croix réformèrent les carmels espagnols.

Jourdan, 1994), et même dans certaines circonstances hors de toute tradition mystique : crise personnelle, accouchement, rites ou autres (Ring, 1991). La psychiatre Elisabeth Kübler-Ross a elle-même fait l'expérience d'un état de décorporation provoqué par une méthode qu'a mise au point en laboratoire le chercheur Robert Monroe (Monroe, 1986 ; Van Eersel, 1986 ; Kübler-Ross, 1988). « Il semble donc y avoir un phénomène universel, produisant un ensemble d'expériences que l'homme a de tout temps connu et recherché dans le but de transcender sa condition ordinaire » (Jourdan, 1994, p. 290).

D'un point de vue psychiatrique, les expériences de mort imminente paraissent associées à des hallucinations provoquées par des produits pharmaceutiques ou des problèmes cérébraux (Freeman, 1985 ; Ring, 1991 ; Jourdan, 1994 ; Le Blond, 1996). On a démontré, par exemple, que la kétamine, un anesthésique entraînant un phénomène de dissociation, provoque une déconnexion sensorielle semblable à ce qui se passe dans les EMI (Morse *et al.*, 1989 ; Jourdan, 1994). Mais comment peut-on expliquer que des millions de personnes dans le monde ont la même hallucination ? On établit également un parallèle entre le phénomène EMI et certains désordres présents chez des individus aux personnalités multiples (Serdahely, 1992b). Toutefois, les EMI et les extases mystiques ne seraient pas des états psychotiques (Freeman, 1985 ; Moody, 1989). Une psychose comporte entre autres la confusion, des troubles de l'identité et la perte de contact avec la réalité, ce qui n'est pas le cas dans les EMI, qui sont des expériences cohérentes (Moody, 1989 ; Jourdan, 1994). En outre, la psychose s'apparente à une mort psychique et les personnes qui vivent des états proches de la mort ou des expériences mystiques témoignent plutôt d'une renaissance psychique (Le Blond, 1996). On estime qu'environ 30 % des malades étiquetés comme psychotiques ou schizophrènes ont vécu en fait un éveil énergétique (du genre *kundalini*) non intégré ou pathologique (Jourdan, 1994).

Il pourrait y avoir une mort symbolique dans l'EMI (Grosso, 1991 ; Atwater, 1992 ; Mercier, 1994), une mort de l'ego telle que l'expérimente une personne mourante ou une personne endeuillée au cours des étapes de deuil que Kübler-Ross a décrites (Bertrand, 1990), un instrument de déconstruction de la réalité ordinaire qui ouvre sur une nouvelle vie (Grosso, 1991), une mort mystique semblable à celle qu'a vécue Jean de la Croix (Bertrand, 1994). Ce qui mourrait, ce serait « l'identité liée au corps et ce qui va avec, à savoir tout un régime émotionnel » (Mercier, 1994, p. 265). L'état de sérénité, de paix, d'amour universel découlerait du détachement, présent à la fois dans l'EMI, l'expérience mystique et le deuil. Ce qui encore une fois nous ramème à l'enseignement bouddhiste.

Des recherches se sont intéressées davantage aux antécédents des personnes qui ont vécu des EMI et font état d'antécédents traumatiques, par exemple une enfance malheureuse (Serdahely, 1992b ; Mercier, 1994), ainsi que des dispositions à percevoir des réalités alternatives et une insatisfaction vis-à-vis du monde « ordinaire » qui sont antérieures à l'EMI chez un certain nombre d'« experiencers » dont on a scruté l'histoire (Mercier, 1994). L'expérience de mort imminente pourrait être une réaction de dissociation ou un état de conscience altéré que provoque la peur de la mort (Schnaper et Panitz, 1990). Des événements passés pourraient avoir amorcé un processus de détachement et de transformation de la « relation esprit-matière », et l'inconscient, poussé par un besoin de guérison qui implique toutes les dimensions de l'être humain, chercherait à mener ce processus à terme. « La dissociation a protégé [ces personnes], mais elle a créé une perméabilité, une faille dans la cuirasse matérielle et elle a entamé un processus qui doit s'achever. Il faut aller jusqu'au bout, l'EMI apparaît alors comme cette opportunité qu'on se donne pour en finir complètement » (Mercier, 1994, p. 263).

En re-situant l'EMI comme *événement de vie*, des analystes y voient la conjugaison d'Éros et de Thanatos (Mercier, 1992 et 1994). Chez les « experiencers » de certains groupes étudiés, le commun dénominateur serait un manque antérieur à leur expérience, l'absence de goût de vivre et une profonde aspiration à une autre vie à laquelle l'EMI serait une réponse : « […] une instance – continuons de l'appeler l'âme – s'est donné les moyens historico-psycho-sociologiques d'obtenir ses conditions d'émergence » (Mercier, 1994, p. 262). Dans cette perspective, l'EMI « apparaît comme une tentative pour se délivrer du Fantôme de la mort (au sens psychanalytique de problème inconscient non résolu et transmis transgénérationnellement), elle est aussi tentative de se guérir dans une perspective plus générale de peu d'accrochage à la vie [...] », « une *tentative de remise en vie* » (Mercier, 1994, p. 262).

D'un point de vue neurophysiologique, les expériences de mort imminente surviendraient à cause de perturbations des lobes temporaux et de modifications fonctionnelles de l'hippocampe. L'hippocampe est une zone « où se rejoignent les cortex sensoriels et associatifs (tournés vers l'extérieur), le système limbique qui, tourné à la fois vers l'extérieur et l'intérieur, contribue à affecter une valeur émotionnelle aux perceptions, la mémoire, et le néocortex préfontal qui nous confère notre humanité » (Jourdan, 1994, p. 301). On croit même que la structure des EMI est encodée génétiquement dans le cerveau et que des mécanismes « séroto-énergiques » peuvent l'activer dans certaines circonstances (Morse *et al.*, 1989). Dans des situations stressantes, des connexions neuronales spécifiques « déterminées génétiquement » agiraient comme mécanisme de défense naturel et provoqueraient la décorporation ou « sortie du corps ». Cela pourrait expliquer que certaines pratiques yogiques ou spirituelles visant à contrôler le système nerveux autonome (qui est étroitement associé à l'hippocampe et aux structures limbiques) produisent des états de décorporation et des extases mystiques. Les archétypes jungiens (Jung, 1973) seraient reliés à cette région du cerveau (Morse *et al.*, 1989).

Une modification du rapport entre les deux hémisphères du cerveau, provoquée par des facteurs neurochimiques consécutifs au traumatisme ou, encore, par un phénomène relié à un afflux de sang vers la partie postérieure du cerveau droit pourrait aussi être en cause dans ces expériences (Persinger, 1994). Le neurologue Philippe Loron attribue une fonction salvatrice à l'hémisphère droit : « Sous la menace de la destruction que constitue la proximité de la mort, peut se produire la résurgence de la pulsion vitale, l'instinct de vie, qui réveillerait l'hémisphère droit connecté avec des zones plus profondes du cerveau, en particulier la partie interne des lobes temporaux » (Mercier, 1996, p. 38). Il se pourrait également que des modifications dans le rythme thêta, une activité électrique du cerveau, jouent un rôle dans les EMI et dans des expériences similaires, notamment en modifiant les « rapports de la conscience avec le monde » (Jourdan, 1994, p. 303).

Enfin, le système hormonal peut lui aussi contribuer à l'expérience de mort imminente. Les endorphines, ces hormones qui soulagent ou atténuent la douleur, seraient responsables de l'état de bien-être et de sérénité qui accompagne les expériences de mort imminente, une hypothèse à laquelle on objecte toutefois que la plupart des individus souffrent en « réintégrant » leur corps (Sabom, 1983 ; Freeman, 1985).

Outre le fait que toutes ces hypothèses restent à démontrer, elles n'expliquent pas « l'existence, dans de nombreux cas, d'un apport d'information théoriquement impossible à obtenir » (Jourdan, 1994, p. 304). Ainsi, de nombreuses personnes rapportent dans le moindre détail ce qui s'est passé dans la salle d'opération ou la chambre d'hôpital où elles reposaient, inconscientes. Dans certains cas, ces personnes étaient aveugles depuis plusieurs années (Grey, 1985 ; Kübler-Ross, 1988). D'autres ont reçu au cours de leur expérience des informations précises sur des événements futurs qui se sont révélées exactes. En outre, on retrouve des expériences identiques chez des personnes qui ont connu une EMI et chez des personnes anesthésiées qui n'avaient aucun problème neuro-cérébral ou psychiatrique et qui n'ont pas frôlé la mort. « Comment peut-on vivre et mémoriser exactement la même expérience dans des conditions de fonctionnement cérébral si différentes » (Jourdan, 1994, p. 304) ? La question se pose également pour les extases mystiques et les autres expériences transcendantes dont le contenu ressemble à celui des EMI.

Des études récentes suggèrent l'existence d'un fondement biologique commun à toutes ces expériences et laissent à penser qu'il s'agit de l'éveil de la *kundalini* (Ring, 1991 ; Jovanovic, 1993 ; Jourdan, 1994 ; Kason, 1994 ; Kieffer, 1994). Connue depuis longtemps des traditions orientales, la *kundalini* (en sanskrit : *enroulé*) est une forme de bioénergie subtile et latente qui réside à la base de la colonne vertébrale. On l'appelle aussi *énergie vitale* ou *énergie des profondeurs*. Certaines pratiques, comme des techniques de yoga centrées sur une position corporelle déterminée, la respiration et la concentration intense, font monter cette énergie dans un canal situé le long de la colonne vertébrale jusqu'au sommet de la tête. Quoique le phénomène soit rare, il arrive que la *kundalini* s'éveille spontanément et inopinément (Ring, 1991). Les traditions orientales enseignent que « dans de rares cas, quand une personne est privée d'oxygène, l'énergie vitale [peut] se précipiter jusqu'au cerveau pour y maintenir la vie » (Dippong, 1982, dans Ring, 1991, p. 299). Au passage, la *kundalini* touche des centres d'énergie que la tradition yogi appelle *chakras*. C'est l'ouverture des chakras, en particulier de celui du cœur, qui serait responsable de la phase transcendante des EMI (Ring, 1991), comme dans les pratiques taoïstes qui visent la transmutation de l'énergie mentale en une énergie supérieure (Jourdan, 1994).

L'éveil de la *kundalini* « a la capacité de catapulter l'individu dans des états de conscience plus élevés » (Ring, 1991, p. 281) et de « [lui] donner accès à la même dimension (ou à une dimension similaire) de conscience que l'expérience centrale d'EMI » (Ring, 1991, p. 286). Pleinement éveillée, la *kundalini* est capable de transformer le système nerveux et le cerveau, de manière qu'ils fonctionnent à un niveau différent et puissent atteindre l'état de conscience cosmique. Elle possède également un pouvoir de guérison physique ou psychique, favorise l'épanouissement d'une supra-conscience et d'une supra-intelligence, amène la paix et l'harmonie, ainsi que le développement d'aptitudes *psi* (Ring, 1991 ; Kason, 1994 ; Kieffer, 1994). « L'idée que cette énergie, que l'on tient à la fois pour divine et divinisante, est responsable de l'évolution de l'humanité vers une conscience plus haute prend le nom d'"hypothèse *kundalini*" » (Ring, 1991, p. 281). Mais l'éveil de la *kundalini* peut aussi avoir des répercussions physiologiques et psychiques très perturbantes et dangereuses (Jourdan, 1994).

Restent les hypothèses spiritualiste et évolutionniste qui s'intéressent à la fonction des expériences de mort imminente. Aux yeux des « experiencers » ainsi que de spécialistes comme Kübler-Ross (1988), Moody (1989) et Ring (1991), il ne fait pas de doute que les EMI nous renseignent sur la véritable nature de la mort. En affirmant leur croyance personnelle en une survie de l'âme, ces spécialistes reconnaissent toutefois que les recherches n'en donnent pas une preuve scientifique. D'autres études soutiennent que certains éléments des EMI, telles la sortie du corps, la description exacte de détails sur ce qui se passe en dehors du champ de vision corporel, la vue du corps qui flotte ou du cœur qui s'arrête de battre (ce que personne ne peut voir, même les yeux ouverts), ne peuvent s'expliquer que si l'on admet l'existence d'une conscience séparée du corps qu'on appelle l'âme (Morse et Perry, 1994).

Les EMI permettraient d'expérimenter un aspect de l'infini divin, d'élargir la conscience et de se libérer des illusions humaines. Elles ne sont pas en soi des expériences spirituelles, mais grâce à leur grand potentiel de transformation (Grosso, 1991 ; Ring, 1991), elles agissent comme «catalyseur spirituel» (Ring, 1991) ou jouent le rôle d'expérience de conversion (Bertrand, 1994). De plus, elles renouvellent le discours mythique de la mort comme voyage (Grosso, 1991). Dans son «voyage», la «conscience» découvrirait un royaume de vérité et de sagesse invisible qui l'éveillerait à la richesse de la vie (Atwater, 1992). Comme l'éveil de la *kundalini* (Gopi Krishna, 1975 ; Ring, 1991), les expériences de mort imminente joueraient un rôle dans l'évolution de la conscience humaine, sur les plans individuel et collectif (Atwater, 1992).

La conviction relativement répandue selon laquelle ces expériences peuvent faire réaliser un bond significatif à l'espèce humaine se retrouve depuis une dizaine d'années dans la littérature sur les EMI (Newsome, 1988 ; Ring, 1991 ; Atwater, 1992). Ces expériences constitueraient un processus préparatoire à la mort qui rendrait l'être humain capable de faire face à de nouvelles étapes d'évolution ou de croissance de la conscience (Atwater, 1992), une capacité dont on croit trouver la preuve dans la transformation des valeurs des «experiencers» (Newsome, 1988 ; Ring, 1991). Le processus d'évolution de l'espèce serait encodé dans la conscience depuis la naissance et les EMI le mettraient en action. Éventuellement, on pourrait assister à une mutation de l'être humain en une espèce plus évoluée : l'*Homo noeticus* ou l'être conscient (White, 1979 ; Ring, 1991).

La bonne vieille nature humaine ne recule devant rien dans son désir d'échapper à sa condition souffrante. Des hypothèses tout aussi optimistes laissent entrevoir des changements sociaux majeurs dont les EMI seraient le déclencheur. Étant donné que le nombre d'EMI augmente sans cesse dans le monde, argue-t-on, l'humanité se dirige progressivement vers un nouvel âge de paix et d'amour caractérisé par le détachement du matérialisme et de la compétition (Newsome, 1988 ; Ring, 1991). Le pouvoir de l'amour et l'entraide sont nécessaires à un monde futur harmonieux ; les EMI peuvent y contribuer en abolissant l'individualisme et, par conséquent, la séparation entre les êtres humains (Newsome, 1988). On voit les « experiencers » comme des cellules d'un organisme, capables de rayonner et de transmettre à toute la société une connaissance et une compréhension du monde plus élevées. L'expérience de mort imminente contribuerait alors au changement de paradigme planétaire en éliminant la peur, développant la confiance et offrant à l'humanité un projet d'espérance (Newsome, 1988 ; Ring, 1991). La société qu'envisagent les « experiencers », ainsi que les publications qui font son apologie, est une société utopique qui correspond à l'idéal dont ils ont rêvé au cours de leur vie (Kellehear, 1991). Cependant, ces expériences, largement médiatisées, pourraient contribuer à modifier la perception que nous avons de la mort (Newsome, 1988 ; Grosso, 1991 ; Ring, 1991). Toutes les personnes rescapées disent que la mort physique n'est pas la mort de soi et, espère-t-on, leurs convictions auront un effet contagieux. Les récits d'expériences de mort imminente peuvent également nous aider à réévaluer notre monde et notre place dans ce monde, et à réconcilier les paradigmes contradictoires de la religion, de la politique et de la science (Kellehear, 1991).

Aussi séduisantes soient-elles, ces théories se basent essentiellement sur des données subjectives. En effet, aucune étude n'a confirmé que le changement d'attitudes ou de comportements chez les personnes qui ont vécu des expériences de mort imminente se traduit réellement par un développement supérieur de l'ego, du sens moral et de la vie spirituelle (Newsome, 1988). Il est nécessaire d'étudier les répercussions à long terme des EMI sur la vie des personnes rescapées, ainsi que leur influence sur les personnes malades en phase terminale (Freeman, 1985 ; Greyson et Harris, 1987 ; Serdahely, 1992a). Leur potentiel de transformation sociale reste également à démontrer. Les méthodes d'évaluation scientifiques classiques ne conviennent peut-être pas à l'étude des EMI. La science s'intéresse à ce qu'elle peut voir « avec les yeux du corps » et mesurer avec des moyens matériels, alors que les personnes qui ont vécu des expériences au seuil de la mort témoignent de réalités invisibles, intangibles, intimes, et d'une connaissance autre que celle des sens. Mais ce n'est pas parce qu'elles échappent aux méthodes d'analyse scientifique que des milliers d'expériences concordantes ne sont pas authentiques et porteuses de sens.

D'ailleurs, est-on certain que le dernier mot dans ce domaine revient à la science et, même, que sa caution est indispensable ?

Ce chapitre, qui ouvre la porte à tous les possibles, met un terme à un périple qui nous a permis d'apprivoiser quelques-uns des multiples visages de la mort. La mort ne se laisse pas saisir aisément. En dépit de tout ce que l'humanité a pu dire et écrire sur elle, la mort demeure un mystère. Comme la vie dont elle fait partie. Comme la « vie après la vie ». Quel sens la vie aurait-elle si nous parvenions à percer tous ses secrets au cours d'une courte existence ? Comme la nuit et le jour, l'ombre et la lumière ont besoin l'une de l'autre.

Lectures suggérées

1. B.A. Walker et W.J. Serdahely, « Historical Perspectives on Near-Death Phenomena », *Journal of Near-Death Studies*, vol. 9, n° 2, hiver 1990, p. 105-121.

2. K. Ring, *En route vers Oméga. À la recherche du sens de l'expérience de mort imminente*, Paris, Robert Laffont, 1991.

3. É.-S. Mercier (dir.), *La mort transfigurée : recherches sur les expériences vécues aux approches de la mort (NDE)*, Paris, L'Âge du Verseau, 1992.

4. D. Ammar, « Une recherche qui se cherche. Exploration clinique des expériences de mort imminente », *Frontières*, vol. 8, n° 3, hiver 1996, p. 27-34.

5. P.M.H. Atwater, « Is There a Hell ? Surprising Observations About the Near-Death Experience », *Journal of Near-Death Studies*, vol. 10, n° 3, printemps 1992, p. 149-160.

6. J.-P. Jourdan, « Expériences de mort imminente et expériences transcendantes, corrélations neurophysiologiques avec la tradition », dans L. Bessette (dir.), *Le processus de guérison par delà la souffrance ou la mort*, Montréal, MNH, 1994, p. 287-304.

7. B. Greyson et B. Harris, « Clinical Approaches to the Near-Death Experiencer », *Journal of Near-Death Studies*, vol. 6, n° 1, automne 1987, p. 41-51.

8. R.D. Newsome, « Ego, Moral, and Faith Development in Near-Death Experiencers : Three Case Studies », *Journal of Near-Death Studies*, vol. 7, n° 2, hiver 1988, p. 73-105.

CHEMINEMENT

I. Décrivez les principaux éléments communs aux expériences de mort imminente (EMI).

II. Quels facteurs influencent l'apparition des EMI ?

III. Quel rapprochement peut-on faire entre les bardos du *Livre des morts tibétain* et l'expérience de mort imminente ?

IV. Qu'est-ce que la *kundalini* ?

V. Décrivez les effets d'une EMI sur la vie des personnes qui la vivent.

VI. Qu'est-ce qui caractérise les EMI négatives ?

VII. Expliquez et discutez les diverses interprétations des origines des EMI.

VIII. Quel sens le phénomène des EMI pourrait-il avoir pour l'humanité ? Discutez.

EXERCICE

Afin d'évaluer son cheminement personnel face à la mort, on peut répondre à nouveau au questionnaire de la fin du chapitre trois.

BIBLIOGRAPHIE GÉNÉRALE

Livres

ABBAYE DE SOLESMES (textes choisis par les moines de l') (1990). *L'euthanasie*, Paris, Éditions Le Sarment / Fayard (Collection « Ce que dit le Pape »).

ABIVEN, Maurice (1990). *Pour une mort plus humaine. Expérience d'une unité hospitalière de soins palliatifs*, Paris, InterÉditions (Collection « Le Champ soignant »).

ABIVEN, Maurice (1995). *Une éthique pour la mort*, Paris, Desclée de Brouwer.

ABRAMS, Rebecca (1995). *Le deuil, une épreuve de croissance*, Paris, Éditions du Rocher (Collection « Âge du Verseau »).

AGUILERA, Donna C. et Janice M. MESSICK (1976). *Intervention en situation de crise : théorie et méthodologie*, Toronto, Éditions Mosby.

AJENIAN, Ina et Balfour MOUNT (dir.) (1982). *Manual on Palliative Hospice Care. A Ressource Book*, Salem, New Hampshire, cité fréquemment dans Marie-Louise LAMAU (1994), *Soins palliatifs. Origine, inspiration, enjeux éthiques*, Paris, Centurion.

ANTHONY, James E. et Cyrille KOUPERNIK (1974). *L'enfant dans la famille : II. L'enfant devant la maladie et la mort*, Paris, Masson et Cie, cité dans Nicole DOPCHIE *et al.* (1987), *L'enfant, la maladie et la mort*, édité par Nicole Delvaux et Darius Razavi, Bruxelles, Centre d'aide aux mourants, Groupe de recherche et de formation.

ARIÈS, Philippe (1975). *Essais sur l'histoire de la mort en Occident du Moyen Âge à nos jours*, Paris, Éditions du Seuil.

ASSOCIATION QUÉBÉCOISE DE SUICIDOLOGIE (AQS, 1990). *La prévention du suicide au Québec : vers un monde intégré de services.* Mémoire présenté au Ministre de la Santé et des Services sociaux, Québec, novembre.

BACON, Francis (1834). *Œuvres philosophiques de Bacon*, Paris, Éditions Hachette. Traduction de M. Bouillet, cité dans P. VERSPIEREN, *Face à celui qui meurt*, Paris, Desclée de Brouwer, 1985, p. 140-141.

BACQUÉ, Marie-Frédérique (1995). *Le deuil à vivre*, Paris, Éditions Odile Jacob.

BADIOU, Alain (1993). *L'éthique. Essai sur la conscience du mal*, Paris, Hatier (Collection « Optiques Philosophie, n° 204 »).

BAECHLER, Jean (1981). *Les suicides*, 2ᵉ édition, revue, corrigée et augmentée. Préface de Raymond Aron, Paris, Calmann-Lévy.

BARRÈRE, Igor et Étienne LALOU (1975). *Le dossier confidentiel de l'euthanasie*, Paris, Éditions Stock (Collection « Points / Actuels »).

BASCHAT, Claudine et Jacques BATAILLE (dir.) (1987). « La mort à vivre », *Autrement*, n° 82 (février), p. 102-109.

BAUDRILLARD, Jean (1976). *L'échange symbolique et la mort*, Paris, Gallimard.

BAUDRY, Patrick (1991). *Le corps extrême. Approche sociologique des conduites à risque*, Paris, Éditions l'Harmattan.

BEAUVOIR, Simone de (1946). *Tous les hommes sont mortels*, Folio 533.

BEAUVOIR, Simone de (1964). *Une mort très douce*, Paris, Gallimard.

BEAUVOIR, Simone de (1970). *La vieillesse*, 2 tomes, Paris, Idées / Gallimard.

BENDER, L. David et Bruno LEONE (1992). *Suicide, opposing viewpoints*, San Diego, Greenhaven Press, Inc., (« Opposing Viewpoints Series »).

BERGERON, André et Éric VOLANT (1992). *Le suicide et le deuil, une intervention pour la vie*, FRONTIÈRES, Brochure n° 2, Montréal, Université du Québec à Montréal.

BERLINGUET, Marie, Jocelyn LINDSAY, Myriam BERGERON, Pierre BERTHELOT, Michel MORISSETTE et Huguette OUELLET (1988). *Les aspects psychosociaux du sida : problématique et intervention*. Rapport présenté au ministère de la Santé et des Services sociaux du Québec, Québec.

BESSETTE, Luc (dir.) (1994). *Le processus de guérison : par-delà la souffrance ou la mort*, Québec, Éditions MNH. Textes présentés lors d'un congrès international tenu à Montréal, Québec, du 20 au 23 juin 1993.

BEVERLEY, R. (1984). *The Anatomy of Bereavement. A Handbook for Caring Professions*, Londres, Hutchinson, 1984, cité par Nicole DELVAUX *et al.*, dans Nicole DOPCHIE *et al.* (1987), *op. cit.*, p. 49-92.

BIRREN, James E. et Warner K. SCHAIE (1990). *Handbook of the Psychology of Aging*, 3ᵉ édition, New York, Van Nostrand Reinhold.

BLONDEAU, Danielle (dir.) (1986). *De l'éthique à la bioéthique : repères en soins infirmiers*, Boucherville, Gaëtan Morin, éditeur.

BLOOM-FLESHBACH, J. *et al.* (1987). *The Psychology of Separation and Loss*, San Francisco, Jossey-Bass, cité dans Jean-Luc HÉTU (1989), *Psychologie du mourir et du deuil*, Montréal, Éditions du Méridien, p. 210.

BOIS, Jean-Pierre (1989). *Les vieux, de Montaigne aux premières retraites*, Paris, Fayard.

BOULANGER, Viateur et Guy DURAND (1985). *L'euthanasie : problème de société*, Montréal, Fides.

BOWLBY, John (1980). *Attachment and Loss*, New York, Basic Books, vol. III, *Loss, Sadness and Depression*, cité dans J.-L. HÉTU (1989), *op. cit.*, p. 178, 349.

BOWLBY, John (1984). *Attachement et perte*, Paris, Presses universitaires de Lyon, Le Fil rouge.

BRÉHANT, Jacques (1976). *Thanatos, le malade et le médecin devant la mort*, Paris, Robert Laffont.

BROUSSOULOUX, Claude (1983). *De l'acharnement thérapeutique à l'euthanasie*, Paris, Robert Laffont (Collection « Réponses / Santé »).

BUREAU DE LA STATISTIQUE DU QUÉBEC (1995). *Le Québec statistique*, 60ᵉ édition, Québec, Les Publications du Québec.

BUREAU DE LA STATISTIQUE DU QUÉBEC (1993). *Fichier des décès*, Gouvernement du Québec.

BUREAU, Serge (1996). *Aujourd'hui, la mort,* Montréal, Fides.

BUREAU, Yvon (1991). *Ma mort – ma dignité : le testament biologique*, Québec, Éditions du Papillon.

BUTLER, Robert N. et Herbert P. GLEASON (dir.) (1985). *Producting Aging*, New York, Springer-Verlag.

BUTLER, Robert N. et Myrna I. LEWIS (1977). *Love and Sex After Sixty*, New York, Harper and Row, cité dans Betty FRIEDAN (1995), *op. cit.*, p. 187.

CABAN, Geva (1994). *La mort nue*, Paris, Verdier.

CAGLAR, Huguette, François LADAME, Ginette RAIMBAULT et Mounir H. SAMY (1991). *Adolescence et suicide. Épidémiologie, psychodynamique, interventions*, 2ᵉ édition, Paris, ESF éditeur.

CALEVOI, Nicole et Darius RAZAVI (1987). *Le vieillard et la mort*, Actes de la journée d'étude du 26 novembre 1983, Centre d'aide aux mourants, Groupe de recherche et de formation.

CAPLAN, Gérald (1974). *Support Systems and Community Mental Health. Lectures on Concept Development,* New York, Behavioral Publications, cité dans SÉGUIN et FRÉCHETTE (1995), p. 18 et 34.

CARETTE, Jean et Louis PLAMONDON (dir.) (1990). *Vieillir sans violence*, Sainte-Foy, Presses de l'Université du Québec.

CARETTE, Jean (1992). *Manuel de gérontologie sociale I*, Boucherville, Gaëtan Morin éditeur.

CAUQUELIN, Anne (1994). *Aristote*, Paris, Éditions du Seuil.

CECCATTY, René de (1994). *L'accompagnement*, Paris, Éditions Gallimard.

CENTRE QUÉBÉCOIS DE COORDINATION SUR LE SIDA (1991). *Les femmes et le sida. Les enjeux.* Compte rendu du forum, Québec, Ministère de la Santé et des Services sociaux.

CERRUTI, François-R. (1987). *L'euthanasie. Approche médicale et juridique*, Toulouse, Privat.

CHANCEAULME-JOUBERT, Josselyne (1990). *Mourir, ultime tendresse*, Bruxelles, Éditions Pierre Mardaga.

CHARPENTIER, Michèle (1995). *Condition féminine et vieillissement*, Montréal, Éditions du Remue-ménage.

CICÉRON (1995). *Savoir vieillir.* Traduit du latin par Christiane Touya, Paris, Arléa.

CLOUTIER, Richard (1994). *Mieux vivre avec nos adolescents*, Montréal, Le Jour éditeur.

CLOUTIER, Richard (1996). *Psychologie de l'adolescence*, Montréal-Paris-Casablanca, Gaëtan Morin éditeur.

CLOUTIER, R. et G. LEGAULT (1991). *Les habitudes de vie des élèves du secondaire*, Québec, Direction de la recherche, Ministère de l'Éduction, cité dans Michel CLAES (1995), « Le développement à l'adolescence : faction, fait et principaux enjeux », *Revue québécoise de psychologie*, vol. 16, nº 3, p. 63-88.

Collectif (1988). *Tentatives de suicide à l'adolescence*, Colloque du Centre international de l'enfance par le groupe de réflexion sur la santé des adolescents, 12-13-14 décembre, Paris, Centre international de l'enfance, p. 51-65.

Collectif (1995). *Adolescents en danger de suicide*, *P.R.I.S.M.E.*, vol. 5, n° 4 (automne).

COMITÉ DE LA SANTÉ MENTALE DU QUÉBEC (1983). *Prévenir le suicide au Québec. Avis sur la prévention du suicide*, Québec, Ministère des Affaires sociales.

COMMISSION DE RÉFORME DU DROIT (1982). *Euthanasie, aide au suicide et interruption de traitement.* Document de travail 28, Ottawa.

CONSEIL QUÉBÉCOIS DE LA RECHERCHE SOCIALE (1995). *L'éthique en recherche sociale*, Québec, Gouvernement du Québec, Actes du colloque tenu à Montréal, le 16 mai 1994.

COQUET, Michel (1986). *Savoir mourir*, France, Éditions l'Or du temps.

COUVREUR, Chantal (1989). *Les soins palliatifs*, France, Encyclopédie de santé publique, MEDSI / McGraw-Hill Healthcare Group.

CRÉPON, Pierre (1989). « La question demeure », dans *La mort est une nouvelle naissance*, Paris, Albin Michel, Espaces libres, p. 95-130.

CRUCHON, Simone et Odette THIBAULT (1995). *Cris pour une mort civilisée*, Paris, Alain Moreau.

CUMMING, Elaine et W. Henry (1961). *Growning Old*, New York, Basic Books, cité dans J.-L. HÉTU (1992), *Psychologie du vieillissement*, Montréal, Éditions du Méridien.

DASTUR, Françoise (1994). *La mort : essai sur la finitude*, Paris, Hatier.

DEITS, Bob (1988). *Revivre après l'épreuve*, Montréal, Éditions Québécor.

DELISLE, Marc-André (1987). *La république du silence. Solitude et vieillissement*, Québec, Laboratoire de recherches sociologiques, Département de sociologie, Université Laval.

DENIS, Léon (1977). *Après la mort. Exposé de la doctrine des esprits*, Paris, Dervy-Livres (Collection « Philosophie spiritualiste »).

DESJARDINS, Arnaud (1983). *Pour une mort sans peur*, Paris, Éditions La Table ronde.

DOLTO, Françoise (1987). *Tout est langage*, France, Éditions Vertiges du Nord / Carrère.

DOPCHIE, Nicole, R. MAURUS, R. HARNISCH, J. APPELBOOM-FONDU, A. DEBRA et M. VANDER MARCKEN (1987). *L'enfant, la maladie et la mort*, Bruxelles, édité par Nicole Delvaux et Darius Razavi, Centre d'aide aux mourants, Groupe de recherche et de formation.

DOUCET, Hubert (1988). *Mourir, approches bioéthiques*, Paris / Ottawa, Desclée / Novalis.

DRUET, Pierre-Philippe (1987). *Pour vivre sa mort. Ars moriendi*, Paris, Éditions Lethielleux.

DUBÉ, Denise (1996). *Humaniser la vieillesse. Psychologie gérontologique*, Québec, Éditions MultiMondes.

DUBOIS-DUMÉE, Jean-Pierre (1991). *Vieillir sans devenir vieux*, Paris, Desclée de Brouwer.

DUFRESNE, Jacques (dir.). (1992). *Le chant du cygne. Mourir aujourd'hui,* Montréal, Éditions du Méridien.

DUPEREY, Anny (1992). *Le voile noir,* Paris, Éditions du Seuil.

DUPUIS, Jean-Claude, Lise GIROUX et Louis-Michel NOËL (1995). *Le SIDA. Accompagner une personne atteinte*, Montréal, Éditions Logiques.

DURKHEIM, Émile (1981). *Le suicide. Étude de sociologie*, Paris, Presses universitaires de France (première édition 1897).

ÉLIAS, Norbert (1987). *La solitude des mourants* suivi de *Vieillir et mourir*, Paris, Christian Bourgois Éditeur.

ERIKSON, Erik H. (1976). *Enfance et société,* Neuchâtel, Delachaux et Niestlé.

ERIKSON, Erik H. (1982). *The Life Cycle Completed : A review*, New York, Norton and Co.

ERIKSON, Erik H., Joan M. ERIKSON et Helen Q. KIVNICK (1986). *Vital Involvement on Old Age*, New York, Norton.

FAURÉ, Christian (1995). *Vivre le deuil au jour le jour. La perte d'une personne proche*, Paris, Albin Michel.

FAWCETT, Jacqueline (1989). *Analysis and Evaluation of Conceptual Models of Nursing* (2ᵉ éd.), Philadelphie, PA, Davis.

FERRIS, F.D., J. FLANNERY, H. MCNEAL, M.R. MORISSETTE et G.A. BALLY (1995). *Un guide complet des soins aux personnes atteintes d'une infection à VIH, Module 4 : Soins palliatifs,* Toronto, Hôpital Mount Sinaï / Casey House Hospice.

FLASBERUD, Jacquelyn Haak et Peter J. UNGVARSKI (1994). *HIV / SIDA. Le guide pour soigner.* Traduit de l'américain par Antoinette Lambert, Paris, Éditions Bayard (Collection « Infirmières d'aujourd'hui », nᵒ 55).

FLYNN, Charles (1986). *After the Beyond : Human Transformation and the Near-Death Experience,* Englewood Cliffs, NJ, Prentice-Hall, cité dans Rosalie D. NEWSOME (1988). « Ego, Moral, and Faith Development in Near-Death Experiencers : Three Case Studies », *Journal of Near-Death Studies,* vol. 7, nᵒ 2 (hiver), p. 73-105.

FORTIN, Pierre (1995). *La morale, l'éthique, l'éthicologie,* Sainte-Foy, Presses de l'Université du Québec.

FOUCAULT, Claudette (avec la collaboration de Claire Chapados) (1995). *L'art de soigner en soins palliatifs. Perspectives infirmières,* Montréal, Presses de l'Université de Montréal.

FRANKL, Viktor E. (1988). *Découvrir un sens à sa vie,* Montréal, Éditions de l'Homme.

FREUD, Sigmund (1917). *Mourning and Melancholia,* London, Hogarth Press, Standard Edition, vol. 14, 1957, cité dans Jean-Luc HÉTU (1989), *Psychologie du mourir et du deuil,* Montréal, Éditions du Méridien, p. 177.

FRIEDAN, Betty (1995). *La révolte du 3ᵉ âge. Pour en finir avec le tabou de la vieillesse.* Traduit de l'anglais par Jacqueline Lahana, Paris, Albin Michel.

FRIES, James F. et Lawrence M. CRAPO (1981). *Vitality and Aging,* San Francisco, Freeman.

GAGNON, Madeleine (1995). *Le vent majeur,* Montréal, Éditions VLB.

GAGNON, Serge (1987). *Mourir, hier et aujourd'hui,* Québec, Les Presses de l'Université Laval.

GALLUP, George Jr (1982). *Adventures in Immortality : A Look Beyond the Threshold of Death,* New York, McGray-Hill.

GAUVIN, Andrée et Roger RÉGNIER (1992). *L'accompagnement au soir de la vie,* Montréal, Éditions Le Jour.

GAUVIN, Andrée et Roger RÉGNIER (1994). *Vouloir vivre. Les luttes et les espoirs du malade,* Montréal, Éditions Le Jour.

GOLDING, Christopher (1991). *Bereavement,* Malborough, Crowood Press.

GOMMERS, Adrienne et Ph. van den BOSCH de AGUILAR (1992). *Pour une vieillesse autonome,* Liège, Mardaga.

GORER, Geoffrey (1965). *Death, Grief and Mourning in Contemporary Britain,* New York, Doubleday, cité dans P. ARIÈS (1975), *op. cit.,* p. 11, 65.

GOUREVITCH, M. (1974). *La famille face à la maladie et à la mort de l'un des siens,* dans James E. ANTHONY et Cyrille KOUPERNIK, *L'enfant dans la famille : II. L'enfant devant la maladie et la mort,* Paris, Masson et Cie, p. 19-24.

GRABER FOOS, Anya (1990). *La porte oubliée, une alternative intelligente aux derniers moments de la vie,* France, Éditions Arista.

GREY, Margot (1985). *Return from Death : An Exploration of Near-Death Experience,* Londres, Arkana, cité dans P.M.H. ATWATER (1992),. « Is There a Hell ? Surprising Observations About the Near-Death Experience », *Journal of Near-Death Studies,* vol. 10, n° 3 (printemps), p. 150 et 160.

GRMEK, Mirko D. (1989). *Histoire du sida : début et origine d'une pandémie actuelle,* Paris, Payot.

GROUPE D'ÉTUDE SUR LE SUICIDE AU CANADA (1994). *Le suicide au Canada.* Mise à jour du Rapport de 1987, Gouvernement du Canada, Santé et Bien-être social Canada, Division de la santé mentale, Direction générale des services et de la promotion de la santé.

GUARDINI, Romano (1976). *Les âges de la vie,* Paris, Le Cerf.

GUBRIUM, J.-F. (1973). *The Myth of the Golden Years : Asocio-Environnement Theory of Aging,* Sprinfield, Thomas, cité dans MISHARA et RIEDEL (1984), *op. cit.*

GUTMANN, David (1987). *Reclaimed Powers : Toward a New Psychology of Men and Women in Later Life,* New York, Basic Books.

HACPILLE, Lucie (1994). *La douleur cancéreuse et son traitement. Approche globale en soins palliatifs,* Paris, Éditions Frison-Roche.

HAIM, André (1969). *Les suicides d'adolescents,* Paris, Payot, Bibliothèque scientifique.

HANIGAN, Patricia (1990). *La jeunesse en difficulté. Comprendre pour mieux intervenir,* Sainte-Foy, Presses de l'Université du Québec.

HENNEZEL, Marie de (1995). *La mort intime. Ceux qui vont mourir nous apprennent à vivre,* Paris, Robert Laffont (Collection « Aider la vie »).

HENRION, Roger (1988). *Les femmes et le sida,* Paris, Éditions Flammarion (Collection « Santé Mode d'Emploi »).

HÉTU, Jean-Luc (1992). *Psychologie du vieillissement,* Montréal, Éditions du Méridien.

HÉTU, Jean-Luc (1989). *Psychologie du mourir et du deuil,* Montréal, Éditions du Méridien.

HICKS BARRETT, Barbara (1990). *Youth Suicide. A comprehensive Manual for Prevention and Intervention,* Bloomington, Indiana, National Educational Service.

HINTON, John (1984). *Dying,* Harmondsworth, Penguin Books, cité dans Chantal COUVREUR (1989), *op. cit.,* p. 19.

HOLINGER, C. Paul, Daniel OFFER, James T. BARTER et Carl C. BELL (1994). *Suicide and Homicide among Adolescents,* New York / London, The Guilford Press.

HÔPITAL MOUNT SINAI / CASEY HOUSE HOSPICE (1995). *Un guide complet des soins aux personnes atteintes d'une infection à VIH,* Toronto, Ontario (Canada).

HOUDE, Renée (1995). *Les temps de la vie. Le développement psychosocial de l'adulte selon la perspective du cycle de vie,* 2ᵉ édition, préface de Jacques Languirand, Boucherville (Québec), Gaëtan Morin éditeur.

HUMPHRY, Derek (1991). *Exit final. Pour une mort dans la dignité,* préface d'Hubert Reeves, Montréal, Éditions Le Jour.

JACCARD, Roland et Michel THÉVOZ (1992). *Manifeste pour une mort douce,* Paris, Grasset.

JACOBS, Ruth H. et Barbara H. VINICK (1977). *Re-engagement in Later Life,* Stamford, Conn., Greylock.

JACQUARD, Albert (1991a). *L'héritage de la liberté. De l'animalité à l'humanitude,* Paris, Éditions du Seuil.

JACQUARD, Albert (1991b). *Voici le temps du monde fini*, Paris, Éditions du Seuil.

JAEGER, C. (1992). *La gérontologie*, Paris, Presses universitaires de France (Collection « Que sais-je ? »).

JANKÉLÉVITCH, Vladimir (1977). *La mort*, Paris, Flammarion, (Collection « Champs »).

JASMIN, Robert (1989). *Le temps d'Alexandre*, Montréal / Québec, Éditions Papyrus.

JOHNSON, S. (1987). *After a Child Dies, Counseling Bereaved Families*, New York, Springer, cité dans Jean-Luc HÉTU (1989), *op. cit.*, p. 274 et 355.

JOMAIN, Christiane (1984). *Mourir dans la tendresse*, Paris, Éditions Le Centurion (Collection « Infirmières d'aujourd'hui »).

JOVANOVIC, Pierre (1993). *Enquête sur l'existence des anges gardiens*, Paris, Éditions J'ai lu / Filipacchi (Collection « Aventure secrète »).

JUNG, Carl G. (1953). *La guérison psychologique*, préface et adaptation du Dr R. Cahen, Paris et Genève, Buchet-Chastel.

JUNG, Carl G. (1973). *Ma vie : souvenirs, rêves et pensées*, Paris, Gallimard, chapitre 10, « Visions » et chapitre 11, « De la vie après la mort ».

KARDEK, Allan (1983). *Le Livre des Esprits*, Montréal, Éditions de Mortagne.

KLEIN, Jean (1989), *Qui suis-je ? La quête sacrée*, Paris, Albin Michel.

KNIGHT, Bob (1989). *Psychothérapie auprès des personnes âgées*. Traduction Josée Labelle, Montréal, Éditions Saint-Yves inc.

KREMENTZ, Jill (dir.) (1986). *How It Feels When a Parent Dies*, Gollancz, London (un des rares ouvrages de témoignages directs d'enfants d'âges divers en deuil de leurs parents).

KRIEGER, Nancy et Glen MARGO (dir.) (1994). *AIDS : the Politics of Survival*, New York, Baywood Publishing Co., Inc., Vicente Navarro (Series Editor).

KÜBLER-ROSS, Elisabeth (1975). *Les derniers instants de la vie*, Genève, Labor et Montréal, Fides.

KÜBLER-ROSS, Elisabeth (1977). *La mort, dernière étape de la croissance*, Montréal, Éditions Québec / Amérique.

KÜBLER-ROSS, Elisabeth (1986). *La mort et l'enfant*, Genève, Éditions du Tricorne.

KÜBLER-ROSS, Elisabeth (1988). *La mort est un nouveau soleil*, Monaco, Éditions du Rocher.

KÜBLER-ROSS, Elisabeth (1988). *Sida, un ultime défi à la société*. Traduit de l'américain par Anne Terrier, Montréal, Éditions Stanké.

KÜBLER-ROSS, Elisabeth (1994). *Apprendre à mourir, apprendre à vivre. Questions et réponses*, Le Courrier du Livre, Allemagne. Texte d'une interview réalisée pour la télévision allemande.

LACHANCE, Gabrielle (1989). *Nouvelles images de la vieillesse. Une étude de la presse âgée au Québec*, Québec, Institut québécois de recherche sur la culture, Documents de recherche, n° 22.

LAFOREST, Jacques (1989). *Introduction à la gérontologie. Croissance et déclin*, Montréal, Hurtubise.

LAMAU, Marie-Louise (1994a). *Soins palliatifs. Origine, inspiration et enjeux éthiques*, Paris, Éditions du Centurion.

LAMAU, Marie-Louise (dir.) (1994b). *Manuel de soins palliatifs*, Paris, Privat.

LANDSBERG, Paul-Louis (1993). *Essai sur l'expérience de la mort* et *Le problème moral du suicide*, Paris, Éditions du Seuil.

LEGAULT, Pierre (1991). *Les 15-29 ans au Québec : certains indicateurs sociaux pertinents, ou comment certaines politiques économiques causent du chômage qui contribue à l'accroissement du taux de suicide*, Québec, Ministère de la Santé et des Services sociaux.

LEIST, M. (1981). *Dis pourquoi la mort*, Paris, Cana.

LEVINE, Stephen (1991). *Qui meurt ? Une investigation du processus conscient de vivre et mourir*, France, Éditions le Souffle d'Or (Collection « Passages »).

LEVINE, Stephen (1992). *Sur le fil... Rencontres au seuil de la mort, à l'usage des vivants*, France, Éditions Le Souffle d'Or (Collection « Passages »).

LINDEMANN, Eric (1944). *Symptomatology and Management of Acute Grief*, U.S., cité dans SÉGUIN et FRÉCHETTE (1995), p. 17-18, 35.

LOCK, Margaret (1993). *Encounters with Aging : Mythologies of Menopause in Japon and North America*, Berkeley, University of California Press.

LOUX, Françoise (1983). *Traditions et soins d'aujourd'hui*, Paris, InterÉditions.

MADDOX, George L. (1987). *Encyclopedia of Aging*, New York, Springer.

MAHIG, Jean (1976). *Mort douce ou meurtre ?*, Montréal, Éditions Paulines et Apostolat des Éditions.

MANTHORNE, Jacquie (dir.) (1990). *Les femmes canadiennes et le sida, au-delà des statistiques / Canadian Women and AIDS, Beyond the Statistics*, Montréal, Les Éditions Communiqu'Elles.

MARTINO, Bernard (1995). *Voyage au bout de la vie. Deux années d'enquête sur les « choses de la mort »*, Paris, Éditions Balland.

MARZOUVI, Moncef (1990). *La mort apprivoisée*, Montréal, Éditions du Méridien (Collection « Vision globale »).

MASSIN, Brigitte et Jean (dir.) (1992). *Histoire de la musique occidentale*, Paris, Éditions Fayard (Collection « Les indispensables de la musique »).

MERCIER, Évelyne-Sarah (dir.) (1992). *La mort transfiguré : recherches sur les expériences vécues aux approches de la mort (NDE)*, Paris, L'Âge du Verseau.

MERCIER, Évelyne-Sarah, et Muguette VIVIAN (1995). *Le voyage Interdit. Expériences au seuil de la mort*, Paris, Belfond.

MISHARA, B.L. et R.G. RIEDEL (1984). *Le vieillissement*, Paris, Presses universitaires de France.

MITFORD, Jessica (1963). *The American Way of Death*, New York, Simon and Schuster.

MOFFATT, Betty Clare (1990). *Neuf clés pour vivre sa mort*, France, Souffle d'Or (Collection « Passages »).

MONBOURQUETTE, Jean (1983). *Aimer, perdre et grandir : l'art de transformer une perte en gain*, Saint-Jean-sur-Richelieu, Éditions du Richelieu.

MONETTE, Lise (1990). « Survivre à la mort prochaine : un défi », postface, dans De MONTIGNY et De HENNEZEL, *op. cit.*, p. 163-180.

MONROE, Robert (1986). *Le voyage hors du corps*, Paris, Garancière.

MONTAGNIER, Luc (dir.) (1989). *SIDA, les faits, les espoirs*, La nouvelle mise au point de l'Institut Pasteur, édition québécoise, Québec, Centre hospitalier de Verdun.

MONTAIGNE, Michel de (1966). *Les Essais*, tome 1, Paris, Gallimard et Librairie générale française.

MONTANDON, Alain et Christiane MONTANDON-BINET (dir.) (1993). *Savoir mourir*, Paris, L'Harmattan, Nouvelles études anthropologiques.

MONTIGNY, Francine de et Line BEAUDET (1997). *Lorsque la vie éclate. L'impact de la mort d'un enfant sur la famille*, Montréal, Éditions du Renouveau pédagogique inc.

MONTIGNY, Johanne de et Marie de HENNEZEL avec la collaboration de Lise Monette (1990). *L'amour ultime. Psychologie et tendresse dans la traversée du mourir*, Montréal, Stanké.

MOODY, Raymond (1977). *La vie après la mort*, Paris, Robert Laffont.

MOODY, Raymond (1981). *Lumières nouvelles sur La vie après la vie*, Montréal / Paris, Robert Laffont.

MOODY, Raymond (1988). *La lumière de l'au-delà*, Paris, Robert Laffont.

MORIN, Edgar (1976). *L'homme et la mort*, Paris, Éditions du Seuil (Collection « Points »).

MORSE, Melvin et Paul PERRY (1992). *Des enfants dans la lumière de l'Au-delà*, Paris, Robert Laffont.

MORSE, Melvin et Paul PERRY (1994). *Aux frontières de la mort : ils ont vu la lumière*, Paris, Christian de Bartillat, éditeur.

MOUREN-MATHIEU, Anne-Marie (1989). *Soins palliatifs*, Montréal / Paris, Presses de l'Université de Montréal / Lamarre.

MULLENS, Anne (1995). *Leadership moribond en matière d'euthanasie*. Rapport spécial préparé par Anne Mullens, récipiendaire de la 6e bourse Atkinson en politique publique 1994.

NEUGARTEN, Bernice L. (1964). *Personality in middle and late life*, New York, Atherton Press.

NEUMAN, Betty M. (1986). *Health as Expanding Consciousness*, St Louis, MO, Mosmy.

NEUMAN, Betty M. (1995). *The Neuman Systems Model,* Norwalk, Conn. U.S., Appleton & Lange.

NULAND, Sherwin B. (1994). *Mourir. Réflexions sur le dernier chapitre de la vie*. Traduit de l'américain par Larry COHEN, Paris, Les Éditions InterÉditions.

OLIVIER, Clément (1994). *L'amour assassin*, préface de l'Abbé Pierre, Montréal, Éditions Stanké (Collection « Partage »).

ORGANISATION MONDIALE DE LA SANTÉ (1986). *Traitement de la douleur cancéreuse,* Genève.

ORGANISATION MONDIALE DE LA SANTÉ (1990). *Traitement de la douleur cancéreuse et soins palliatifs*, Série de rapports techniques, 804, Genève.

OSIS, Karl et Erlendur HARALDSON (1982). *Ce qu'ils ont vu au seuil de la mort*, Monaco, Éditions du Rocher.

OUELLET, Francine et Jocelyn LINDSAY (1991). *Intervention psychosociale et sida. Rapport de recherche*, Québec, Centre de services sociaux de Québec / Laboratoire de recherche, École de service social, Université Laval.

PANOS, Institut (1991). *Sida. Triple menace pour les femmes*. Traduit de l'anglais par Léna Senghor, Agence Between Us, Paris, Éditions L'Harmattan.

PAQUETTE, Claude (1982). *Analyse de ses valeurs personnelles. S'analyser pour mieux décider*, Montréal, Éditions Québec / Amérique.

PARKES, Colin M. et R. WEISS (1983). *Recovery From Bereavement,* New York, Basic Books, cité dans Jean-Luc HÉTU, *op.cit.,* p. 211.

PARKES, Collin Murray (1986). *Bereavement Studies of Grief in Adult Life*, 2ᵉ édition, Madison, Conn., International Universities Press, cité dans J.-L. HÉTU (1989), *op. cit.*, p. 180-181, 363.

PASTUR, Françoise (1994). *La mort : essai sur la finitude*, Paris, Hatier.

PATTON, Cindy (1991). *Inventing AIDS*, Londres, Routledge, cité dans Lynne SÉGAL (1992), « AIDS Review : Inventing AIDS », *Feminist Review*, n° 41 (été), p. 77-79.

PHILIPE, Anne (1963). *Le temps d'un soupir*, Paris, Julliard.

PLATON (1965). *Apologie de Socrate, Criton, Phédon*. Traduction, notice et notes par Émile CHAMBRY, n° 75, Paris, Éditions Garnier Frères (Collection « GF-Flammarion »).

POLETTI, Rosette et Barbara DOBBS (1993). *Vivre son deuil et croître. Faire de tous les moments de sa vie une symphonie inachevée*, Genève, Éditions Jouvence.

POTHIER, Éric (1994). *Au chevet de la mort : ethnographie de soins palliatifs*, Québec, mémoire de maîtrise ès arts (M.A.), Université Laval, Faculté des sciences sociales, Département d'anthropologie, février.

PRONOVOST, Jocelyne (1989). *Le dépistage précoce des adolescents suicidaires en milieu scolaire : indices comportementaux*, Québec, Conseil québécois de la recherche sociale.

RACHELS, James (1985). *The End of Life*, New York, Oxford University Press.

RAIMBAULT, Ginette (1995). *L'enfant et la mort. Problèmes de la clinique du deuil*, Paris, Dunod.

RAIMBAULT, Ginette (1996). *Lorsque l'enfant disparaît*, Paris, Éditions Odile Jacob.

RAPIN, Charles-Henri (dir.) (1987). *Soins palliatifs. Mythe ou réalité ? Une nouvelle approche de la médecine*, Lausanne, Payot.

RAPIN, Charles-Henri (dir.) (1989). *Fin de vie. Nouvelles perspectives pour les soins palliatifs*, Lausanne, Payot.

RAWLINGS, Maurice (1980). *Before Death Comes*, Nashville, TN, Thomas Nelson, cité dans P.M.H. ATWATER (1992), *loc. cit.*, p. 150-151.

RAWLINGS, Maurice (1987). *Beyond Death's Door*, New York, Bantam Books, cité dans P.M.H. ATWATER (1992), *loc. cit.*, p. 150-151.

RÉGNIER, Roger et Line SAINT-PIERRE (1995). *Surmonter l'épreuve du deuil*, Montréal, Québécor.

REIDY, Mary et Marie-Élisabeth TAGGART (dir.) (1995). *VIH / sida. Une approche multidisciplinaire*, Boucherville, Gaëtan Morin éditeur.

REMIS, Robert S., Alain C. VANDAL et Pascale LECLERC (1996). *La situation du sida et de l'infection du VIH au Québec, 1994*, Centre de coordination sur le sida, Ministère de la Santé et des Services sociaux du Québec.

REVERDIN, Claude, R. POLETTI, G. ROSSET et P. GONSAVES (1982). *La mort restituée. L'expérience médicale et humaine des « hospices »*, Genève, Labor et Montréal, Fides.

RICHARDSON, Diane (1989). *Women and the AIDS crisis*, London / Wellington / Melbourne, Pandora Press.

RIESMAN, David, Denny REVEL et Nathan GLAZER (1964). *La foule solitaire. Anatomie de la société moderne*, Paris, Arthaud.

RING, Kenneth (1982). *Sur la frontière de la vie*, Paris, Robert Laffont.

RING, Kenneth (1991). *En route vers Oméga. À la recherche du sens de l'expérience de mort imminente*, Paris, Robert Laffont.

ROSE, A.M. et W.A. PETERSON (1965). *Old People and Their Social World*, Philadelphie, F.A. Davis & Co.

ROSOW, L. (1974). *Socialization to Old Age*, Los Angeles, University of California Press.

ROY, David J., John R. WILLIAMS, Bernard M. DICKENS et Jean-Louis BAUDOUIN (1995). *La bioéthique, ses fondements et ses controverses*, Montréal, Éditions du Renouveau pédagogique.

ROY, J. David. et Ch.-Henri RAPIN (dir.) (1992). *Les annales de soins palliatifs. Les défis*, Montréal, Centre de bioéthique, Institut de recherches cliniques de Montréal (Collection « Amaryllis »).

ROYAL, Segolène (1988). *Le printemps des grands-parents. La nouvelle alliance des âges, le rôle des grands-parents*, Paris, Robert Laffont.

RYAN, Regina Sara (1995). *L'insoutenable absence. Comment peut-on survivre à la mort de son enfant!*, Montréal, Éditions de l'Homme.

SABOM, Michel (1983). *Souvenirs de la mort : une investigation médicale*, Paris, Robert Laffont.

SAILLANT, Francine (1988). *Cancer et culture : produire le sens de la maladie*, Montréal, Éditions Saint-Martin.

SAINT-JARRE, Chantal (1994). *Du sida. L'anticipation imaginaire de la mort et sa mise en discours*, Paris, Denoël.

SALAMAGNE, Michèle H. et Emmanuelle HIRSH (1992). *Accompagner jusqu'au bout la vie. Manifeste pour les soins palliatifs*, Paris, Cerf (Collection « Recherches morales-Documents »).

SANTÉ ET BIEN-ÊTRE SOCIAL CANADA (1989). *Au nom des nôtres.* Rapport du groupe de travail expert sur les soins palliatifs intégrés à l'intention des personnes atteintes du sida présenté à Santé et Bien-être social du Canada, Centre fédéral sur le sida, février, Ottawa, Gouvernement du Canada, Ministère des Approvisionnements et Services Canada.

SANTÉ ET BIEN-ÊTRE SOCIAL CANADA (1990). *Le VIH et le sida : Le plan d'action du Canada*, Ottawa, Gouvernement du Canada.

SARANO, Jacques (1983). *Le médecin devant la mort*, Paris / Montréal, Desclée de Brouwer / Bellarmin.

SAUNDERS, Cicely et Mary BAINES (1986). *La vie aidant la mort. Thérapeutiques antalogiques et soins palliatifs en phase terminale.* Traduction Michèle Salamagne, préface Patrick Verspieren, Paris, MEDSI.

SAUNDERS, Cecily (dir.) (1994). *Soins palliatifs. Une approche pluridisciplinaire.* Traduit de l'anglais par Guite Mie de Roquefeuil, Paris, Éditions Lamarre (Collection « Infirmière, société et avenir »).

SCHAERER R., R. KOLODIÉ, P. RACINET et C. VROUSOS (coord.) (1986). *Soins palliatifs en cancérologie et à la phase terminale.* Actes des VIes journées grenobloises de cancérologie, les 17, 18 et 19 avril 1987, Paris, Doin éditeurs.

SCHWARTZENBERG, Léon (1985). *Requiem pour la vie*, France, Éditions Belfond, Le Pré aux Clercs.

SCHWARTZENBERG, Léon (1994). *Face à la détresse*, Paris, Éditions Fayard.

SCHWARTZENBERG, Léon et Pierre VIANSSON-PONTÉ (1977). *Changer la mort*, Paris, Albin Michel.

SCHWEITZER, Albert (1990). *Respect de la vie*, Paris, Éditions Arfuyen.

SCOTT, Ronald (1991). *Coping With Suicide*, London, Sheldon Press.

SEBAG-LANOË, Renée (1986). *Mourir accompagné,* Paris, Desclée de Brouwer (Collection « Épi / Intelligence du corps »).

SEBAG-LANOË, Renée (1992). *Soigner le grand âge,* Paris, Desclée de Brouwer (Collection « Épi / Intelligence du corps »).

SÉGUIN, Monique (1991). *Le suicide. Comment prévenir, comment intervenir,* Montréal, Les Éditions Logiques inc. (Collection « Sociétés »).

SÉGUIN, Monique et Lucie FRÉCHETTE (1995). *Le deuil. Une souffrance à comprendre pour mieux intervenir,* Montréal, Éditions Logiques.

SÉNAT DU CANADA (1991). *L'euthanasie,* Ottawa, Services des affaires européennes, Cellule de législation comparée, n° 17.

SÉNAT DU CANADA (1995). *De la vie et de la mort.* Rapport du Comité sénatorial spécial sur l'euthanasie et l'aide au suicide, Ottawa, juin.

SÉNÈQUE (1990). *Lettres à Lucilius,* Paris, Presses Pocket, Agora Les classiques.

SHNEIDMAN, Edwin (1985). *Definition of suicide,* New York, John Wiley and Son.

SILVERMAN, Phyllis R. (1986). *Widow-to-Widow,* New York, Springer.

SIMON, Sidney, Leland W. HOWE et Howard KIRSCHENBAUM (1979). *À la rencontre de soi-même. 80 expériences de clarification de valeurs.* Traduit de l'américain par Luc-Bernard Lalaune, Québec, Éditions de l'Institut de développement humain.

SIMOS, B. (1979). *A Time to Grieve.* New York, Family Service Association.

SMEDT, Marc de (dir.) (1989). *La mort est une autre naissance.* Préface de Marc Oraison, Paris, Éditions Albin Michel (Collection « Espaces libres »).

SMILANSKY, Sara (1987). *On Death, Helping Children Understand and Cope,* New York, Peter Lang, cité dans J.-L. HÉTU (1989), p. 274-277.

SMITH, M. (1977). *A Practical Guide to Value Clarification,* La Jolla, California University Associates, dans Claude PAQUETTE (1982), *op. cit.,* p. 209.

SOGYAL, Rinpoché (1993). *Le livre tibétain de la vie et de la mort.* Avant propos de Sa Sainteté le Dalaï-lama, rédaction en anglais de Patrick Gallney et Andrew Harvey. Traduction de Gisèle Gaudebert et Marie-Claude Morel, Paris, Éditions de la Table ronde.

SONTAG, Susan (1993). *La maladie comme métaphore. Le sida et ses métaphores,* Paris, Christian Bourgois éditeur.

SQUIRE, Corinne (dir.) (1993). *Women and AIDS. Psychological Perspectives,* London / Newbury Park / New Delhi, Sage Publications.

STEBEN, Marc, M.N. MENSAH, G.A. BALLY et P. TAYLOR (1994). *Directives cliniques concernant les soins obstétricaux et gynécologiques aux femmes vivant avec le VIH,* Ottawa, Ontario, Société des obstétriciens et gynécologues du Canada ou SOGC.

STODDARD, Sandol (1991). *The Hospice Movement : A Better Way of Caring for Dying,* New York, Vintage Books.

STROEBE, Margaret S. et Wolfgang STROEBE (1987). *Bereavement and Health : The Psychological and Physical Consequences of Partner Loss,* Cambridge, Cambridge University Press.

SUTTO, Claude (dir.) (1979). *Le sentiment de la mort au Moyen âge,* études présentées au 5ᵉ colloque de l'Institut d'études médiévales de l'Université de Montréal, Montréal, Éditions l'Aurore.

TAVERNIER, Monique (1992). *Les soins palliatifs,* Paris, Presses universitaires de France (Collection « Que sais-je ? »).

THIBAULT, Odette (1975). *Maîtrise de la mort*, Paris, Éditions Universitaires.

THIBAULT, Odette. (1987). *La mort hospitalière. Entre l'abandon et l'euthanasie : un nouveau type de soins*, Lyon, Chronique Sociale (Collection « l'Essentiel »).

THOMAS, Louis-Vincent (1978). *Mort et pouvoir*, Paris, Petite bibliothèque Payot.

THOMAS, Louis-Vincent (1980). *Anthropologie de la mort*, Paris, Payot.

THOMAS, Louis-Vincent (1985). *Les rites de mort,* Paris, Fayard.

THOMAS, Louis-Vincent (1988). *La mort*, Paris, Presses universitaires de France (Collection « Que sais-je ? »).

THOUIN, Lise (1993). *Boule de rêve*, album et cassette. Illustrations de Jean-Luc Bozzoli pour l'album et musique de Marie Bernard et Normand Corbeil pour la cassette, Montréal, Les Productions Boule de rêve et Leucan.

THOUIN, Lise (1996). *De l'autre coté des choses*, Montréal, Libre Expression.

TOBIN, M.A., F.J. CHOW, M.I. BOWMER et G.A. BALLY (1993). *Un guide complet des soins aux personnes atteintes d'une infection à VIH, Module 1 : Adultes – hommes, femmes et adolescents*, Mississauga (Ont.), Le Collège des médecins de famille du Canada, Ottawa, Santé Canada.

TOBIN, M.A., F.J. CHOW, M.I. BOWMER et G.A. BALLY (1995). *Un guide complet des soins aux personnes atteintes d'une infection à VIH, Module 2 : Nourrissons, enfants et préadolescents*, Mississauga (Ont.), Le Collège des médecins de famille du Canada, Ottawa, Santé Canada.

VAN EERSEL, Patrice (1986). *La source noire. Révélations aux portes de la mort*, Paris, Grasset, Le livre de poche.

VERSPIEREN, Patrick (1985). *Face à celui qui meurt*, Paris, Desclée de Brouwer.

VEYSSET, Bernadette et Jean-Paul DEREMBLE (1989). *Dépendance et vieillissement*, Paris, L'Harmattan.

VIAU, Marcel et ses fils (1988). *Ceux qui restent. Réflexion sur un deuil,* Canada, Éditions Anne Sigier.

VIMORT, Jean (1991). *Quand la tête vieillit. Quelle place pour les personnes âgées ?*, Paris, Centurion (Collection « Amour humain »).

VOVELLE, Michel (1983). *La mort et l'Occident de 1300 à nos jours*, Paris, Gallimard.

WALLBANK, Susan (1991). *Facing Grief - Bereavement and the Young Adult*, Cambridge, Lutterworth Press.

WHITE, John (dir.) (1979). *Kundalini, Evolution and Enlightenment*, Garden City, New York, Anchor Books, cité dans Kenneth RING (1991). *En route vers Oméga. À la recherche du sens de l'expérience de mort imminente*, Paris, Robert Laffont.

WHYTEHEAD, Lawrence et Paul CHIDWICK (1983). *L'acte de la mort. Réflexions sur le passage de la vie à la mort.* Traduit de l'anglais par Ernest Richer, s.j., Montréal, Éditions Bellarmin.

WORDEN, James William (1982). *Grief Counseling and Grief Therapy. A Handbook for the Mental Health Practitioner,* New York, Springer, cité dans J.-L. HÉTU (1989).

YOURCENAR, Marguerite (1986). *Mémoires d'Hadrien,* suivi des *Carnets de notes des mémoires d'Hadrien,* Paris, Éditions Gallimard, (Collection « Folio », nº 921).

ZIEGLER, Jean (1975). *Les vivants et la mort, essai de sociologie*, Paris, Éditions du Seuil (Collections « Esprit »).

Articles de revues

ACFAS (1996), « Vieillissement », *Interface*, vol. 17, n° 3 (mai-juin) (numéro spécial).

AGENCE FRANCE-PRESSE (1996). « Début de régression du virus du SIDA en Thaïlande et en Ouganda », *La Presse*, Montréal (15 juin).

AGENCE FRANCE-PRESSE (AGP) (1996). «Le succès des thérapies multiples enfièvre les chercheurs», *Le Soleil* (10 juillet), p. A9.

ALBRECHT, Elisabeth (1989). « The Development of Hospice Care in West Germany », *Journal of Palliative Care*, vol. 5, n° 3, p. 42-46.

ALBY, N., et J.M. ALBY (1971). « L'intervention psychologique dans un centre de recherches et de traitement d'hématologie : travail portant sur les leucémies de l'enfant », *Psychiatric Enfant*, vol. 14, n° 2, p. 465-502, cité dans Nicole DELVAUX *et al.* (1987).

ALLMARK, Peter (1993). « Euthanasia, Dying Well and the Slippery Slope », *Journal of Advanced Nursing*, vol. 18, p. 1178-1182. *American Sociological Review*, vol. 7, n° 5, p. 604-616.

AMMAR, Didier (1996). « Une recherche qui se cherche. Exploration clinique des expériences de mort imminente », *Frontières*, vol. 8, n° 3 (hiver), p. 27-34.

ANDERSON, James G. et David P. CADDELL (1993). « Attitudes of Medical Professionals Toward Euthanasia », *Soc. Sci. Med.*, vol. 37, n° 1, p. 105-114.

ANDERSON, Sandra (1994). «Community Responses to AIDS», *International Nursing Review*, vol. 41, n° 2, p. 57-60.

ANDRIAN, Josiane (1991). « Le suicide », *Autrement, Être vieux,* n° 124 (octobre), p. 47-54.

ARCAND, B. (1982). « La construction culturelle de la vieillesse », *Anthropologie et société*, vol. 6, n° 3, p. 7-23.

ASHBY, Michael A. (1995). « State Interests Versus Individuel Wishes », dans Paul A. KOMESAROFF, Norelle J. LICKISS, Malcolm PARKER et Michael A. ASHBY (1995). « The Euthanasia Controversy. Decision-Making in Extreme Cases », *The Medical Journal of Australia*, vol. 162, n° 5 (juin), p. 596-597.

ASSOCIATED PRESS (1996). « Kevordian relié à un autre suicide », *La Presse*, Montréal (6 juillet), p. A17.

ATCHLEY, Robert C. (1989). « A Continuity Theory of Normal Aging », *The Gerontologist*, vol. 29, n° 2, p. 183-190.

ATWATER, P.M.H. (1992). « Is There a Hell ? Surprising Observations About the Near-Death Experience », *Journal of Near-Death Studies*, vol. 10, n° 3 (printemps), p. 149-160.

AVRILL, J. (1988). « Grief. Its Nature and Signification », *Psychological Bulletin*, n° 70, p. 721-748.

BAINES, Mary (1994). « Le concept de douleur globale », dans Cecily SAUNDERS (dir.), *Soins palliatifs. Une approche pluridisciplinaire, op. cit.*, p. 27-36.

BALLEYDIER (Mars 1988). « Les besoins spirituels des personnes en fin de vie », *JALMALV*, n° 12, p. 2-7.

BARKER, Maurice (1986). «Essai sur la dynamique psychologique de la tentative de suicide durant l'adolescence», *Revue québécoise de psychologie*, vol. 7, n° 3, p. 82-85.

BARRELET, Laurent (1992). « Difficultés des admissions en unités de soins palliatifs », dans David J. ROY et Charles-Henri RAPIN (dir.), *op. cit.*, p. 39-43.

BASSET, Pierre ; Béatrice HAMON ; Patricia PASSARELLI ; Jeannine BOUTRELLE et Claude HOHN (1992). « Soins palliatifs, démence et déments », dans David J. ROY et Charles-Henri RAPIN (dir.), *op. cit.*, p. 95-99.

BATTIN, Margaret P. et Thomas J. BOLE (1993), « What If Euthanasia Were Legal ? Introducing the Issue », *The Journal of Medicine and Philosophy*, vol. 18, p. 237-240.

BATTIN, Margaret. P. (1980). « Manipulated Suicide », dans M.P. BATTIN et David J. MAYO (dir.), *Suicide : The Philosophical Issues*, New York, St. Martin's, p. 169-182.

BECK, S.L. (1991). « The Therapeutic Use of Music for Cancer-Related Pain », *Oncology Nursing Forum*, vol. 18, p. 1327-1337, cité dans Diana SPIES HOPE.

BECKINHAM, A.C. et A. Baumann (1990). « The Ageing Family in Crisis : Asessment and Decision-Making Models », *Journal of Avanced Nursing*, vol. 15, p. 782-787.

BÉGIN ADEM, Doris (1995). «Témoignage d'un parent», *P.R.I.S.M.E.*, vol. 5, n⁰ 4 (automne), p. 390-399.

BÉGIN, Doris (1995). «Avertir un adulte des propos suicidaires d'un ami, ce n'est pas le «stooler»...», Montréal, *La Presse* (21 janvier).

BELL, I. (1984). « Bereavement in Continuing Care Wards », *Nursing Times,* vol. 12 (septembre), p. 51-52.

BENOLIEL, Jeanne Q. (1979). « Dying in an Institution », dans H. WASS (dir.), *Dying : Facing the facts*, Washington, Hemisphere, p. 137-157.

BERGERON, André (1993). « Le vieillissement, les deuils et les soignants », *Frontières*, vol. 6, n⁰ 2 (automne), p. 5-9.

BERGERON, Michel G. (1995). «L'histoire naturelle du sida et l'avenir de l'épidémie et des traitements», dans Mary REIDY et Marie-Élisabeth TAGGART (dir.), *VIH / sida. Une approche multidisciplinaire*, Montréal, Gaëtan Morin éditeur, p. 567-582.

BERMAN, Alan L. (1988). «Fictional Depiction of Suicide in Television Films and Imitation Effects», *American Journal of Psychiatry*, vol.145, n⁰ 8 (août), p. 982-986.

BERTRAND, Yves (1990). « Expériences au seuil de la mort et conscience mystique », *Frontières*, vol. 3, n⁰ 2 (automne), p. 48-50.

BERTRAND, Yves (1994). « L'intégration spirituelle de l'expérience de mort imminente : une perspective sanjuaniste », dans Luc BESSETTE (dir.), *Le processus de guérison par delà la souffrance ou la mort*, Montréal, MNH, p. 269-276.

BERTRAND, Yves (1996a). « Chronique d'une mort réenchantée », *Frontières*, vol. 8, n⁰ 3 (hiver), p. 3-4.

BERTRAND, Yves (1996b). « Dépassement ou conditionnement ? Les expériences de mort imminente face aux croyances religieuses », *Frontières*, vol. 8, n⁰ 3 (hiver), p. 21-26.

BIRREN, James E. (1970). « Toward and Experimental Psychology of Aging », *American Psychologist*, vol. 25, p. 124-135.

BLACKMORE, Susan J. (1993). « Near-Death Experiences in India : They Have Tunnels Too », *Journal of Near-Death Studies*, vol. 11, n⁰ 4 (été), p. 205-217.

BLOCK, Susan D. et J. Andrew BILLINGS (1994). « Patient Requests to Hasten Death. Evaluation and Management in Terminal Care », *Arch Intern Med*, vol. 154 (26 septembre).

BLOCK, Susan D. et J. Andrew BILLINGS (1995). « Patients Requests for Euthanasia and Assisted Suicide in Terminal Illness. The Role of the Psychiatrist », *Psychosomatics*, vol. 36, n° 5 (septembre-octobre), p. 445-457.

BLUMENTHAL, Susan J. et David J. KUPFER (1988). «Overview od Early Detection and Treatment Strategies for Suicidal Behavior in Young People», *Journal of Youth and Adolescence*, vol. 17, n° 10, p. 1-23.

BOISVERT, Marcel (1988). « All Things Considered... Then What ? Controversies in Palliative Care », *Journal of Palliative Care*, vol. 4, n° 1-2, p. 115-121.

BOISVERT, Marcel (1992). « Les défis en soins palliatifs : acharnement thérapeutique et euthanasie », dans David J. ROY et Charles-Henri RAPIN (dir.) *Les annales de soins palliatifs. Les défis*, n° 1, Centre de bioéthique, Institut de recherches éthiques de Montréal, Montréal (Québec), p. 167-172 (Collection « Amaryllis »).

BOLWERK, C.A.L. (1990). « Effects of Relaxing Music on State Anxiety in Myocardial Infarction Patients », *Critical Care Nursing Quarterly*, vol. 13, n° 2, p. 63-72, cité dans Diana SPIES HOPE (1995).

BOSWORTH, L. (1985). «Let's Call It Suicide», *Vanity Fair*, vol. 3 (mars), p. 52-55, cité dans B. HICKS (1990), *op. cit.*, p. 108-110.

BOUNON L. et J.M. LASSAUNIÈRE (1990). « Le discours sur la mort et la clinique du réel : des illusions », *JALMALV*, n° 13 (décembre), p. 20-23.

BOURGON, Michèle, Diane CARBONNEAU, Maude CHARBONNEAU, André DUPRAS, Martine JACQUES, Joseph LÉVY et Josette ST-FLEUR (1991). «Amour et sida : la confiance peut-elle encore régner ?», dans CENTRE QUÉBÉCOIS DE COORDI-NATION SUR LE SIDA, *op. cit.*, p. 35-41.

BOUTIN, Dr J. Raphaël (1994). « Vivre sa mort », *Le Devoir* (20 décembre).

BOWLBY, John (1961). «Processus of Mourning», *International Journal of Psychoanalysis*, n° 42, p. 317-340, cité dans J.-L. HÉTU (1989), *op. cit.*, p. 138, 149.

BRENT, David (1995). «Facteurs de risque associés au suicide à l'adolescence : revue des recherches». Traduction de Denise Marchand, *P.R.I.S.M.E.*, vol. 5, n° 4 (automne), p. 360-374.

BRENT, David A., Joshua A. PERPER, Charles E. GOLDSTEIN, David J. KOLKO, Marjorie J. ALLAN, Christopher J. ALLMAN et Janice P. ZELENAK (1988). «Risk Factors for Adolescent Suicide. A Comparison of Adolescent Suicide Victims With Suicidal Inpatients», *Arch Gen Psychiatry*, vol. 45, p. 581-588.

BRILLON, Yves, Guy ROCHER, Pierrette MULAZZI et Celine SAINT-LAURENT (1995). « Attitudes face à l'euthanasie de la part du personnel médical et infirmier travaillant en soins palliatifs », *Frontières*, vol. 8, n° 1 (printemps-hiver), p. 27-29.

BROWN, Vivian B., Lisa A. MELCHIOR, Cathy J. REBACK et G.L. HUBA (1994). «Mandatory Partner Notification of HIV Test Results : Psychological and Social Issues for Women», *Aids & Public Policy Journal* (été), p. 86-92.

BRUAIRE, Claude (1992). Annexe 2, dans Michèle-H. SALAMAGNE et Emmanuel HIRSH, *Accompagner jusqu'au bout la vie*, Paris, Cerf, p. 120-124.

BRUNEAU, Anne et Dominique TESSIER (1990). «Pratiques sexuelles sécuritaires chez les femmes hétérosexuelles, bisexuelles et homosexuelles», dans Jacquie MANTHORNE (1990). *Les femmes canadiennes et le sida, au-delà des statistiques / Canadian Women and AIDS, Beyond the Statistics*, Montréal, Éditions Commu-niqu'Elles, p. 183-1991.

BRUNET, Anne-Marie (1993). «Les multiples visages des services de soins palliatifs au Québec», *Frontières*, vol. 5, n° 3 (hiver), p. 57-60.

BURGESS, Michael M. (1993). «The Medicalization of Dying», *The Journal of Medicine and Philosophy*, vol. 18, p. 269-279.

CAIN, L. (1974). «Political Factors in the Emerging Legal Status of the Elderly», *The Annals*, n° 415, p. 70-79.

CAMBIER, J. (1985). «Le langage de la douleur», *Rev Prat*, vol. 35, p. 1215-1224.

CAMPBELL, Carole A. (1990). «Women and AIDS», *Social Sciences Medical*, vol. 30, n° 4, p. 407-415.

CAROVANO, Kathryn (1994). «More Than Mothers and Whores : Redefining the AIDS Prevention Needs of Women», dans Nancy KRIEGER et Glen MARGO (dir.), *op. cit.*, p. 111-123.

CASSEL, C. et D. MEIER (1990). «Moral and Moralism in the Debate Over Euthanasia and Assisted Suicide», *New England Journal of Medicine*, vol. 323, p. 750-752.

CASSELL, S. et M.H. PAUL (1967). «The Role of Puppet Therapy on the Emotional Responses of Children Hopitalized for Cardiac Catheterization», *Journal of Pediatry*, vol. 67, n° 1, p. 233-239, cité dans Nicole DELVAUX *et al.*, 1987.

CERNEY, Mary S. et James R. BUSKIRK (1991). «Anger : The Hidden Part of Grief», *Bulletin of the Menninger Clinic*, Menninger Foundation, Box 829, Topeka, KS, p. 228-237.

CHANONAT, Michelle (1996). «Rencontres du troisième type», Propos recueillis, *Frontières*, vol. 8, n° 3 (hiver), p. 43-45.

CHARBONNEAU, Louise (1995). «Jeunes de la rue, drogues et suicide», *P.R.I.S.M.E.*, vol. 5, n° 4 (automne), p. 400-410.

CHARBONNEAU, Maude (1990). «Les femmes doivent prendre leur place, s'affirmer, revendiquer et négocier les conditions dans lesquelles leurs rapports avec les hommes vont se passer». Entrevue avec Martine Carle, dans Jacquie MANTHORNE (dir.), *op. cit.*, p. 276-281.

CHARRON, Marie-France, Pauline BROSSEAU, Rosaire RÉMILLARD et France FRÉCHETTE-DUCHESNE (1984). «Bilan des connaissances sur la problématique du suicide au Québec», *Service social*, vol. 33, n° 2 et 3, p. 357-397.

CHARTIER, D. et J.P. MATOT (1991). «Vivre et mourir d'enfant. Quelques réflexions sur le désir d'enfant, la grossesse et la maternité chez des femmes séropositives pour le VIH», *Neuropsychiatrie de l'enfance et de l'adolescence*, vol. 39, n° 1 (janvier), p. 39-46

CHIASSON, Mary Ann, KELLEY, K.F., WILLIAMS *et al.* (1996). «Invasive cervical cancer (ICC) in HIV+ in New York City», Communication, XIe Conférence internationale sur le sida, Vancouver, 1996, *Abstracts*, vol. 2, p. 128.

CHOQUET, M. (1988). «Le phénomène «suicide» parmi les adolescents en France : approche épidémiologique», dans *Tentatives de suicide à l'adolescence*, Colloque du Centre international de l'enfance par le groupe de réflexion sur la santé des adolescents, 12-13-14 décembre 1988, Paris, Centre international de l'enfance, p. 51-65.

CHOUINARD, Marie-Andrée (1996). «Des sidéens de plus en plus jeunes», *Le Devoir* (3 juillet).

CISD (Coalition interagence sida et développement) (1995). «Les femmes et le VIH / sida», Fiche d'information, Ottawa, Canada.

CLAES, Michel (1992). «L'image de l'adolescence dans la presse écrite», *Revue québécoise de psychologie*, vol. 13, n° 2, p. 37-49.

CLAES, Michel (1995). «Le développement à l'adolescence : fiction, faits et principaux enjeux», *Revue québécoise de psychologie*, vol. 16, n° 3, p. 63-88.

CLARK, David, Brenda NEALE et Pauline HEATHER (1995). «Contracting for Palliative Care», *Soc. Sci. Med.*, vol. 40, n° 9, p. 1193-1202.

CLOUTIER, Richard (1995). «L'image des adolescents rongée par les mythes», *Revue québécoise de psychologie*, vol. 16, n° 2, p. 89-107.

COHEN, Henri et David COHEN (1993). «La surconsommation des psychotropes chez les personnes âgées», *Frontières*, vol. 6, n° 2 (automne), p. 10-13.

COLLECTIF (1992). «Deuils. Vivre, c'est perdre», Paris, *Autrement*, Série mutations n° 128 (mars).

COLLECTIF (1987). «La mort à vivre. Nouvelles approches contre le silence, la souffrance, la solitude», Paris, *Autrement*, n° 87 (février).

COLT, George H. (1992), «The Is No Single Cause of Teen Suicide», dans L. David BENDER et Bruno LEONE (Series Editors). *Suicide, opposing viewpoints*, p. 114-120.

COMTE-SPONVILLE, André (1992) «Vivre, c'est perdre», dans Collectif, *Deuils. Vivre, c'est perdre*, Paris, *Autrement*, Série mutations, n° 128 (mars), p. 14-23.

CONNOLLY, Michael (1994). «Partners in Care», *Nursing Times,* vol. 90, n° 44 (november), p. 58-61.

COOP, Gina (1994). «Palliative Care Nursing Education : A Review of Research Findings», *Journal of Advanced Nursing*, vol. 19, p. 552-557.

CÔTÉ, Alexandrine (1995). «Éthique professionnelle ou déontologie professionnelle», *Nursing Montréal*, vol. 19, n° 1 (juin), p. 10-11.

CÔTÉ, L., J. PRONOVOST et C. Ross (1990). «Comportements et idéations suicidaires chez les jeunes québécois», *Psychologie médicale*, vol. 22, n° 5, p. 389-392, dans M. SÉGUIN, *op. cit.*

COURTAS, Raymonde (1993). «Quand «savoir mourir» c'est mourir au bon moment et sans violence», dans Christiane MONTANDON-BINET et Alain MONTANDON, *op. cit.*, p. 267-276.

CRÉPON, Pierre (1989). «La question demeure», dans Marc de SMEDT (dir.), *La mort est une autre naissance*, Paris, Albin Michel, p. 95-130.

CURTIN, Leah L. (1995). «Euthanasia : A Clarification», *Nursing Management*, vol. 26, n° 6, p. 64-67.

CURTIN, Leah L. (1995). «Nurses Take a Stand on Assisted Suicide», *Nursing Management*, vol. 26, n° 5, p. 71-76.

D'AMOURS, Line et Margaret C. KIELY (1985). «Le processus de deuil après un suicide : essai de conceptualisation», *Revue québécoise de psychologie*, vol. 6, n° 3, p. 105-117.

D'AMOURS, Line et Margaret C. KIELY (1986). «Problèmes méthodologiques que posent les recherches sur le suicide», *Revue québécoise de psychologie*, vol. 7, n° 3, p. 103-126.

DARCHE, Thérèse (1993). «Parler de la mort avec les aînés», *Frontières*, vol. 6, n° 2 (automne), p. 35.

DAVIS, Anne J., Bonnie DAVIDSON, Miriam HIRSCHFIELD, Sirkka LAURI, Ju Ying LIN *et al.* (1993). «An International Perspective of Active Euthanasie : Attitudes of Nurses in Seven Countries», *International Journal Nursing Studies*, vol. 30, n° 4, p. 301-310.

DE M'UZAN, Michel (1977). « Le travail du trépas », dans *De l'art à la mort*, Paris, Éditions Gallimard (Collection « Connaissance de l'inconscient »).

DELUNAS, L. R. (1990). « Prevention of Elder Abuse : Betty Neuman Health Care Systems Approach », *Clinical Nurse Specialist*, vol. 4, n° 1, p. 54-57.

DELVAUX, Nicole, Darius RAZAVI et C. DESMAREZ (1987). « L'impact psychosocial de la maladie et de la mort de l'enfant : conceptions actuelles », dans N. DOPCHIE, R. MAURUS, R. HARNISCH, J. APPELBOOM-FONDU, A. DEBRA et M. VANDER MARCKEN, *L'enfant, la maladie et la mort*, Bruxelles, édité par Nicole Delvaux et Darius Razavi, Centre d'aide aux mourants, Groupe de recherche et de formation, p. 49-92.

DEPAOLA Stephen J., Robert A. NEIMEYER et Stephanie K. ROSS (1994). « Death Concern and Attitudes Toward the Elderly in Nursing Home Personnel as a Function of Training », *Omega*, vol. 29, n° 3, p. 231-248.

DES AULNIERS, Luce (1986). « Le mourir contemporain et l'euthanasie », dans Danielle Blondeau (dir.), *De l'éthique à la bioéthique : repères en soins infirmiers*, Montréal, Gaëtan Morin, éditeur, p. 189-219.

DES AULNIERS, Luce (1990). « Stabat Mater ou lorsqu'Éros rencontre Thanatos », *Frontières* (automne), vol. 3, n° 2, p. 19-22.

DES AULNIERS, Luce (1996). « Une lumière, des lumières, signes de temps troubles ? », *Frontières*, vol. 8, n° 3 (hiver), p. 35-37.

DES AULNIERS, Luce et Louis-Vincent THOMAS (1992). « Cette brèche à colmater ? Ruptures entre la vie et la mort et tentatives d'intégration », *Frontières* (hiver), p. 5-11.

DESCHAÎNTRES, Monique et Michèle VIAU-CHAGNON (1989). « Un effort en commun. L'utilisation de l'approche systémique auprès d'enfants en phase terminale », *Frontières* (printemps), p. 62-64.

DESCHAMPS, Benoît (1988). « Besoins et souffrance des soignants en présence des malades en fin de vie », *JALMALV*, n° 14, p. 22-29.

DESCHAMPS, Pierre (1990). « L'euthanasie doit-elle être légalisée ? », *Frontières*, vol. 3, n° 1 (printemps), p. 41-43.

DESCHAMPS, Pierre (1995). « L'aide au suicide : légalisation ou décriminalisation ? », *Frontières*, vol. 8, n° 1 (printemps-hiver), p. 11-13.

DESLAURIERS, Gilles (1993). « Perdre dans une société de gagnants. Éduquer à la perte : le préalable de l'éducation à la mort », *Frontières* (printemps), p. 31-33.

DÉSOUCHE, Marie-Thérèse (avec la collaboration du Dr Marie-Sylvie Richard) (1988). « *Autour de l'ouvrage Requiem pour la vie du professeur Schwartzenberg* », *JALMALV*, n° 13 (juin), p. 24-35.

DICAIRE, Ginette (1995). « Préoccupations éthiques et réflexions morales sur l'euthanasie et l'aide au suicide », dans 'La pratique du Dr Clément Olivier', entrevue, *Frontières*, vol. 8, n° 1 (printemps-hiver), p. 43-45.

DINES, Alison (1995). « Does the Distinction Between Killing and Letting Die Justify Some Forms of Euthanasia ? », *Journal of Advanced Nursing*, vol. 2, p. 911-916.

DIPPONG, Joseph (1982). « Dawn of Perception », *Chimo 8*, p. 31-37, cité dans K. RING (1991), *op. cit.*, p. 299.

DONNARS, Jacques (mars 1988). « Que peut-on entendre par besoins spirituels », *JALMALV*, vol. 12, p. 22-26.

DOSTALER, Louis-Pierre, Michelle BERGERON, Pierre GAGNON, Hubert MARCOUX et Danielle SAUCIER (1995). « Mourir comme ça à petit feu, c'est trop dur. Un Médecin, un malade et l'euthanasie », Montréal, *Le Devoir* (12 juin).

DOUESNARD, Suzanne (1989). « Est-ce que tu savais que je vais mourir ? », *Frontières* (printemps), p. 30-35.

DOUESNARD, Suzanne et Marie-Claude CHAREST (1993). « La vérité n'appartient à personne », *Frontières* (printemps), p. 17-21.

DOUVRIN, Françoise (1990). « Peut-on être clair avec sa mort ? », *JALMALV*, n⁰ 23 (décembre), p. 24-27.

DROLET, Marie (1990). « Les filles, c'est vraiment pas pareil ! Les enjeux distinctifs de la prévention du SIDA auprès des adolescentes », dans Jacquie MANTHORNE (dir.), *op. cit.*, p. 67-79.

DUFOUR, Rose (1994). « Pistes de recherches sur les sens du suicide des adolescents inuit », *Santé mentale au Québec*, vol. XIX, n⁰ 2, p. 145-162.

DUFRESNE, Jacques (1990). « Bien dans sa mort ... grise », *Frontières*, vol. 3, n⁰ 2 (automne), p. 27-30.

DUPRAS, André et Donna L. LAMPING (1992). « La promotion de la santé mentale chez les personnes séropositives et sidéennes », *Santé mentale au Québec*, vol. 17, n⁰ 1, p. 9-18.

DUPRAS, André, Dominique TESSIER, Jean-Marc SAMSON et Joseph Josy LÉVY (1991). « Les attitudes à l'égard du sida : enquête auprès des montréalais et des montréalaises francophones », *Revue québécoise de psychologie*, vol. 12, n⁰ 1, p. 45-58.

DUQUETTE, Ovilda (1994). « Violence ou douceur dans la mort ? », *La Presse* (21 mai).

DURAND, Guy (1995). « Le pape et l'euthanasie », *Frontières*, vol. 8, n⁰ 1 (printemps-hiver), p. 40-42.

DURHAM, Jerry D. (1994). « The Changing HIV / AIDS Epidemic. Emerging Psychosocial Challenges for Nurses », *Mental Health Nursing*, vol. 29, n⁰ 1 (mars), p. 9-18.

DURING, Jean (1989). « L'au-delà de la mort dans l'Islam », dans Marc DE SMEDT (dir.), *La mort est une autre naissance*, Paris, Albin Michel, p. 159-187.

ENNUYER, B. (1991). « L'objet personne âgée », *Autrement, Être vieux,* n⁰ 24 (octobre), p. 14-28.

ERICKSEN, Janet, Patricia RODNEY et Rosalie STARZOMSKI (1995). « When Is It Right to Die ? », *The Canadian Nurse / L'infirmière canadienne* (septembre), p. 29-34.

ERMOLIEFF, Anne (1995). « Une semaine à Compton Hospice ou Le retour des Isles », *JALMALV*, n⁰ 40 (mars), p. 49-55.

FERRARI, P. (1979). « L'enfant et la mort », *Neuropsychiatry Enfance Adolescence*, (4-5), p. 177-186, cité dans N. DOPCHIE, R. MAURUS, R. HARNISCH, J. APPELBOOM-FONDU, A. DEBRA et M. VANDER MARCKEN, *L'enfant, la maladie et la mort*, Bruxelles, édité par Nicole Delvaux et Darius Razavi, Centre d'aide aux mourants, Groupe de recherche et de formation, 1987, p. 52.

FISK, M. (1980). « Tasks and Crises of the Second Half of Life : the Interrelationship of Commitment, Coping and Adaptation », dans James BIRREN (dir.), *Handbook of Mental Health and Aging*, Englewood Cliffs, N.J., Prentice-Hall, p. 337-373, cité dans B. FRIEDAN (1995).

FLATT, B. (1987). « Some Stages of Grief », *Journal of Religion and Health*, vol. 26, p. 143-148.

FLORENCE, Mary Ellen, Kim LÜTZÉN et Birgitta ALEXIUS (1994). «Adaptation of Heterosexually Infected HIV-Positive Women : A Swedish Pilot Study», *Health Care for Women International*, vol. 15, p. 265-273.

FONTY, Bernard (1987). «Euthanasie : le désir et la réalité », dans G. BASCHET et J. BATAILLE, *op. cit.*, p. 102-109.

FOREST, Michelle (1988). «La problématique du sida», *Revue québécoise de psychologie*, vol. 9, p. 138-151.

FORGET, Michel (1990). «L'équilibre en tête. Problématiques suicidaires et comportements associés», Québec, Conseil de la Santé et des Services sociaux de la région de Québec, cité dans ASSOCIATION QUÉBÉCOISE DE SUICIDOLOGIE (AQS), *La prévention du suicide au Québec : vers un monde intégré de services*, Québec (novembre).

FORTIER, Martine, Bernard ARCAND, Richard CLOUTIER, Jacqueline CÔTÉ et Louise GARANT (1991). «Est-ce que le condom vous fait capoter ?», dans CENTRE QUÉBÉCOIS DE COORDINATION SUR LE SIDA, *op. cit.*, p. 63-68.

FORTIN, Jacqueline (1990). «Pourquoi l'euthanasie aujourd'hui ?», *Frontières*, vol. 3, n⁰ 1 (printemps), p. 21-26.

FORTIN, M.-Fabienne, José K. CÔTÉ et Marie-Élizabeth TAGGART (1989). «Répercussions biopsychosociales du sida et pistes d'intervention et de recherche», *Santé mentale au Québec*, vol. 17, n⁰ 1, p. 96-102.

FOURNELLE, B. (1996). «Le centre d'hébergement et de soins de longue durée », *Vieillir*, mai, numéro hors série, publication de la revue Agora, p. 6-9.

FRAMPTON, David. A. (1989). «Arts Activities in United Kingdom Hospices. A Report », *Journal of Palliative Care*, vol. 5, n⁰ 4, p. 25-34.

FRANK, Jeffrey (1996). «15 années de sida au Canada », Statistique Canada, n⁰ 11-008-XPF, *Tendances sociales canadiennes* (été).

FRANKE, K.L. et J.A. Durlak (1990). «Impact of Life Factors Upon Attitudes Toward Death », *Omega*, vol. 21, n⁰ 1, p. 41-49.

FRAPPIER, Paul (1989). «La sollicitude comme exorcisme », *Frontières* (hiver), p. 26-29.

FRÉCHETTE, Lucie (1995). «Les états de deuil chez les enfants », dans Monique SÉGUIN et Lucie FRÉCHETTE, *Le deuil. Une souffrance à comprendre pour mieux intervenir*, Montréal, Éditions Logiques, chapitre 5, p. 91-130.

FRÉCHETTE, Lucie (1988). «Questions d'enfants, réponses d'adultes », *Frontières* (automne), p. 16-19.

FREEMAN, Charleen (1985). «Near-Death Experiences : Implications fort Medical Personnel », *Occupational Health Nursing*, juillet, p. 349-359.

FRESNEAU, M. (1978). « Souffrance et mort du sujet âgé », *L'Actualité en Gérontologie*, vol. 13, p. 12-14.

FREYSSINET, J. (1978). «Combien une collectivité doit-elle dépenser pour sauver une vie humaine ? », *Lumière et vie* (janvier-mars), p. 37-44.

FRIES, J.F. (1980). « Aging, Natural Death, and Compression of Morbidity », *New England Journal of Medecine*, vol. 303, p. 13-135.

FRONTIÈRES (1989). *Le sida*, vol. 2, n⁰ 2 (automne). Numéro consacré au sida.

GAGNÉ, Pierre (1995). «Le suicide chez les moins de 20 ans», *P.R.I.S.M.E.*, vol. 5, n⁰ 4 (automne), p. 375-381.

GARANT, L. et M. BOLDUC (1990). « L'aide par les proches : mythes et réalités », Québec, ministère de la Santé et des Services sociaux, Les Publications du Québec (Collection «Études et Analyses, n⁰ 8 »).

GAREL, Patricia (1995). « Comportements suicidaires à l'adolescence et intervention de crise », *P.R.I.S.M.E.*, vol. 5, n° 4 (automne), p. 412-423.

GAUDREAU, Louise (1991). « Le sida et la sexualité des femmes : conséquences pour la prévention », dans CENTRE QUÉBÉCOIS DE COORDINATION SUR LE SIDA, *op. cit.*, p. 23-34.

GAUL, L. (1990). « Les personnes âgées victimes de violence : un modèle socialement entretenu », dans J. CARETTE et L. PLAMONDON, p. 223-228.

GAUTHEY, Claire-Lise (1989). « Le deuil », dans Charles-Henri RAPIN, *Fins de vie. Nouvelles perspectives pour les soins palliatifs*, Lauzanne, Éditions Payot, p. 254.

GAUTHIER, Jacques (1994). « Corps en souffrance et quête de sens », dans Luc BESSETTE (dir.), *Le processus de guérison par delà la souffrance ou la mort*, Montréal, MNH .

GAUTHIER, M.-T. (1985). « Quand guérir ne veut plus rien dire », dans N. CALEVOI et Darius RAZAVI, *Le vieillard et la mort*, Actes de la journée d'étude du 26 novembre 1983, Centre d'aide aux mourants, Groupe de recherche et de formation, p. 48-58.

GAUVAIN-PIQUARD, A. (1991). « La communication avec l'enfant douloureux », *JALMALV* (mars), n° 24, p. 37-41

GÉLINAS, Jean-Paul (1993). « Les mourants nous enseignent », *Frontières*, vol. 6, n° 1, p. 36-37.

GENARDIÈRE, Claude (de la) (1990). « L'accompagnant, l'accompagné et l'autre », *JALMALV*, vol. 23 (décembre), p. 45-51.

GENUIS, Stephen J., Shelagh K. GENUIS et Wei-Ching CHANG (1994). « Public Attitudes Toward the Right to Die », *Canadian Medical Association Journal*, vol. 150, n° 5, p. 701-708.

GEORGE, R.J.D. et A.L. Jennings (1993). « Palliative Medecine », *Postgraduate Medical Journal*, vol. 69, p. 429-449.

GÉRIN, J. et B. WAUTELET (1985). « Deuil et dépression chez les vieillards », dans N. CALEVOI et Darius RAZAVI, *Le vieillard et la mort*, p. 31-41.

GHADIRIAN, Parviz (1995). « La situation mondiale du VIH / sida », dans Mary REIDY et Marie-Élisabeth TAGGART (dir.), *op. cit.*, p. 583-587.

GIBSON, Paul (1992). « Society's Rejection of Homosexual Teens Causes Suicide », dans L. David BENDER et Bruno LEONE (Series Editors). *Suicide, opposing viewpoints*, p. 100-107.

GIELE, J.Z. (1980). « Adulthood as Transcendence Od Age and Sex », dans N.J. SMELSER et E.H. ERIKSON (dir.), *Themes and Work and Love in Adulthood*, Cambridge, Mass., Harvard University Press, p. 153-173.

GIROUARD-ARCHAMBAULT, Andrée (1982). « La mort chez l'enfant », *Santé mentale au Québec*, vol. VII, n° 2 (novembre), p. 47-52.

GOGAN, J.L., J.E. O'MALLEY et D.J. FOSTER (1977). « Treating the Pediatric Cancer Patient : A Review », *Journal of Pediatry and Psychology*, vol. 2, n° 2, p. 42-48, cité dans Nicole DELVAUX *et al.*, 1987.

GOLDENBERG, Emmanuel (1988). « Aider les soignants en souffrance », *JALMALV* (septembre), n° 14, p. 3-13.

GEORGES, François (1986). *Sillages*. Paris, Hachette, p. 60, cité par André COMTE-SPONVILLE, « Vivre, c'est perdre », dans *Deuils. Vivre, c'est perdre*, Paris, *Autrement*, 1992, p. 14-23.

GOLDSTEIN, A. (1980). « Thrills in Response to Music and Other Stimuli », *Physiological Psychology*, vol. 8, n⁰ 1 (hiver), p. 126-128, cité dans Diana SPIES HOPE (1995), « Music, Noise, and the Human Voice in the Nurse-Patient Environnement », *Journal of Nursing Scholarship*, vol. 27, n⁰ 4, p. 291-296.

GORER, Geoffrey (1955). «The Pornography of Death», *Encounter* (octobre), cité dans P. ARIÈS (1975), *op. cit.*, p. 65.

GORER, Geoffrey (1955). « The Pornography of Death », *Encounter* (octobre), cité dans P. ARIÈS (1975), *op. cit.*, p. 65.

GRATTON, Francine (1995). « Le climat social du Québec, propice à des suicides d'" être " chez les jeunes ? », *P.R.I.S.M.E.*, vol. 5, n⁰ 4 (automne), p. 510-523.

GRATTON, Francine (1996). «Le suicide chez les jeunes, un acte sensé», *Santé mentale au Canada*, vol. 43, n⁰ 3, p. 35-38.

GREYSON, Bruce (1983). « The Near-Death Experience Scale : Construction, Reliability, and Validity », *Journal of Nervous and Mental Diseases*, vol. 171, n⁰ 6 (juin), p. 369-375, cité dans Williams J. SERDAHELY (1992), « The Near-Death Experience and Caregivers », *Caring Magazine* (janvier), p. 8-11.

GREYSON, Bruce (1992). « Reduced Death Threat in Near-Death Experiences », *Death Studies*, vol. 16, p. 523-536.

GREYSON, Bruce (1993). « Near-Death Experiences and Antisuicidal Attitudes », *Omega*, vol. 26, n⁰ 2, p. 81-89.

GREYSON, Bruce et Nancy Evans BUSH (1992). « Distressing Near-Death Experiences », *Psychiatry*, vol. 55, p. 95-110.

GREYSON, Bruce et Barbara HARRIS (1987). « Clinical Approaches to the Near-Death Ezperiencer », *Journal of Near-Death Studies*, vol. 6, n⁰ 1 (automne), p. 41-51.

GRISWOLD PEIRCE, A. et T.T. FULMER (1995). « Application of the Neuman Systems Model to Gerontological Nursing », dans Betty NEUMAN, *The Neuman Systems Model* Appleton / Lange, p. 293-308.

GROSSO, Michael (1991). « The Myth of the Near-Death Journey », *Journal of Near-Death Studies*, vol. 10, n⁰ 1 (automne), p. 49-60.

GRUNBERG, Frédéric (1995). « La médicalisation de l'aide au suicide », *Frontières*, vol. 8, n⁰ 1 (printemps-hiver), p. 16-19.

GUÉRIN, Guite (1995). « Être en deuil », dans G. RAIMBAULT, *L'enfant et la mort. Problèmes de la clinique de deuil*, Paris, Dunod, p. 177-194.

GUILLEMARD, Anne-Marie (1991). « Faut-il avoir peur ? », *Autrement, Être vieux,* n⁰ 124 (octobre), p. 29-40.

KRISHNA, Gopi (1975). *The Awakening of Kundalini*, New York, E.P. Dutton, cité dans K. RING (1991), *op. cit.*, p. 305.

HALL, Beverly A. (1992). «Overcoming Stigmatization : Social and Personal Implications of the Human Immunodeficiency Virus Diagnosis», *Archives of Psychiatric Nursing*, vol. 1, n⁰ 3 (juin), p. 189-194.

HALPERN, Sylvie (1995). « Faut-il légaliser l'euthanasie ? », Montréal, *L'actualité* (1ᵉʳ juin), p. 67-71.

HANIGAN, Doris, Michel TOUSIGNANT, Marie-France BASTIEN et Sylvie HAMEL (1986). «Le soutien social suite à un événement critique chez un groupe de cégépiens suicidaires : étude comparative», *Revue québécoise de psychologie*, vol. 7, n⁰ 3, p. 61-81.

HANKINS, Catherine A. (1991). «Aspects épidémiologiques du sida chez les femmes», dans CENTRE QUÉBÉCOIS DE COORDINATION SUR LE SIDA, *op. cit.*, p. 7-13.

HANKINS, Catherine A. et Margaret A.HANDLEY (1992). «HIV Disease and AIDS in Women : Current Knowledge and a Research Agenda», *Journal of Acquired Immune Deficiency Syndromes*, vol. 5, nº 10, p. 957-967.

HANKINS, Catherine A., Claude LABERGE, Normand LAPOINTE, Marie Thérèse LAI TUNG, Lise RACINE et Michael O'SHAUGHNESSY (1990), «HIV infection among Quebec Woman giving birth to live infants», *Canadian Medical Association Journal*, vol. 143, nº 9, p. 885-893.

HARNISCH, R. (1987). «L'enfant et la mort. La conceptualisation de la mort chez l'enfant», dans Nicole DOPCHIE *et al.*, p. 14-34.

HARRIS, Frann (1995). «J'ai tué ma fille parce qu'elle souffrait trop», *Châtelaine* (juillet), p. 71-75.

HASSELKUS, B.R. (1993). «Death in Very Old Age : A Personal Journey of Caregiving», *The American Journal of Occupational Therapy*, vol. 47, nº 8 (août), p. 717-723.

HEEDEMANN, Elma G. (1989). «Palliative Care in Canada : 1986», *Journal of Palliative Care*, vol. 5, nº 3, p. 37-42.

HENDIN, Herbert (1991). «Psychodynamics of Suicide With Particular Reference to the Young», *American Journal of Psychiatry*, vol. 148, nº 9 (septembre), p. 1150-1158.

HENNEZEL, Marie de (1990). «Réflexions sur les motivations des soignants en soins palliatifs», *JALMALV*, nº 23 (décembre), p. 39-44.

HERBERT, Jean (1989). «Karma et mort dans l'hindouisme», dans Marc DE SMEDT (dir.), *La mort est une autre naissance*, Paris, Albin Michel, p. 219-253.

HERTH, K. (1990). «Relations of Hope, Coping Styles, Concurrent Losses, and Setting to Grief Resolution in the Elderly Widow(er)», *Research in Nursing & Heath*, vol. 13, p. 109-117.

HÉTU, Jean-Luc (1988). «Les apprentis-sorciers», *Frontières* (printemps), p. 29-32.

HIGGINS, Robert-Williams (1990). «L'accompagnement hors la loi ?», *JALMALV*, nº 23 (décembre), p. 13-19.

HILGARD, J.R. et S. LEBARON (1982). «Relief of Anxiety and Pain in Children and Adolescents with Cancer : Quantitative Measures and Clinical Observations», *Int Journal Clin Exp Hypn,* vol. 30, nº 4, p. 417-442, cité dans Nicole DELVAUX *et al.* (1987).

HINTON, J. (1979). «Comparison of Places and Policies for Terminal Care», *Lancet* (janvier), p. 29-32.

HOCHSCHILD, A.R. (1975). «Disengagement Theory : A Critique and Proposal», *American Sociological Review*, vol. 40, p. 553-569, cité dans J.-L. HÉTU (1992).

HOFFMAN. Lawrence (1995). «Un suicide rationnel est-il rationnel ?» *Frontières*, vol. 8, nº 1 (printemps-hiver), p. 35-39.

HOPE SPIES, Diana (1995). «Music, Noise, and the Human Voice in the Nurse-Patient Environnement», *Journal of Nursing Scholarship*, vol. 27, nº 4 (hiver), p. 291-296.

HOROWITZ, M. (1990). «A Model of Mouring. Change in Schemas of Self and Other», *Journal of the American Psychoanalytic Association*, nº 18, p. 297-324, cité dans SÉGUIN et FRÉCHETTE, *op. cit.*, 1995, p. 33-34.

HOWARTH, Gillian et Kathleen Baba WILLISON (1995). «Preventing Crises in Palliative Care in the Home. Role of Family Physicians and Nurses», *Canadian Family Physician*, vol. 41, p. 439-445.

HUINZINGA, Johannes (1958). *Le déclin du Moyen Âge*, Paris, Club du meilleur livre, cité dans P. ARIÈS (1975), *op. cit.*, p. 102-104.

HUMBERT, Nago (1992). « Douleur et culture », dans David J. ROY et Charles-Henri RAPIN (dir.), *op. cit.,* p. 139-147.

IONESCU, Serban et Colette JOURDAN-IONESCU (dir.) (1989). Revue *Psychologie française*, n° 34-2/3 (septembre), Paris. Numéro consacré au sida.

IRWIN, Harvey J. et Barbara A. BRAMWELL (1988). « The Devil in Heaven : A Near-Death Experience with both Positive and Negative Facets », *Journal of Near-Death Studies*, vol. 7, n° 1 (automne), p. 38-43.

JALMALV, n° 13, juin 1988. L'ensemble du numéro est consacré à l'euthanasie.

JEFFREY, David (1995). « For Whom the Bell Tolls- Palliative Care in the Third World », *Journal of the Royal Society of Medecine*, vol. 88, p. 307-310.

JOANETTE, Yves, Sylvie BELLEVILE et Bernadette SKA (1996). « Je vieillis, donc je pense... différemment. L'effet du vieillissement sur le cerveau et son fonctionnement », *Interface*, vol. 17, n° 3 (mai-juin), p. 18-27.

JONSEN, Albert R. (1992). « Death, Politics and Philosophy », *Western Journal of Medicine*, vol. 157, p. 192-193.

JONSEN, Albert R. (1993). « Living With Euthanasia : A Futuristic Scenario », *The Journal of Medicine and Philosophy*, vol. 18, p. 241-251.

JOURDAN, J.P. (1994). « Near-Death Experiences : Neuro-physiological Correlates of Mystical Traditions », *Journal of Near-Death Studies*, vol. 12, n° 3 (printemps), p. 177-199. Le même article en français dans Luc BESSETTE (dir.), *Le processus de guérison par delà la souffrance ou la mort*, Montréal, MNH, p. 287-304.

JOURDAN-IONESCU, Colette et Janine DE LA ROBERTIE (1989). «Interrogations que pose au clinicien le sida», *Psychologie française*, n° 34 (2 / 3), p. 127-144.

JUHASZ, Alexandra (1993). « Knowing AIDS through the Televised Science Documentary », dans Corinne SQUIRE (dir.), *op. cit.*, p. 150-164.

JUNG, C.G. (1933). « The Stages of Life », dans J. CAMPBELL (dir.), *The Portable Jung,* (1971), New York, Viking, p. 3-22, cité dans R. HOUDE (1995).

KAPLAN, D., R. GROOSTEIN et A. SMITH (1976). « Severe Illness in Families » *Health Social Work*, vol. 1, n° 3, p. 72-82.

KASON, Yvonne (1994). « Near-Death Experiences and Kundalini Awakening : Exploring the Link », *Journal of Near-Death Studies*, vol. 12, n° 3 (été), p. 143-157.

KASPAR, Barbara (1989). «Women and AIDS : A Psycho-Social Perspective», *Affilia,* vol. 4, n° 4 (hiver), p. 7-22.

KASTENBAUM, Robert (1982). « New Fantasies in the American Death System », *Death Education*, n° 6, p. 155-166.

KELLEHEAR, Allan (1984). « Are We a A « Death-Denying » Society ? A Sociological Review », *Social Sciences Med.*, vol. 18, p. 713-723.

KELLLEHEAR, Allan (1991). « Near-Death Experiences and the Poursuit of the Ideal Society », *Journal of Near-Death Studies*, vol. 12, n° 2 (hiver), p. 79-95.

KERFOOT, Michael (1995). «Le programme d'intervention à domicile : une approche auprès des enfants et des adolescents suicidaires et de leurs familles», *P.R.I.S.M.E.*, vol. 5, n° 4 (automne), p. 474-485.

KERR, C.I. et M.J. HORROCKS (1990). «Knowledge, values attitudes, and behavioral intent of Nova Scotia nurses towards AIDS and patients with AIDS», *Canadian Journal of Public Health*, vol. 81, p. 125-128, dans Laura A. SIMINOFF, Judith A. ERLEN et Charles W. LIDZ (1991). «Stigma, AIDS and quality of nursing care : state of the science», *Journal of Advanced Nursing*, vol. 16, p. 264.

KESSLER, Ronald C., Geraldine DOWNEY, Ronald MILAVSKY et Horst STIPP (1988). «Clustering of Teenage Suicides After Television News Stories About Suicides : A Reconsideration», *American Journal of Psychiatry*, vol. 145, n⁰ 11 (novembre), p. 1379-1393.

KEVORKIAN, Jack (1992). «Physician-Assisted Suicide Should Be Legal», dans L. David BENDER et Bruno LEONE (Series Editors, 1992). *Suicide, opposing viewpoints*, p. 62-68.

KHALID, Mohammed (1995). « Euthanasie, acharnement thérapeutique et croyances religieuses », *Le Gérontophile*, vol. 17, n⁰ 1 (hiver), p. 21-22.

KIEFFER, Gene (1994). « Kundalini and the Near-Death Experience », *Journal of Near-Death Studies*, vol. 12, n⁰ 3 (été), p. 159-176.

KIPMAN, Simon Daniel (1987). « Le scandale le plus grand », *La mort à vivre. Nouvelles approches contre le silence, la solitude et la souffrance*, Paris, Autrement, n⁰ 87 (février), p. 31-34.

KLINE, Anne et Mark VANLANDINGHAM (1994). « HIV-infected Women and Sexual Rosk Reduction : the Relevance of Existing Models of Behavior Change », *AIDS Education and Prevention*, vol. 6, n⁰ 5, p. 390-402.

KOMESAROFF, Paul A, Norelle J. LICKISS, Malcolm PARKER et Michael A. ASHBY (1995). « The euthanasia controversy. Decision-making in extreme cases », *The Medical Journal of Australia*, vol. 162 (5 juin), p. 594-597.

KOVESS, V. (1988). «Données épidémiologiques sur les comportements suicidaires chez les adolescents. Problèmes méthodologiques», dans Collectif (1988), *Tentatives de suicide à l'adolescence*, p. 39-50.

KOWALSKI, Susan (1993). « Assisted Suicide : Where Do Nurses Draw the Line ? », *Nursing & Health Care*, vol. 14, n⁰ 2 (février), p. 70-76.

KUHSE, Helga et Peter SINGER (1993). « Voluntary Euthanasia and the Nurse : An Australia urvey », *International Journal Nursing Studies*, vol. 30, n⁰ 4, p. 311-322.

LABERGE, Marie (1996). « Vivre et vieillir ? Non : vivre ! », *Interface*, vol. 17, n⁰ 3 (mai-juin), p. 8-10.

LABOUVIE-VIEF, G. (1982). « Dynamic Development and Mature Autonomy », *Human Development*, vol. 25.

LABOUVIE-VIEF, G. et F. BLANCHARD-FIELDS (1982). « Cognitive Aging and Psychological Growth », *Aging and Society*, Cambridge University Press, vol. 2, 2ᵉ partie (juillet).

LABOUVIE-VIEF, G. et K. W. SCHAIE (1974). « Generational Versus Ontogenic Components of Change in Adult Cognitive Behavior : A 14-Year Cross-Sectional Study », *Developmental Psychology*, vol. 10, p. 305-320.

LABURN, Evelyn (1988). « Spiritual Care : An Element in Nursing Care Planning », *Journal of Advanced Nursing*, vol. 13, p. 314-320.

LADAME, François (1991), «Les tentatives de suicide des adolescents : Pourquoi ? Comment ?», dans Huguette CAGLAR *et al.*, *op. cit.*, p. 17-35.

LAFORESTRIE, R. (1981). Déclaration lors de la journée d'étude et de réflexion « Le vieillard, la mort et nous », 11 décembre, cité dans R. SEBAG-LANOË (1986), p. 110-111.

LAFORESTRIE, R. et G. MISSOUN (1980). « Psychologie de la mort : vieillesse et mort », *Gérontologie et société*, vol. 12, p. 37-53.

LAGRANGE, Bruno (1989). « La mort chrétienne existe-t-elle ? », dans *La mort est une autre naissance*, Marc DE SMEDT (dir.), préface de Marc Oraison, Paris, Éditions Albin Michel, p. 19-93.

LALONDE, Viateur et Jean-Claude CHAUVIN (1993). « Les soins palliatifs à domicile », *Frontières*, vol. 5, n° 3 (hiver), p. 28-31.

LAMAU, Marie-Louise (1993). « Le grand âge et la mort. Quand deux regards se croisent », *La vie sipirituelle*, n° 706 (septembre-octobre), t. 147, p. 519-542.

LAMPING, Donna L., Laurence JOSEPH, Bill RYAN et Norbert GILMORE (1992). « Détresse psychologique chez les personnes atteintes du VIH à Montréal », *Santé mentale au Québec*, vol. 17, n° 1, p. 73-76.

LANGER E. et J. RODIN (1976). « The Effects of Choise and Enhanced Personal Responsability for the Aged : A Field Expériment in An Institutional Setting », *Journal of Personality and Social Psychology*, vol. 34, n° 2.

LANÖE, Renée Sébag (1992). « Mais qui a perdu sa dignité ? », *JALMALV*, n° 31 (décembre), p. 20-22.

LAROUCHE, Jean-Marc (1990). « Du " déni " au " travail ". Le deuil, un passage obligé de toute thanatologie », Montréal, *Frontières* (hiver), p. 12-15.

LATIMER, Elisabeth (1992). « Euthanasia : A physician's Reflections », *Journal of Pain and Symptom Management*, vol. 6, n° 8, cité dans Heleen VAN WEEL (1995), *op. cit.*, p. 39.

LAVIGNE-PLEY, C. et Louise LÉVESQUE (1992). « Reactions of the Institutionalized Elderly Upon Learning of the Death of a Peer », *Death Studies*, vol. 16, p. 451-461.

LE BLOND, Nicole (1996). « L'hallucination, le manque et la vérité », *Frontières*, vol. 8, n° 3 (hiver), p. 11-15.

LE DEVOIR et PRESSE CANADIENNE (1996). « Une séropositivité en santé », Montréal, *Le Devoir* (28 et 29 décembre).

LE GOUÈS, G. (1991). « Le travail de vieillir », *Autrement, Être vieux* (octobre), n° 124, p. 146-152.

LE SOLEIL (1996). « L'autorisation de l'euthanasie en Australie déclenche une bataille », Québec, *Le Soleil* (2 juillet).

LEA, Amandah (1994). « Women with HIV and their Burden of Caring », *Health Care for Women International*, vol. 15, p. 489-501.

LEFEBVRE, Gilles et Jocelyne SAINT-ARNAUD (1995). « L'association médicale canadienne et son assemblée annuelle » et « L'euthanasie aux Pays-Bas », *Frontières*, vol. 8, n° 1 (printemps-hiver), p. 46-47.

LEGROS, J.-J. (1992). « Vieillissement et potentialités endocriniennes », dans A. GOMMERS et Ph. VAN DEN BOSCH DE AGUILAR, *op. cit.*

LÉONARD, M.C., I. AIACH et J.-C. HENRARD (1986). « Attitudes devant le vieillissement, la vieillesse et la mort », Colloque de l'INSERM, *Santé publique et vieillissement,* dans Sebag-Lanoë, *op. cit.*, p. 110.

LESAGE-JARJOURA, Pauline (1992). « Acharnement palliatif : risque possible », dans David J. ROY et Charles-Henri RAPIN (dir.), *op. cit.,* p. 157-161.

LÉTOURNEAU G. et G. VERMETTE (1990). « Le sous-développement des ressources en gérontoxicomanie. Une violence par omission sociale », dans J. CARETTE et L. PLAMONDON, *op. cit.,* p. 259-268.

LEVASSEUR, Carole, Raynald PINEAULT et Catherine HANKINS (1992). « Facteurs psychosociaux influençant l'intention des femmes infectées par le VIH d'avoir un enfant : étude de douze cas », *Santé mentale au Québec,* vol. 17, n° 1, p. 177-194.

LEVY, Janice C. et Eva Y. DEYKIN (1989). « Suicidality, Depression, and Substance Abuse in Adolescence », *American Journal of Psychiatry,* vol. 146, n° 11 (novembre), p. 1462-1467.

LINDELL, Marianne et Henny OLSSON (1991). « Can combined oral contraceptives be made more effective by means of a nursing care model ? », *Journal of Advanced Nursing,* vol. 16, p. 475-479.

LINDHORST, Taryn (1988). « Women and AIDS : Scapegoats or a Social Problem », *Affilia,* vol. 3, n° 4 (été), p. 51-59.

LOFLAND, L.-H. (1985). « The Social Shaping of Emotion, the Case of Grief », *Symbolic Interaction,* n° 8, p. 171-190, cité dans SÉGUIN et FRÉCHETTE (1995), p. 32.

LOGUE, Barbara J. (1994). « When Hospice Fails : the Limits of Palliative Care », *Omega,* vol. 29, n° 4, p. 291-301.

LONG, Bruce (1977). « La mort qui met fin à la mort dans l'hindouisme et le bouddhisme », dans Elisabeth KÜBLER-ROSS, *La mort, dernière étape de la croissance,* Montréal, Éditions Québec / Amérique, p. 83-105.

MA FROPE, David Jeffrey (1995). « For Whom the Bell Tolls – Palliative Care in the Third World », *Journal of the Royal Society of Medecine,* UK, n° 88, p. 307-310.

MAISONDIEU, Jean (1991). « Vieux fous ? », *Autrement, Être vieux,* n° 124 (octobre), p. 41-46.

MALAVOY, Sophie (1997). « Une thérapie génique pour le sida ? », *Interface* (janvier-février), p. 12-13.

MALES, Mike (1991). « Teen Suicide and Changing Cause-of-Death Certification, 1953-1987 », *Suicide and Life-Threatening Behavior,* vol. 21, n° 3 (automne), p. 245-259.

MANN, Jonathan M. (1994). « Global AIDS : Critical Issues for Prevention in the 1990s », dans Nancy KRIEGER et Glen MARGO (dir.), *op. cit.,* p. 213-219.

MANTHORNE, Jacquie (1990). « AIDS and Feminism », dans Jacquie MANTHORNE (dir.) (1990), *op. cit.,* p. 33-37.

MARANDA, François (1995). « Désordres psychiatriques et suicide à l'adolescence », *P.R.I.S.M.E.,* vol. 5, n° 4 (automne), p. 382-388.

MARSHALL, V. W. (1975). « Age and Awareness of Finitude in Developmental Geron-tology », *Omega,* vol. 6, p. 113-129.

MARTIN, Jeannett (1995). « Definitions and Debate », *Nursing Times,* vol. 91 (mai), p. 28-29.

MASSÉ, H. (1990). « Rapport de consultation pour le comité sur les abus exercés à l'endroit des personnes âgées », dans J. CARETTE et L. PLAMONDON, p. 59-85.

MAYO, David J. et Martin GUNDERSON (1993), « Physician Assisted Death and Hard Choices », *The Journal of Medicine and Philosophy,* vol. 18, p. 329-341.

MCCAFFERY, M. (1995). «Nursing Approaches to Nonpharmacological Pain Control», *International Journal of Nursing Studies*, vol. 27, n° 1, p. 1-5, cité dans Diana SPIES HOPE, *op. cit.*

MCCOY, Virginia H. et James A. INCIARDI (1993). «Women and AIDS : Social Determinants of Sex-Related Activities», *Women &Health*, vol. 20, n° 1, p. 69-85.

MCINERNEY, Fran et Carmel SEIBOLD (1995). «Nurses' definitions of and attitudes towards euthanasia», *Journal of Advanced Nursing*, vol. 22, p. 171-182.

MENKLER, M. (1981). «Research of the Health Effects of Retirement : An Uncertain Legacy», *Journal of Health and Social Behavior*, vol. 22, p. 117-130.

MERCIER, Évelyne-Sarah (1994). «Mort temporaire et guérison ou l'occasion-limite d'une maïeutique de l'Être», dans Luc BESSETTE (dir.), *Le processus de guérison par delà la souffrance ou la mort*, Montréal, MNH, p. 260-268.

MERCIER, Évelyne-Sarah (1996). «Des Petits aux Grands Mystères», *Frontières*, vol. 8, n° 3 (hiver), p. 5-10.

MERCIER, Évelyne-Sarah (1996). «NDE et pédagogie divine». Entretien avec Philippe Loron, neurologue, *Frontières*, vol. 8, n° 3 (hiver), p. 38-39.

MESLER, Mark A. (1995). «Negociating Life for the Dying : Hospice and the Strategy of Tactical Socialization», *Death Studies*, n° 19, p. 235-255, cité dans Barbara LOGUE, *loc. cit.*, p. 293.

MILLER, M. (1984). «Training Workshop Manual», San Diego, Suicide Information Center, p. 6-12, dans B. HICKS, *op. cit.*, p. 34.

MILLER, R.J. (1992). «Hospice Care As An Alternative to Euthanasia», *Law, Medecine & Health Care*, vol. 20, p. 127-132, cité dans Barbara LOGUE, *loc. cit.*, p. 293.

MINKOFF, Howard L. et Jack A. DEHOVITZ (1991). «Care of Women Infected with the Human Immunodeficiency Virus», *Journal of American Medical Association* (JAMA), vol. 266, n° 16 (23-30 octobre), p. 2253-2258.

MISHARA, Biran L. et Michel TOUSIGNANT (1983). «Pour une véritable prévention primaire du suicide», *Revue québécoise de psychologie*, vol. 4, n° 1, p. 21-31.

MISHARA, Brian L. (1995). «Débats sur l'euthanasie active : croyances et réalités», *Frontières*, vol. 8, n° 1 (printemps-hiver), p. 20-24

MOMEYER, Richard W. (1985). «Fearing Death and Caring for the Dying», *Omega*, vol. 16 (1) :1-9.

MONBOURQUETTE, Jean (1990). «Grandir à la suite d'un deuil». Entrevue réalisée par Suzanne Bernard, *Frontières*, vol. 2, n° 3 (hiver), p. 7-11.

MONTPETIT, Caroline (1994). «Les femmes porteuses du VIH : surtout par voie de relations hétérosexuelles», *Le Devoir* (30 septembre).

MOODY, Raymond (1989). «La vie après la mort». Propos recueillis par Erik Pigani, *Psychologies* (février), n° 62, p. 28-30.

MOORE, Sharon L. et Margaret F. MUNRO (1989). «The Neuman System Model Applied to Mental Health Nursing of Older Adults», *Journal of Avanced Nursing*, vol. 15, p. 293-299.

MOORE, Sharon et Margaret F. MUNRO (1990). «The Neuman System Model applied to mental health nursing of older adults», *Journal of Advanced Nursing*, vol. 15, p. 293-299.

MOOS, R.H. et V.D. TSU (1977). «The Crisis of Physical Ilness. An Overview», dans R.H. MOOS, *Coping with Physical Ilnness*, New York, Plenum, cité dans SÉGUIN et FRÉCHETTE (1995), *op. cit.*

MORSE, Melvin L., David VENECIA et Jerrold MULSTEIN (1989). « Near-Death Experiences : A Neurophysiologic Explanatory Model », *Journal of Near-Death Studies*, vol. 8, n⁰ 1 (automne), p. 45-53.

MOUNT, Balfour (1993). « Nos louvoiements devant la mort », *Frontières* (printemps), p. 12-16.

MULLER, M.T., G. VAN DER WAL, J.Th. VAN EIJK et M.W. RIBBE (1994). « Voluntary Active Euthanasia and Physician-Assisted Suicide in Dutch Nursing Homes. Are the Requirements for Prudent Practice Properly Met ? », *Journal American Geriatrics Society*, vol. 42, p. 624-629.

MULOIN, Célyne (1995). « TEL-JEUNES : acteur de première ligne dans la problématique du suicide chez les jeunes », *P.R.I.S.M.E.*, vol. 5, n⁰ 4 (automne), p. 530-535.

MURPHY, R., F. PALELLA, J. BONNET, C. BENNETT et J. PHAIR (1996). « Gender differences in rates of disease progression and survival in patients with AIDS and CMV Retinitis », XIe Conférence internationale sur le sida, Vancouver, *Abstracts*, vol. 2, p. 129.

NEUGARTEN B. L. (1970). « Dynamics of Transition of Middle-Age to Old Age », *Journal of Geriatric Psychiatry*, vol. 4, n⁰ 1 (automne), p. 71-87.

NEUGARTEN, B.L. (1977). « Personality and Aging », dans J.E. BIRREN et K.W. SCHAIE (dir.), *Handbook of the psychology of aging*, New York, Van Nostrand Reinhold.

NEUMAN, Betty (1980). « The Betty Neuman health care systems model : A total person approach to patient problems », dans J. RIEHL et C. ROY (dir.), *Conceptual Models for Nursing Practice*, New York, Appleton-Century Crofts, p. 123-142.

NEUMAN, B. et R. YOUNG (1972). « A model for teaching total person approach to patient problems », *Nursing Research*, vol. 21, p. 264-269.

NEWSOME, Rosalie D. (1988). « Ego, Moral, and Faith Development in Near-Death Experiencers : Three Case Studies », *Journal of Near-Death Studies*, vol. 7, n⁰ 2 (hiver), p. 73-105.

NITSCHKE, R., G.B. HUMPHREY, C.L. SEXAUER *et al.* (1987). « Therapeutic Choices Made by Patients With End-Stage Cancer », *Journal of Pediatry*, vol. 101 (1982), n⁰ 2, p. 471-476, cité dans Nicole DELVAUX *et al.*

NOËL, R. (1985). « Le vieillard et le problème de la mort », dans N. CALEVOI et Darius RAZAVI, *Le vieillard et la mort*, p. 9-18.

NOKES, Kathleen M (1994). « Infection par HIV chez les femmes », dans Jacquelyn HAAK FLASBERUD et Peter J. UNGVARSKI (1994), *HIV/SIDA. Le guide pour soigner*, Paris, Éditions Bayard (Collection « Infirmières d'aujourd'hui », n⁰ 55).

NURSING QUÉBEC (1988). Numéro sur le sida, vol. 8, n⁰ 3 (mai-juin).

NORMAN, Elaine et Ana O. DUMOIS (1995). «Caring for Women With HIV and AIDS», *Affilia*, vol. 10, n⁰ 1 (été), p. 23-35.

ODIER, C. (1989). « Fin de vie et spiritualité », *Gérontologie*, n⁰ 72, p. 18-22.

OLIVIER, Clément (1994). *L'amour assassin*, préface de l'abbé Pierre, Montréal, Éditions Stanké (Collection « Partage »).

OOSTENVELD, Nicolle (1990). « Les soins palliatifs en Hollande », *JALMALV*, n⁰ 21 (juin), p. 58-59.

PALMORE, E. *et al.* (1984). « Consequences of Retirement », *Journal of Gerontology*, vol. 39, n⁰ 1, p. 109-116.

PARKER, Malcolm (1993). « Letters to the Editor », *The Medical Journal of Australia*, vol. 159 (5 juillet), p. 67.

PARKERS, C.M. (1975). « Determinants of Outcome Following Bereavement », *Omega*, vol. 6, p. 303-323.

PARRY, J.K. (1994). « Death Review : An Important Component of Grief Resolution », *Social Work in Health Care*, vol. 20, n° 2, p. 97-107.

PARSONS, T. (1962). « Age and Sex in the Social Structure of the United States », cité dans M.-A. DELISLE (1987), *op. cit.*

PATTON, Cindy (1993). « With Champagne and Roses : Women at Risk from / in AIDS Discourse », dans Corinne SQUIRE (dir.), *op. cit.*, p. 165-187.

PERREAULT, Michel et Nathalie SAVARD (1992). « Le vécu et l'implication d'aidants naturels de personnes vivant avec le VIH », *Santé mentale au Québec*, vol. 17, n° 1, p. 111-130.

PERRON, Danielle (1996). « Une expérience bouleversante. À la mémoire de mon amie Heather », *Frontières*, vol. 8, n° 3 (hiver), p. 40-42.

PERSINGER, Michael A. (1994). « Near Death Experiences : Determining the Neuro-anatomical Pathways by Experiential Patterns and Stimulation In Experimental Settings », dans Luc BESSETTE (dir.), *Le processus de guérison par delà la souffrance ou la mort*, Montréal, MNH, p. 277-285.

PIAZZA, Dianne *et al.* (1992). « Neuman Systems Model Used as a Guide for the Nursing Care of an 8-Year-Old Child With Leukemia », *Journal of Pediatric Oncology Nursing*, vol. 9, n° 1, p. 17-24.

PIAZZA, Dianne, Anne FOOTE, Penelope WRIGHT et Judy HOLCOMBE (1992). « Neuman Systems Model Used As a Guide for the Nursing Care of an 8-Year-Old Child with Leukemia », *Journal of Pediatric Oncology Nursing*, vol. 9, n° 1 (janvier), p. 17-24.

PICARD, D. (1993). « Les stratégies rituelles entourant la mort dans les traités de savoir-vivre contemporains », dans MONTANDON et MONTANDON-BINET (1993), *op. cit.*, p. 155-171.

PICKERING, Francis, Leslie (1993). « Advance Directives for Voluntary Euthanasia : A Volatile Combination ? », *The Journal of Medicine and Philosophy*, vol. 18, p. 297-322.

PIERCE, Janet et Elisabeth HUTTON (1992). « Applying the new concepts of the Neuman Systems Model », *Nursing Forum*, vol. 27, n° 1, p. 15-18.

PILLEMER K. et D. FINKELHOR (1988). « The Prevalence of Elder Abuse : A Random Sample Survey », *The Gerontologist*, vol. 28, n° 1, p. 51-57.

PILLOT, J. (1985). « L'attitude d'écoute dans l'accompagnement de la personne en fin de vie », *JALMALV*, n° 2 (septembre), p. 4-17.

PILLOT, J.-P. (1988). « Aspects psychologiques et relationnels de la phase terminale », *Soins*, n° 508 (janvier), p. 19-26.

PILLOT, Janine (1990). « L'approche de la mort... ou ... le vécu du mourant », *JALMALV*, n° 23 (décembre), p. 28-38.

PLANTE, Anne (1993). « Le rôle de l'infirmière auprès des personnes en phase terminale », *Frontières* (hiver), p. 21-27.

POLETTI, Rosette (1988). « Les soignants prennent-ils soin d'eux-mêmes ? » *JALMALV*, n° 1 (septembre), p. 33-38.

POLLARD, Brian et Ronald WINTON (1993). « Why Doctors and Nurses Must Not Kill Patients », *The Medical Journal of Australia*, vol. 158 (15 mars), p. 426-429.

PORCHET-MUNRO, Susan (1993). « Le rôle des arts en soins palliatifs », *Frontières* (hiver), vol. 5, n° 3, p. 48-49.

PRITCHARD, C. (1992). « Youth suicide and gender in Australia and New Zealand compared with countries of the Western world 1973-1987 », *Australian and New Zealand Journal of Psychiatry*, vol. 26, n° 4, p. 609-617, cité dans GROUPE D'ÉTUDE SUR LE SUICIDE AU CANADA (1994), *Le suicide au Canada*, p. 12-13.

QUENNEVILLE, Yves et J.-L. DUBREUCQ (1987). « Soins palliatifs : l'accent du Québec », *Autrement*, n° 87, p. 131-134.

QUILL, Timothy E. (1991). « Death and Dignity – A Case of Individualized Decision Making », *The New England Journal of Medecine*, vol. 324, n° 10, p. 691-694.

QUINSON, Anne-Marie, M.E. MARS, D. ERMENEUX, S. LOÏ, V. SUZAN et H. GALLAIS (1996). «Influence of Pregnancy and AZT Prophylaxis in HIV Infected Women», XIe Conférence internationale sur le sida, Vancouver, *Abstracts*, vol. 2, p. 126.

RACHELS, James (1975). « Active and Passive Euthanasia », *New England Journal of Medicine*, vol. 292, n° 2 (janvier).

RAIMBAULT, G. (1973). « La thématique de la mort chez l'enfant malade », *Psychologie médicale*, vol. 5, n° 3 ,cité dans J. BRÉHANT, *op. cit.*, p. 104.

RAIMBAULT, Ginette (1993). « L'enfant et la mort » , dans MONTANDON-BINET et MONTANDON (dir.), *Savoir mourir*, Paris, L'Harmattan, p. 245-252.

RAIMBAULT, Ginette et P. ROYER (1969). « Thématique de la mort chez l'enfant atteint de maladie chronique », *Archives françaises de pédiatrie*, vol. 26, p. 1041.

RASMUSSEN, Christina H. et Mark E. JOHNSON (1994). « Spirituality and Religiosity : Relative Relationships to Death Anxiety », *Omega*, vol. 29, n° 4, p. 313-318.

RATTÉ, Jimmy et Jacques BERGERON (1994). « Les fous du volant sont-ils des suicidaires ? Étude sur la personnalité des conducteurs à risque », *Frontières* (hiver), vol. 6, n° 3, p. 37-40.

RÉGNIER, Roger (1990). « Soins palliatifs et travail de deuil », *Frontières* (hiver), p. 34-37.

REINISCH, June M., Stephanie A. SANDERS et Mary ZIEMBA-DAVIS (1990). « High Risk Sexual Behavior in the United States » et « Self-labeled Sexual Orientation and Sexual Behavior : Lesbians Sexual Interaction with Men », communications données lors de la 33e rencontre annuelle de la Society for Scientific Study of Sex, *New Perspectives on Sexual Science*, Minneapolis, 1-4 novembre, cité dans Louise GAUDREAU (1991), « Le sida et la sexualité des femmes : conséquences pour la prévention », dans Centre québécois de coordination sur le sida, *op. cit.*, p. 24.

RETSINAS, J. (1988). « A Theoretical Reassessment of the Applicability of Kübler-Ross's Stages of Dying », *Death Studies*, vol. 12, p. 207-216.

RICHARD, M.S. (1991). « Atelier : Jalmalv et l'euthanasie », *JALMALV*, n° 27 (décembre), p. 47-51.

RICHARD, M.S., M. RUSZNIEWSKI et C. CATANT (1990). « Autour de la prise en charge globale des malades. Quelques illusions », *JALMALV*, n° 23 (décembre), p. 5-11.

RICHARDSON, Deborah Scudder (1994). « Oncology Nurses' Attitudes Toward the Legalization of Voluntary Active Euthanasia », *Cancer Nursing*, vol. 17, n° 4, p. 348-354.

RICHER, Jocelyne (1996). « Margaret Lock. Bouffées de chaleur au pays de la ménopause », *Interface*, vol.17, n° 3 (mai-juin), p. 12-16.

RINGERMAN, Storch, Eileen et Deborah KONIAK-GRIFFIN (1992). « A Reexamination of Euthanasia : Issues Raised by *Final Exit* », *Nursing Forum*, vol. 27, n° 4 (octobre-décembre), p. 5-8, 34.

ROSENBERG, M.L., R.J. GELLES, P.C. HOLINGER, M.A. ZAHN, J.M. CONN, N.N. FAJMAN, T.A. KARLSON (1987). « Violence : Homicide, assault, and suicide », *American Journal of Preventive Medecine*, vol. 3, n° 5 (suppl.), p. 164-178.

ROSENBERG, Mark L., James A. MERCY et Vernon N. HOUK (1991). « Guns and Adolescent Suicides », éditorial, *Journal of the American Medical Association*, vol. 266, n° 21 (4 décembre), p. 3030.

ROSENBLATT, P. (1995). « Grief. The Social Context of Private Feeling », *Journal of Social Issues*, n° 44 (1988), p. 67-78, cité dans Monique SÉGUIN et Lucie FRÉCHETTE, *Le deuil. Une souffrance à comprendre pour mieux intervenir*, Montréal, Éditions Logiques, p. 27, 31.

ROSOW, L. (1976). « Status and Role Change Through the Life Span », dans R.H. Binstock, E. SHANAS (dir.), *Handbook of Aging and the Social Sciences*, New York, Van Nostrand Reinhold, p. 457-482.

ROSS, Margaret M. et Frances F. BOURBONNAIS (1985). « The Betty Neuman Systems Model in nursing practice : A case study approach », *Journal of Advanced Nursing*, vol. 10, p. 199-207.

ROY, David J. (1992). « Soins palliatifs et éthique clinique », dans David J. ROY et Charles-Henri RAPIN (dir.), *op. cit.*, p. 173-186.

ROY, J. David (1990). « Ethics in Palliative Care », *Journal of Palliative Care*, vol. 3, n° 35, cité dans Louis-Vincent THOMAS, *loc. cit.* p. 184-185.

ROY, Marie-Sylvie (1990). « La croissance à la suite d'une perte », *Frontières* (hiver), p. 45-46.

RUSSEL A. Ward (1980). « Age and Acceptance of Euthanasy », *Journal of Gerontology*, vol. 35, p. 421-431.

SACCO, William P., Richard L. RICKMAN, Karla THOMPSON, Brian LEVINE et David L. REED (1993). « Gender Differences in AIDS-Relevant Condom Attitudes and Condom Use », *AIDS Education and Prevention*, vol. 5, n° 4, p. 311-326.

SAINT-ARNAUD, Jocelyne (1995). « Enjeux éthiques soulevés par la décriminalisation de l'aide au suicide et de l'euthanasie », *Frontières*, vol. 8, n° 1 (printemps-hiver), p. 24-26.

SAINT-ARNAUD, Jocelyne (1995). « L'aide au suicide et l'euthanasie », *Frontières*, vol. 8, n° 1 (printemps-hiver), p. 3-5.

SAINT-CYR, Marie (1996). « Redefining Service Delivrery for Women Living with HIV », Communication, XIe Conférence internationale sur le sida, Vancouver, *Abstracts*, vol. 2 (juillet), p. 396.

SAINT-JARRE, Chantal (1989). «Une réalité qui dépasse la fiction», *Frontières*, vol. 2, n° 2 (automne), p. 52-53.

SAINT-JEAN, I. (1993), « Mourir d'exil », *Frontières* (automne), vol. 6, n° 2, p. 58-59.

SAMY, Mounir (1988). « La faillite d'une culture », *Frontières*, vol. 1, n° 2 (automne), p. 36.

SAMY, Mounir H. (1995). «Origines de l'ambivalence parentale et incidences sur le comportement suicidaire chez les adolescents ». Traduction de Denise Marchand, *P.R.I.S.M.E.*, vol. 5, n° 4 (automne), p. 434-443.

SANDERS, C. (1981). « A Comparaison of Younger and Older Spouses in Bereavement Outcome », *Omega*, vol. 11, p. 217-232.

SARGENT, A.J. (1987). « The Sick Child and the Family », *Journal of Pediatry*, vol. 102, n° 6 (1983), p. 982-987, cité dans Nicole DOPCHIE *et al.*, *op. cit.*, p. 49-92.

SAUCIER, Jean-François (1995). « Obsession de mort et condamnation à vie : un essai anthrologique », *Frontières*, vol. 8, n° 1 (printemps-hiver), p. 14-15.

SAVARD, Denis (1990). « Celui qui n'aime pas demeure dans la mort », *Frontières* (automne), vol. 3, n° 2, p. 3-4.

SAVARD, Denis (1993). « Au-delà des bonnes intentions : bilan provisoire du mouvement palliatif ». Entrevue avec le Dr Yves Quenneville, *Frontières* (hiver), vol. 5, n° 3, p. 14-20.

SAVARD, Denis (1992). « Plaidoyer pour un paradoxe », *Frontières* (hiver), p. 12-16.

SCHAERER, R. (1987). « Hôpital, une unité spécialisée ou domicile ? », dans R. SCHAERER, R. KOLODIÉ, P. RACINET et C. VROUSOS (coord.), *Soins palliatifs en cancérologie et à la phase terminale*. Actes des VIes journées grenobloises de cancérologie, 17, 18 et 19 avril, Paris, Doin éditeurs, p. 207-211.

SCHAERER, R. (1991). « La place de la vérité dans l'accompagnement », *JALMALV*, n° 27 (décembre). P. 32-36.

SCHAERER, R. (1991). « Les soins palliatifs sont-ils une manière de baisser les bras un peu trop vite ? », *JALMALV*, n° 27 (décembre), p. 37-39.

SCHAIE, K.W. et I. PARHAM (1976). « Stability of Adult Personality Traits. Fact or Fable ? », *Journal of Personality and Social Psychology*, vol. 34, p. 146-158.

SCHARF, Emily et Sue TOOLE (1992). « HIV and the Invisibility of Women : Is there a need to redefine AIDS », *Feminist Review*, n° 41 (été), p. 64-66.

SCHARLACH, A.E. et E. FULLER-THOMSON (1994). « Coping Strategies Following the Death of an Elderly Parent », *Journal of Gerontological Social Work*, vol. 21, p. 85-101.

SCHERER, Y.K., B.P. HAUGHEY et B. YOU-WU (1989). « AIDS : what are nurses'concerns ? », *Clinical Nurse Specialist*, vol. 3, n° 1, p. 48-54, cité dans Laura A. SIMINOFF, Judith A. ERLEN et Charles W. LIDZ (1991). « Stigma, AIDS and quality of nursing care : state of the science », *Journal of Advanced Nursing*, vol. 16, p. 264.

SCHNAPER, Nathan et Harrier L. PANITZ (1990). « Near-Death Experiences : Perception *is* Reality », *Journal of Near-Death Studies*, vol. 9, n° 2 (hiver), p. 97-104.

SCHOENBECK, Susan Boykoff et Gerald D. HOCUTT (1991). « Near-Death Experiences in Patienrs Undergoing Cardiopulmonary Resuscitation », *Journal of Near-Death Studies*, vol. 9, n° 4 (été), p. 211-218.

SCHORR, J.A. (1993). « Music and Pattern Change in Chronic Pain », *Advances in Nursing Sciences*, vol. 15, n° 4, p. 27-36, cité dans Diana SPIES HOPE (1995), *op. cit.*

SCHULMAN, J. (1983). « Coping With Major Disease : Child, Family, Pediatrician », *Journal of Pediatry*, vol. 102, n° 6, p. 988-991, dans Nicole DOPCHIE *et al.*, *op. cit.*

SCHWARTZENBERG, Léon (1995). « Éthique. Le médecin et la mort ». Entrevue accordée au *Fil des événements*, (5 octobre), journal de l'Université Laval, Québec p. 6.

SCHWARTZENBERG, Léon (1995). « L'art de la compassion ». Entrevue de Stéphane Baillargeon, Montréal, *Le Devoir* (16 octobre), p. B1.

SEBAG-LANOE, Renée (1992). «Les perspectives essentielles pour le développement de la formation en soins palliatifs», dans David J. ROY et Charles-Henri RAPIN (dir.), *op. cit.*, p. 77-82.

SEBAG-LANOË, Renée (1993). «Le prix de la dignité», *Études*, t. 379 (septembre), p. 173-190.

SEGAL, Lynne (1992). «AIDS Review : Inventing AIDS», *Feminist Review*, n⁰ 41 (été), p. 77-79.

SEMPLE, Shirley J., Thomas L. PATTERSON, Lydia R. TEMOSHOK, J. Allen McCUTCHAN, STRAITS- Kristy A. TRÖSTER, James L. CHANDLER, Igor GRANT et The HIV Neurobehavioral Research Center Group (1993). «Identification of Psychobiological Stressors Among HIV-Positive Women», *Women & Health*, vol. 20, n⁰ 4, p. 15-36.

SERDAHELY, William J. (1989). «A Pediatric Near-Death Experience : Tunnel Variants», *Omega*, vol. 20, n⁰ 1, p. 55-62.

SERDAHELY, William J. (1992a), «The Near-Death Experience and Caregivers», *Caring Magazine* (janvier), p. 8-11.

SERDAHELY, William J. (1992b). «Similarities Between Near-Death Experiences and Multiple Personality Disorder», *Journal of Near-Death Studies*, vol. 11, n⁰ 1 (automne), p. 19-37.

SHAFFER, David (1988). «The Epidemiology of Teen Suicide : An Examination of Risk Factors», *Journal of Clinical Psychiatry*, vol. 49, n⁰ 9 (suppl.), p. 36-41.

SHAFFER, David, Ann GARLAND, Madelyn GOULD, Prudence FISHER et Paul TRAUTMAN (1988). «Preventing Teenage Suicide : A Critical Review», *Journal of American Academy of Child and Adolescent Psychiatry*, vol. 27, n⁰ 6, p. 675-687.

SHAFII, Mohammad, Shahin CARRIGAN, Russell J. WHITTINGHILL et Ann DERRICK (1985). «Psychological Autopsy of Completed Suicide in Children and Adolescents», *American Journal of Psychiatry*, vol. 142, n⁰ 9 (septembre), p. 1061-1064.

SHARE, L. (1972). «Family Communication in the Crisis of A Child's Fatal Illness : A Literature Review and Analysis», *Omega*, vol. 3, n⁰ 3, p. 187-201, dans Nicole DOPCHIE *et al.*, *loc. cit.*

SHAYNE, Vivan T. et Barbara J. KAPLAN (1991). «Double Victims : Poor Women and AIDS», *Women & Health*, vol. 17, n⁰ 1, p. 21-35.

SHNEIDMAN, Edwin (1973). *Deaths of Man*, New York, Quadrangle, cité dans J.-L. HÉTU (1989), *op. cit.*, p. 167-168.

SHNEIDMAN, Edwin (1987). «At the Point of No Return», *Psychology Today*, vol. 3, p. 55-58.

SIMINOFF, Laura A., Judith A. ERLEN et Charles W. LIDZ (1991). «Stigma, AIDS and quality of nursing care : state of the science», *Journal of Advanced Nursing,* vol. 16, p. 262-269.

SIMPSON, Roni (1992). «Nursing ethics and euthanasia», *The Canadian Nurse / L'infirmière canadienne* (décembre), p. 36-38.

SMELTZER, Suzanne (1992). «Women and AIDS : Sociopolitical Issues», *Nursing Outlook*, vol. 40, n⁰ 4, p. 152-157.

SOLARI-TWADELL Phyllis, Ann BUNKERS, Sandra Schmidt, Wang CHING-ENG et Dona SNYDER, «The Pinwheel Model of Bereavement», *Journal Nursing Scholarship*, vol. 27, n⁰ 4, p. 323-326.

SPINETTA, J.J. (1987). « Behavioral and Psychological Research in Childhood Cancer : An Overview », *Cancer*, n° 50 (1982), p. 1939-1943, cité dans Nicole DOPCHIE *et al.* (1987), p. 49-92.

STATISTIQUE CANADA (décembre 1995). « L'emploi du temps des Canadiens », *Le Devoir* (23 avril 1996), chronique *À propos*.

STERN, Judith (1990). « Psychothérapie de la perte et du deuil », *Santé mentale au Québec*, vol. XV, n° 2 (novembre), p. 221-232.

STEVENS, Christine A. et Riaz HASSAN (1994). « Nurses and the Management of Geath, Dying and Euthanasia », *Medicine and Law*, n° 13, p. 541-554.

STILLION, Judith M. et Eugene E. MCDOWELL (1991). « Examining Suicide from a Life Span Perspective », *Death Studies*, n° 15, p. 327-354.

STILLION, Judith M., Eugene E. MCDOWELL et Jacque H. MAY (1992). « Stress Causes Teen Suicide », dans L. David Bender et Bruno LEONE (Series Editors). *Suicide, opposing viewpoints*, p. 81-87.

STODDARD, Sandol (1989). « Hospice in the United States : An Overview », *Journal of Palliative Care*, vol. 5, n° 3, p. 10-19.

STROEBE, M., J. VAN DEN BOUT et H. SCHUT (1994). « Myths and Misconceptions About Bereavement : The Opening of a Debate », *Omega*, vol. 29, n° 3, p. 187-203.

STROEBE, M., M.M. GERGEN, K.J. GERSEN et W. STROEBE (1992). « Broken Hearths or Broken Bonds », *American Psychologist*, n° 47, p. 1205-1212.

SUTHERLAND, C. « Psychic Phenomena Following Near-Death Experiences : An Australian Study » (1989), *Journal of Near-Death Studies*, vol. 8, n° 2 (hiver), p. 93-102.

SYNNOTT, Claude et Justine FARLEY (1992). « Le défi des soins palliatifs en centre d'hébergement et de soins de longue durée », dans David J. ROY et Charles-Henri RAPIN (dir.), *op. cit.,* p. 107-111.

SYNNOTT, I. H. (1993). « Euthanasia », Letters to the Editor, *The Medical Journal of Australia*, vol. 159 (5 juillet), p. 66.

TAKEO Keiko, Satoh KAZUKO, Minamisawa HIROMI et Takako MITOH (1991). « Health Workers' Attitudes Toward Euthanasia in Japan », *International Nursing Review*, vol. 38, n° 2, p. 45-48.

TAYLOR, Anne (1995). « The Case For and Against the Practice of Euthanasia », *Nursing Times*, vol. 91 (17 mai), p. 27-28.

TAYLOR, Gillian (1989). « Le berceau vide », *Frontières* (printemps), p. 65-67.

TAYLOR-BROWN, Susan (1992). « Women Don't Get AIDS : They Just Die from It », *Affilia*, vol. 7, n° 4 (hiver), p. 96-98.

TESSIER, Dominique et Anne BRUNEAU (1990). «Les femmes et le sida : une réalité bien différente», dans Jacquie MANTHORNE (dir.), *Les femmes canadiennes et le sida, au-delà des statistiques / Canadian Women and AIDS, Beyond the Statistics*, Montréal, Les Éditions Communiqu'Elles, p. 25-32.

THIBAUDEAU, Carole (1996a). Reportages sur la XIᵉ Conférence internationale sur le sida, Vancouver (Canada), Montréal, *La Presse* (6-13 juillet).

THIBAUDEAU, Carole (1996b). « Légère régression du sida au Québec. La maladie progresse chez les usagers de drogues injectables », Montréal, *La Presse* (8 décembre).

THIBAUDEAU, Carole (1996c). « Une bonne année dans la lutte contre le sida. Rétrospective 1996 », Montréal, *La Presse* (29 décembre).

THOMAS, E.L. (1994). « Reflections on Death by Spiritually Mature Elders », *Omega*, vol. 29, n⁰ 3, p. 177-185.

THOMAS, Louis-Vincent (1993). « Grandeur et misères des unités de soins palliatifs », dans Alain MONTANDON et Christiane MONTANDON-BINET (dir.), *Savoir mourir*. Paris, L'Harmattan, p. 175-193 (Collection « Nouvelles études anthropologiques »).

THOMAS, Louis-Vincent (1994). « La mort comme rite de passage », dans Luc BESSETTE (dir.), *op. cit.,* p. 165-179.

THOMPSON, L.M. (1994). « The Future of Death : Death in the Hands of Science », *Nursing Outlook* (juillet / août).

TOOTH, Barbara, Pam BELL et Sue NAGY (1994). « This Quality of Life of Palliative Care Staff : A Personnal Construct Approach », *Omega*, vol. 28, n⁰ 3, p. 201-217.

TOUSIGNANT, Michel, Marie-France BASTIEN et Sylvie HAMEL (1994). « Prévenir le suicide chez les jeunes : une offensive à plusieurs volets », *Revue québécoise de psychologie*, vol. 15, n⁰ 2, p. 113-127.

TOUSIGNANT, Michel, Sylvie HAMEL et Marie-France BASTIEN (1988). « Structure familiale, relations parents-enfants et conduites suicidaires à l'école secondaire », *Santé mentale au Québec*, vol. 13, p. 79-93.

TOUSIGNANT, Michel, Doris HANIGAN et Lise BERGERON (1984). « Le mal de vivre : comportements et idéations suicidaires chez les cégépiens de Montréal », *Santé mentale au Québec*, vol. 9, n⁰ 2, p. 122-133.

TREMBLAY, Denise (1996). « Choisir sa mort », Montréal, *Le Devoir* (20-21 janvier), p. A7.

TURENNE, Martine (1995). « L'auriez-vous condamner ? », *Châtelaine* (juillet), p. 76.

UPDIKE, P.A. (1994). « Aesthetic, Spiritual, Healing Dimensions in Music », dans CHINN et WATSON (dir.), *Art and Aesthetics in Nursing,* New York, National League for Nursing Press, p. 291-300, cité dans Diana SPIES HOPE (1995), *op. cit.*

VAILLANCOURT, Guylaine (1995). « La musicothérapie pour apprivoiser la douleur », *Interventions sonores*, vol. 4, n⁰ 3 (automne), p. 8-11.

VAN DE BUNT, C.E. (1994). « Euthanasia in the Netherlands », *International Nursing Review*, vol. 41, n⁰ 2, p. 64.

VAN DER MAAS, P.J., J.J.M. VAN GELDEN, L.PIJINENEBERG *et al.* (1991). « Euthanasia and Other Medical Decisions Concerning the End of Life », *The Lancet*, vol. 338, p. 669-674

VAN WEEL, Heleen (1995). « Euthanasia : Mercy, Morals and Medicine », *The Canadian Nurse / L'infirmière canadienne* (septembre), p. 35-40.

VANIER, Thérèse (1987). « La souffrance globale », dans Charles-Henri RAPIN (dir.), *op. cit.*, p. 26-40.

VEYESSET-PUIJALON, Bernadette (dir.) (1991). *Être vieux,* Paris, *Autrement,* série Mutations, n⁰ 124 (octobre).

VIMORT, Jean (1990). « Les besoins spirituels des grands malades », *JALMALV*, n⁰ 22 (septembre), p. 20-33.

VINEY, Linda L., Beverly M. WALKER, Betsy LILLEY, Barbara TOOTH, Pam BELL et Sue NAGY (University of Australia) (1993-1994). « The Quality of Life of Palliative Care Staff : A Personal Construct Approach », *Omega*, vol. 28, n⁰ 3, p. 201-217.

VOELLER, B. (1991). « AIDS and heterosexual anal intercourse », *Archives of Sexual Behaviour*, vol. 20, n⁰ 3, p. 233-276.

VOLANT, Éric (1988). « L'intervenant face au suicide », *Frontières*, vol. 1, n° 2 (automne), p. 11-15.

VOLANT, Éric (1990). « La question de l'euthanasie aux Pays-Bas », *Frontières*, vol. 3, n° 1 (printemps), p. 45-46.

VOLANT, Éric (1992). « Aux frontières de la vie. Débats actuels sur l'euthanasie », *Frontières*, vol. 4, n° 3 (hiver), p. 28-33.

VOLANT, Éric (1995). « Quand la mort devient un bien », *Frontières*, vol. 8, n° 1 (printemps-hiver), p. 6-10.

WALKER, Barbara A. et William J. SERDAHELY (1990). « Historical Perspectives on Near-Death Phenomena », *Journal of Near-Death Studies*, vol. 9, n° 2 (hiver), p. 105-121.

WEISS, Stanley H., Carol Betts WESTON et John QUIRINALE (1993). « Safe Sex ? Misconceptions, Gender Differences and Barriers Among Injection Drug Users : A Focus Group Approach », *AIDS Education and Prevention*, vol. 5, n° 4, p. 279-293.

WHITE, J.M. (1992). « Music Therapy : An Intervention to Reduce Anxiety in the Myocaridal Infarction Patient », *Clinical Nurse Specialist*, vol. 6, n° 2, p. 58-63, cité dans Diana SPIES HOPE (1995), *op. cit.*

WINNOW, Jackie (1992). « Lesbians Evolving Health Care : Cancer and AIDS », *Feminist Review*, n° 41 (été), p. 68-75.

WORTH, D. (1989). « Sexual decision-making and AIDS : Why condom promotion among vulnerable women is likely to fail », *Studies in Family Planning*, vol. 20, p. 297-307, dans H. Stanley Weiss *et al.* (1993), *loc. cit.*, p. 291

WOUTERS, Bernadette et Christian DECKERS (1992). « Difficultés rencontrées dans l'organisation de soins palliatifs », cité dans David J. ROY et Charles-Henri RAPIN (dir.), *Les Annales de soins palliatifs. Les défis,* Montréal, Centre de bioéthique, Institut de recherches cliniques de Montréal, p. 7-10.

YHUEL, Isabelle (1992). « Emmène-moi au cimetière », dans *Deuils. Vivre, c'est perdre,* Paris, *Autrement*, n° 128 (mars), p. 76-93.

Documents audio-visuels

AUBRY, Suzanne (1990). « Accompagner dans la mort ». Radio-Québec, *C'est la vie.* 1 cassette (VHS, 54 minutes) et 1 cahier pédagogique (12 p.).

BAYLAUCQ, Philippe, Chi LONG et José NAVAS (1996). *Lodela.* Office national du film du Canada. (VHS, 27 minutes).

BÉLANGER, Carole-Anne et Gilles-Claude THÉRIAULT (1993). *Robert et Alexandre.* (VHS, 28 minutes).

BERTRAND, Janette (1983). *Mort d'un enfant leucémique.* Radio-Québec, Montréal. (VHS, 89 minutes).

BLAIS, Christian (1992). *Quand la vie se retire,* Office national du film du Canada avec la participation de Radio-Québec. (VHS, 51 minutes).

BONENFANT, Lise et Marie FORTIN (1990). *Le sida au féminin.* Vidéo-Femmes. (VHS, 40 minutes).

BOUCHARD, Line et Daniel GOURD (1993). «Le don de son corps», Société Radio-Canada, *Second regard*, (VHS, 11 minutes).

BOUDIN, Annie et Jean-Claude BURGER (réal.) (1992). «La mort, non merci», Radio-Canada, *Enjeux*. (VHS, 48 minutes).

BOUTET, Richard (réal.) (1991). *Le spasme de vivre.* Coproduction Les productions Vent d'est et l'Office national du film du Canada. Long métrage (documentaire) sur le suicide chez les jeunes.

BRISSETTE, Gilles (réal.) (1988). *La mort de la mère.* Radio-Québec, *C'est la vie.* 1 cassette (VHS, 54 minutes) et 1 cahier pédagogique (12 p.).

CEREGHETTI, Jean-Pierre (1989). «Le deuil d'un enfant», Radio-Québec, *C'est la vie.* (VHS, 54 minutes).

CHARTRAND, Alain (1993). *Le Jardin d'Anna*, Vidéofilm inc. Québec. (VHS, 124 minutes). Production de Robert Ménard.

CHARBONNEAU, Jean et R. KEMPENICK (1988). «Rudolf Steiner et la médecine de l'homme invisible», Société Radio-Canada, *Second regard.* (VHS, 30 minutes).

COOK, Heather (réal.) (1985). *En lutte contre la mort.* Radio-Canada, Montréal. (VHS, 53 minutes).

CREVIER, Jean-Luc et Louis-Paul ALLARD (1993). *Garde d'enfant et Sida,* Commission des services juridiques. Réalisé par J.P.L. Vidéo, inc. (VHS, 24 minutes).

DÉSORCY, Claude (1988). «Le Veuvage», Radio-Québec, *C'est la vie.* (VHS, 54 minutes).

DOILLON, Jacques (1996). *Ponette.* Film, France, 97 minutes.

DOUSSEAU, Anick (1988). *Les Explorateurs de la mort*, Antenne 2 et Captain Production, Via le monde, François Floquet Inc., Network. (VHS, 47 minutes).

DUBUC, Pierre-Yvan (réal.) (1989). *La mort du père.* Radio-Québec, Montréal. 1 cassette (VHS, 54 minutes) et 1 cahier pédagogique (14 p.).

DURIVAGE, Simon et Gérald GODIN (1990). «L'Euthanasie : table ronde», Société Radio-Canada, *Le Point.* (VHS, 34 minutes).

FRADETTE, Guy, Ministère de l'Éducation du Québec, Ministère de la Santé et des Services sociaux du Québec (1994). *Et si on parlait Sida aux enfants.* Réalisé par CAPV (Centre d'animation et de production audiovisuelle) de la CS des Laurentides. (VHS, 26 minutes).

GAGNON, Pierre et Janette BERTRAND (1989). «Yvette et Roger», Parties 1 et 2, Radio-Québec, *Avec un grand « A ».* (VHS, 105 minutes).

GAGNON, Pierre et Janette BERTRAND (1994). «Missionnaires du Sida», Radio-Québec, *Avec un grand « A ».* (VHS, 87 minutes).

GOULET, Mireille et Marie LABERGE (réal.) (1989). *Les heures précieuses.* Les Producteurs T.V.–films associés inc. et Office national du film. (VHS, 90 minutes).

GUNST, Jean-Luc (1992). *La Mort au bout des soins,* (VHS, 26 minutes).

HAINES, Randa (1981). *The Doctor,* Film, États-Unis, 125 minutes, Production de Laura Ziskin d'après le roman *A Taste of My Own Medicine* d'Ed Rosenbaum.

HAMPTON, Christopher (1995). *Carrington,* Film, États-Unis, 120 minutes.

HARTMANN, Françoise (1993). *Un long sortilège.* Office national du film, Montréal. (VHS, 12 minutes).

HAYASHI, Yukari et Barrie Angus MCLEAN (réal.) (1996). *Le livre des morts tibétain,* Partie I – « Un mode de vie ». Office national du film, Montréal. (VHS, 48 minutes).

JOHNSON, Marshall (1990). « Revenir à la vie », Radio-Québec, *C'est la vie*. (VHS, 54 minutes).

LABRECQUE, Jean-Claude (réal. et dir. photo) (1982). *Marie Uguay*, Office national du film en collaboration avec la Société Radio-Canada, Montréal. Enregistrement vidéo, 1 cassette (VHS, 57 minutes).

LAFLAMME, Léon, Claude GRENIER et Guy BÉNARD (1987). *Le côté du mur à l'ombre*. Transit 30 : 50, vol. 4. Les Productions du Sept Avril ltée. (VHS, 86 minutes).

LALUMIÈRE, Richard (réal.) (1994). « Mon amie s'est tuée », Partie 1, Productions JBM inc. en collaboration avec la Société Radio-Canada, *Watatatow*.(VHS, 28 minutes).

LALUMIÈRE, Richard (réal.) (1994). « Mon amie s'est tuée », Partie 2, Productions JBM inc. en collaboration avec la Société Radio-Canada, *Watatatow*. (VHS, 28 minutes).

LAMB, Derek et Janet PERLMAN (1978). *Pourquoi moi ?* Office national du film, Québec. (VHS, 10 minutes).

LAVOIE, Gaëtan (1990). « Avoir un grand âge ». Parties 1-2, Radio-Québec, *C'est la vie*. (VHS, 107 minutes).

LEPAGE, Marquise (1988). *Un soleil entre deux nuages*, (VHS, 55 minutes).

MICHAUD, Jean-Guy, Esther LAPOINTE et Michaëlle JEAN, réalisation (1990). « Pourquoi la mort ? » Radio-Canada, *Virages*. (VHS, 50 minutes).

MORI, Hiroski, Yukari HAYASHI et Barrie Angus MCLEAN (réal.) (1996). *Le Livre des morts tibétains*, Partie II – « La Grande libération ». Office national du film, Montréal. (VHS, 45 minutes).

NEDERTHORST (1995). *Chronique d'une mort demandée*. Pays-Bas, Promotic Bussuman. Vidéofilm, 50 minutes.

PARENT, Karl (1987). « Euthanasie », Société Radio-Canada, *Le Point*. (VHS, 23 minutes).

PARENT, Karl (1994). « La Mort pour le dire », Société Radio-Canada, *Enjeux*. (VHS, 45 minutes).

PASCAL, Christine (1992). *Le Petit prince a dit*, Film, France, 105 minutes.

PENN, Sean (1995). *The Crossing Guard*, (*v.f. L'obsession*). Film, États-Unis, 115 minutes.

POIRIER, Anne-Claire (réal.) (1996). *Tu as crié «Let me go»*. Film, Québec, 98 minutes.

POIRIER, André et Dominique PAYETTE, Société de radio-télévision du Québec et Association québécoise pour la défense des droits des retraités et pré-retraités (1990). « La Violence envers les aînés », Radio-Québec, *Première Ligne*. (VHS, 27 minutes).

RADIO-CANADA (1996). *Découverte*, le 1er décembre.

READ, Donna (1990). *Sur les traces de la déesse*. Office national du film, Montréal. (VHS, 55 minutes).

RICHARD, Martin et Pierre Tremblay (1986). *17 ans – La vie derrière soi ? Prévention du suicide chez l'adolescent*. (VHS, 29 minutes). Programme de santé mentale du D.S.C. Maisonneuve-Rosemont et Centre de communication en santé mentale de l'Hôpital Rivière-des-Prairies.

ROBBINS, Tim (réal.) (1995). *Dead Man Walking* d'après le livre de Sœur Helen Prejean, C.J.S. Film, États-Unis, 122 minutes.

SCULLY, Robert Guy (1988). « Francine McKenzie », Société Radio-Canada, *Impact*. Entrevue menée par Robert Guy Scully. (VHS, 22 minutes).

SCHWARTZENBERG, Léon et Robert-Guy SCULLY (1989). « Léon Schwartzenberg », Société Radio-Canada, *Scully rencontre*. (VHS, 39 minutes).

TAHANI, Rached (réal.) (1993). *Médecins de cœur*, Office national du film du Canada. (VHS, 110 minutes).

THOUIN, Lise et Jean-Luc BOZZOLI (1993). *Boule de rêve*. Leucan, Montréal. Document (40 p.) avec cassette audio.

TREMBLAY, Gilles, Pierre MAISONNEUVE et Jacquie CORKERY (1995). « Nos enfants, l'arme au poing », Société Radio-Canada, *Enjeux*. (VHS, 45 minutes).

TREMBLAY, Lise (1993). « Il était une fois... James Bamber ». Société Radio-Canada, *Second regard*. (VHS, 40 minutes).

VIAU, Louis-Philippe (réal.) (1996). *SIDA=VIE*. Productions Via Le Monde, Montréal. Long métrage (documentaire).

WATERS, David et Doris LUSSIER (1993). « Doris Lussier », Société Radio-Canada, *Second regard*. (VHS, 12 minutes).

« L'enfance violée » (1997). Émission originale de la BBC, Londres, *Grands Reportages*, Réseau de l'information (RDI), Montréal, le 22 janvier 1997.

INDEX

Achevé d'imprimer
en mai 1997
sur les presses de l'Imprimerie d'édition Marquis
Montmagny (Québec)